JN260473

肘関節手術のすべて

編　集　**今谷潤也**　岡山済生会総合病院整形外科診療部長

編集協力　**秋田恵一**　東京医科歯科大学臨床解剖学教授
　　　　　二村昭元　東京医科歯科大学臨床解剖学講師

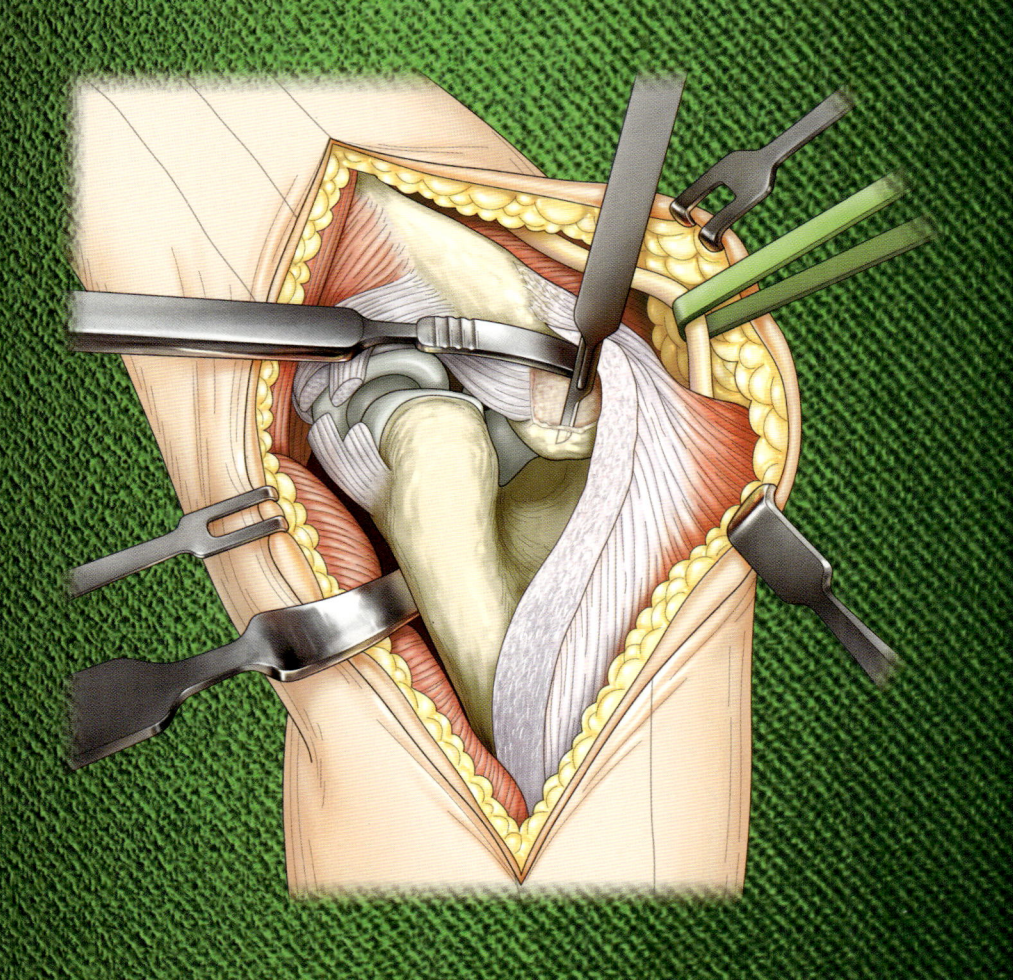

MEDICAL VIEW

本書では，厳密な指示・副作用・投薬スケジュール等について記載されていますが，これらは変更される可能性があります。本書で言及されている薬品については，製品に添付されている製造者による情報を十分にご参照ください。

Master Techniques in Elbow Surgery
(ISBN978-4-7583-1365-0 C3047)
Editors: Jyunya Imatani
　　　　Keiichi Akita
　　　　Akimoto Nimura

2015. 9. 10 1st ed

©MEDICAL VIEW, 2015
Printed and Bound in Japan

Medical View Co., Ltd.
2-30 Ichigayahonmuracho, Shinjyukuku, Tokyo, 162-0845, Japan
E-mail　ed @ medicalview.co.jp

序文

　肘関節の手術療法はこの二十年の間に大きく進歩した．しかし，肘関節外科の領域は外傷性疾患，スポーツ・関節症性疾患，絞扼性神経障害，先天奇形を含む小児疾患など多岐にわたり，最良のアプローチ法や手術方法などについては未だ多くの解決すべき問題点を残している．また同関節周囲の解剖は極めて複雑であり，正確な手術手技を実践するにはこれを熟知することが重要である．この度メジカルビュー社からの勧めもあり，肘関節の正しい解剖の理解に基づく手術手技書を企画・編集させていただいた．

　今回は，肘関節疾患に対して積極的に取り組んでいる一流の諸先生方に，最新かつ非常に内容の濃い原稿をご執筆いただいた．この場を借りて深謝申し上げる．同時に各著者により選択していただいた手術の施行に最も重要な解剖学的な事項について，東京医科歯科大学臨床解剖学教室秋田恵一教授，二村昭元講師のご協力により解剖標本を用いた多数の鮮明な写真に加えて，これらを元に描き起こしたイラストをAnatomical Key Shotとして掲載することができた．さらに各著者間で解剖学的な表現方法や定義にできるだけ相違点のないよう校正を重ねた．皆様のおかげで，これまでにない特徴ある手術手技書となったと自負している．本書を手術に必要な肘関節機能解剖の理解および実際の臨床現場での正しい手術の実施に役立ててもらえれば幸いである．

　最後に，特別編集として素晴らしいAnatomical Key Shotをご用意いただき，かつ解剖学的な細かな点までご校正をいただいた秋田，二村両先生，そして本書の出版に粘り強くご尽力いただいたメジカルビュー編集部 苅谷竜太郎氏に深甚なる謝意を表したい．

2015年　初夏

岡山済生会総合病院整形外科

今谷　潤也

CONTENTS

I 肘関節外傷の治療

成人上腕骨遠位端骨折	今谷潤也	10
肘頭骨折	今谷潤也	22
(尺骨)鉤状突起骨折	今谷潤也	32

橈骨頭・頚部骨折
- OR＋IF ……………………………… 鈴木克侍　44
- 人工橈骨頭 ………………………… 小林　誠　58

Monteggia脱臼骨折	泉山　公	70

Essex-Lopresti骨折におけるpatellar bone-tendon-bone(BTB)を用いた前腕骨間膜再建術
……………………………………… 中村俊康　78

外傷性肘関節靱帯損傷	今谷潤也	88
肘関節後外側回旋不安定症	今谷潤也	100
肘関節手術に必要な皮弁形成	光嶋　勲	110

II 肘関節疾患の治療

肘内側側副靱帯障害(スポーツ障害)
　再建術の変遷と現時点のコンセンサス
　……………………………………… 伊藤恵康，ほか　122
　スポーツ障害としての肘内側尺側側副靱帯損傷
　……………………………………… 伊藤恵康，ほか　130

離断性骨軟骨炎（上腕骨小頭）
　　術式選択 ･････････････････････････････ 丸山真博，ほか　142

　　鏡視下および直視下穿孔・掻爬術 ･･････････ 島田幸造　148

　　吉津法 ･･･････････････････････････････ 森谷浩治，ほか　158

　　モザイクプラスティー ･･････････････････････ 岩崎倫政　170

　　肋骨肋軟骨移植術を用いた関節形成術 ････････ 佐藤和毅　176

肘頭骨端離開・疲労骨折 ･･･････････････････ 古島弘三，ほか　190

上腕骨外側上顆炎（内側上顆炎）
　　直視下法 ･･････････････････････････････････ 副島　修　202

　　テニス肘の鏡視下手術 ････････････････ 佐々木浩一，ほか　216

人工肘関節（TEA）
　　TEA総論 ･･････････････････････････････････ 稲垣克記　228

　　Unlinked type人工肘関節 ･･････････････････ 池上博泰　232

　　Linked type人工肘関節 ･･････････････････････ 稲垣克記　242

肘関節部の末梢神経障害
　　特発性前骨間神経麻痺，特発性後骨間神経麻痺
　　　･････････････････････････････････････ 越智健介，ほか　248

　　橈骨神経管症候群 ･･･････････････････････････ 橋詰博行　264

　　肘部管症候群に対する
　　　血管柄温存尺骨神経皮下前方移動術
　　　･････････････････････････････････････ 中村恒一，ほか　274

肘関節拘縮
　　内・外側進入法 ･････････････････････････ 堀井恵美子　286

　　津下法 ･･･････････････････････････････････ 兒玉　祥，ほか　294

　　鏡視下法 ･･････････････････････････････････ 菅谷啓之　302

内反肘・外反肘 ･･･････････････････････････････ 村瀬　剛　312

滑膜切除術 ･････････････････････････････ 橋詰謙三，ほか　328

III 小児の肘外傷，障害・疾患

小児上腕骨顆上骨折	佐竹美彦，ほか	338
小児上腕骨内側上顆骨折	宍戸孝明	354
小児上腕骨外顆骨折	森谷史朗，ほか	362
上腕骨外顆偽関節の手術療法	島田幸造，ほか	374
先天性橈尺骨癒合症	金城政樹	384

IV バイオメカニクス

手術に必要な肘関節のバイオメカニクス	森友寿夫	396

索引	405

執筆者一覧

■ 編集

今谷　潤也　　岡山済生会総合病院整形外科診療部長

■ 編集協力

秋田　恵一　　東京医科歯科大学臨床解剖学教授
二村　昭元　　東京医科歯科大学臨床解剖学講師

■ 執筆者（掲載順）

今谷　潤也　　岡山済生会総合病院整形外科診療部長
鈴木　克侍　　藤田保健衛生大学整形外科学臨床教授
小林　　誠　　帝京大学医学部整形外科学准教授
泉山　　公　　南多摩病院整形外科・診療部長，聖マリアンナ医科大学整形外科学講師
中村　俊康　　国際医療福祉大学教授，山王病院整形外科部長
光嶋　　勲　　東京大学医学部形成外科・美容外科教授
伊藤　恵康　　慶友整形外科病院院長
古島　弘三　　慶友整形外科病院慶友スポーツ医学センターセンター長
岩部　昌平　　済生会宇都宮病院整形外科診療部長
丸山　真博　　吉岡病院整形外科
高原　政利　　泉整形外科病院副院長
島田　幸造　　地域医療機能推進機構大阪病院スポーツ医学科部長
森谷　浩治　　財団法人新潟手の外科研究所研究部長
吉津　孝衛　　財団法人新潟手の外科研究所会長
岩崎　倫政　　北海道大学大学院医学研究科機能再生医学講座整形外科学分野教授
佐藤　和毅　　慶應義塾大学医学部整形外科学講師
副島　　修　　福岡山王病院整形外科部長，国際医療福祉大学教授，福岡大学臨床教授
佐々木浩一　　麻生整形外科病院
和田　卓郎　　済生会小樽病院副院長
稲垣　克記　　昭和大学医学部整形外科学主任教授
池上　博泰　　東邦大学医療センター大橋病院整形外科教授
越智　健介　　慶應義塾大学医学部整形外科学
堀内　行雄　　川崎市病院事業管理者，川崎市立川崎病院整形外科
田崎　憲一　　荻窪病院整形外科・手外科センター顧問
橋詰　博行　　笠岡第一病院院長，手外科・上肢外科センター

中村　恒一	北アルプス医療センターあづみ病院整形外科部長
加藤　博之	信州大学医学部整形外科教授
内山　茂晴	信州大学医学部整形外科准教授
堀井恵美子	名古屋第一赤十字病院手外科部長
兒玉　　祥	広島県立障害者リハビリテーションセンター整形外科
水関　隆也	広島県立障害者リハビリテーションセンター所長
菅谷　啓之	船橋整形外科病院肩関節・肘関節センターセンター長
村瀬　　剛	大阪大学大学院医学系研究科器官制御外科学（整形外科）准教授
橋詰　謙三	岡山労災病院整形外科
西田圭一郎	岡山大学大学院医歯薬学総合研究科人体構成学准教授
佐竹　美彦	日本医科大学整形外科学
澤泉　卓哉	日本医科大学武蔵小杉病院教授
宍戸　孝明	東京医科大学整形外科学分野准教授
森谷　史朗	岡山済生会総合病院整形外科医長
政田　和洋	政田整形外科・リウマチ科院長
三宅　潤一	GOOD LIFE病院整形外科
金城　政樹	琉球大学大学院医学研究科整形外科学
森友　寿夫	大阪行岡大学医療学部理学療法学科教授

I章

肘関節外傷の治療

I 肘関節外傷の治療

成人上腕骨遠位端骨折

今谷 潤也
岡山済生会総合病院整形外科診療部長

術前準備

　成人上腕骨遠位端骨折の治療の原則は，関節面の解剖学的整復，強固な初期固定性の獲得，早期リハビリテーションである。本骨折には大別して，比較的若い年齢層に高エネルギー外傷として起こる場合と，骨粗鬆を有する高齢者が転倒などの軽微な外力で起こる場合がある。前者は関節面に粉砕を伴うことが多く，後者では骨癒合の遷延しやすい上腕骨通顆骨折の形態をとることが多い。そのため，両者とも治療に難渋することが多かった。
　近年，上腕骨遠位部の解剖学的形状に沿ったロッキングプレート(anatomical locking plate；ALP)が開発され，強固な初期固定性により良好な治療成績が報告されるようになった[1),2)]。ここでは成人上腕骨遠位端骨折に対するALP固定法の適応，手術手技，コツとピットフォールなどについて詳しく述べる。

骨折型の分類
　上腕骨遠位端骨折はAO分類[3)]では(図1)のように分類される。前述の高齢者の上腕骨通顆骨折はA2(-3)型であることが多い。

適応
　本骨折の治療においては，いち早く外固定を除去できるような強固な内固定を行い早期にリハビリテーションを開始することが最も重要である。著者らは，転位を有する成人上腕骨遠位端骨折は，原則的に手術適応と考えており，大多数の症例において観血的整復および内固定術を行っている。

図1 AO分類（文献3より引用）

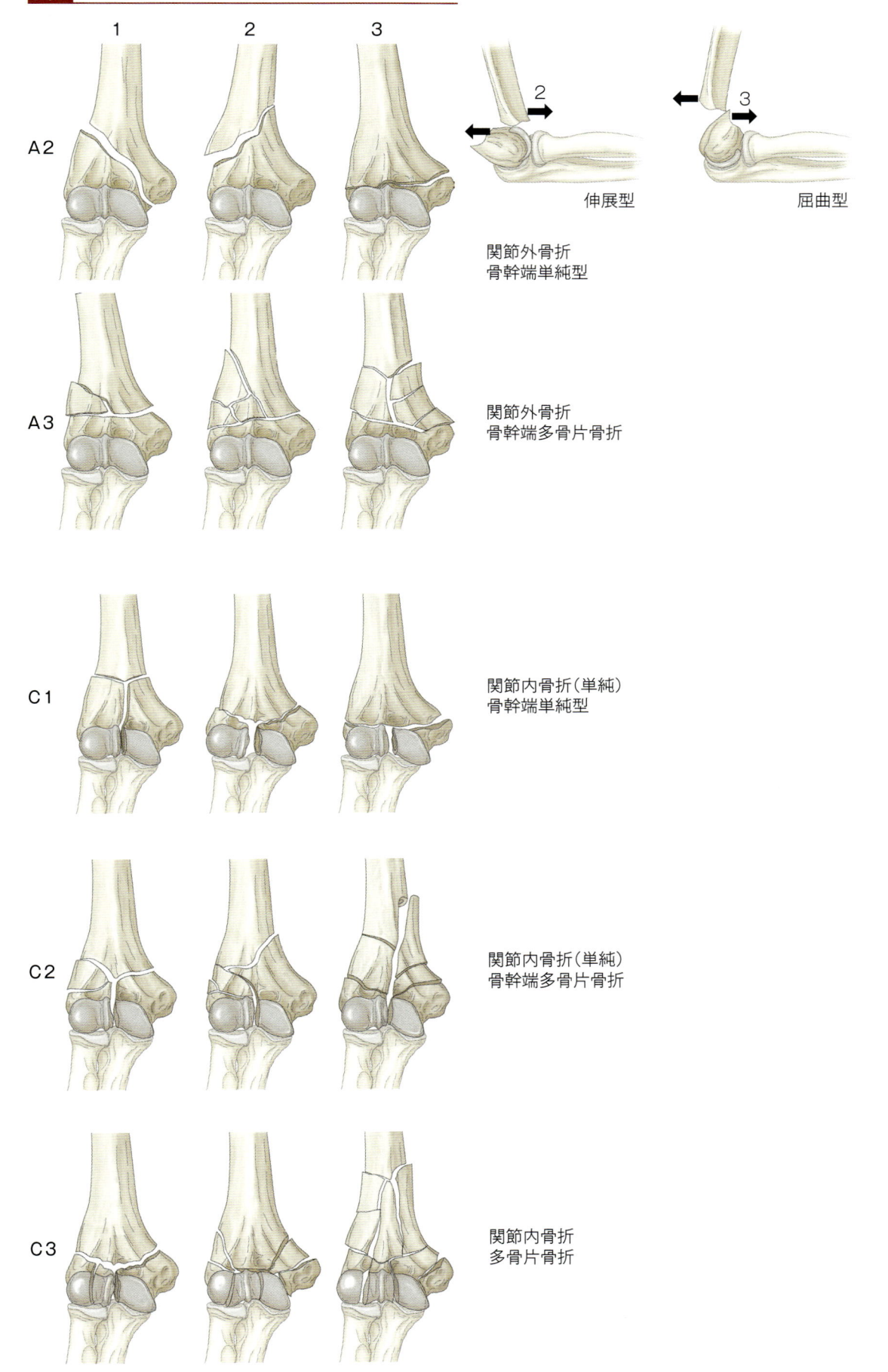

A2　関節外骨折　骨幹端単純型

A3　関節外骨折　骨幹端多骨片骨折

伸展型　　屈曲型

C1　関節内骨折（単純）　骨幹端単純型

C2　関節内骨折（単純）　骨幹端多骨片骨折

C3　関節内骨折　多骨片骨折

成人上腕骨遠位端骨折

術前診断・準備

　術前診断としてまず自・他覚所見を入念に取るが，神経血管障害の有無，皮膚状態の良否，肩および手関節の合併損傷の有無などに注意する．画像診断としては，患側肘関節4方向，健側2方向の単純X線に加え，骨折部の粉砕の部位，転位の方向・程度などの評価を目的としたCT撮影はきわめて有用である．粉砕症例のみならず単純な通顆骨折においてもX線にて健側肘関節を撮影し，術前準備としてトレーシングペーパーなどに作図をしておく（図2）．また，高齢者ではなんらかの全身合併症を有することが多いため，大腿骨頸部骨折症例に準じた，十分なインフォームド・コンセントを行うべきである．

　麻酔は腕神経叢ブロック下もしくは全身麻酔下に行うが，高齢者では確実な麻酔効果を得ることが困難な場合もあり全身麻酔を用いることが多い．

　体位は側臥位で，できればX線透過性の上肢台を上腕下に置き，肘関節を十分屈曲可能な肢位をとるようにしている（図3）．

図2 術前作図

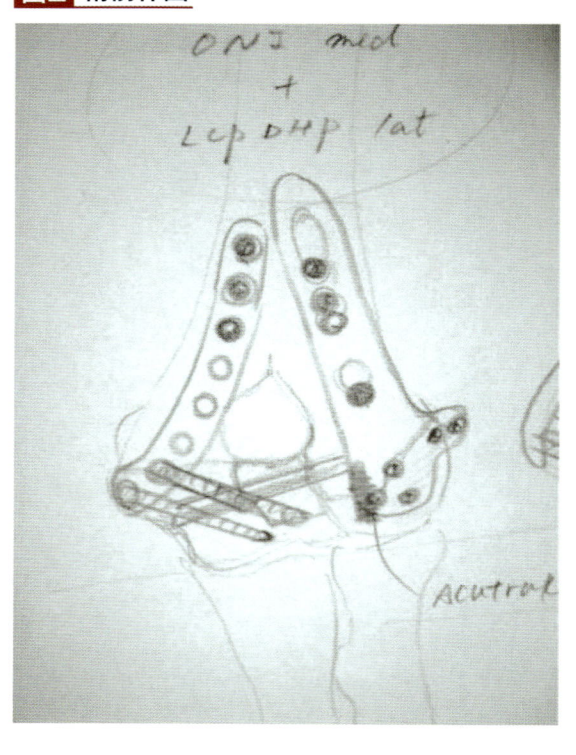

図3 体位
側臥位で上肢台を上腕下に置き，肘関節を十分屈曲可能とする．

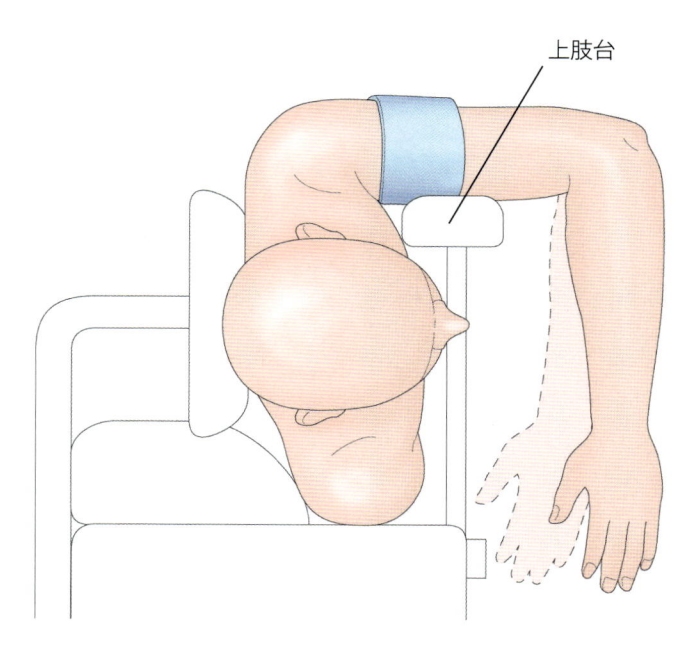

内固定材料の選択 図4

　本骨折に対する内固定材料の選択においては，原則的に外側の固定にはONI Transcondylar Plate[1]（帝人ナカシマメディカル，以下ONI Plate，図4a）やLCP-Distal Humerus Plate（デピューシンセス，以下LCP-DHP，図4d）外側用などのALPを用いている．

　一方，内側の固定には骨質の良好な関節外単純骨折であるA2型や関節面の粉砕が軽度なC1型などに対しては，4.0mm径cannulated cancellous screw（図4b）を使用している．骨質の不良な症例やスクリューのみでは内側の支持性が不十分な関節外粉砕型のA3型やC2型，さらに関節内粉砕を伴うC3型においては，上腕骨の内外側支柱に2枚のプレートを当て内固定するdouble plate固定法を行う．

　このプレートの選択基準として，第一選択としては尺骨神経への侵襲の大きさを考慮し後方設置型のONI medial plate[2]（図4c）を用い，より粉砕の強い症例では側方設置型のLCP-DHP内側用（図4e）を選択することが多い．

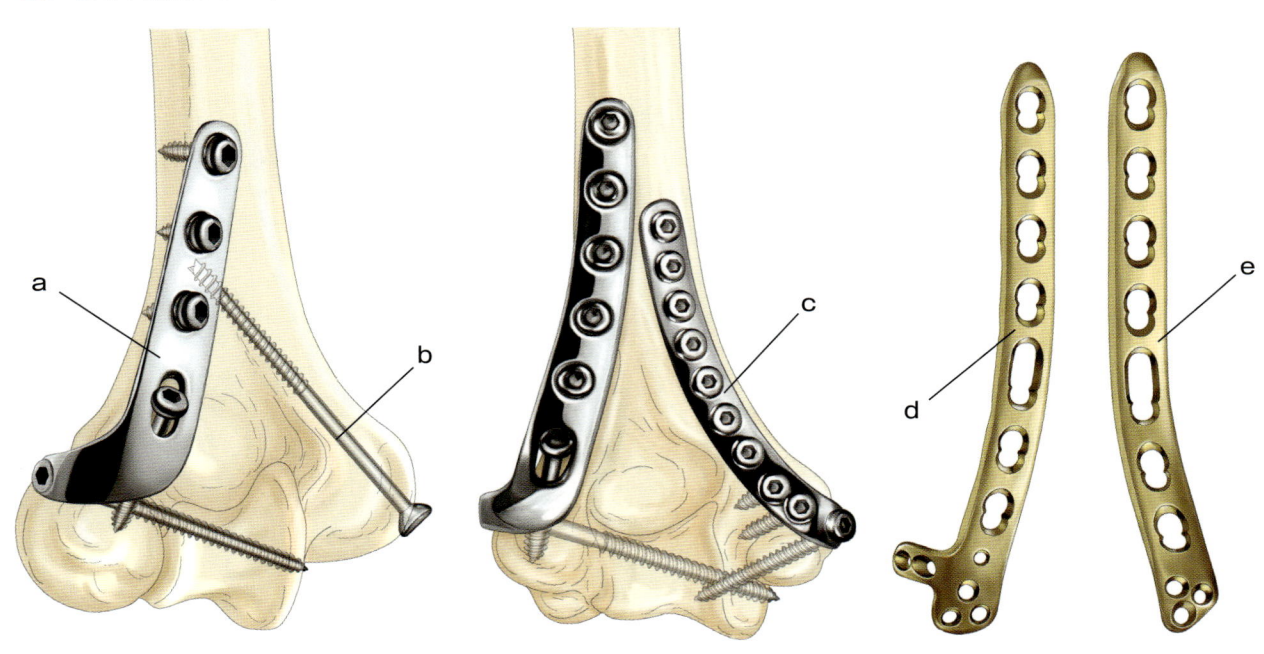

　表1に現在わが国で使用可能なALPの仕様・特徴を示す．各内固定材料の間には，プレートの形状・大きさや設置する部位，ロッキング機構を有するか否か，またスクリューの太さや刺入方向に自由度を有するか否かなど大きな違いがある．各々のインプラントが持つ固有のコンセプトを十分に理解したうえで適切に使用することが重要である．また，インプラント選択においては，初期固定性の優劣だけではなく手術侵襲や手技の簡便性についても考慮すべきである．

図4 当科で使用している主な内固定材料

a：ONI Transcondylar Plate
b：cannulated cancellous screw
c：ONI medial plate
d：LCP-Distal Humerus Plate
e：LCP-DHP内側用プレート

表1 現在わが国で使用可能なALPの仕様・特徴

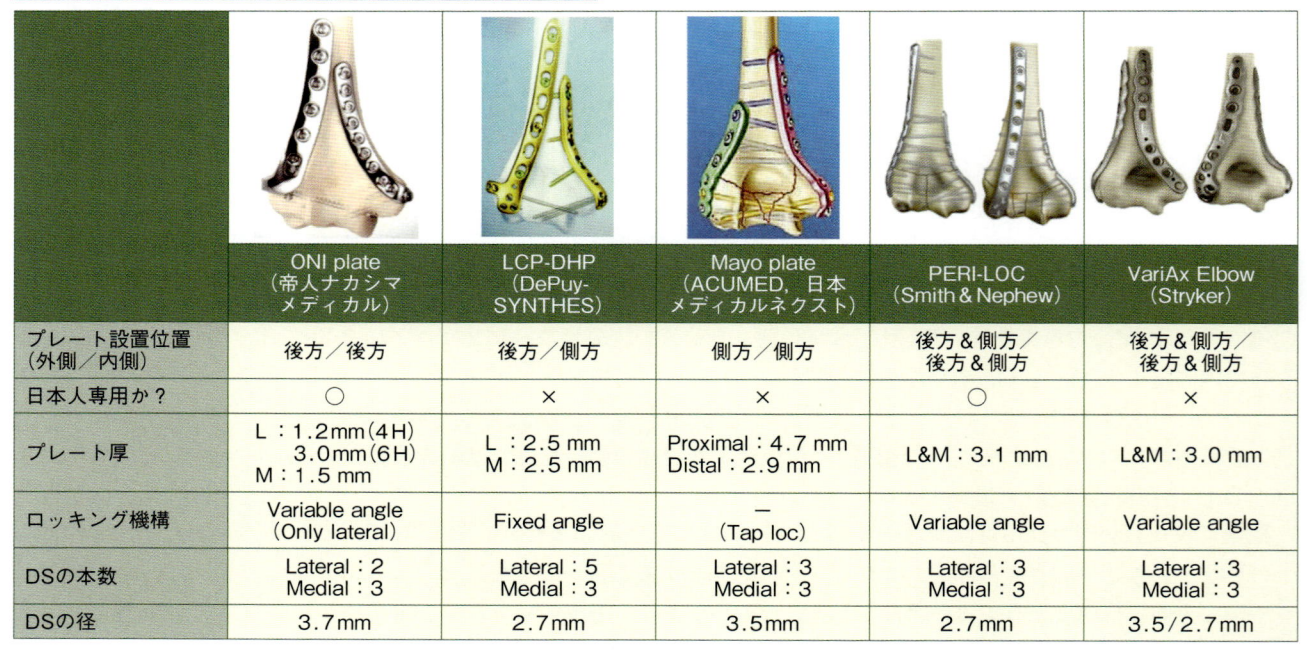

	ONI plate (帝人ナカシマ メディカル)	LCP-DHP (DePuy- SYNTHES)	Mayo plate (ACUMED, 日本 メディカルネクスト)	PERI-LOC (Smith & Nephew)	VariAx Elbow (Stryker)
プレート設置位置 (外側／内側)	後方／後方	後方／側方	側方／側方	後方&側方／ 後方&側方	後方&側方／ 後方&側方
日本人専用か？	○	×	×	○	×
プレート厚	L：1.2mm(4H) 　　3.0mm(6H) M：1.5mm	L：2.5mm M：2.5mm	Proximal：4.7mm Distal：2.9mm	L&M：3.1mm	L&M：3.0mm
ロッキング機構	Variable angle (Only lateral)	Fixed angle	― (Tap loc)	Variable angle	Variable angle
DSの本数	Lateral：2 Medial：3	Lateral：5 Medial：3	Lateral：3 Medial：3	Lateral：3 Medial：3	Lateral：3 Medial：3
DSの径	3.7mm	2.7mm	3.5mm	2.7mm	3.5／2.7mm

＊DS：distal screw

手術手技[4), 5)]

皮切の作製およびアプローチ(深層部の展開)

　単純な通顆骨折(AO分類A2型)では，外側に5cm，内側に2.5cmの皮切を別々に加える(図5①)。一方，関節内骨折を伴う場合(AO分類C型)には，肘関節後方進入法にて約20cmの橈側凸の弓状の皮切を用いる(図5②)。さらに，骨折部へのアプローチにおいては関節外骨折(AO分類A2型，A3型)や比較的関節面や骨幹端部の粉砕が単純なC1型の症例では肘頭の骨切りは行わず，上腕三頭筋の内・外側両側進入法(bicipitolateral approach)で骨折部を十分展開できる(図6，AKS a～d)。

　一方，関節面や骨幹端部の粉砕を合併した症例(C2もしくはC3型)などでは肘頭骨切り法を用いる(図7，AKS a～d)。

成人上腕骨遠位端骨折

図5 皮切

②
①単純な通顆骨折の場合の皮切

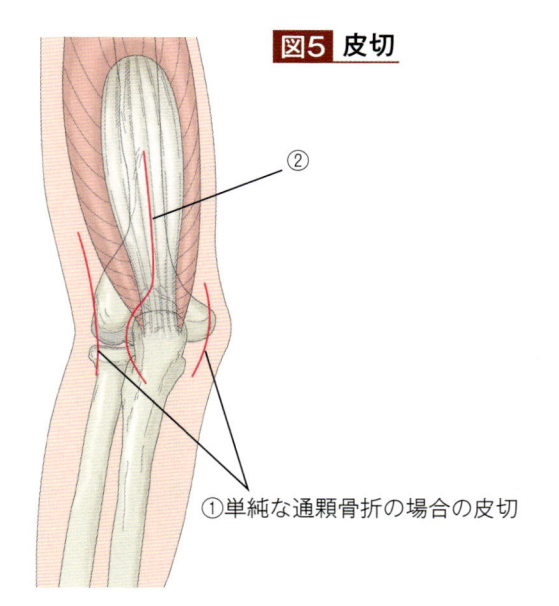

図6 上腕三頭筋の内・外側より骨折部を展開整復する bicipitolateral approach
AKS a, b参照。

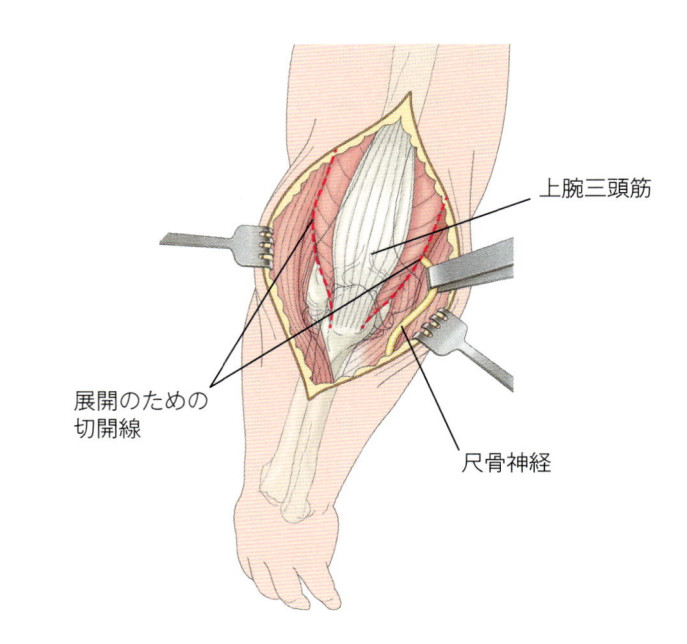

上腕三頭筋
展開のための切開線
尺骨神経

図7 肘頭骨切り法
AKS a～d参照。

a
肘頭
骨切り線

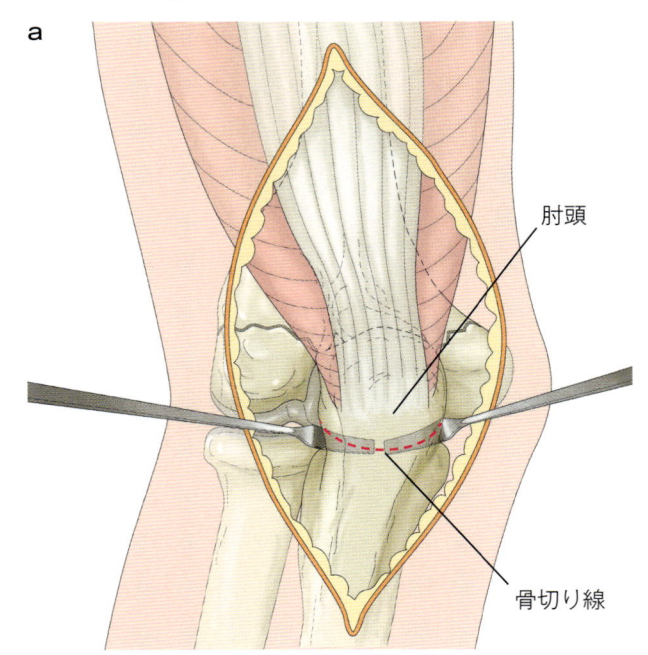

b
エレバトリウムを挿入し滑車軟骨面を保護
K-wireにより骨切り線上に開けた穴をつなげるようにボーン・ソーで骨切りする

15

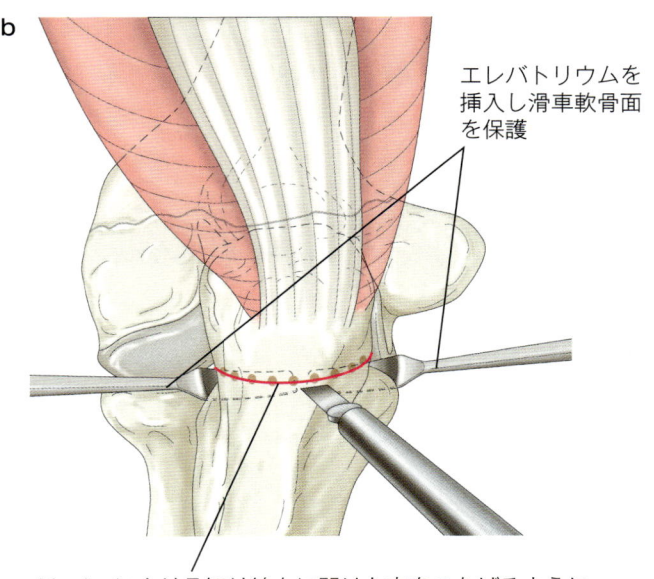

Anatomical KeyShot

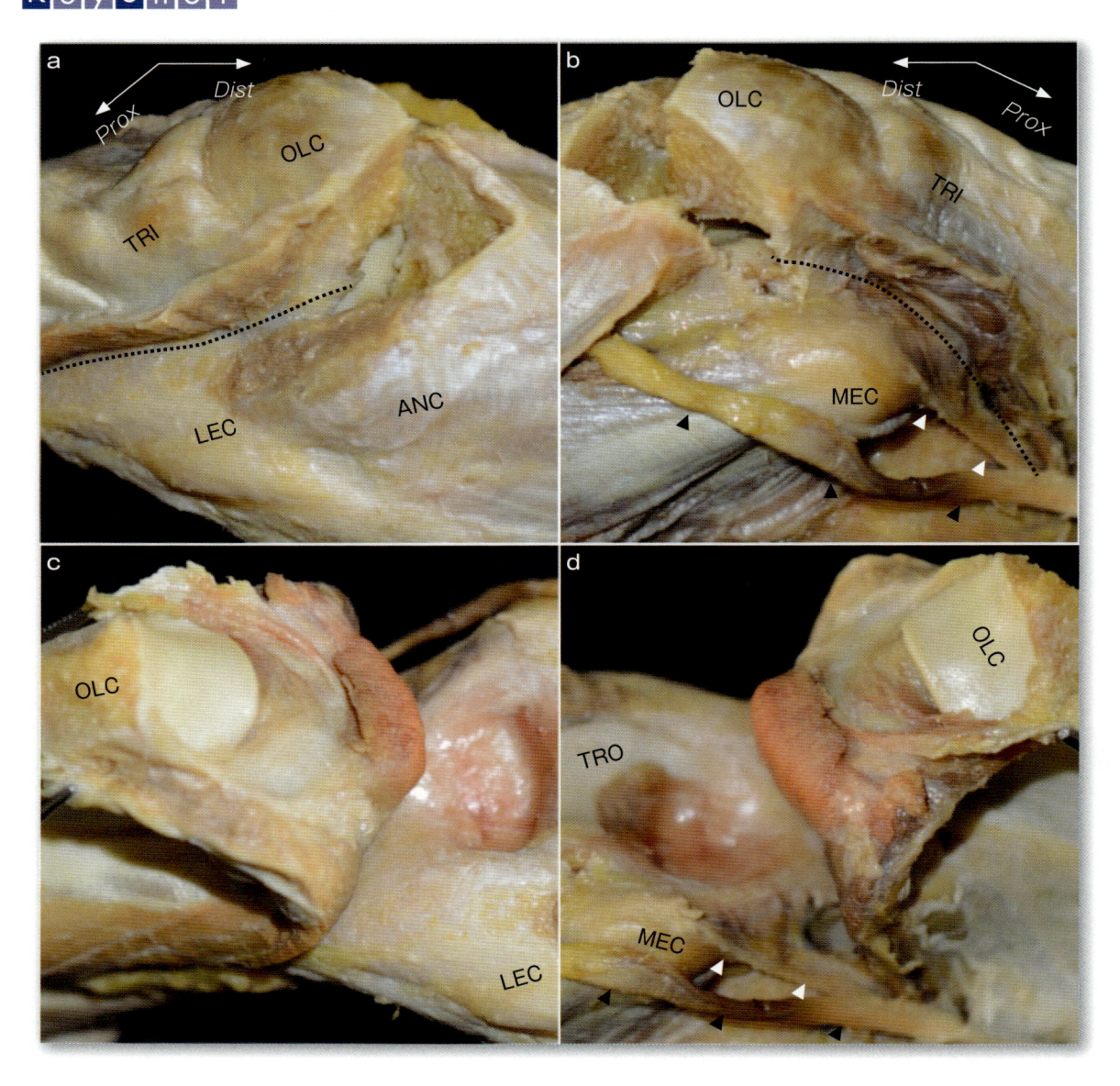

肘頭骨切りに必要な解剖

左肘頭を骨切り後に，内・外側より観察している。
a：外側より。
b：内側より。肘頭と上腕骨は関節包を介して連続しているので，黒点線のように関節包から上腕三頭筋の内・外側縁に向かって切離する。
c, d：肘頭を近位へ翻転している。

ANC：肘筋，LEC：外上顆，MEC：内上顆，OLC：肘頭，TRI：上腕三頭筋，TRO：上腕骨滑車，黒矢頭：尺骨神経，白矢頭：内側筋間中隔

尺骨神経の剥離同定，保護

まず内側で尺骨神経を同定する。内側上顆の近位2～3cmの部位から始めるとよい。愛護的に露出，血管用テープなどでよけておく。ただし，広範囲にわたる神経剥離は後に尺骨神経麻痺を起こす可能性があり，神経の剥離範囲は最小限で，かつきわめて愛護的に行われなければならない。

本骨折における観血整復内固定術の際の尺骨神経障害はもっとも頻度の高い合併症のひとつである。またそれに対する神経剥離操作は，肘部管症候群のそれよりもさらに愛護的に行われるべきと考えている。

当科の尺骨神経障害の予防策を示す。
①術中の愛護的操作，助手による神経の確実な保護，止血処置の徹底
②内側部の内固定材料は，初期固定性のみならず尺骨神経への侵襲に留意した内固定材から選択すること（当科の優先順位：1. Cannulated cancellous screw，2. 後方設置型プレート，3. 側方設置型プレート）
③極力，神経周囲の伴走血管や結合組織を付着させた状態で処置できる骨膜下挙上法（Subperiosteal elevation法）の実施（JSFR2015教育講演）

骨膜下挙上法

上腕三頭筋内側頭に続く筋・筋膜構造および骨膜を縦切して，これごと尺骨神経を尺側によけることにより伴走血管を温存する方法である。尺骨神経の全周性の剥離は行わずに神経の表層側のfasciaのみを剥離し，術後の絞扼を予防し，かつ神経の可動性を得るためOsbone靱帯は切離する。必要に応じてAdipofascial flapを起こして尺骨神経下に敷き込む。

AO分類A2型の場合（骨折部の整復，仮固定）

通顆骨折部を整復した後，仮固定を行う。一般に同部分の整復は容易であるが，整復位の保持は困難なことが多い。本骨折に対するALP固定法は一種の『中和プレート』であるため，主骨折部の良好な整復位の獲得，すなわち必ず近位骨片と遠位骨片とが間隙なく密着した状態で内固定されなければならない（図8，11）。

外側は2mm径のKirschner鋼線（K-wire）を肘筋部分より刺入する。内側では，通常はスクリュー固定で十分であるので，4.0mm径cannulated cancellous screwのガイドピンを上腕骨内側上顆先端部分から刺入する（図8）。このガイドピンは肘頭窩に突出させずに内側骨柱を貫通し，かつ反対側の上腕骨骨皮質を必ずとらえるように刺入する必要があり，慎重に刺入方向を決定する。

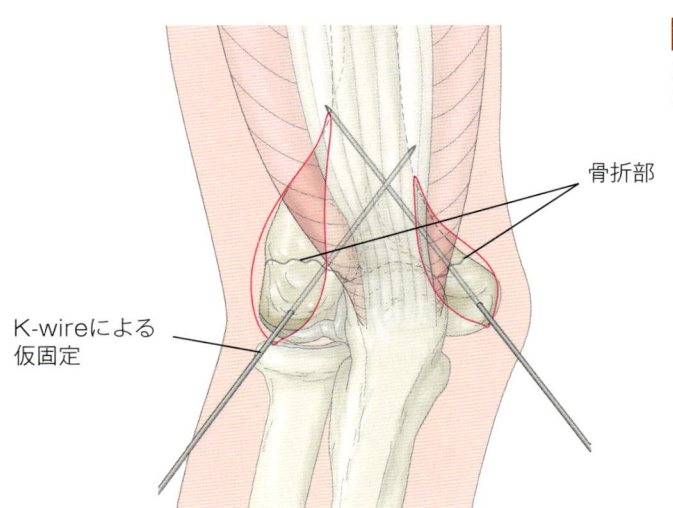

図8 AO分類A2型
主骨折部の整復，仮固定を行う。
間隙なく密着した状態とすることが大切である（図11参照）。

🌙 AO分類C型の場合（関節内骨折部および骨幹端部の整復・内固定と主骨折部の内固定，図9）

　関節内の骨折を認めるAO分類C型では，まず関節面，すなわち内・外顆の骨折部分を解剖学的に整復し，headless screwやcannulated screw用のガイドピン，K-wireもしくは骨鉗子を用いて仮固定する（図9a）。外顆もしくは内顆部分よりheadless screwやcannulated screwなどで遠位骨片粉砕部分を一塊とするべく内固定する（図9b）。近位側の骨幹端部に第3骨片のある症例では，これをcannulated screwなどで内固定する（図9c）。遠位端部関節面の高度の粉砕・骨欠損例で解剖学的な同関節面の幅を再現できない場合には，腸骨からの骨移植を考慮する（図9d）。

　以上の操作により，各々1つにまとめられた遠位骨片と近位骨片間を整復し，主骨折部に必ず圧着力をかけた状態で複数のK-wireなどで仮固定を行う（図9e）。

　続いて主骨折部分の内固定に移る。内固定材料としては，原則的には外側の内固定にはALPを使用，内側には内側骨柱の粉砕および整復状態を注意深く観察し，前述のごとく内固定材料を適宜選択すべきである。すなわち，粉砕の無い症例では4.0mm径cannulated cancellous screwを用いる。スクリューではその固定性に不安がある場合，高度粉砕例や骨幹端部粉砕例などでは内側用プレート使用するdouble plate固定が必要となる（図9f）。その場合には遠位骨片へのスクリュー挿入おいては，刺入方向に細心の注意を払いかつ正確なスクリュー長の計測により関節面にスクリュー先端が穿孔しないように注意する。

図9 AO分類C型
主骨折部の整復，仮固定を行う。

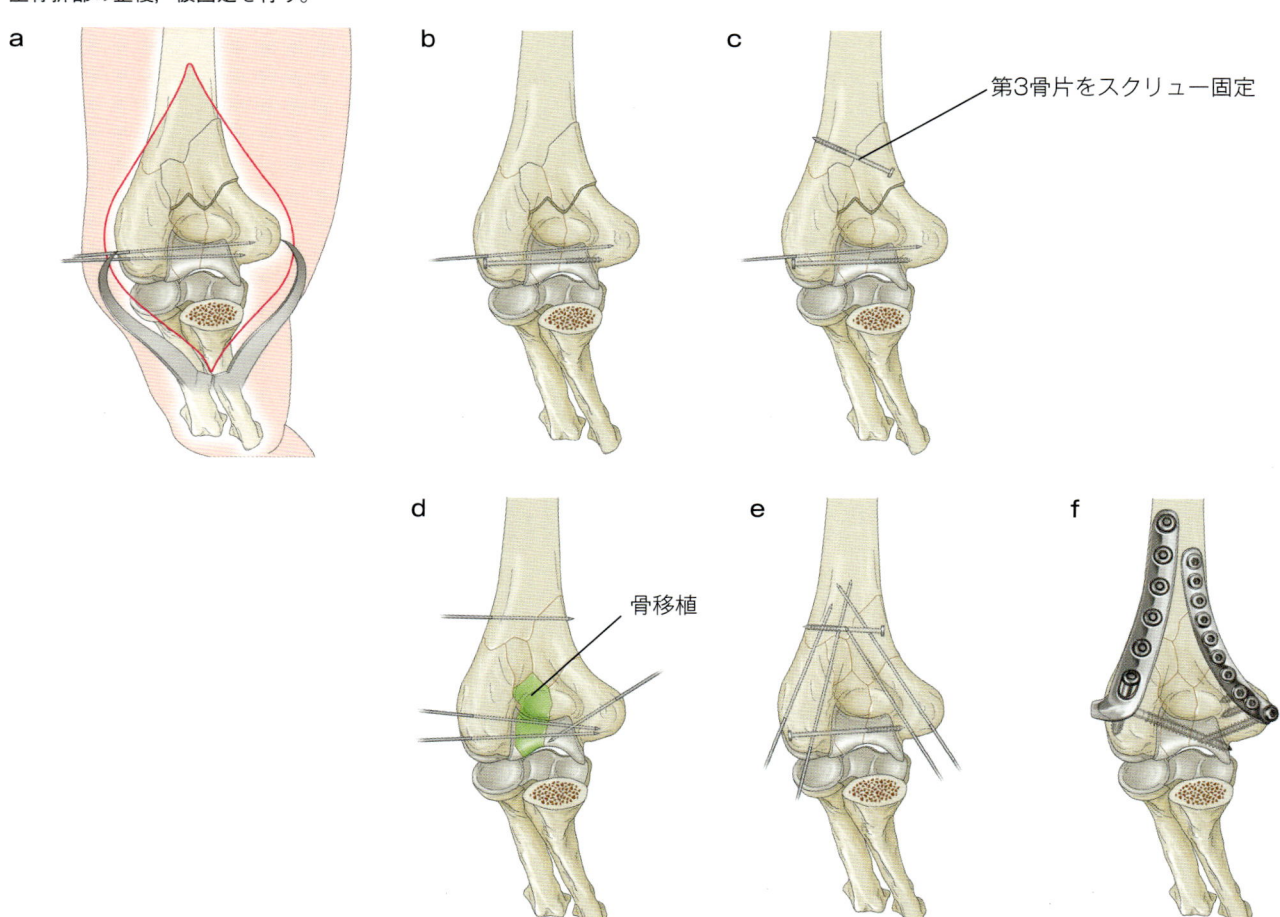

a

b

c ── 第3骨片をスクリュー固定

d ── 骨移植

e

f

肘頭骨切り部分の内固定

肘頭骨切りを行った症例ではtension band wiring法で内固定する。骨切り部分は一般的な肘頭骨折より骨癒合が遷延しやすいため，Chevronの骨切りを推奨する報告もあるが，当科では単純に横方向での骨切りとしていることが多い。下記の点に留意することにより骨癒合が得られなかった経験はない。

K-wireは尺骨前面の骨皮質を確実に貫通させること，その先端は5mm以上突出させないこと，さらにワイヤー締結の際には骨切り部に十分な圧迫力が加わるようにすること，などである（図10）。

創閉鎖

肘関節屈曲伸展にて固定性が良好なことを確認した後，創部の十分な洗浄を行う。尺骨神経前方移行術については，肘関節屈曲伸展運動にて神経のirritationが生じるか否かでその実施を決定しているが，内側にプレート固定を行った症例では施行することが多い。

上腕三頭筋筋膜を縫合し，サクションドレーンを留置し閉創する。最後に肘関節を他動的に最大屈曲・伸展させ，筋膜縫合などで軟部組織に過度の緊張が残らないようにする。

外固定および後療法

外固定は，術後はMP関節を含まないように手掌から肘までのシーネ固定のみで十分である。術後の肘関節可動域訓練を中心としたリハビリテーションは，固定性の良否，粉砕の程度や骨移植の有無などに左右されるが，これらの条件が許せば疼痛が軽快する術後数日より開始する。暴力的な他動運動は避け，自動および介助下自動運動訓練から開始する。その後，ごく軽い他動運動訓練を追加してゆくが，拘縮傾向の強い症例ではターンバックル付き肘関節装具を使用する。

以下にリハビリテーションについての留意すべきポイントを挙げておく。しかし，高度粉砕例などの一部においては，手術後早期よりリハビリテーションを施行したにもかかわらず可動域制限が残存することもある。伸展−30°，屈曲110°未満の症例では骨癒合が得られた時点で内固定具を抜釘し，同時に（非）観血関節授動術を行うことを考慮する。

図10 肘頭骨切り法と同部の内固定法
K-wireは尺骨前面の骨皮質を確実に貫通させ（矢印），その先端は5mm以上突出させない。

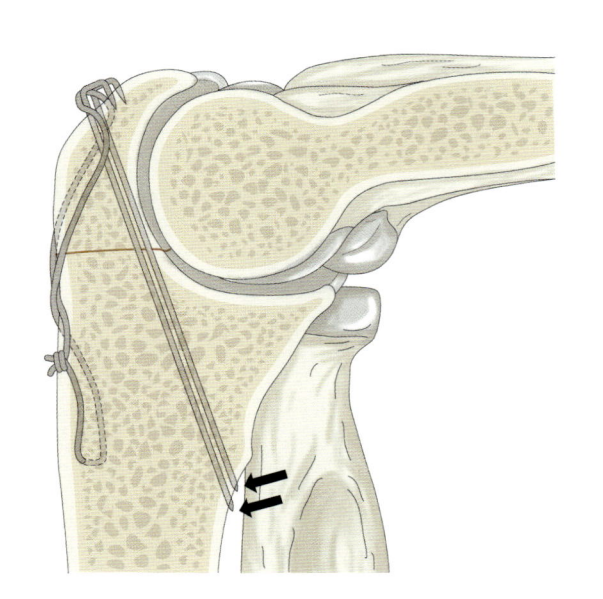

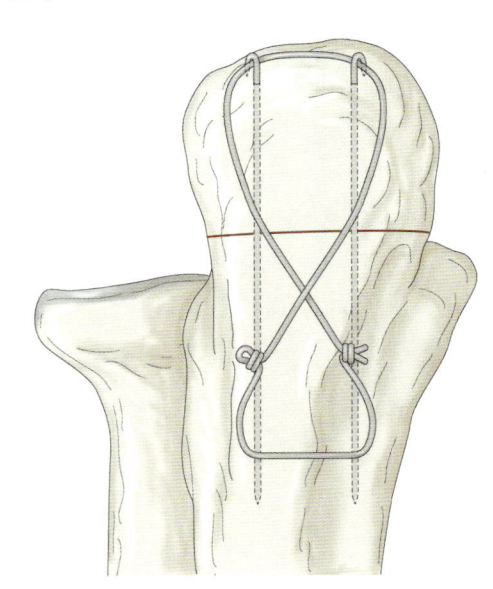

a

b

🌙 コツとピットフォール

骨折部を正確な整復 図11

術中,肘以遠の重みにより骨折部に牽引力がかかるため骨折部が容易に離開する。また,術中イメージやX線では遷延癒合の最大の原因である骨折部の離開が明らかでないことも多い。骨折部の整復,仮固定,内固定といった全行程で,主骨折部が確実に密着していることを直視下に確認しながら内固定していくことが極めて重要である[5]。

Transcondylar screwの正確な位置への刺入 図12

遠位骨片にtranscondylarに刺入されるスクリューは固定性のカギとなる。従って,適切な位置へ十分な長さを有するスクリューを刺入することが重要である。transcondylar screwの長さは,内側皮質にスクリューの先端が1ねじ山貫通するくらいがベストである。

正確な手術手技

難治性骨折である本骨折の手術においては,少しでも油断するとさまざまなピットフォールに陥る可能性がある。やはり手技上の最大のコツは,局所解剖を十分に理解し,ひとつひとつの手術手技を正確に,そしてatraumaticに行うことである。そのためには,ハンズオンセミナー,ワークショップやカダバーセミナーなどで正しいインプラントの使用法や手術手技を身につけることも重要である。

抜釘

原則的には高齢者では抜釘の必要はないと考えている。しかし,青壮年者で抜釘を希望する場合,本インプラントはチタン合金製のため,術後長期間たつと抜去困難となることがある。青壮年者では骨癒合が得られ次第,早期に抜釘するのがよい。

抜釘の際にはスクリューが破損しないように細心の注意が必要であり,折損スクリュー用の抜去セットなども準備しておく。

図11 整復,仮固定

内固定の全行程で主骨折部に圧着力を加える(矢印)。同部が確実に密着していることを直視下に確認する。

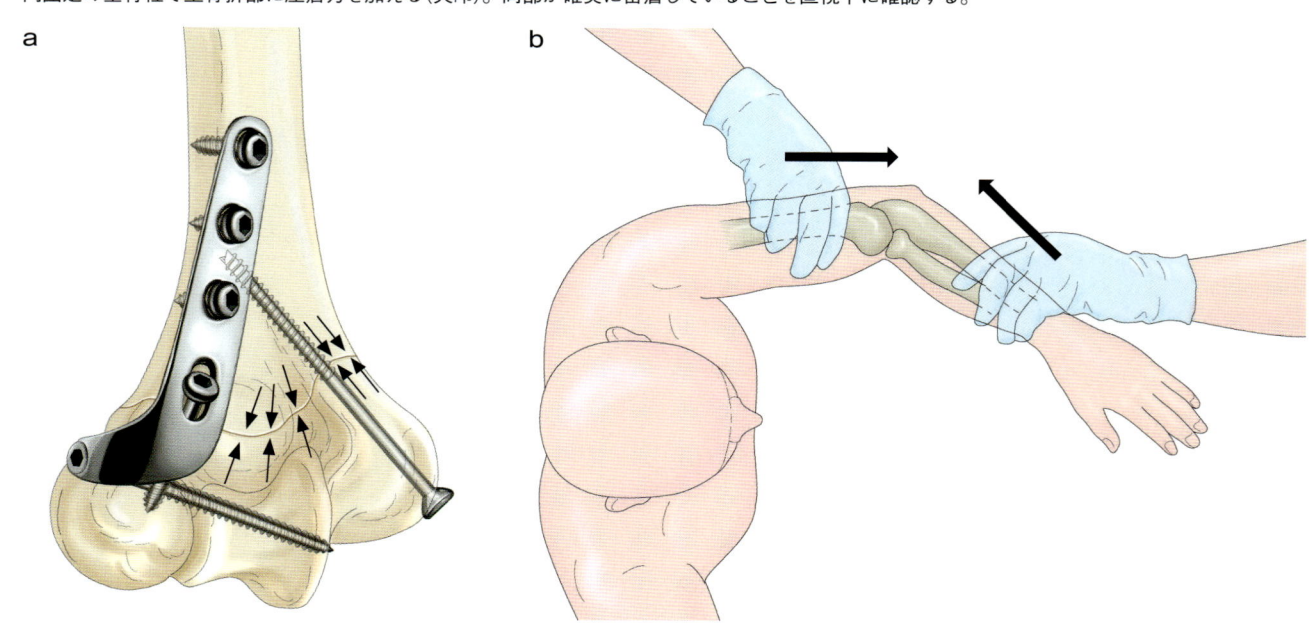

a　　　　　　　　　　b

図12 正確な位置へのtranscondylar screwの刺入

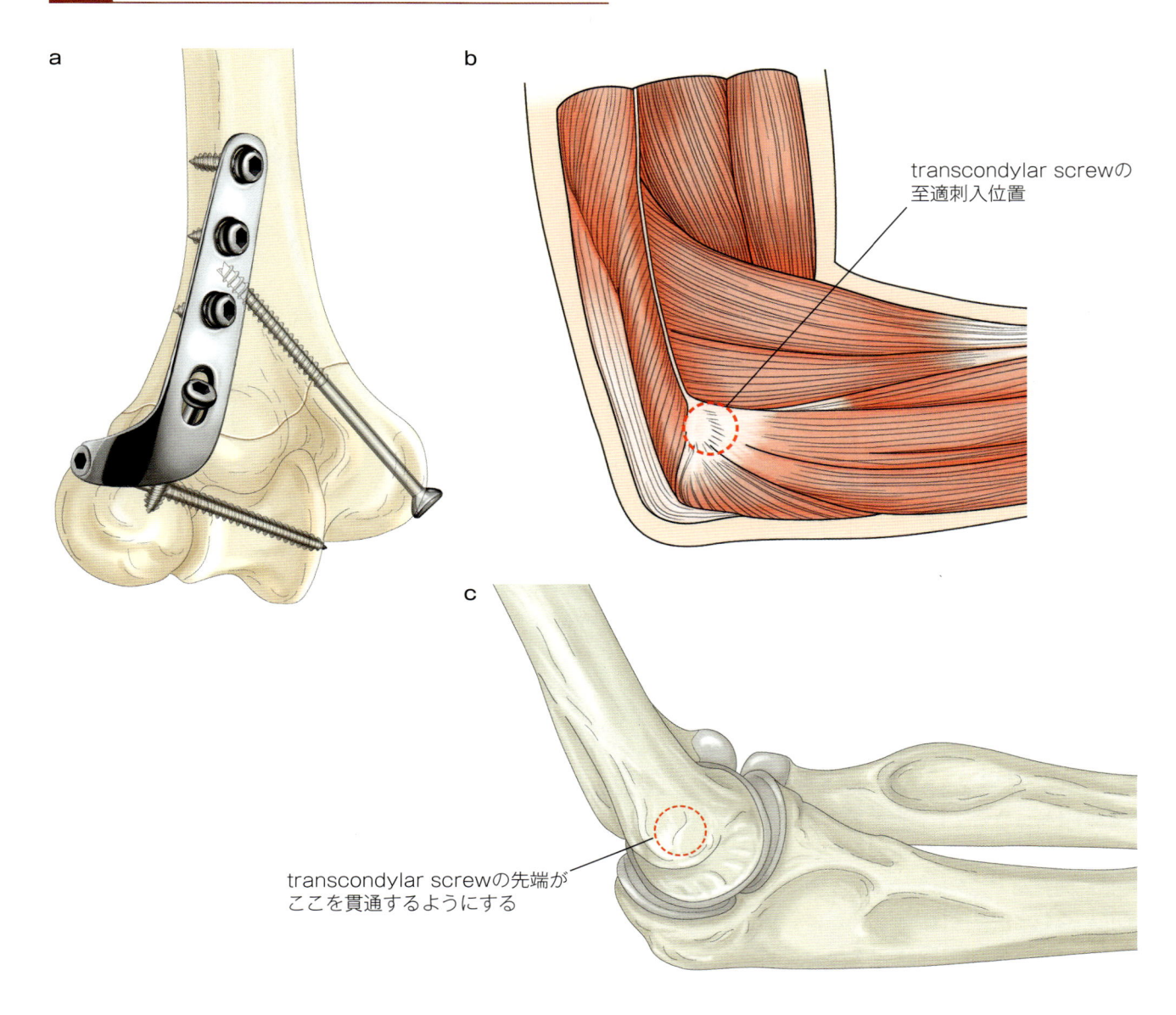

a

b

transcondylar screwの
至適刺入位置

c

transcondylar screwの先端が
ここを貫通するようにする

文献

1) 今谷潤也ほか．上腕骨遠位部骨折に対するlocking plateの有用性―ONI transcondylar plateを開発して―．骨折 2006; 28: 181-5.
2) 今谷潤也ほか．上腕骨遠位端粉砕骨折に対する内固定材料の工夫―ONI medial plateの開発―．中部整災誌 2007; 50: 291-2.
3) Müller ME et al. The comprehensive classification of fracture of long bones. Springer-Verlag, 1990.
4) 今谷潤也．肘関節脱臼・骨折治療マニュアル，上腕骨遠位端骨折の治療・新鮮例（AO分類C型を中心に）．MB Orthopaedics 2008; 21: 35-43.
5) 今谷潤也．高齢者の上腕骨遠位端骨折に対するONI Elbow System. 関節外科 2011; 30: 7-21.

I 肘関節外傷の治療

肘頭骨折

今谷 潤也
岡山済生会総合病院整形外科診療部長

術前準備

肘頭骨折のメカニズムと治療原則

　肘頭骨折は肘関節後方部分を直接打撲するという直達外力で起こることが多いが，まれに肘関節屈曲位での上腕三頭筋の牽引力，すなわち介達外力による裂離骨折を起こす場合もある。

　本骨折の治療原則は，①骨折部の解剖学的整復，②より低侵襲な手術手技による強固な内固定，③術後早期からのリハビリテーションである。ここでは肘頭骨折（尺骨近位部粉砕骨折を含む）の治療方針，骨折型の分類，手術適応，治療法，手術手技の実際などにつき述べる。

治療方針

　肘頭骨折は日常よく遭遇する骨折であるが，骨折部には上腕三頭筋の牽引力がかかるため不安定な関節内骨折であり，安易な保存療法は骨癒合が遷延したり，肘関節可動域制限や疼痛残存などの機能障害を残しやすい。本骨折に対して関節内骨折の治療原則に従い，転位のない症例以外は観血的治療により肘頭関節面を解剖学的に整復し，強固な内固定を行うことにより早期リハビリテーションを行うという方針がとられる場合が多い。単純な横骨折の場合でも骨折部の解剖学的整復が意外に難しい症例もあり，肘頭部の側方より関節面の整復位を直視下に十分確認しながら整復内固定するなどの工夫が必要となる。

　また，高度粉砕例，関節面陥没例，鉤状突起骨折合併例などでは内固定の難易度は高くなり，特に関節面の高度粉砕例ではその曲率半径を再建しなければ著しい可動域制限を生じる。肘頭を含めた尺骨近位部粉砕例では，同部分の長さが再建されなければ腕橈関節の脱臼を生じる。高エネルギー外傷による症例では腫脹が高度でかつ皮膚状態も悪いことが多いため，創外固定を用いて待機し，二期的に観血整復内固定を行う必要がある。

骨折型の分類

　本骨折の分類としてはColton分類[1]（図1），Mayo分類などが一般に用いられている。

図1 肘頭骨折のColton分類

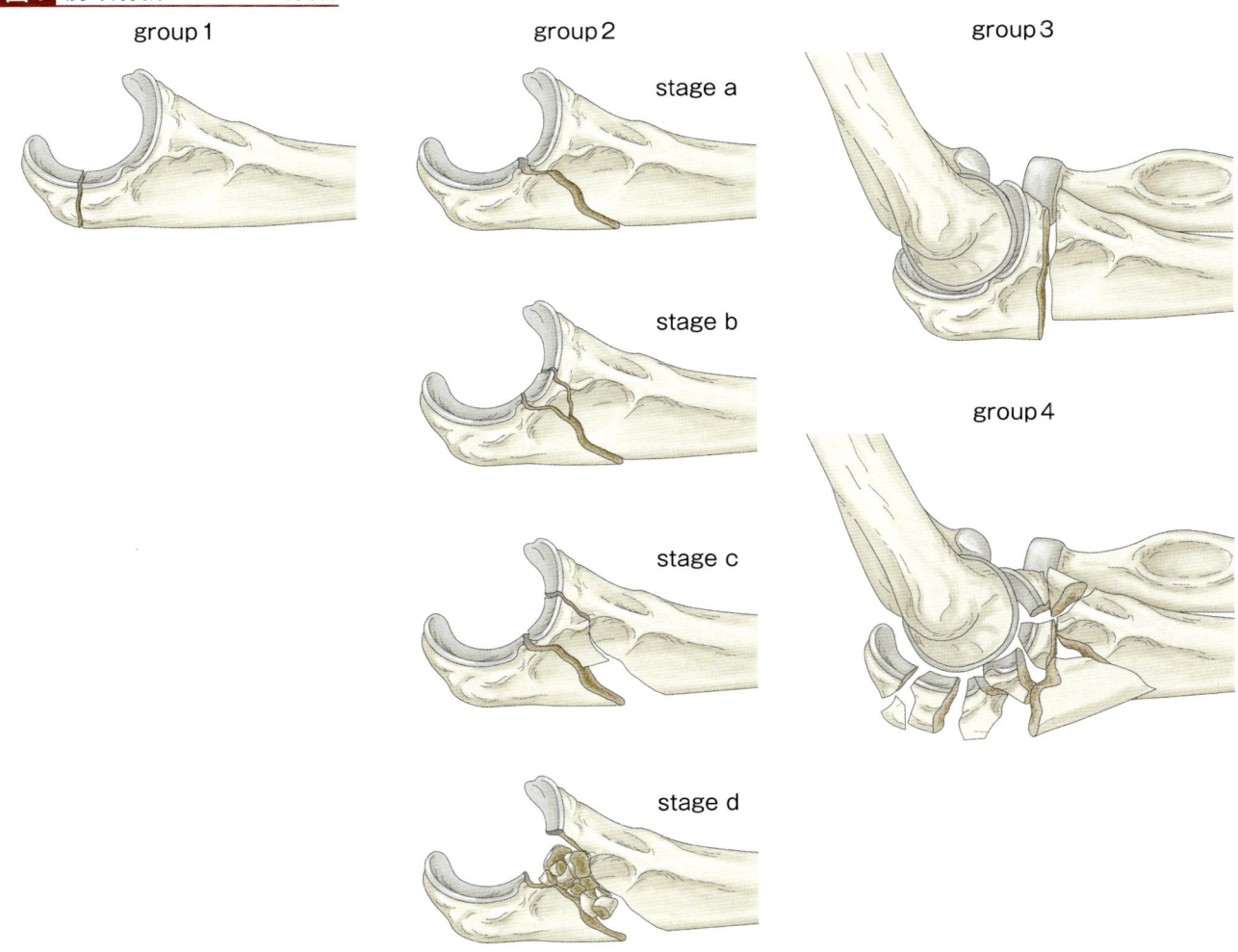

group 1

group 2
stage a
stage b
stage c
stage d

group 3

group 4

術前診断・準備

術前診断としてまず自・他覚所見，特に神経血管障害の有無，皮膚状態の良否，他の合併損傷の有無などに注意する。画像診断としては，患側肘関節4方向，健側2方向の単純X線に加え，CT撮影は粉砕症例において非常に有用である。また，術前準備として健側肘関節を利用してトレーシングペーパーなどに作図をしておく。麻酔は腕神経叢ブロック下もしくは全身麻酔下に行うが，高齢者では確実な麻酔効果を得ることが困難な場合もあり全身麻酔を用いることが多い。手術体位は上腕骨遠位端骨折と同様である（p.10参照）。

麻酔・進入法

　Colton分類のgroup1，group2 stage a～c，group3の多くは，腕神経叢ブロック下に側臥位で後方進入法が用いられる．肘頭部の滑液包部を避け，約6～8cmの内側凸の弓状切開で入る（図2）．一方，粉砕のより著しいgroup2 stage dやgroup4では腸骨からの骨移植を要したり，重度の肘関節脱臼骨折となって鉤状突起や橈骨頭頸部骨折などの合併損傷を伴う症例では，さらに皮切を延長してuniversal posterior approachを用いることもある（図3，鉤状突起骨折の項参照）．

図2 肘頭骨折に対する後方進入法
約6～8cmの内側凸の弓状切開で入る．

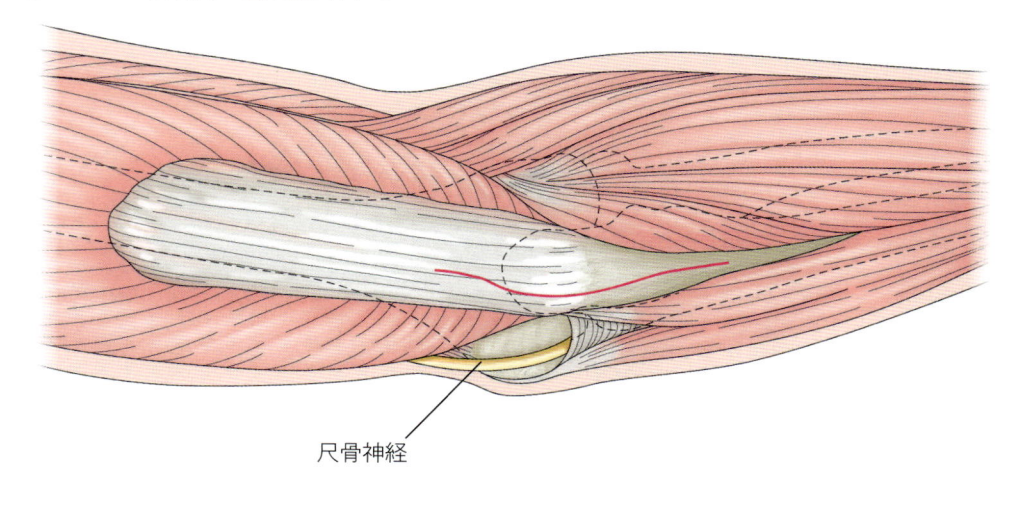

尺骨神経

図3 肘頭骨折に対するuniversal posterior approach

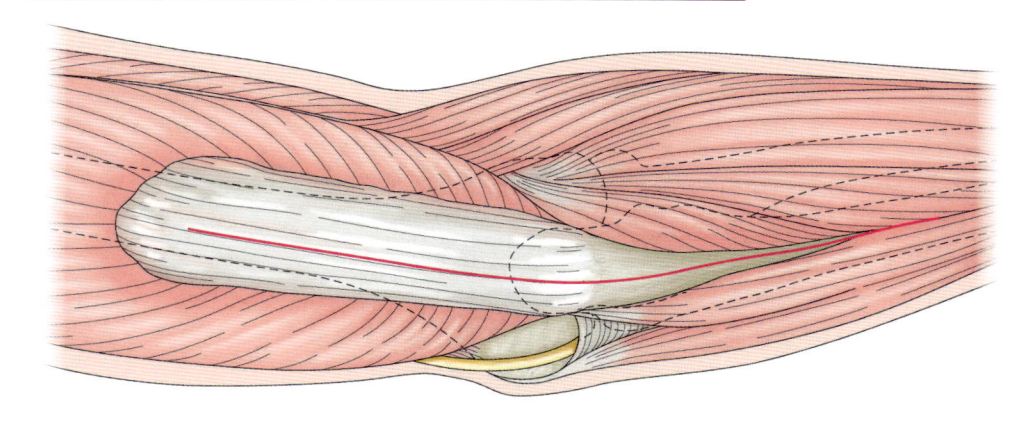

Anatomical KeyShot

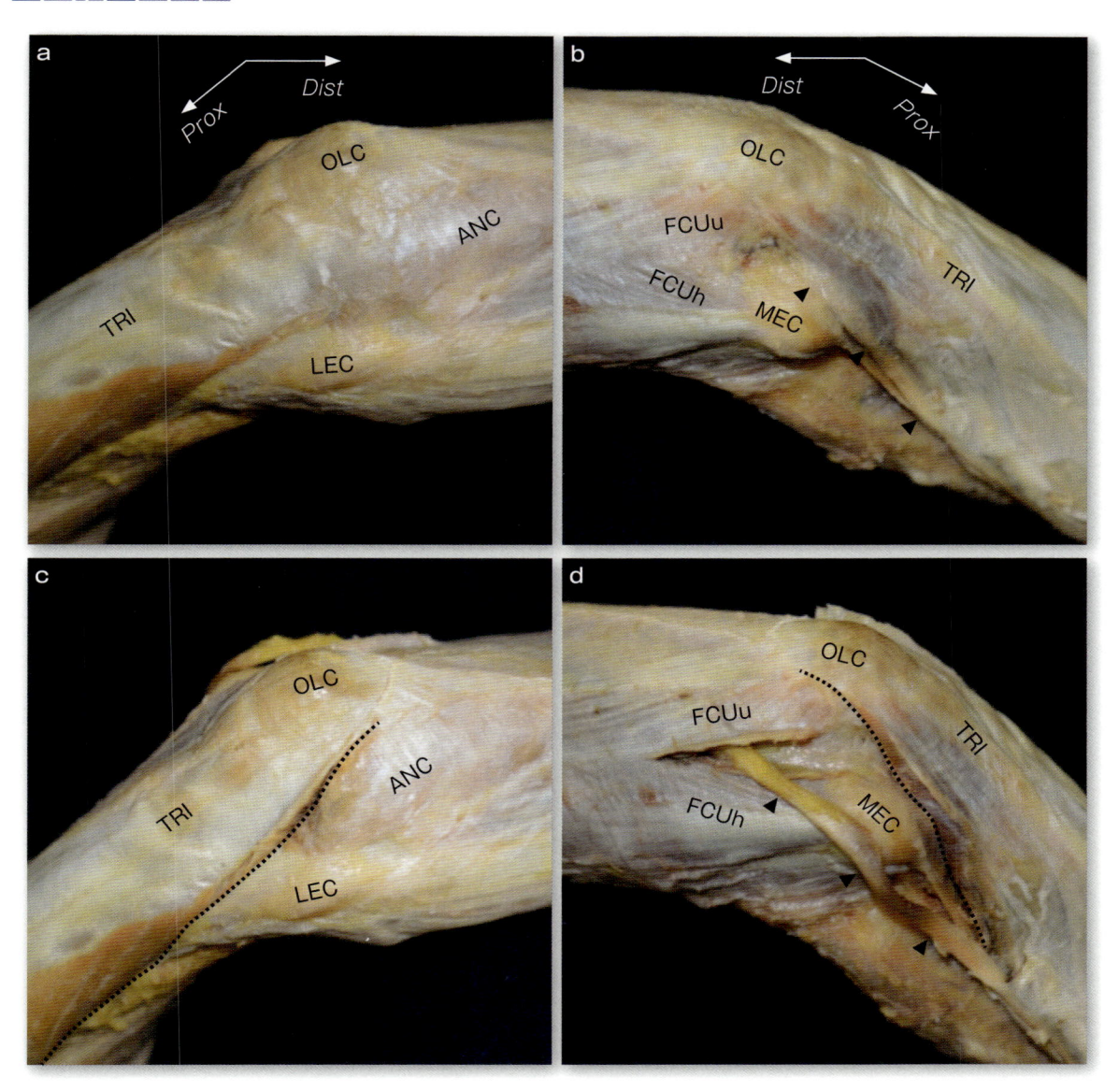

肘頭周囲に付着する構造

　左肘を皮膚を取り除いて，内・外側後方より観察する。

a：外側より。
b：内側より。
c：上腕三頭筋と肘筋の間を分離。
d：尺骨神経（黒矢頭）を同定して前方に移動させ，上腕三頭筋の内側縁を展開。上腕三頭筋の辺縁を黒点線にて示している。

ANC：肘筋，FCUh：尺側手根屈筋上腕頭，FCUu：尺速手根屈筋尺骨頭，LEC：外上顆，MEC：内上顆，OLC：肘頭，TRI：上腕三頭筋

手術手技

単純な横骨折，短斜骨折

　前述の後方アプローチで入り，骨折部周囲の骨膜を最小限剥離し，骨折部から関節面の観察を行う。骨折部を新鮮化した後，十分に洗浄する（図4a）。

　上腕三頭筋腱の付着した近位骨片を骨鉗子にて把持し，肘関節を伸展していきながら最良の整復位を関節面，後方および側方の骨皮質部で確認し整復する。整復位の確認が難しい場合には内側側副靱帯の後斜走線維部分の関節裂隙に沿って関節包を切開する。1.8mm径のKirschner鋼線（K-wire）を用いて，骨折部の遠位部に尺骨骨軸に対してほぼ横方向の骨孔を開ける（図4）。この骨孔の方向については，最終的にワイヤーを締結した際骨折部に最良の圧迫力がかかるように注意する。高齢者などでは十分前方よりに（尺骨後縁より約1cm）孔を開けないと，ワイヤーがcut outすることがある。

　引き続き1.8mm径のK-wireを近位骨片から必ず前方骨皮質を貫くように2本平行に刺入する（図5）。次に8の字に締結するワイヤーを準備する。著者は1.0mm径のAOループ付きワイヤーを愛用している。このワイヤーを先に開けた尺骨骨幹部の骨孔に外側より通し，これを8の字にほぼ骨折部上で交差させ，刺入されたK-wireの深層側で上腕三頭筋腱内を通す。この際，16G針を弯曲させワイヤー刺入方向の反対側から挿入してワイヤー先を誘導してもよい（図6）。ワイヤーを締結する部分の対称となる部位にループを作っておく（図7）。

　AO万能プライヤーを用いてワイヤーを締結していくが，骨折部に均等に十分な圧迫力がかかるように2カ所を交互に締めて上げてゆく（図8）。当然のことながら，ワイヤー締結の際にはワイヤーの捻った基部をしっかりと把持し，牽引力を加えながら締めてゆく（図9）。ここでX線透視を確認しワイヤーの位置，骨折部の整復状態などを確認する。group1から3ではこのtension band wiringが最も多く用いられる。

図4 骨孔作製

1.8mm径のK-wireを用いて，骨折部の遠位部に横方向の孔を開ける。

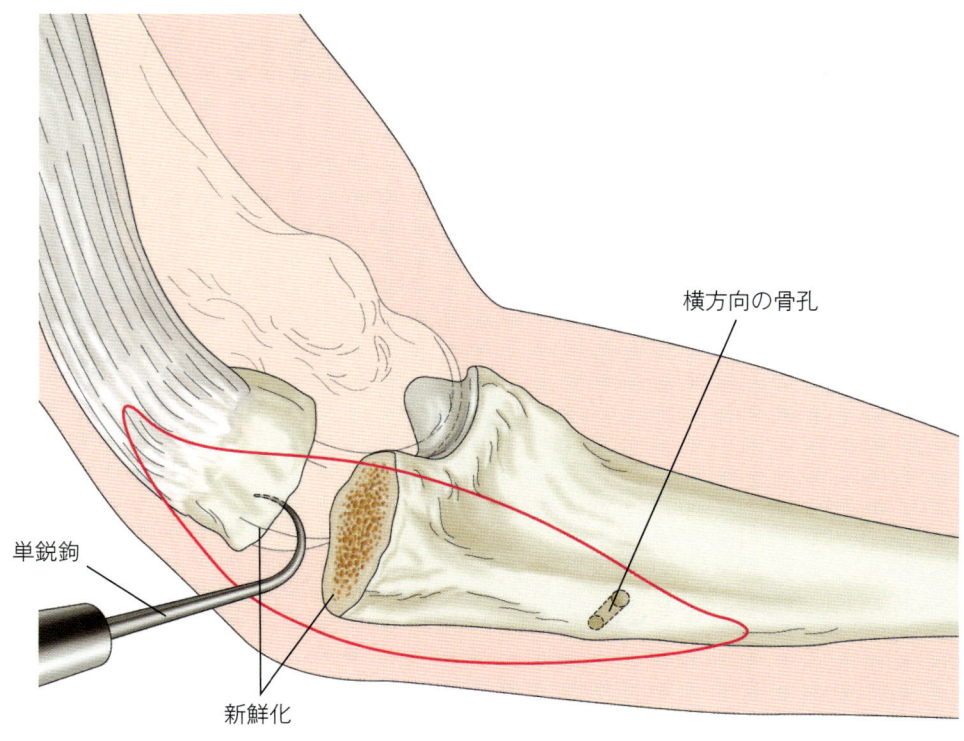

肘頭骨折

図5 K-wire刺入
1.8mm径のK-wireを近位骨片から前方骨皮質を貫くように2本平行に刺入する。

a

K-wire

b

平行に刺入

先端は前方骨皮質を貫く

16G針

上腕三頭筋腱

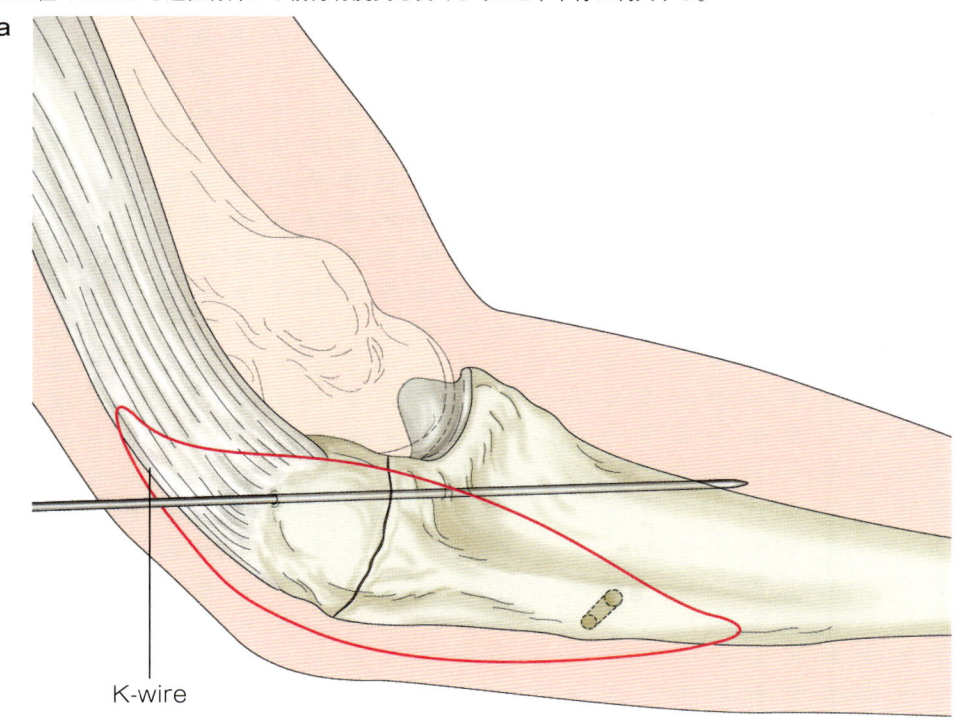

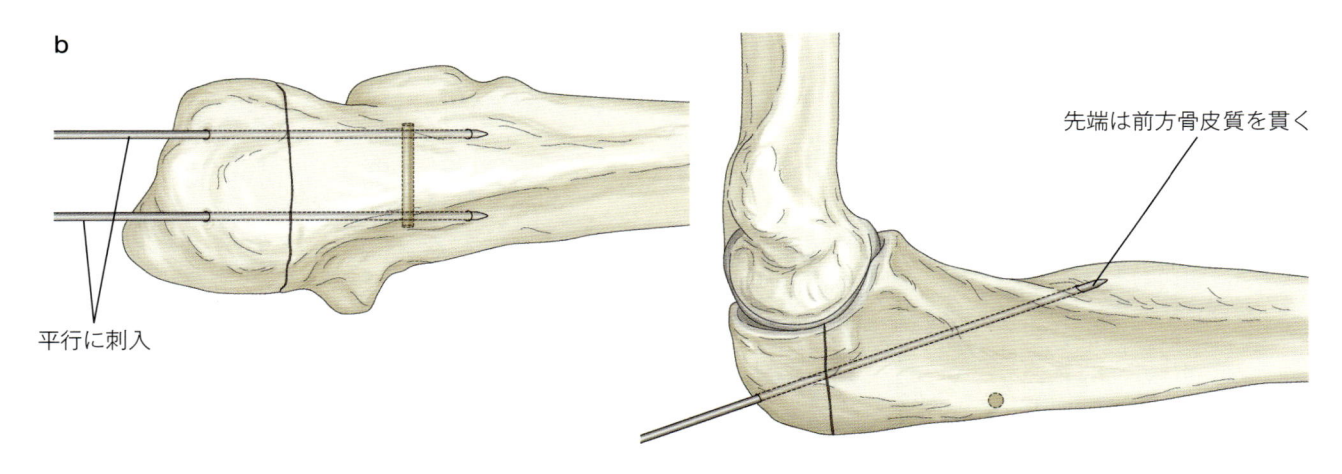

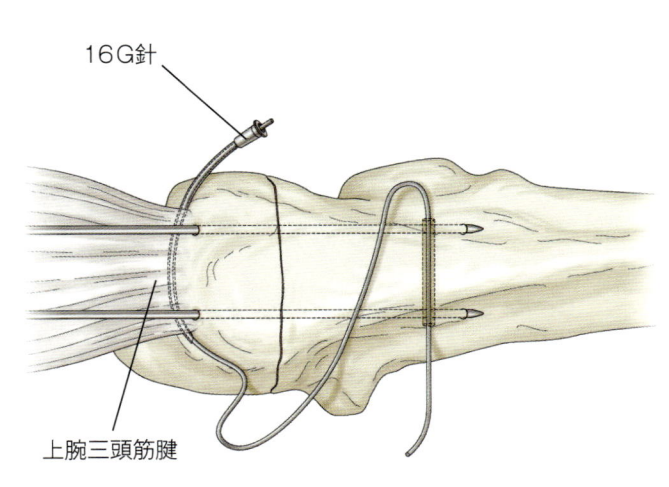

図6 ワイヤー操作
AOループ付きワイヤーを8の字にほぼ骨折部上で交差させ刺入されたK-wireの深層側で上腕三頭筋腱内を通す。この際，16G針を弯曲させワイヤー刺入方向の反対側から挿入してワイヤー先を誘導してもよい。ワイヤーを締結する部分の対称となる部位にループを作っておく。

図7 ループ作製
ワイヤーを締結する部分の対称となる部位にループを作製する。

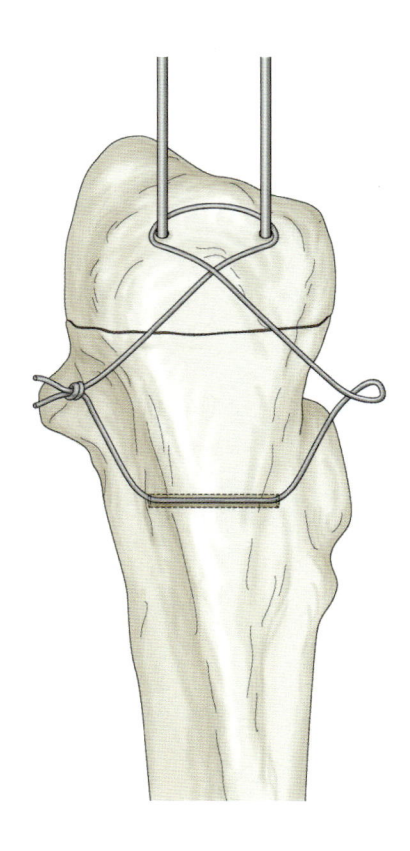

図8 ワイヤー締結
AO万能プライヤーを用いてワイヤーを締結していくが，骨折部に均等に十分な圧迫力がかかるように2カ所を交互に締め上げてゆく。

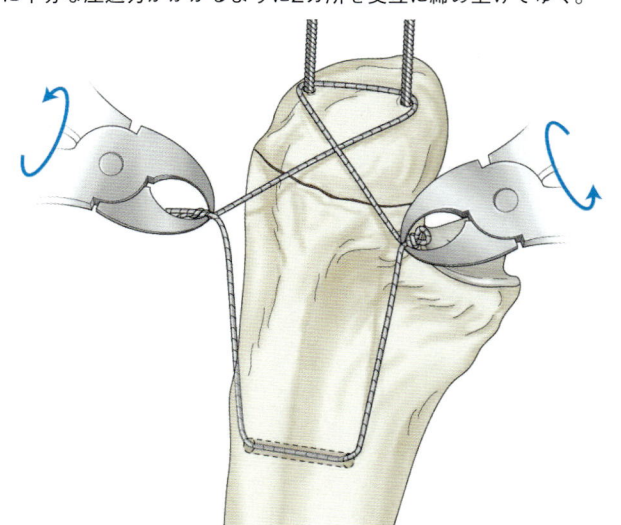

図9 ワイヤー締結のコツ
ワイヤー締結の際にはワイヤーの捻った基部をしっかりと把持し牽引力を加えながら締めていく。

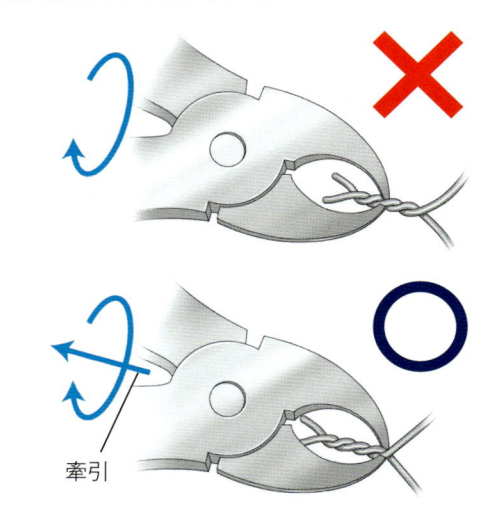

牽引

小さな粉砕骨片例やgroup2 stage-c, d

　陥没した関節面の骨片にできるだけ海綿骨を付けて一塊として丁寧に挙上整復し（図10a），これを細めのC-wireやK-wireで内固定する（図10b）。再陥没を防ぐため楔状の人工骨を生じた骨欠損部に移植する（図10c）。最後に上腕三頭筋腱の付着した肘頭骨片を骨鉗子にて把持し，肘関節を伸展していきながら最良の整復位を関節面部と後方および側方の骨皮質部で確認する。

　この時点で骨片の大きさや骨折線の方向を把握しておき，tension band wiringで固定する（図10d）。

図10 肘頭骨折の整復

a：陥没骨片を丁寧に挙上整復する。

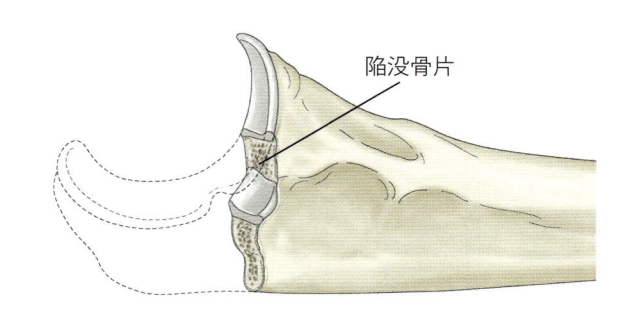

b：細めのC-wireやK-wireで内固定する。

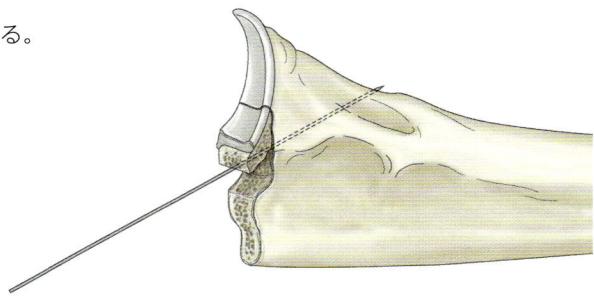

c：生じた骨欠損部に楔状の人工骨を移植する。

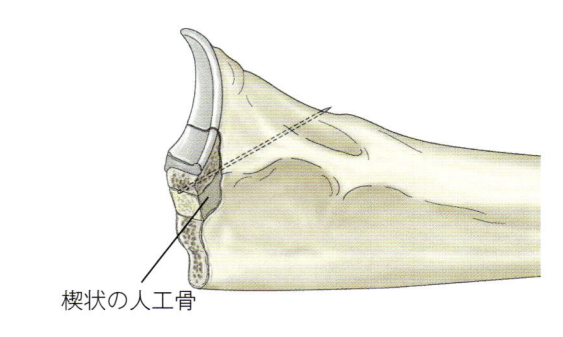

d：最後に主骨折線を前述のtension band wiringで内固定する。

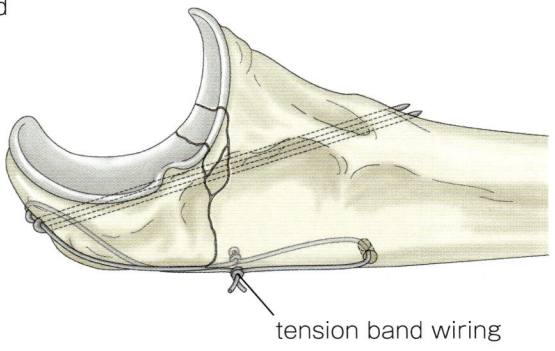

group4のように粉砕が高度な症例

　本症例群では粉砕が高度なことが多いため，関節面の正確な整復のみならず肘頭関節面の曲率半径と尺骨の解剖学的な長さを再建することがきわめて重要となる。粉砕が高度な症例では肘頭骨折部より直視下に関節面を解剖学的に整復する。AO small骨鉗子やK-wireを駆使して仮固定（図11a）を行った後，肘頭専用のロッキングプレートを用いて内固定する[2),3)]。可能であるなら鉤状突起骨片に対してプレート越しのラグスクリュー固定を行う（図11b）。

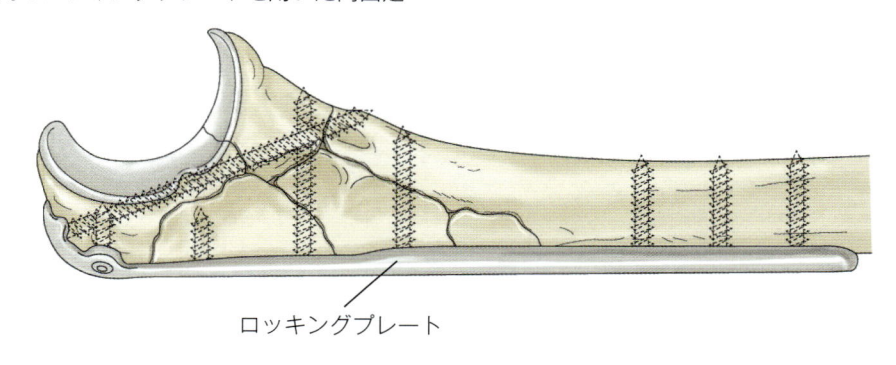

　また，縦方向の骨折線が複数存在し，尺骨の解剖学的な長さや固定性が得られない症例（図12a）では，躊躇することなく腸骨からの自家骨移植を行う。

尺骨近位部の粉砕が著しく，橈骨頭の整復のために同部の解剖学的な長さの再建が必要な症例（図12a）

　解剖学的に骨折部の整復を行い，AO small骨鉗子やK-wireを駆使して仮固定を行う。この時点で骨片の大きさや骨折線の方向を把握しておく。最近では同部の解剖学的形状に沿ったanatomial locking plateが用いられることが多いが，この場合でも骨折部の正確な整復が必須である。特に高エネルギー外傷などにより高度粉砕をきたし骨欠損を生じた症例や軟部組織の損傷が高度で骨片の血行に不安のある症例や縦方向の骨折線が複数存在し，十分な整復位，固定性が得られない症例では，粉砕部分に対して躊躇することなく腸骨からの自家骨移植を行ったのち，同様に肘頭専用のロッキングプレートを用いて内固定する（図12b）。

　角度安定性を有するロッキングプレートにおいても，主骨折部に骨欠損や血行不良の骨片が存在した状態では骨癒合を得ることは困難である。

図11　粉砕が高度な肘頭骨折を伴ったbasal骨折
a：AO small骨鉗子やK-wireを駆使して仮固定

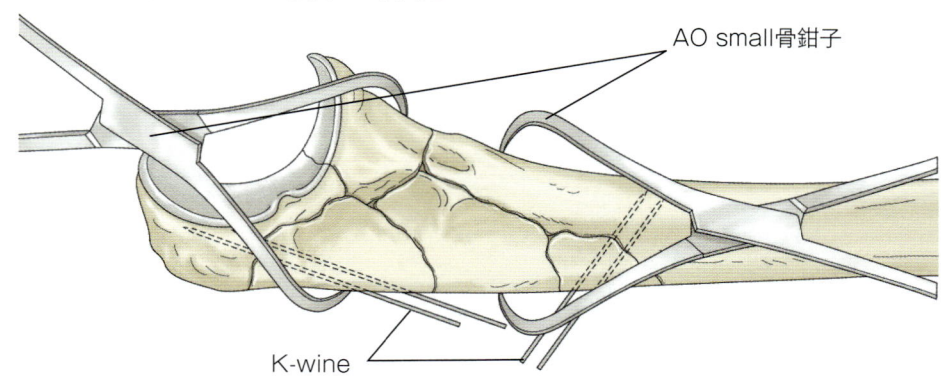

b：肘頭専用のロッキングプレートを用いた内固定

図12 縦方向の骨折線が複数存在し，尺骨の解剖学的な長さや固定性が得られない症例

ロッキングプレートを用いた内固定に腸骨からの自家骨移植を追加する。

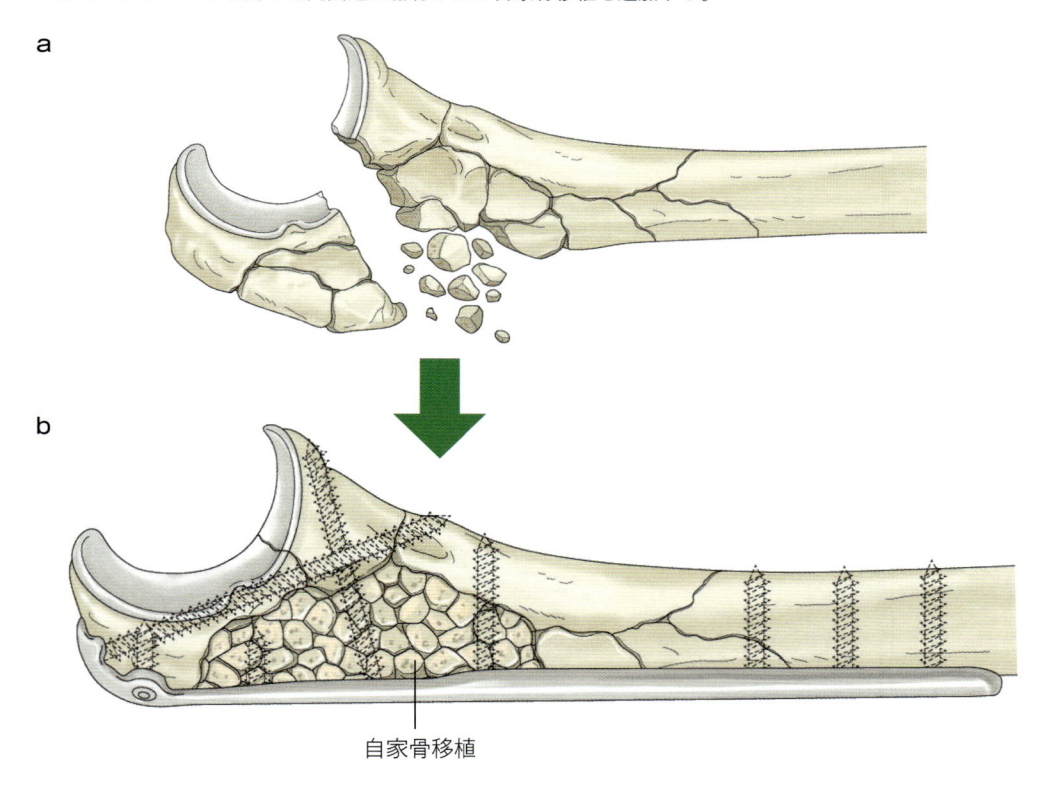

a

b

自家骨移植

創閉鎖

十分に洗浄の後，創閉鎖に移る。皮膚縫合が終了した時点で肘関節の他動屈曲伸展運動を行っておく。

外固定および後療法

後療法は肘関節可動域訓練が中心となる。開始時期は固定性の良否，粉砕の程度や骨移植の有無などに左右されるが，これらの条件が許せば術後数日より開始する。他動的な徒手矯正は避け，active およびassisted active motion exerciseから開始し，very mild passive exerciseを追加していくが，拘縮傾向の強い症例ではturn buckle typeのelbow orthosisを使用する。

また，合併する軟部組織の損傷が強い高度粉砕例では，解剖学的整復，強固な内固定の後，早期リハビリテーションを施行したのにもかかわらず可動域制限が残存することもある。このような場合には骨癒合が得られた時点で内固定具を抜釘し，同時に（非）観血関節授動術を行う。

手術をする限りは骨折部分も靱帯損傷部分も確実に修復し，術者のみならず患者もリハビリテーションスタッフも自信を持って後療法に望むことがexcellent elbowを得る最大のコツといえる。

文献

1) Colton CL. Fractures of the olecranon in adults : classification and results. Injury 1973; 5: 121-9.
2) Buijze G, Kloen P. Clinical evaluation of locking compression plate fixation for comminuted olecranon fractures. J Bone Joint Surg Am 2009; 91: 2416-20.
3) Siebenlist S, Torsiglieri T, Kraus T, et al. Comminuted fractures of the proximal ulna--Preliminary results with an anatomically preshaped locking compression plate (LCP) system. Injury 2010; 41: 1306-11.

I 肘関節外傷の治療

（尺骨）鉤状突起骨折

今谷 潤也
岡山済生会総合病院整形外科診療部長

術前準備

（尺骨）鉤状突起骨折の実際

　骨性要素ならびに靱帯性要素の破綻を伴う肘関節不安定症であるcomplex elbow instabilityの病態の根幹には，尺骨鉤状突起骨折があるとされる。また本骨折については，近年，さまざまな基礎的・臨床的な研究が報告され，その病態の解明が進んでいる。ここでは鉤状突起骨折に対する手術適応，アプローチ法，手術法，そのコツとピットフォールなどにつき詳しく述べる。

骨折型の分類

　尺骨鉤状突起骨折の分類法としては，これまで単純X線側面像を用いたRegan分類[1]（図1）が主に用いられてきた。この分類が長く用いられてきた理由は，単純X線側面像のみで評価できる簡便さであろう。しかしその問題点として，橈骨頭部との重なりを生じる点，骨片が回旋した場合など大きさの判定自体に再現性が乏しい点などが挙げられる。特にtype IIにおける手術適応の決定には不十分であるとの意見が多くあった。著者らのCT像を用いた骨折部の詳細な評価でも，本骨折が冠状面で単純な横骨折であることはまれであり，本骨折を単純X線側面像のみで評価することには限界があると考えられた[2]。
　2003年，O'Driscoll[3]は3D-CTを用いた，より詳細な3次元的分類方法を報告した（図2）。検査自体の即時性や被曝などの根本問題はあるが，骨片の位置，大きさなどを詳細に評価でき，単純な鉤状突起骨折の評価はもとより，complex elbow instabilityなどの複雑な病態の把握，アプローチ法の決定，内固定方法の選択などに有用な分類法といえる。

図1 Regan分類（左肘）

Type Ⅰ：Tip avulsion
Type Ⅱ：Single or comminuted portion involving 50 % or less of the articulation
Type Ⅲ：Fracture involving more than half of the articulation

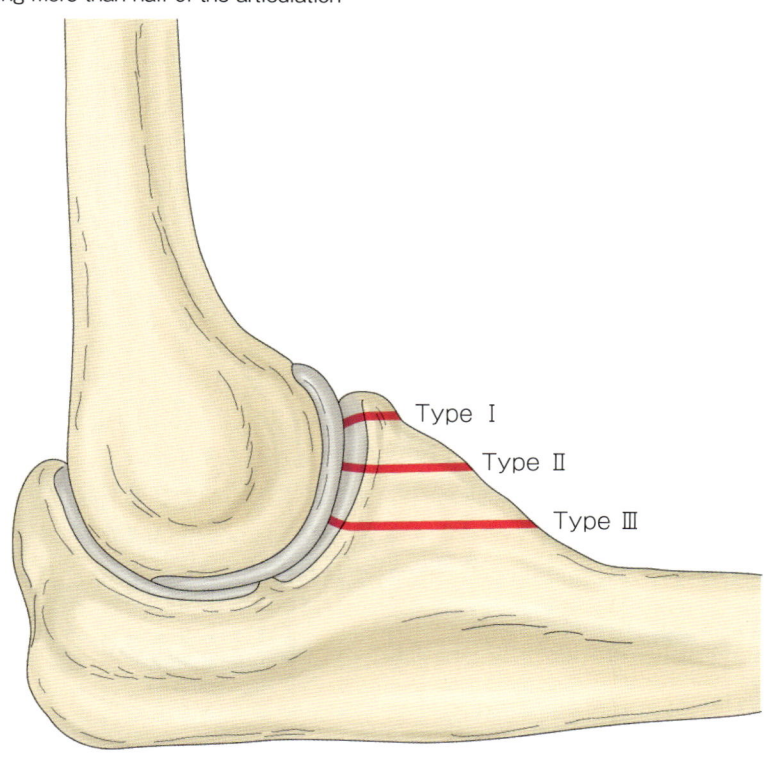

図2 O'Driscoll分類

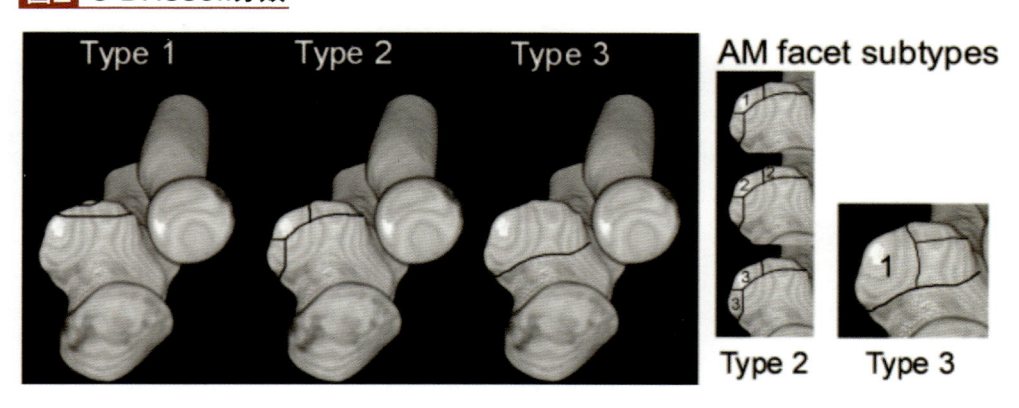

Type：Fracture	Subtype	Description
1：Tip	1	<2mm of coronoid bony height
	2	>2mm of coronoid height
2：Anteromedial	1	anteromedial rim
	2	anteromedial rim + tip
	3	anteromedial rim + sublime tubercle
3：Basal	1	coronoid body and base
	2	transolecranon basal coronoid fracture

手術適応，アプローチおよび内固定方法の選択基準

　東京医科歯科大学臨床解剖学教室との共同研究として鉤状突起周辺の局所解剖を調査した結果，鉤状突起先端から2mmを超える領域には前方関節包が付着していることが判明した[4]。従ってO'Driscoll分類のtip-subtype 1以外の症例では，鉤状突起骨片とともに前方関節包などの前方構成要素が損傷を受け，その修復の必要性が高いと考えられる。当科では本研究の結果をもとに，2mm未満の骨片には軟部組織は付着しておらず完全関節内骨折といえ，保存療法を原則としている。一方，2mmを超えるtip骨折，anteromedial骨折，basal骨折は手術適応としている。

　Tip骨折，anteromedial骨折の内固定では，橈骨頭頚部骨折(terribel triad損傷など)や外側靱帯複合体損傷(posteromedial rotational instability；PMRIなど)を合併することが多いため，主としてKaplan extensile lateral approach[5]を用いている。

　内固定法としてはtip骨折，anteromedial骨折で粉砕が軽度な症例ではラグスクリューもしくはheadless screwを，粉砕などでこれが困難な場合には，後に示すlasso technique[6]を用いて鉤状突起骨片と前方関節包に縫合糸を『投げ縄』のごとくかけて，尺骨のposterior translationを防止する。本法は，特に鉤状突起骨片に内側および外側靱帯損傷や橈骨頭骨折などを合併する症例群において有用である。またanteromedial骨折のうち，PMRIを呈するようなより不安定性の強い症例においては内側アプローチを用いてのbuttress plate固定が適応となる。

　一方，basal骨折ではuniversal posterior approachを用いたプレートおよびラグスクリュー固定が適応となる。

術前診断・準備

　術前診断としてまず自・他覚所見を入念に取るが，特に内・外側靱帯複合体周辺の疼痛，圧痛，腫脹の程度の確認は重要である。

　画像診断としては，患側肘関節4方向，健側2方向の単純X線に加え，骨折部の粉砕の部位，転位の方向・程度などの評価を目的としたCT撮影はきわめて有用である。またO'Driscoll分類で比較的骨片の大きさの小さいtip骨折およびanteromedial facetの骨折ではterrible triad損傷を，anteromedialの骨折に外側靱帯複合体損傷の合併が疑われる症例ではPMRIの病態の存在を念頭に置く必要がある。しかし，これに当てはまらない場合もあり，O'Driscoll分類における骨折型からすべての病態を把握できるわけではない。現時点では，あくまでもその傾向が強いといったとらえかたで分類法を利用していくべきで，受傷機転，単純X線，CT，造影およびストレスX線検査[7]そして術中透視下での不安定性の確認などを駆使し，包括的に病態を把握する必要がある。

　麻酔は腕神経叢ブロック下もしくは全身麻酔下で，手術体位は仰臥位としている。

Anatomical KeyShot

尺骨鉤状突起に付着する構造の解剖
右肘を前方より観察している。

a：浅層屈筋群を内側上顆・鉤状突起尺側より切離し，上腕二頭筋を遠位へ翻転している。

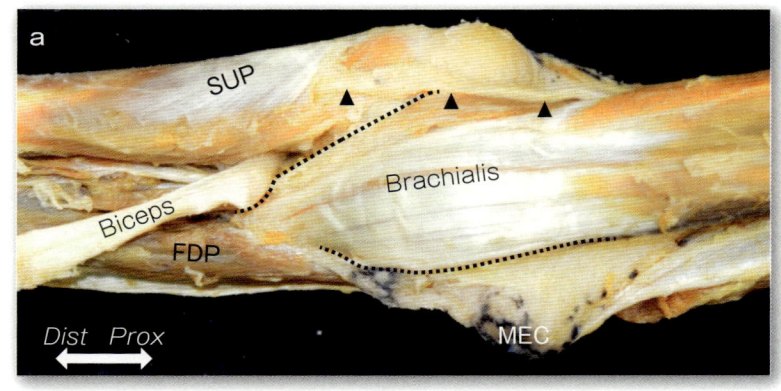

b：さらに上腕筋を上腕骨・関節包より剥離して遠位へ翻転している。

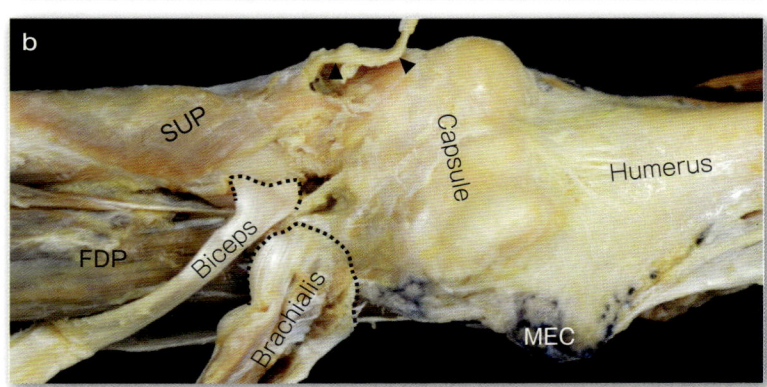

c：上腕二頭筋・上腕筋を停止部（黒点線）より切離。赤両矢印は鉤状突起における関節包付着部，青線は関節裂隙を示す。

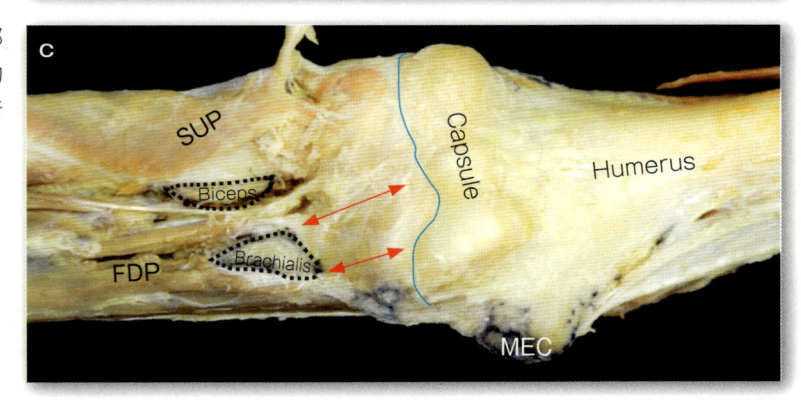

d：関節包を上腕骨と尺骨鉤状突起より切離し，外側に翻転している。赤点線は関節包付着部を示す。
FDP；深指屈筋，MEC；内上顆，SUP；回外筋，黒矢頭；橈骨神経

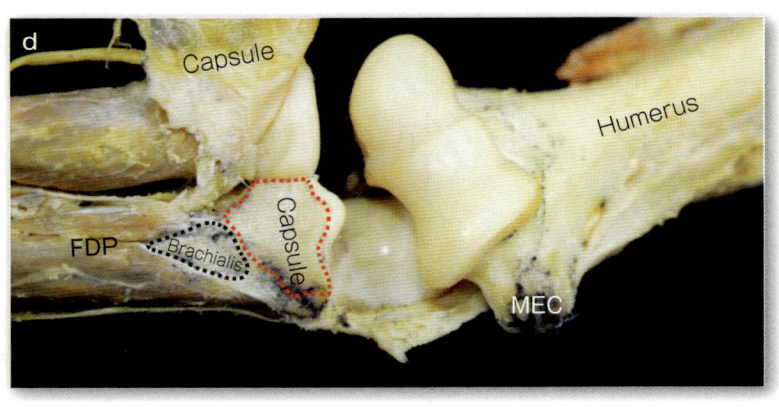

手術手技

Kaplan extensile lateral approach[2)]を用いた手術手技（主に2mmを超えるtip骨折，anteromedial骨折など）

皮切およびアプローチ（深層部の展開）

外側上顆を中心に，近位約6 cm，遠位約4 cmの皮切を加える（図3）。Kaplanのアプローチを延長するかたちで，長（・短）橈側手根伸筋と総指伸筋の間から入る。近位では長（・短）橈側手根伸筋を一塊として上腕骨付着部より剥離し，関節包を切離する（図4赤破線）。遠位では術野より後骨間神経を内方へ遠ざけるために前腕回内位とする（図4緑矢印）。

Radial collateral ligamentの前縁から輪状靱帯までを切離する。輪状靱帯は後に縫合しやすいようにZ状で切離してもよい。上腕骨滑車部の内側壁にHoffman鉤もしくは長筋鉤を挿入（図4）すると，上腕骨小頭から滑車部，橈骨頭頚部，鉤状突起前方部を十分に展開できる。

図3 Kaplan extensile lateral approach（皮切，浅層の展開）

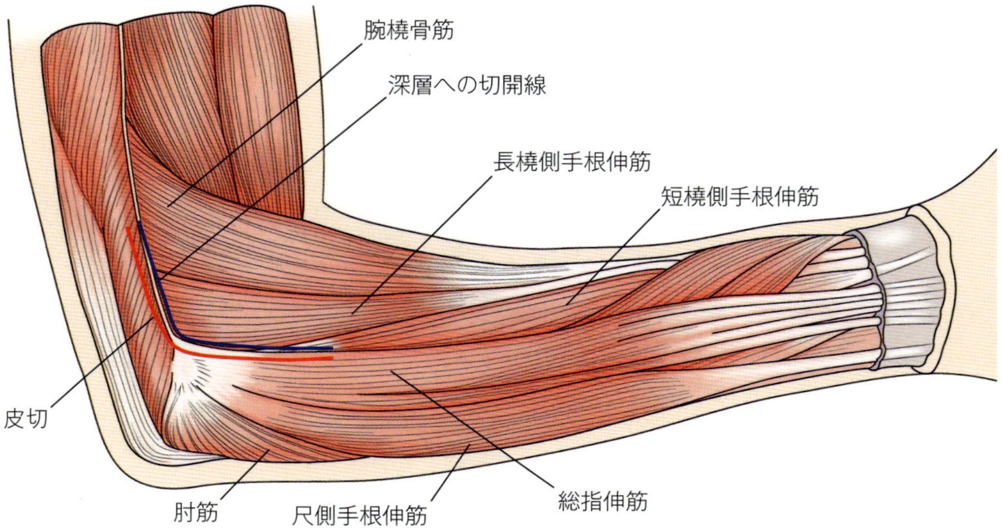
腕橈骨筋
深層への切開線
長橈側手根伸筋
短橈側手根伸筋
皮切
肘筋
尺側手根伸筋
総指伸筋

図4 Kaplan extensile lateral approach（深層の展開）

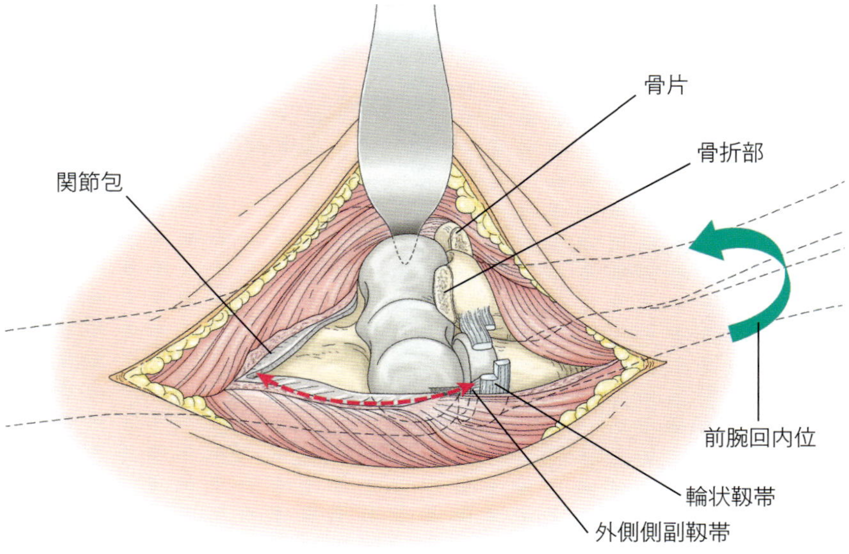
骨片
骨折部
関節包
前腕回内位
輪状靱帯
外側側副靱帯

（尺骨）鉤状突起骨折

内固定法

"lasso"technique[6]の手術手技に準じて，鉤状突起骨片および関節包などの前方構成要素に軟鋼線もしくは非吸収糸を一塊としてかけ，尺骨後方へpull throughして縫合する（図5a）か，骨折部（鉤状突起基部側）にスーチャーアンカーを挿入し縫合する（図5b）。

前者の場合，図6に示すようなターゲッティングガイド（Mayo Clinic Congruent Elbow SystemのPL Clamp, Acumed社製）を用いてもよい（図6）。後方から1.8mm径K-wireで穿った骨孔に，2つ折りにした0.4mm径ほどの軟鋼線を後方から挿入して前方構成要素にかけた軟鋼線もしくは非吸収糸を後方に引き出しておく。

図5 "lasso"techniqueおよび"lasso"technique with suture anchor法
a：尺骨後方へpull throughして縫合する。
b：骨折部（鉤状突起基部側）にスーチャーアンカーを挿入し縫合する。

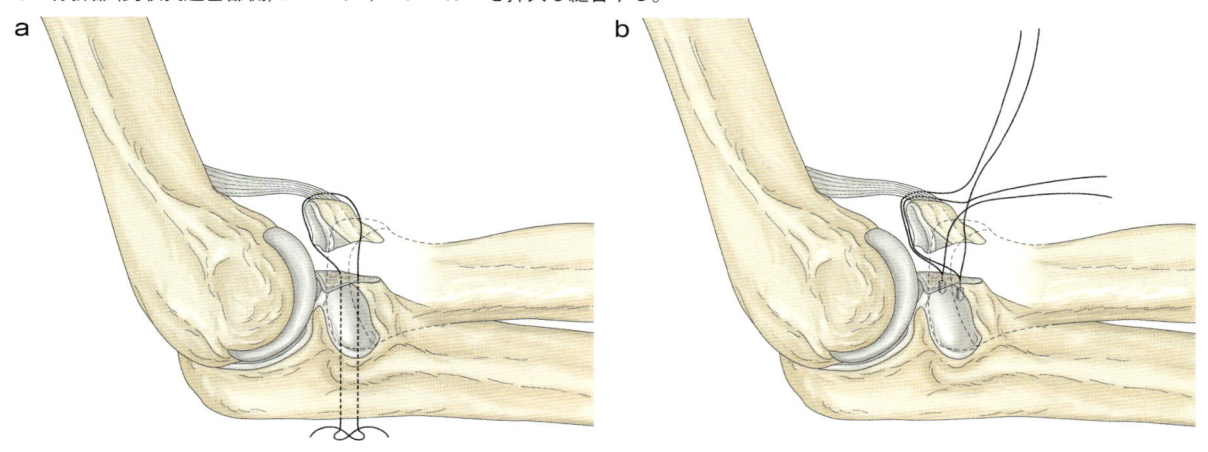

図6 ターゲッティングガイドの使用
ターゲティングガイド用いて，縫合糸もしくは軟鋼線を用いて尺骨後方へpull throughする。

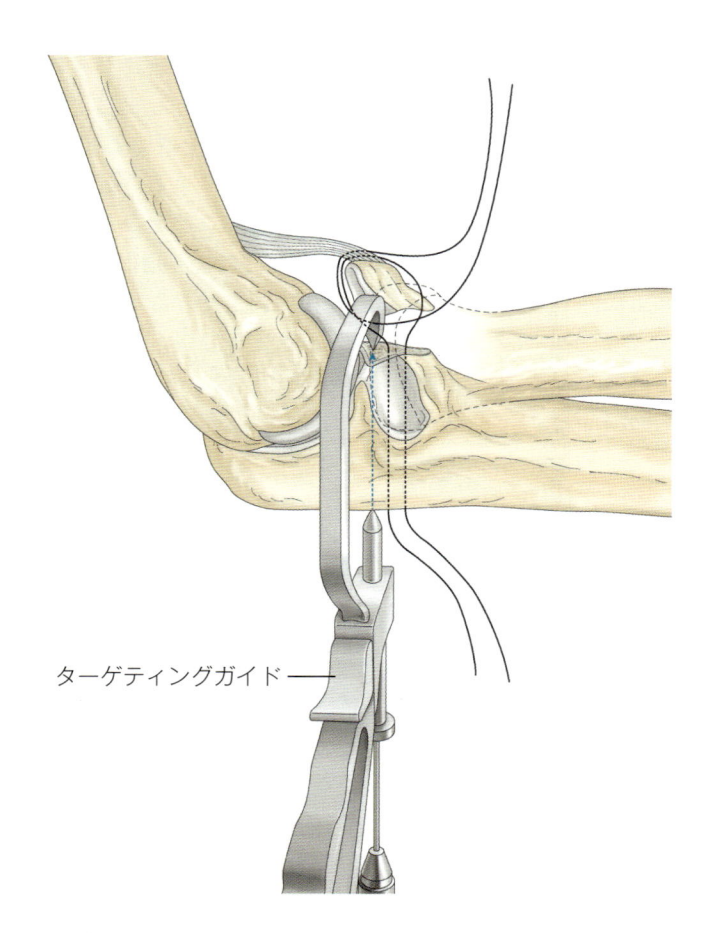

ターゲティングガイド

内側靱帯複合体の修復を要する症例

内上顆部分に5cmの弓状切開を加え，尺骨神経を保護した後，靱帯損傷部分を展開する。内側上顆基部スーチャーアンカーを挿入しMCL（内側側副靱帯）に糸をかけ，同時に損傷された屈筋群，上腕筋および関節包も可及的に修復すべく糸をかけておく[7]。

complex elbow instability のうち，terrible triad（肘関節後方脱臼，尺骨鉤状突起骨折，橈骨頭頚部骨折の合併）

ここで橈骨頭頚部骨折の観血整復内固定を行うが，高度粉砕例などで十分な初期固定性が得られない場合には，肘関節の安定性獲得のために人工橈骨頭置換術が適応となる。

閉鎖

後方に引き出しておいた前方構成要素にかけた軟鋼線もしくは非吸収糸を締結する。最後に一塊として剥離した長・短橈側手根伸筋，関節包，輪状靱帯を丁寧に修復，縫合する。特に輪状靱帯の近位に存在する，外側上顆から鉤状突起に向かう関節包の肥厚部分（anterior capsulo-ligamentous complex）は確実に縫合する。また外側靱帯複合体損傷を伴う場合には，外側上顆部にスーチャーアンカーを挿入して修復するのもよい。続いて，内側靱帯に糸をかけておいた症例ではこれを締結する。一連の操作においては内・外反ストレスがかからないように注意すべきである。

各種内側アプローチとそれらを用いた内固定法

前述のKaplan extensile lateral approach では内固定不能な鉤状突起骨折では内側アプローチが（追加）適応となる。内側アプローチにはover the top, natural split, Taylor and Scham などがある。

皮切から深部の展開

内側上顆部を中心に約6〜7cmの弓状切開で入るが，各々のアプローチにより場所が若干異なる（図7）。内側前腕皮神経をよけdeep fascia レベルを展開する。

Over the top approachでは円回内筋と屈筋群のほぼ中央部分で筋間を縦切する（図8）。natural split approachでは尺側手根屈筋の上腕骨頭と尺骨頭の間より入る（図9）。またTaylor and Scham approachでは尺側手根屈筋尺骨頭の後方より入ることとなる（図10）。

発生病態，鉤状突起骨折の部位，粉砕程度，合併損傷の有無などにより選択することとなるが，当科では前方より後方に向かってheadless screwで内固定できる場合にはover the top approachを用いることが多い。またlasso techniqueなどで修復できる症例やanteromedial骨折のうち，PMRIを呈するようなより不安定性の強い症例（内側からのbuttress platingの適応）などではnatural split approachを用いる。さらに肘頭部分の粉砕を伴うような症例ではTaylor and Scham approachを考慮する。

内固定法

骨折部を展開し，鋭匙などを用いて同部の凝血塊などを除去し，視野を得る。over the top approachの場合には，前方より後方に向かってheadless screwやlasso techniqueなどで骨折部を内固定する。一方，anteromedial骨折のうち，PMRIを呈するようなより不安定性の強い症例ではnatural split approachからbuttress platingを行う。これに使用する専用プレートは，国内ではBiometのALPS systemのものが2014年より使用可能となっている。

（尺骨）鈎状突起骨折

図7 各種アプローチ

- 上腕二頭筋
- 正中神経
- 上腕筋
- over the top approach
- 円回内筋
- 橈側手根屈筋
- 長掌筋
- 浅指屈筋
- natural split approach
- 尺側手根屈筋尺骨頭
- 尺側手根屈筋上腕頭
- 肘頭
- 上腕骨内上顆
- Taylor and Scham approach
- 上腕三頭筋
- 内側筋間中隔
- 尺骨神経

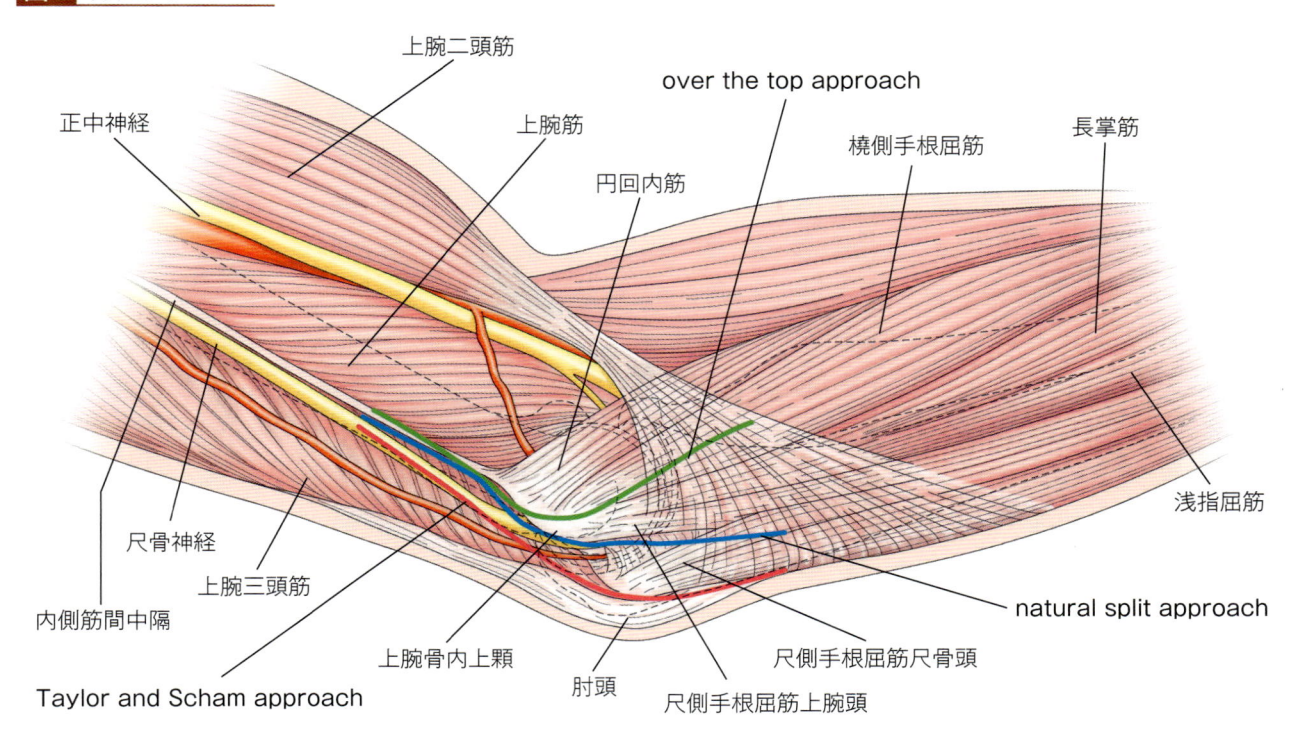

図8 over the top approach

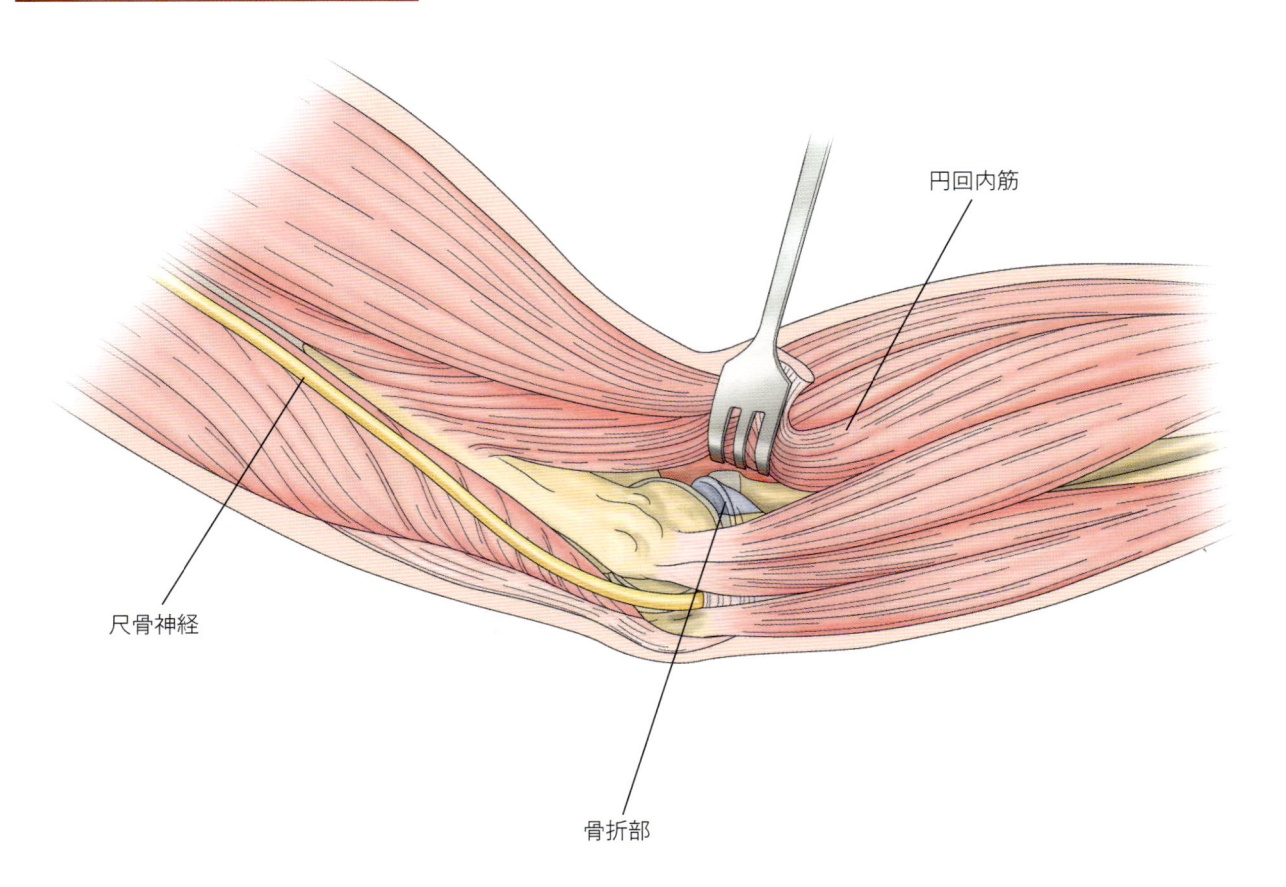

- 円回内筋
- 尺骨神経
- 骨折部

39

図9 natural split approach

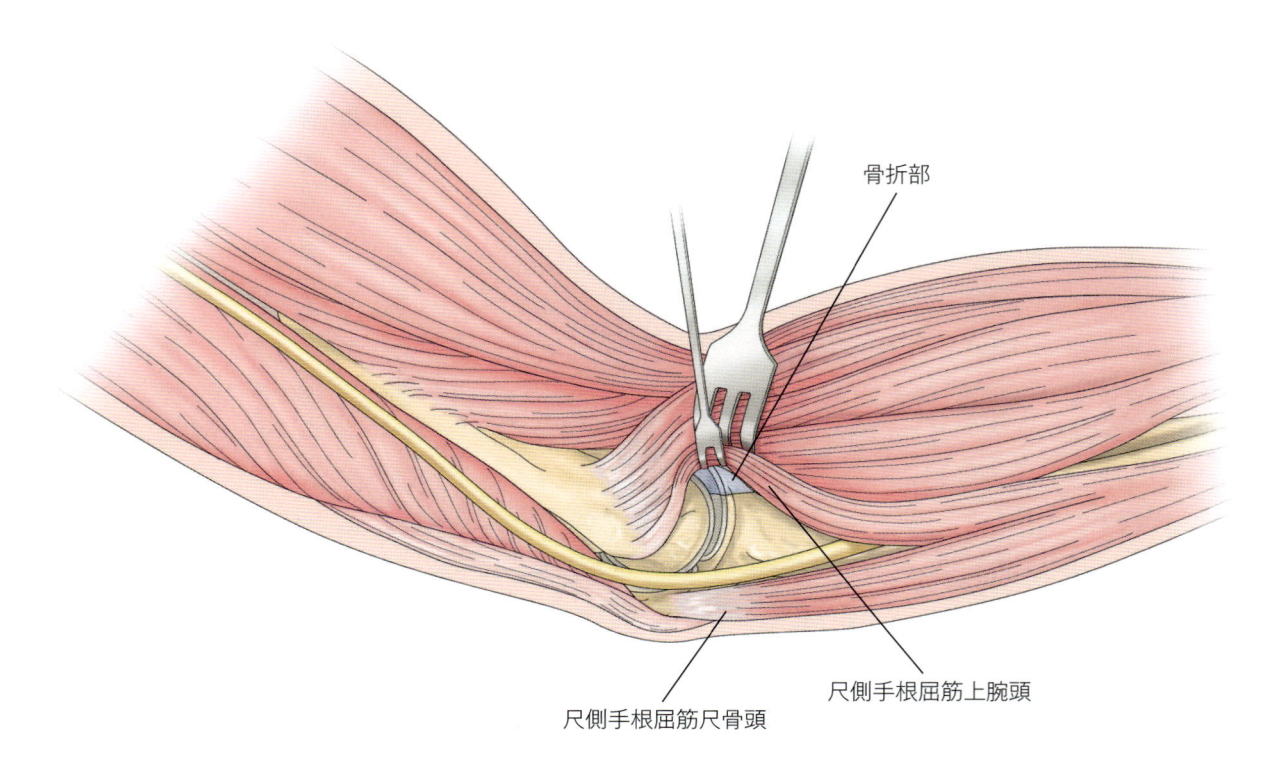

骨折部
尺側手根屈筋上腕頭
尺側手根屈筋尺骨頭

図10 Taylor and Scham approach

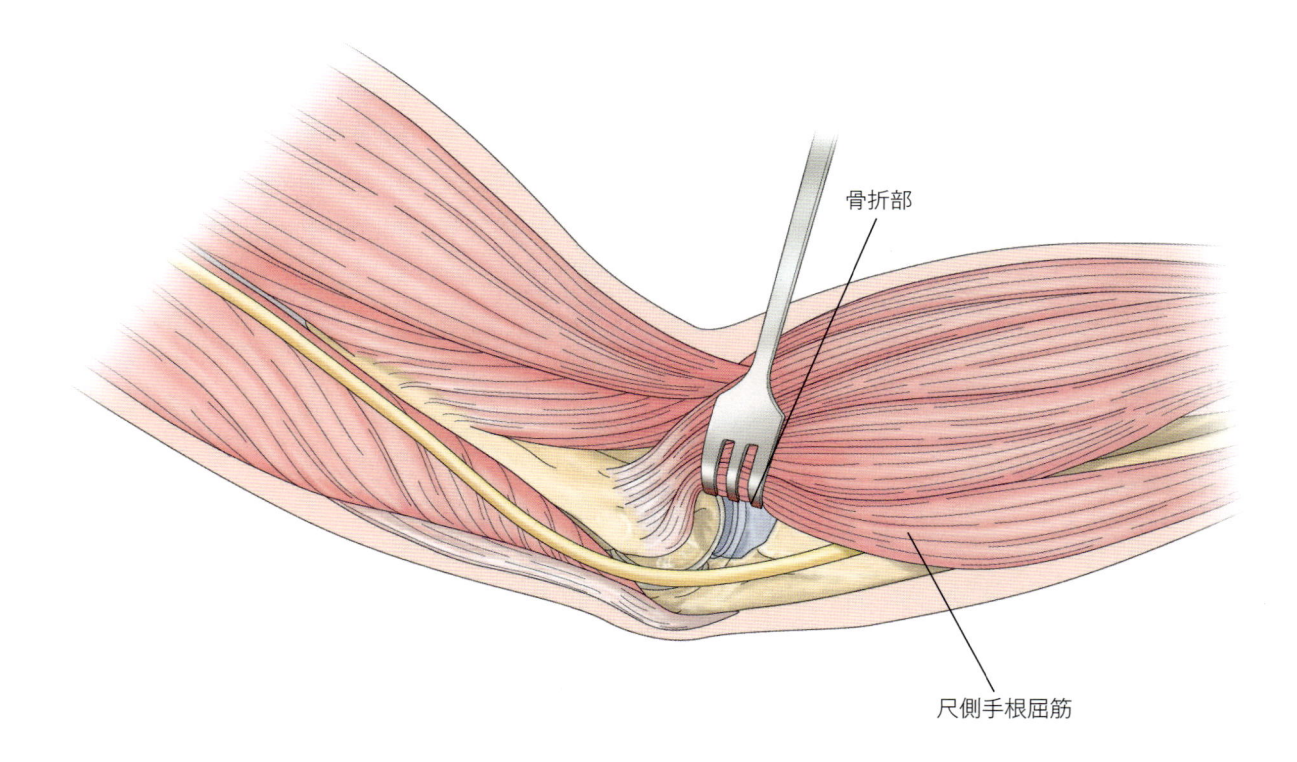

骨折部
尺側手根屈筋

40

🌙 posterior approachを用いた手術手技（肘頭骨折を伴ったbasal骨折など）

皮切から深部の展開

肘頭部の滑液包部を避け，約8〜10cmの弓状切開で入る（図11）。骨膜を最小限剥離し，関節面の観察のために側方より関節裂隙に沿って関節包を切開し，骨折部を展開する。また内・外側側副靱帯複合体や橈骨頭頸部骨折などを合併する場合には，universal posterior approachを用いればdeep fasciaレベルを内外側上顆部分まで剥離展開でき，内・外側側副靱帯複合体も同時に修復可能である。

内固定法

本症例群では粉砕が高度なことが多いため，関節面の正確な整復と尺骨の解剖学的な長さを再建することがきわめて重要となる。骨折部から鉤状突起骨片を整復するが，骨片が粉砕もしくは小さい場合には前項と同様に鉤状突起骨片と前方関節包に軟鋼線もしくは非吸収糸をかけ尺骨後方へpull throughする（図12a）。basal typeのような大きい骨片の場合にはラグスクリューかheadless screwで内固定する（図12b）。

関節面の陥没骨片を伴う場合にはこれを丁寧に挙上整復し（図13a），C-wireやK-wireで内固定していく（図13b）。生じた骨欠損部には再陥没を防ぐため楔状の人工骨を移植することが多い（図13c）。

最後に上腕三頭筋腱の付着した肘頭骨片を骨鉗子にて把持し，肘関節を伸展していきながら最良の整復位を関節面部と後方および側方の骨皮質部で確認する。この時点で骨片の大きさや骨折線の方向を把握しておき，tension band wiring（図13d）で固定する。肘頭専用のロッキングプレートの適応となるような粉砕が高度な症例や尺骨の解剖学的な長さの再建を要する症例については，肘頭骨折の項を参照されたい（p.22参照）。

図11 posterior approach

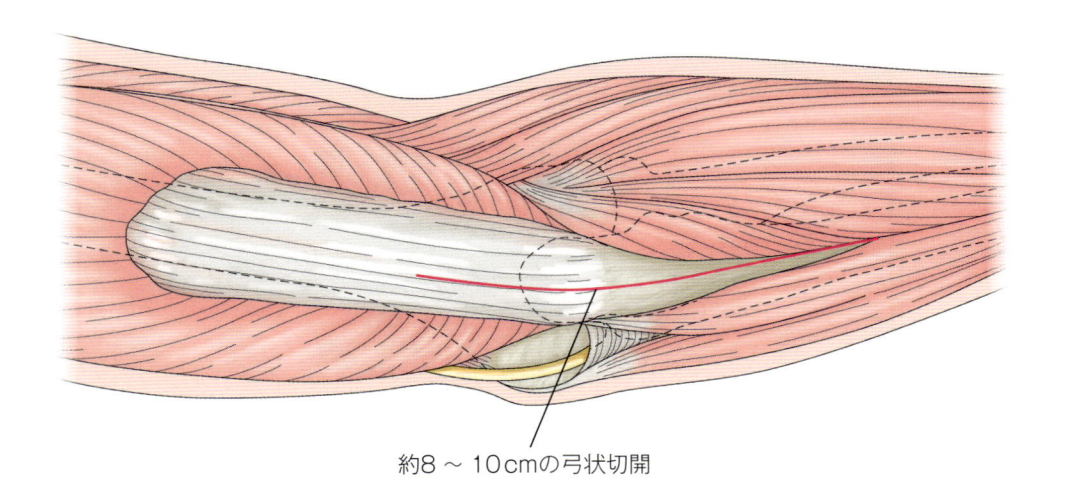

約8〜10cmの弓状切開

図12 肘頭骨折を伴ったbasal骨折に対する"lasso"technique およびheadless screwによる固定

a：骨片が粉砕もしくは小さい場合
鉤状突起骨片と前方関節包に軟鋼線もしくは非吸収糸をかけ尺骨後方へpull throughする。
b：骨片が大きい場合
ラグスクリューかheadless screwで内固定する。

a

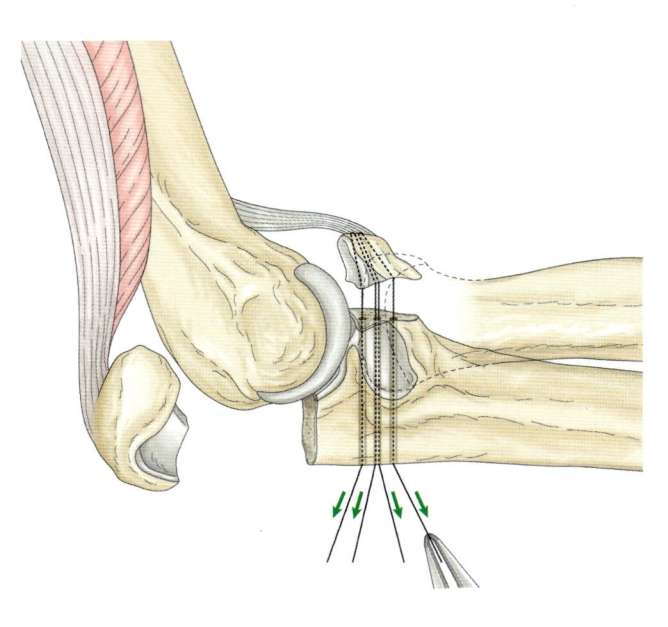

b

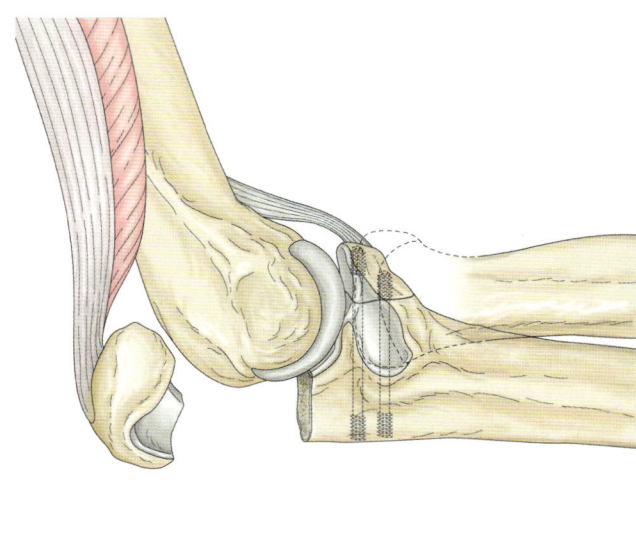

図13 関節面の陥没骨片を伴う場合

a：まずbasal骨折に対しheadless screwで固定する。greater sigmoid notchの関節面を丁寧に挙上整復しする。
b：細めのC-wireやK-wireで内固定する。
c：生じた骨欠損部には再陥没を防ぐため楔状の人工骨を移植することが多い。
d：最後に肘頭骨片をtension band wiringで固定する。

a

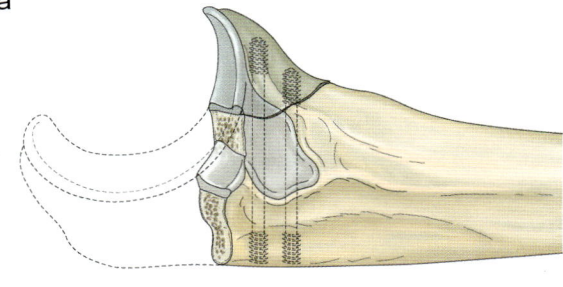

b

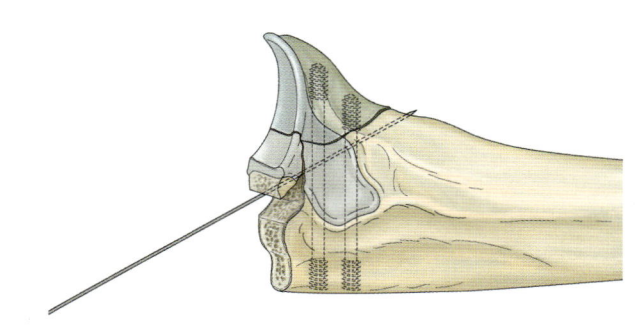

c

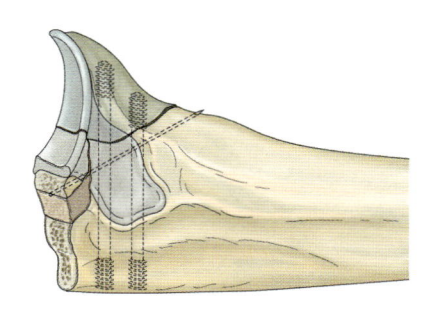

d

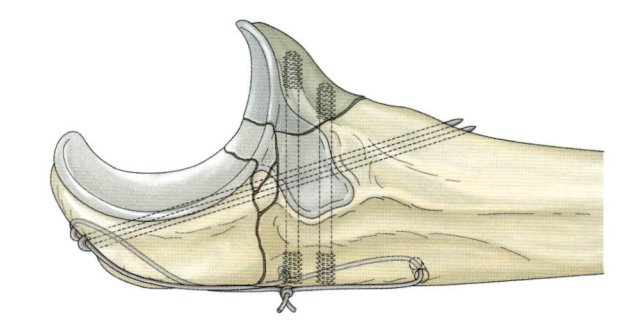

外固定および後療法

　術後の外固定はMP関節を含まないように手掌から上腕部までのシーネ固定のみで十分である。術後の肘関節可動域訓練を中心としたリハビリテーションは，固定性の良否により可能であれば疼痛が軽快する術後数日より開始する。暴力的な他動運動は避け，自動および介助下自動運動訓練から開始する。その後，ごく軽い他動運動訓練を追加してゆくが，拘縮傾向の強い症例ではターンバックル付き肘関節装具を使用する。

文献

1) Regan W, Morrey B. Fractures of the coronoid process of the ulna. J Bone Joint Surg Am 1989; 71: 1348-54.
2) 今谷潤也，森谷史朗ほか．尺骨鉤状突起骨折の画像診断．日肘会誌 2013; 20: 68-70.
3) O'Driscoll SW, Jupiter JB, Cohen MS, et al. Difficult elbow fractures : pearls and pitfalls. Instr Course Lect 2003; 52: 113-34.
4) 志村治彦，二村昭元ほか．尺骨鉤状突起に付着する軟部構造に関する解剖学的研究 -terrible triadとの関連-．日肘会誌 2013; 20: S41.
5) 今谷潤也，森谷史朗ほか．Kaplan extensile lateral approachを用いた尺骨鉤状突起骨折の手術的治療．骨折 2014; 36: 199-203.
6) Garrigues GE, Wray III WH, et al. Fixation of the coronoid process in elbow fracture-dislocation. J Bone Joint Surg Am 2011; 93: 1873-81.
7) 今谷潤也．上肢の画像診断　肘関節造影．関節外科 2005; 24: 50-60.

I 肘関節外傷の治療

橈骨頭・頚部骨折
OR + IF

鈴木 克侍
藤田保健衛生大学整形外科臨床教授

術前準備

　成人橈骨頭・頚部骨折の治療の原則は関節面の解剖学的整復と外側骨性支持の再建である。本骨折は思春期以降の成人にみられ，外反損傷で発生し，橈骨頭前外側の骨折が多い。同部は回内・外運動で尺骨の橈骨切痕に接しないセーフゾーンにあたりプレートの設置やスクリュー刺入による運動制限が生じにくい。

　近年，橈骨頭・頚部の解剖学的形状に沿ったロッキングプレートが数社から開発され，強固な初期固定性により良好な成績が得られるようになった。

骨折型の分類

　橈骨頭・頚部骨折の分類は両骨折を含むMorreyの分類（図1）が用いられる。Type Ⅰは転位が2mm未満または10°未満，type Ⅱは転位が2mm以上または10°以上，type Ⅲは骨頭粉砕骨折または大きく転位した骨折，type Ⅳは肘関節脱臼などの他の骨・関節損傷を合併するものである。

図1 Morreyの分類

橈骨頭

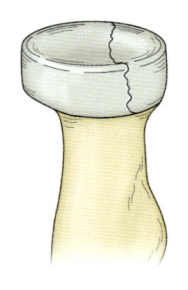

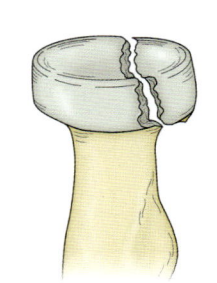

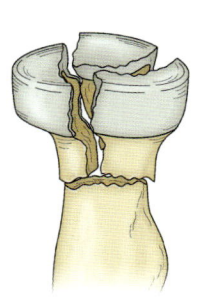

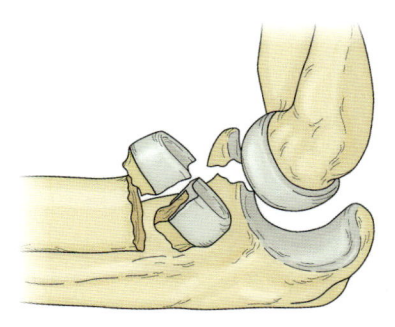

橈骨頚部

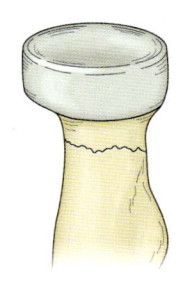

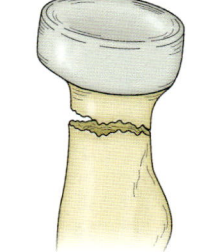

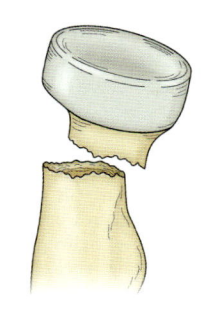

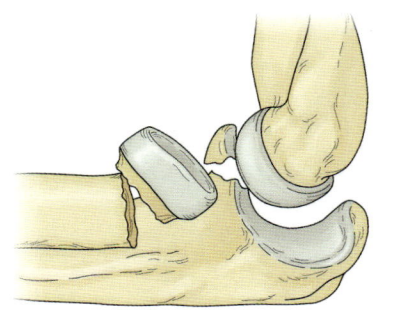

Type Ⅰ　　Type Ⅱ　　Type Ⅲ　　Type Ⅳ

適応

　Type Ⅰは保存療法が行われる．Type Ⅱ，Ⅲは観血的整復，内固定が行われる．Type Ⅳでは合併する肘関節脱臼などによる靱帯損傷の治療も行われる．肘関節脱臼による内側側副靱帯断裂，尺骨鉤状突起骨折を伴う橈骨頭骨折はterrible triadと呼ばれ，予後が不良なことが多い．

術前診断・準備

　術前診断としてまず自・他覚所見を入念に取る．関節包・靱帯断裂や肘関節脱臼，他の骨折を合併することが多いので十分に注意する．画像診断では，患側肘関節4方向，健側2方向の単純X線で診断は可能であるが，骨折部の粉砕部位，転位の方向，程度を評価するうえでCT多断面構成像，3D像が有用である．

　麻酔は腕神経叢ブロック，または全身麻酔を行う．

　手術体位は仰臥位でX線透視が行える手術台に肘を載せて，空気駆血帯使用下で手術を行う（図2）．

　麻酔下に肘関節ストレステストを行い，肘関節内側の不安定性の有無をチェックする．外反動揺性を認めれば橈骨頭の観血整復，内固定後に内側側副靱帯の修復術を行う．

図2 体位

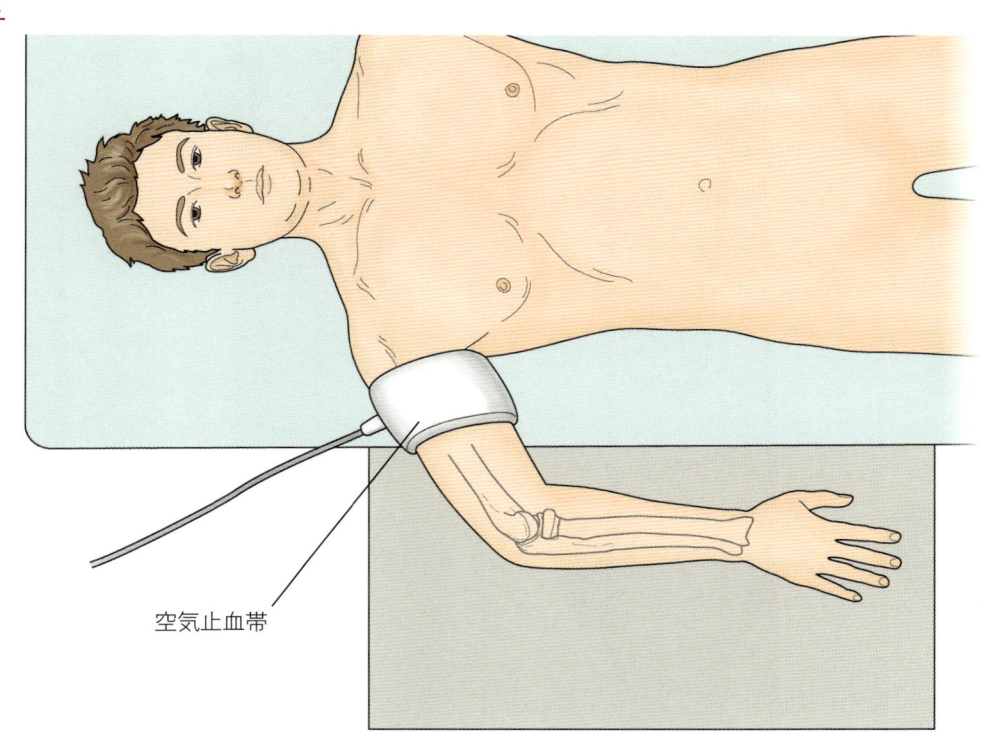

空気止血帯

内固定材料の選択 図3

　本骨折に対しては，type IIの単骨片であれば，観血的整復後に一時的なガイドピンによる固定後にcannulated Herbert screwやcannulated headless screwで固定する．骨頭骨片が粉砕されていて頚部骨折を合併する場合には，骨頭骨片をcannulated Herbert screwやcanulated headless screwで固定した後に，セーフゾーンにプレートを設置して頚部骨折を固定する．近年，数社から橈骨頭・頚部骨折用のanatomical locking plateが開発されている．LCP Radial Head Plate（Depuy Synthes），A.L.P.S. Elbow（BIOMET），橈骨頭・頚部ロッキングプレート（メイラ），Locking Radial Head Plate（Acumed，近日認可予定）などが使用可能である．

　内側側副靱帯の修復を行う場合にはスーチャーアンカーを用意する．尺骨鉤状突起など他の骨折を合併するときは，合併骨折の骨接合に適した内固定材料を用意する．

図3 内固定材料
a：canulated Herbert screw
b：LCP Radial Head Plate（Depuy Synthes）
c：A.L.P.S. Elbow（BIOMET）
d：橈骨頭・頚部ロッキングプレート（メイラ）
e：Locking Radial Head Plate（Acumed，近日認可予定）

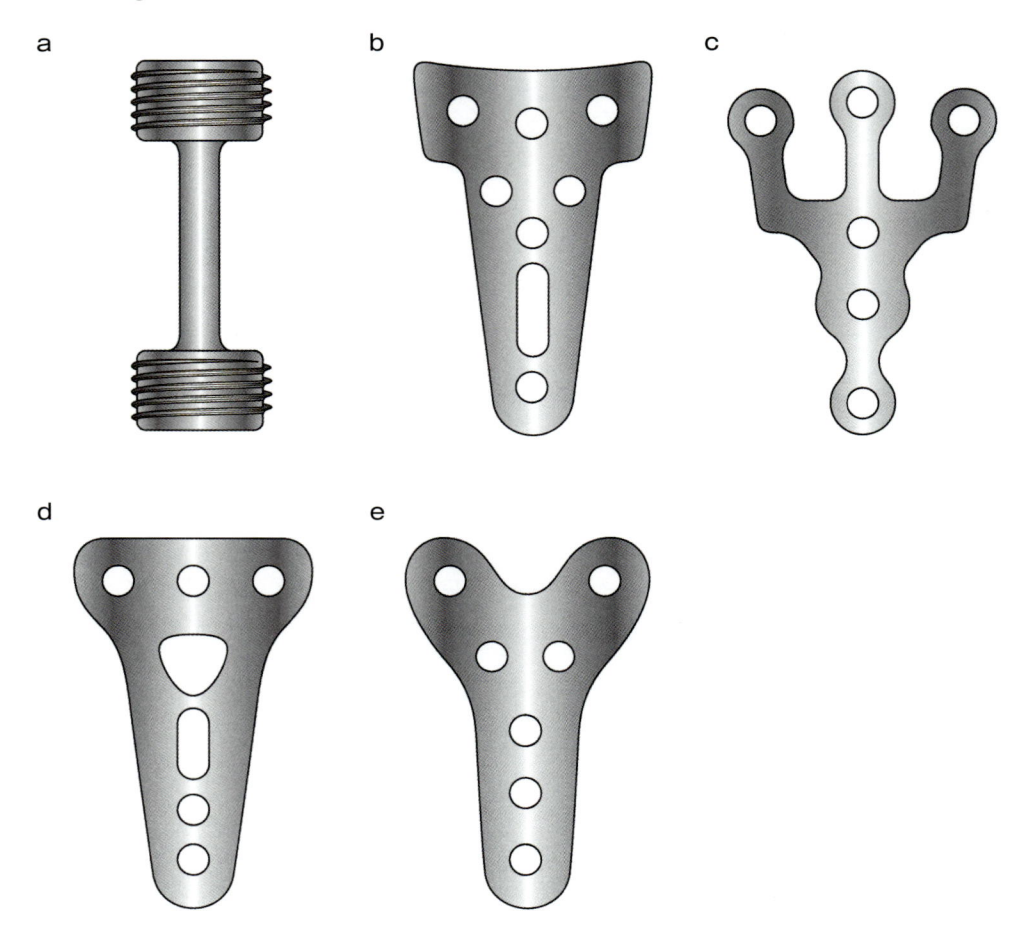

手術手技

皮切の作製およびアプローチ（深層部の展開）

上腕骨外側上顆の近位約3cmから外側上顆を通り，橈骨頭の遠位約5cmまで皮切を行う（図4）。

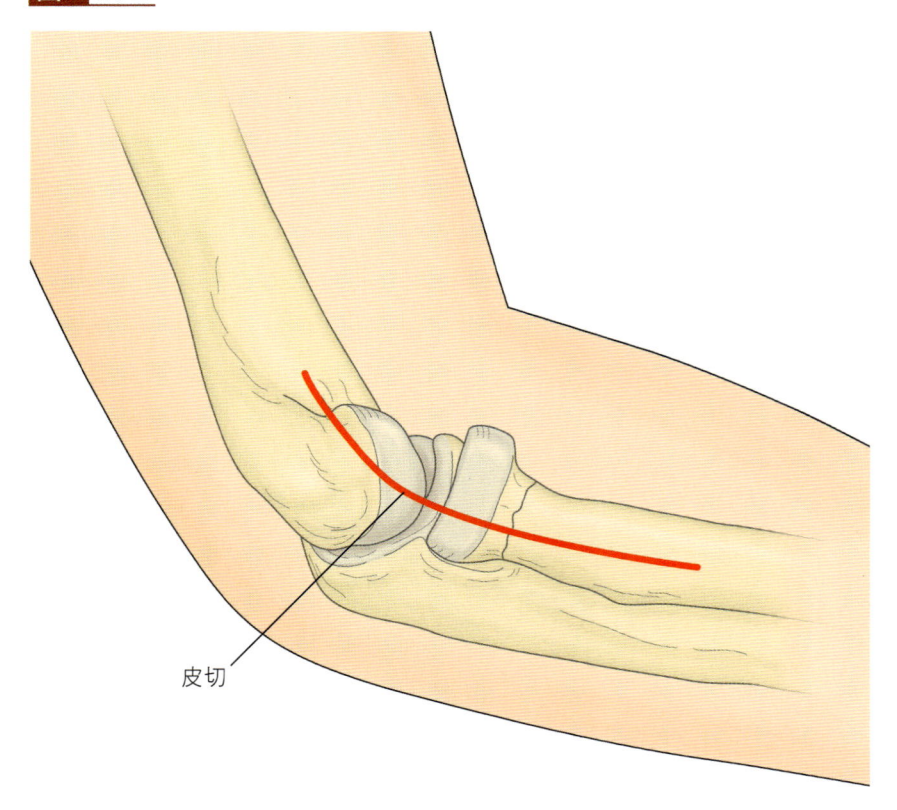

深層部の展開はKocher lateral approachに準じて尺側手根伸筋と肘筋の間から進入する。輪状靱帯をこのラインで切開して関節内に進入する。尺側手根伸筋と肘筋の上腕骨外側上顆起始部を一部切離すると展開がよくなる（図5）。

骨頭骨片が尺骨の前方や上腕骨小頭の前方にまで転位している場合が多くあり，関節内の広い展開を必要とする。頚部骨折をプレート固定する場合は骨折部から数cm遠位部へ展開する必要がある。同部では後骨間神経が走行しており，これを損傷しないように注意する。

Type Ⅳでは内側側副靱帯の修復のため内側皮切や，他の骨折に対する皮切，特にterrible triadの場合は尺骨鉤状突起骨折の観血的整復，内固定のための前方皮切が必要となる。

図4　皮切

図5 Kocher lateral approach
a：アプローチ
b：展開

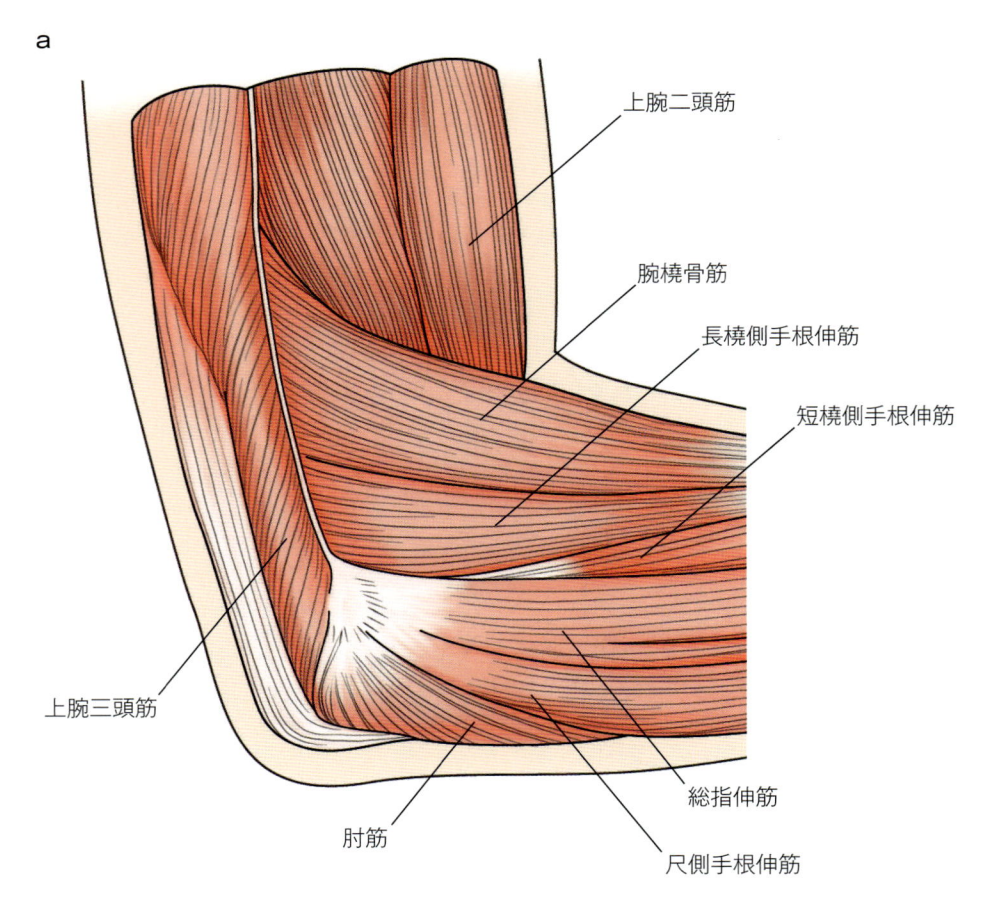

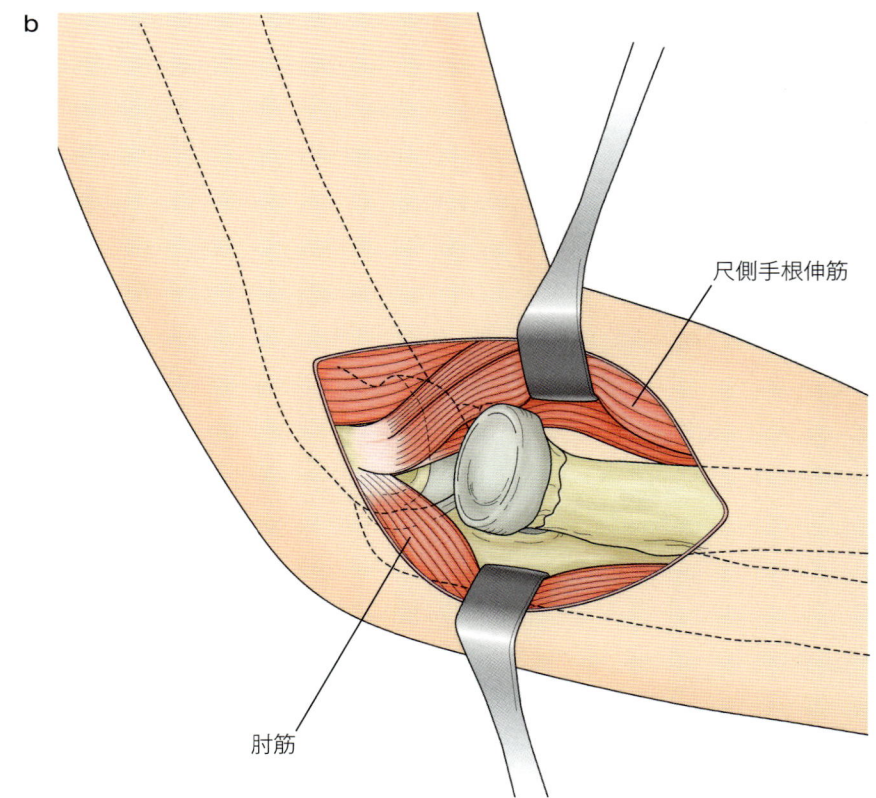

a
- 上腕二頭筋
- 腕橈骨筋
- 長橈側手根伸筋
- 短橈側手根伸筋
- 上腕三頭筋
- 肘筋
- 総指伸筋
- 尺側手根伸筋

b
- 尺側手根伸筋
- 肘筋

Anatomical KeyShot

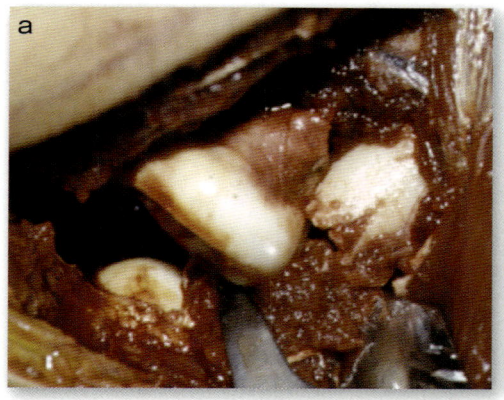

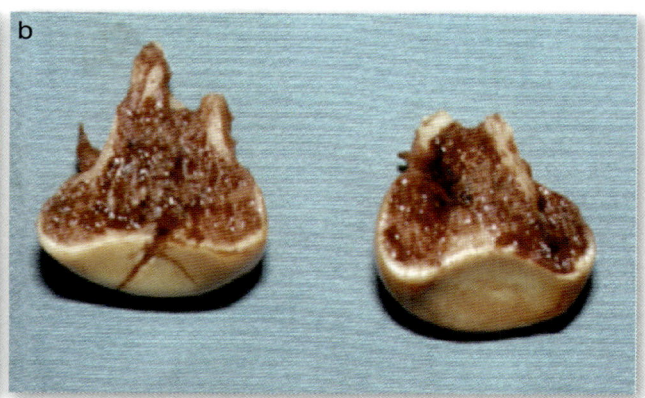

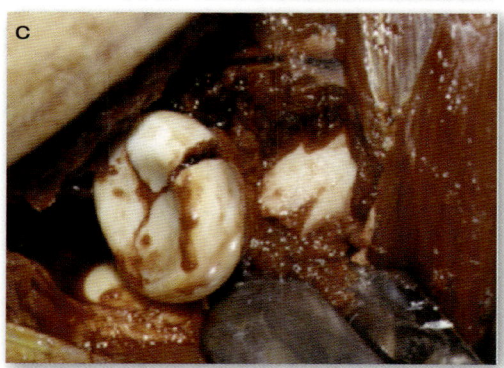

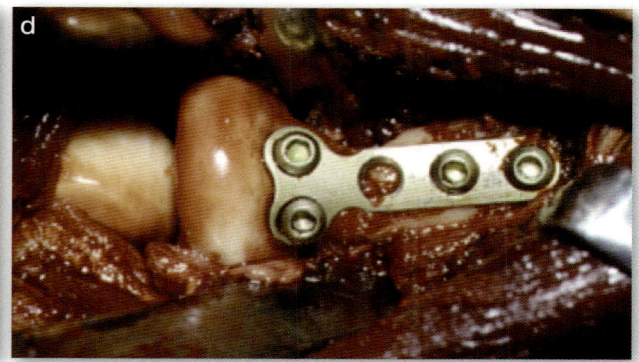

Kocher approach（尺側手根伸筋と肘筋の間から腕橈関節に進入）における橈骨神経の位置関係，および外側側副靱帯，輪状靱帯の位置関係が重要である。

これまでの問題点

粉砕骨折し転位した橈骨頭骨片および頚部骨折面と橈骨神経，特にFrohseのアーケード（回外筋近位部の線維性組織）の位置と後骨間神経（深枝）の位置関係が不明瞭であった。また骨折部と外側側副靱帯，輪状靱帯の位置関係が不明瞭であった。

尺側手根伸筋・肘筋間の進入経路における橈骨神経，外側側副靱帯，輪状靱帯の位置関係の解剖学的理解を深めるべきである。橈骨神経は手術による麻痺の予防，外側側副靱帯は断裂を合併する場合に縫合するときの位置関係の確認，輪状靱帯は術中にいったん切離するが，閉創時に縫合しやすい切開位置を確認する。

注意すべき解剖

尺側手根伸筋・肘筋間の進入経路における橈骨神経が長橈側手根伸筋のすぐ下にあり，後骨間神経は橈骨頚部の末梢骨折面のすぐ遠位を走行するので神経損傷に十分な注意必要とする。外側側副靱帯，輪状靱帯の走行とこの術野における位置関係が重要である。

a：粉砕して転位した橈骨頭骨片
b：いったん手術台に取り出して，まず橈骨頭を整復固定する
c：整復固定した橈骨頭を術野に戻して整復する
d：骨頭を骨幹部とプレート固定する

Type II 頭部骨折の手術

　骨頭骨片は単骨片であり，転位は2mm以上であるが遊離骨片にはなっていないので，骨片に連続する骨膜や軟部組織はできるだけ剥離しないで整復操作を行う．骨片が落ち込んでimpactionしている場合にはエレバトリウムで頸部から持ち上げて関節面に段差がなくなるまで整復する．この単骨片は通常，前外側のセーフゾーンにあるので側方よりガイドピン2本で一時的に固定する．ガイドピンの刺入方向はparallel pinningよりハの字型のdiversed pinningのほうが固定力が高い．ガイドピンを利用してドリリング後，cannulated Herbert screwまたはcannulated headless screwで固定する．スクリューの先端は尺骨の橈骨頭切痕に対向する部位にあるので関節面より突出しないようにする．スクリューの根本はセーフゾーンにあるがやはり軟骨下骨内に埋入し突出しないようにする．閉創時に輪状靱帯を縫合するので，回内・外運動でスクリューの根本が靱帯に当たらないようにする．骨片が小さい場合にはスクリューは1本として，他はPLLAピンを挿入してもよい（図6）．

図6　Type II 頭部骨折の手術

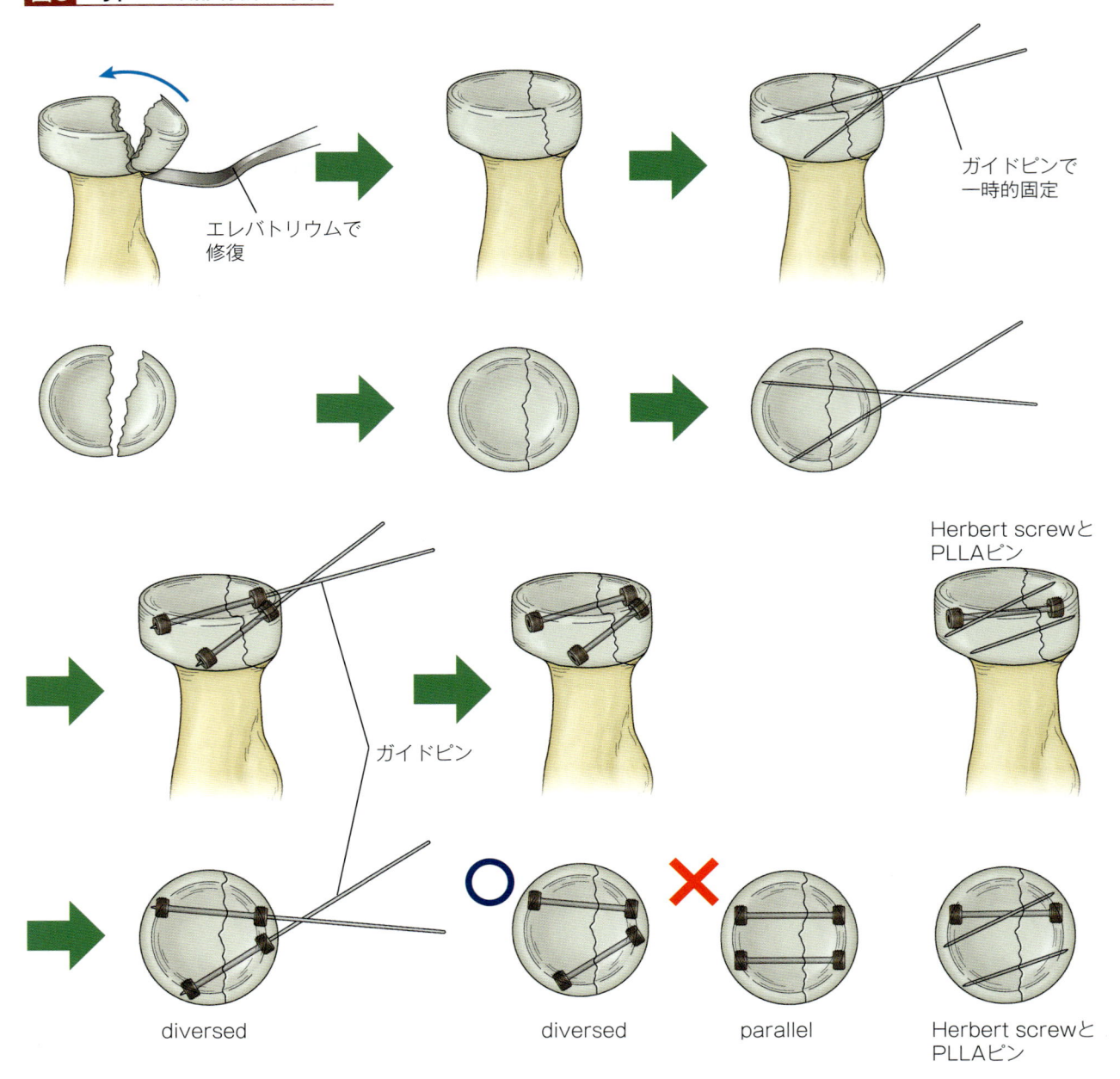

エレバトリウムで修復

ガイドピンで一時的固定

ガイドピン

Herbert screwとPLLAピン

diversed　　○diversed　　×parallel　　Herbert screwとPLLAピン

Type Ⅱ頸部骨折の手術

　骨頭に骨折はなく頸部が骨折しているので，骨片に連続する骨膜や軟部組織はできるだけ剥離しないで，エレバトリウムで頸部から持ち上げて整復操作を行う．整復操作を伸展位で行うと腕橈関節に余裕があるため不完全な整復でも腕橈関節にはまってしまう．肘関節軽度屈曲位で整復操作を行うと腕橈関節に余裕がなくなるので正しい整復位置でのみ腕橈関節が適合できる．整復したらセーフゾーンからガイドピンを骨頭から骨幹部へ挿入して，回内・外運動を行い，近位橈尺関節の適合がよいことを確認する．ドリリング後，cannulated Herbert screwまたはcannulated headless screwを挿入する．スクリュー先端は骨幹部の骨皮質を貫いてよいが，根本は骨頭の軟骨下骨に埋入する．修復した輪状靱帯に当たらないためである．スクリューが2本刺入できればより強固に固定できるが，通常は1本で固定性は得られる（図7）．

図7 TypeⅡ頭部骨折の手術

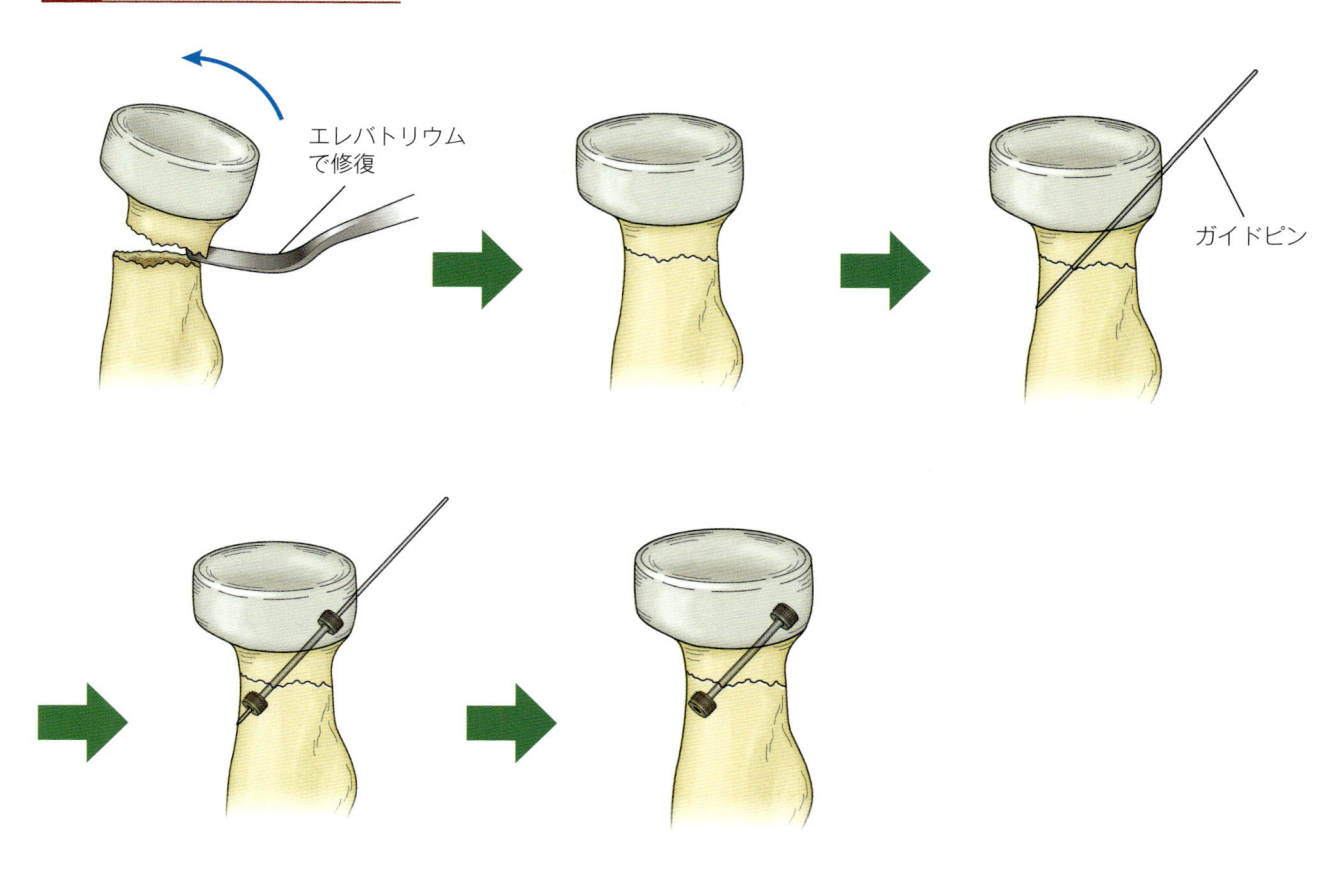

Type Ⅲ頭部骨折の手術

　骨頭骨片は粉砕し，頚部でも連続性が断たれている。骨片が尺骨前面や上腕骨小頭前面にまで大きく転位していることがある。骨膜や軟部組織の連続性も断たれているので，粉砕した骨頭骨片を取り出して手術台の上で整復する。ガイドピンで一時的固定を行い，cannulated Herbert screwまたはcannulated headless screwで固定する。スクリューの先端と根本は軟骨下骨に留め，関節面には突出させてはならない。まとめた骨頭を肘伸展位で術野に戻し，肘関節屈曲位で骨幹部に整復して，腕橈関節を適合させる。

　この際，骨頭・頚部に骨欠損があれば腸骨より海綿骨 bone chips と bone block を採取して，十分に充填する。骨移植をおこたると骨癒合遷延や偽関節になる。骨頭を骨幹部に整復後，Kirschner鋼線（K-wire）で一時的固定を行い，セーフゾーンにプレートを設置して内固定を行う（図8）。

図8 TypeⅢ頭部骨折の手術

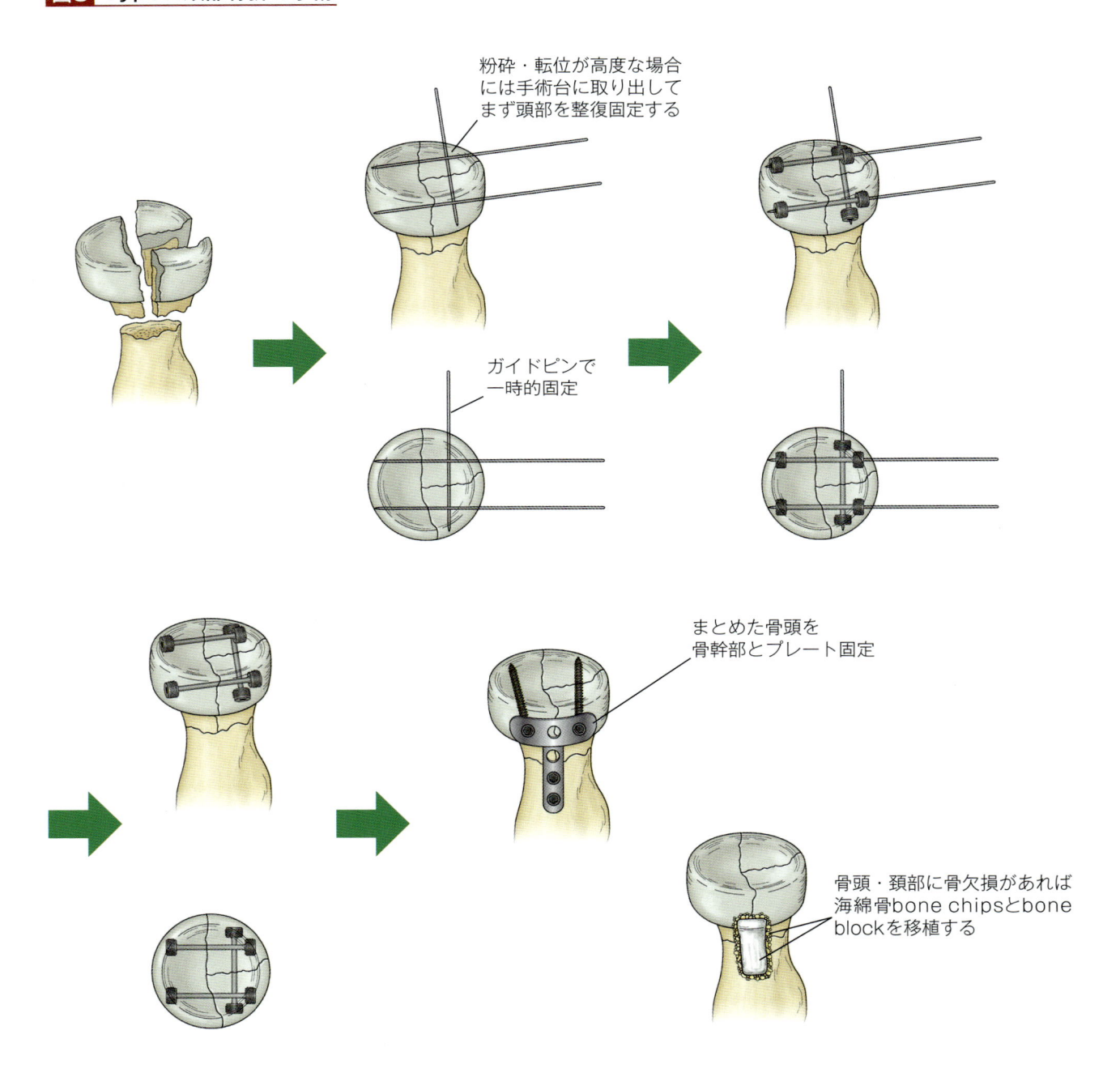

粉砕・転位が高度な場合には手術台に取り出してまず頭部を整復固定する

ガイドピンで一時的固定

まとめた骨頭を骨幹部とプレート固定

骨頭・頚部に骨欠損があれば海綿骨bone chipsとbone blockを移植する

TypeⅢ頚部骨折の手術

骨頭関節面に骨折はないが，骨頭は大きく転位し，頚部に粉砕した小骨片がみられる。小さすぎる骨片は切除する。頚部の骨欠損には腸骨より海綿骨 bone chips と bone block を採取して，十分に充填する。骨移植をおこたると骨癒合遷延や偽関節になる。骨頭を肘関節屈曲位で骨幹部に整復して，腕橈関節を適合させる。K-wire で一時的固定を行い，セーフゾーンにプレートを設置して内固定を行う（図9）。

図9 TypeⅢ頚部骨折の手術

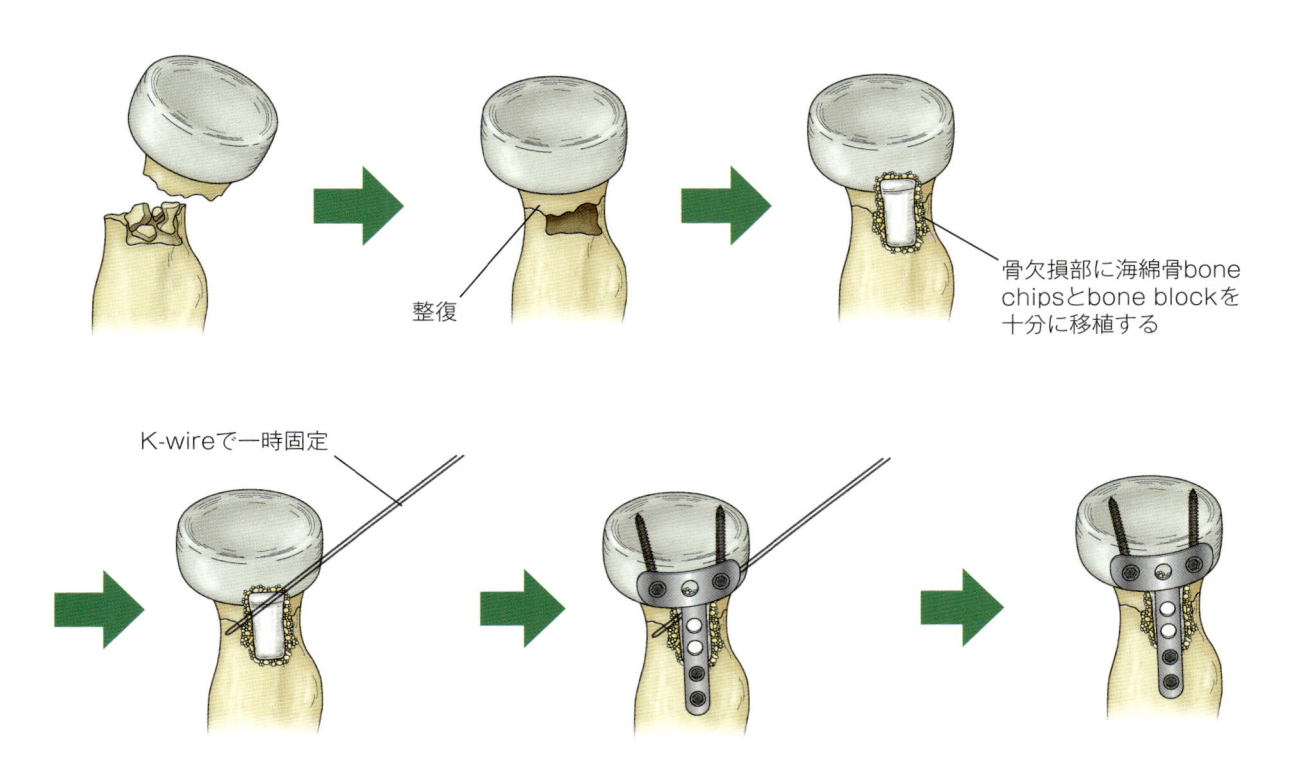

整復

骨欠損部に海綿骨bone chipsとbone blockを十分に移植する

K-wireで一時固定

Type Ⅳ頭部・頚部骨折の手術

肘関節脱臼など他の骨・関節損傷を合併している。肘関節脱臼に内側側副靱帯断裂，尺骨鉤状突起骨折，橈骨頭骨折を伴うterrible triadを例に術式を述べる。まず前方進入で尺骨鉤状突起骨折を整復，cannulated Herbert screwなどで内固定し，後方不安定性を修復する。次いでtype Ⅲ頭部骨折の手順で粉砕した骨頭骨片を整復・内固定する。骨頭骨片を骨幹部に整復してセーフゾーンに設置したプレートで内固定して，外側骨性要素を再建する。内側進入で断裂した内側側副靱帯をスーチャーアンカーで修復する。最後に肘関節安定性を確認する。この際，後側方回旋不安定性を認めれば，外側側副靱帯断裂が疑われるので，同靱帯を修復する（図10）。

図10 Type Ⅳ頭部骨折の手術（terrible triad）

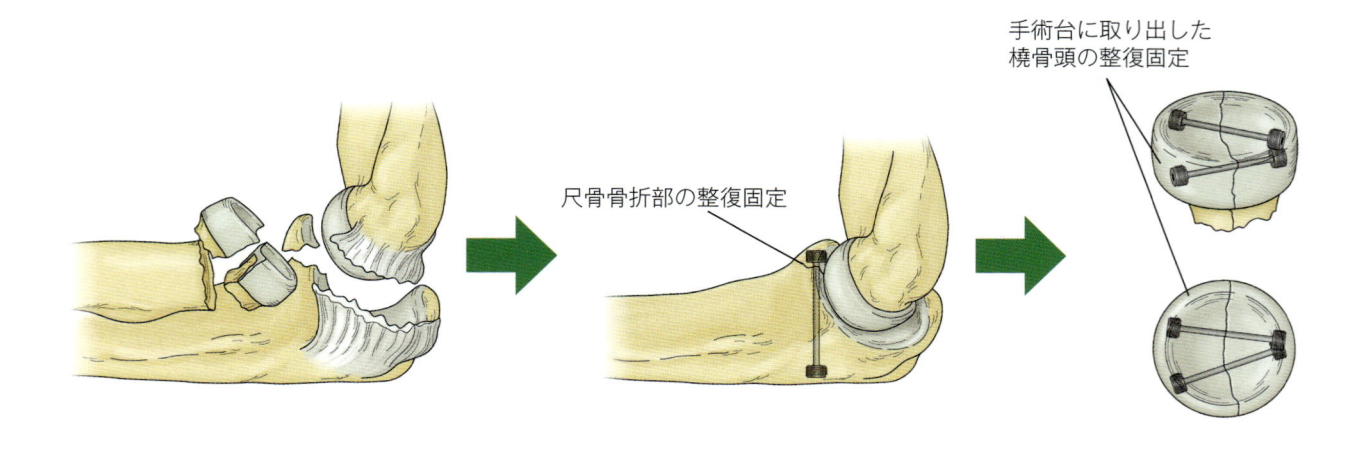

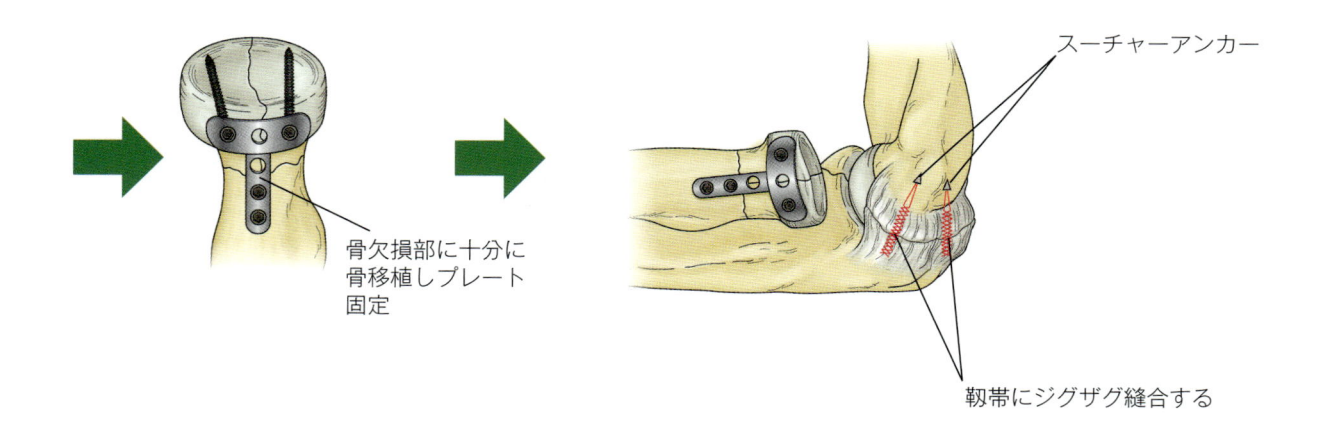

創閉鎖

肘関節屈曲・伸展，前腕回内・回外運動がスムースに行えて，骨折部の固定性がよいことを確認する．スクリュー先端が関節面に突出していると異常音や異常運動が発生するので，突出したスクリューを差し替える．

十分に洗浄後，ドレーンチューブを挿入して閉創する．展開で切離した輪状靱帯は縫合する．プレートを設置する場合は，あらかじめ輪状靱帯をZ状に切離して，縫合時にはZ延長の手技で縫合する．

外固定および後療法

肘関節90°屈曲位，回内・回外中間位でギプス固定する．術後1週間で前腕シリンダーキャストに巻き替えて，前腕回内・外運動を開始する．術後3週より肘可動式継手付装具を装着し，肘屈曲・伸展を自動介助運動から開始する．術後4週間まで入浴時以外は装具を装着する．その後2～4週間は外出時，睡眠時に装着する．骨癒合が得られるまでは荷重負荷を禁止する．

セーフゾーン

プレートを設置しても，近位橈尺関節に干渉しない橈骨頭の関節軟骨を有する部位をセーフゾーンと呼ぶ．①前腕中間位で橈骨頭外側にマーキングする，②最大回外位で橈骨頭外側にマーキングする，③最大回内位で橈骨頭外側にマーキングする．中間位のマーキング①から回外位のマーキング②の2/3，約65°と，中間位のマーキング①から回内位のマーキング③に1/2，約45°の範囲がこれにあたる（図11）．

図11 セーフゾーン（文献4より改変）
a：中間位でのマーキング
b：最大回外位でのマーキング
c：最大回内位でのマーキング
d：セーフゾーン

中間位のマーキングaから回外位のマーキングbの2/3（約65°）

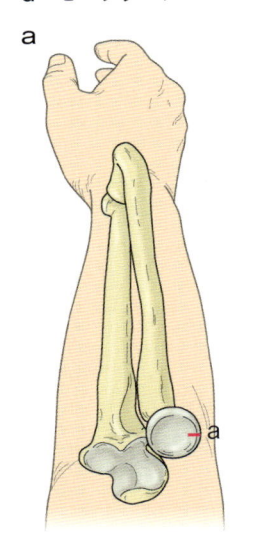

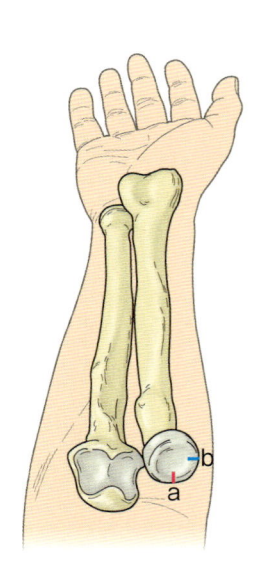

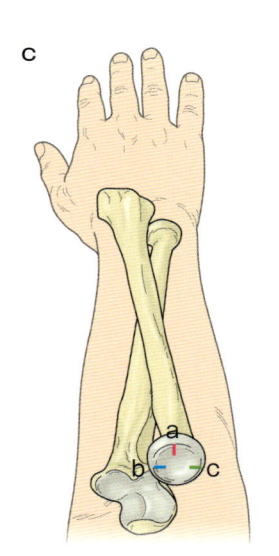

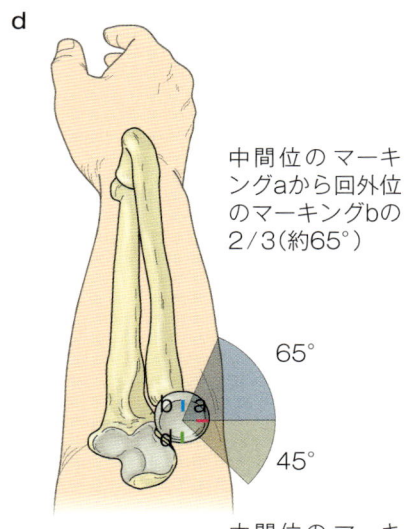

65°

45°

中間位のマーキングaから回内位のマーキングcの1/2（約45°）

🌙 コツとピットフォール

TypeⅡ骨頭骨片は大部分が前外側のセーフゾーンに骨折線があるので，骨片を整復して骨片を本体に固定すればよい．

TypeⅡ頚部骨折では整復操作を肘伸展位で行うと，腕橈関節に余裕があるので不完全な整復位でも腕橈関節にはまってしまう．肘関節屈曲位で整復操作を行うと腕橈関節に余裕がなくなるので，正しい整復位でのみ腕橈関節が適合する．

TypeⅢ骨頭骨片は尺骨前方や上腕骨小頭前方へ大きく転位していることがあるので単純X線像だけでなく，CT像，3D-CT像でよく確認する．

プレート固定を必要とする場合はほとんどが骨頭や頚部に骨欠損を有するので，骨移植が必要である．骨移植をおこたると骨癒合遷延や偽関節になる．プレートはセーフゾーンに設置する．

TypeⅢ骨頭骨折は難易度の高い手術であるが正確な整復と強固な内固定，十分な骨移植を行えば良好な成績が得られる．

骨頭骨片の粉砕が高度の場合は橈骨頭切除のみ行ってはならない．将来遠位橈尺関節に不適合を発生するからである．この場合には橈骨頭インプラント置換術を行う．

文献

1) Caputo AE et al. The nonarticulating portion of the radial head. Anatomic and clinical correlations for internal fixation. J Hand Surg Am 1998: 23; 1082-90.
2) Morrey BF. Radial head fracture. The elbow and its Disorder, 3rd ed. Morrey BF et al. WS Saunders, Philadelphia, 341-64, 2000.
3) Ring D. Radial head fractures. Rockwood and Green's Fractures in Adults. 6th ed. Bucholz RW et al. Lippincott Williams & Wilkins. Philadelphia. 2006: 1010-19.
4) Smith GR et al. Radial head and neck fractures: Anatomic guidelines for proper placement of internal fixation. J Shoulder Elbow Surg 1996: 5; 113-7.

I 肘関節外傷の治療

橈骨頭・頚部骨折
人工橈骨頭

小林 誠
帝京大学医学部整形外科学准教授

術前準備

適応

　橈骨頭・頚部骨折を人工橈骨頭で治療する機会は少ない。橈骨頭・頚部単独の骨折であれば，不十分な内固定を行って後に破綻したとしても肘全体への影響は少ない。内固定をあきらめて橈骨頭切除を行ったとしても，それが悪影響を及ぼすかどうかは何年も経過しないとわからない。

　しかし，術後の早期運動に耐えられない内固定しかできないのであれば人工橈骨頭を選択したほうがよい場合がある。それは肘関節脱臼，尺骨鉤状突起骨折，橈骨頭骨折のそろったいわゆる"terrible triad"である[1]。本損傷では多くの場合高度の不安定性を有し，よい治療成績を得るためには内固定または人工骨頭挿入によりradio-humeral jointを確実に再建して術後早期に可動域訓練を始める必要がある。外側側副靱帯の再建と，鉤状突起に連続する前方関節包の再建が最低限必要になるが，これらの靱帯性組織が修復されるまでの間，radio-humeral jointが安定していることが求められるのである。

　安定した内固定が行えるのであればそれに越したことはないが，不安定な内固定を行うと結局早期に固定が破綻して関節症をきたす（図1）。免荷歩行のできない高齢者において，転位型の大腿骨頚部骨折を内固定せずに，成績の安定した人工骨頭で治療するのに似た話である。

　人工橈骨頭の成績については術後10年程度の報告しかないが，荷重関節でないためかさほど悪い成績ではない[2]～[4]。

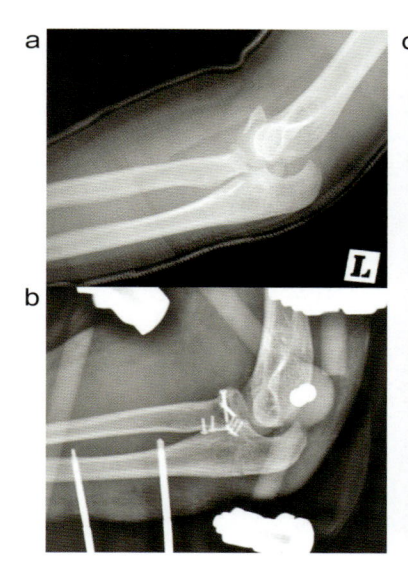

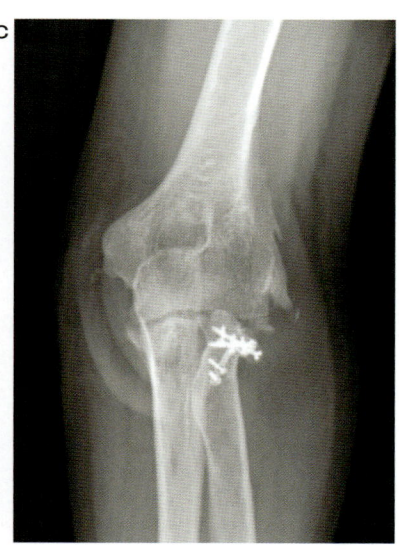

図1 橈骨頭骨折を内固定して関節症となった症例

a：Mason type IIIの橈骨頭骨折を伴うterrible triad。
b：橈骨頭を内固定し，ヒンジ付き創外固定を装着している。
c：2年後，関節症性変化を呈している。

分類

「橈骨頭骨折のMason分類」について調べると，多くの場合「JohnstonによるMason修正分類」[5]というものが掲げてある．typeⅠ：転位のない骨折，typeⅡ：転位のある部分骨折，typeⅢ：橈骨頭全体が頚部から離れた骨折，typeⅣ：脱臼を伴うもの，というのがその内容であるが，terrible triadでは必ず脱臼を伴うので，この修正分類を用いると橈骨頭骨折の激しさによらずすべてtypeⅣになってしまう．

Masonによるもともとの分類はtypeⅠ～Ⅲであり，typeⅠには非手術治療，typeⅡには内固定，typeⅢには骨頭摘出というコンセプトであった[6]．しかしMasonのtypeⅢでも骨片が大きくて内固定の可能なものが存在するのは事実であり，over the top approachで有名なHotchkissは，「内固定可能なものはtypeⅡとすべきだ」と述べている[7]．しかし，実際に橈骨頭骨折を上手く内固定できるかどうかは，折れかたと，用意したインプラントと，術者の腕によって決まる．「関節面の骨片が4つ以上あるものを内固定するのは危険である」というDavid Ringらの報告はひとつの目安になる[8]．

手術のタイミング

脛骨遠位部骨折や脛骨近位部骨折と比較すると，肘の骨折では手術の妨げになるような軟部組織損傷を伴うことが少ない．しかしterrible triadの手術を行うにはある程度以上の技量が必要となるので，夜間に開放骨折として来院した場合には洗浄・デブリドマン手術にとどめ，後日道具と人を確保して昼間に手術を行うのがよい．

麻酔

伝達麻酔で手術は可能であり，伝達麻酔なら併用する吸入麻酔薬の量を減らすことができるし，手術当日の疼痛も少ない．伝達麻酔のデメリットは，麻酔導入に時間がかかる場合があることと，覚醒後ただちに医原性神経麻痺の有無を確認できないことである．

体位

人工橈骨頭が必要になるのはterrible triadのような複合靱帯損傷合併例に限られる．terrible triadでは鉤状突起周囲の操作が必要なので，体位は仰臥位となる．肘頭骨折を合併した症例では側臥位のほうがよい．

手術手技

皮切・展開

　Terrible triadで最小限必要な処置は橈骨頭の処置，外側側副靱帯の処置，鉤状突起の処置である。このうち前二者は外側進入で行えるので，鉤状突起の処置が外側から行えるのか，それとも内側から行う必要があるかによって皮膚切開が異なる。David Ringらは，後方縦切開を用いれば，内側にも外側にも皮弁を起こしてどちらからも進入できると述べている[9]。著者は内側，外側それぞれに皮切を置くことが多い。

Kocherの進入法とKaplanの進入法

　橈骨頭周辺を手術する場合の進入法として最も有名なのはいわゆるKocherの進入法である[10]。これは"尺側手根伸筋と肘筋との間"から進入する方法であり，関節包を切開するときに注意しないと外側側副靱帯に切り込んでしまう可能性がある。従って複合靱帯損傷を伴わない橈骨頭骨折を手術する場合は，Kocherの進入法よりもKaplanの進入法を用いたほうが安全である[11]。これは"総指伸筋と長短橈側手根伸筋との間"から進入する方法であり，外側側副靱帯から離れた部位で関節包に到達するので，誤って靱帯を切る危険がない。

　しかしterrible triadでは外側側副靱帯損傷が必発であるので，Kaplanの進入法を用いると靱帯再建が困難になる。従ってterrible triadで橈骨頭の骨接合なり人工橈骨頭挿入を行う場合にはKocherの進入法を用いるべきである。

Anatomical KeyShot

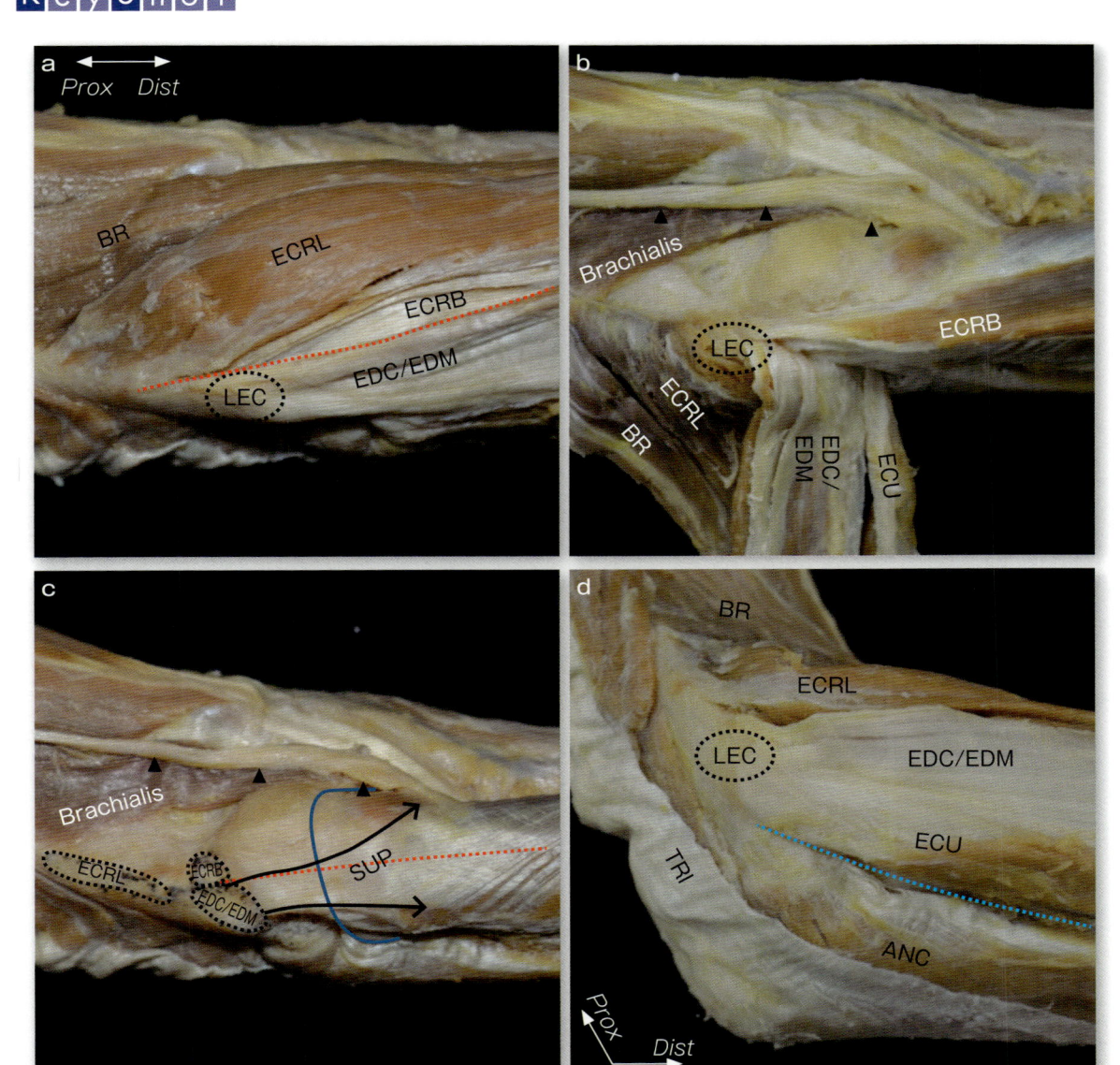

Kaplan進入法とKocher進入法に必要な解剖

a〜cにKaplan進入法（短橈側手根伸筋〈ECRB〉と総指伸筋との間），d〜fにKocher進入法（尺側手根伸筋〈ECU〉と肘筋〈ANC〉との間）を示す。

a：右肘を前外側から観察。
ECRBは長橈側手根伸筋（ECRL）の後方深層，総指伸筋・小指伸筋（EDC/EDM）の前方深層に位置する。赤点線はECRBとEDC/EDMの間を示す。
b：ECRL，EDC/EDMを剥離して近位へ翻転。

実際，ECRBとEDCは平行に走行するわけではなく，ECRBの腱成分の上にEDCの筋成分が後方から隣接して付着しながら起始している。
c：伸筋群を起始部より切離して起始部を示す。
進入路の後方には，外側上顆から起始する回外筋（SUP）の腱成分（黒矢印）が関節包と複合体を形成する。
d：右肘を外側より観察。
水色点線はECUとANCの間を示す。

Anatomical KeyShot

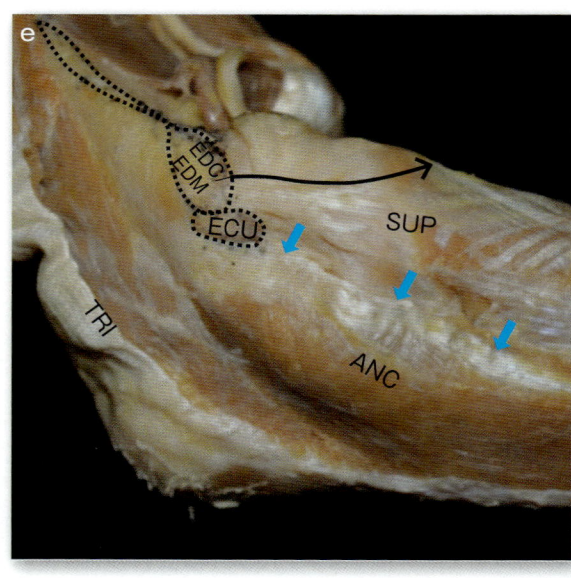

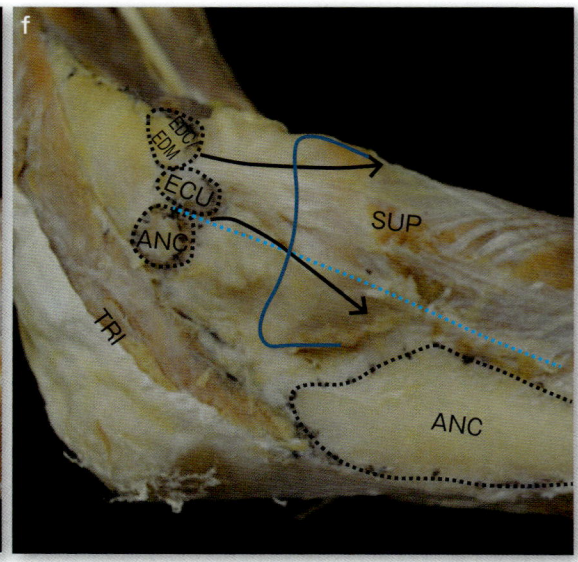

e：ANC の前縁
ANC の前縁には幅の狭い腱成分（水色矢印）が存在するので，ECU との境界を同定できる。

f：伸筋群起始・停止部
伸筋群を起始・停止部より切離し，起始・停止部を示す。

黒矢頭：橈骨神経，**青線**：橈骨頭の位置，**BR**：腕橈骨筋，**LEC**：外側上顆，**TRI**：上腕三頭筋

　Kaplan 進入法（短橈側手根伸筋と総指伸筋との間から進入）では外側側副靱帯を損傷する危険が小さい。Kocher 進入法（尺側手根伸筋と肘筋との間から進入）では外側側副靱帯を損傷するリスクがあるが，terrible triad injury のように靱帯損傷がある場合にはその修復に有利である。

　Kocher 進入法で肘筋（橈骨神経支配）と尺側手根伸筋（橈骨神経深枝支配）との間が internervous plane になり，Kaplan 進入法で短橈側手根伸筋（橈骨神経支配）と総指伸筋（橈骨神経深枝支配）との間が internervous plane である。

　ECRB と EDC との境界は実際には分かりにくいので，腱性部分の中央でスプリットする方法が用いられている。

人工橈骨頭の選択

橈骨頭の水平断面は円形ではなく歪んでいることがわかっている[12]。また橈骨頸部は骨幹部に対してある角度を持っており，橈骨頭は上腕骨小頭ならびに尺骨と関節を形成する。従って人工橈骨頭を用いて橈骨頭を再建するためには，インプラント自体が可動性を持ついわゆるバイポーラ型のインプラントを用いるか[13]，橈骨骨幹部との結合をゆるくしたスペーサー型のインプラントを用いるか[14]のどちらかが選択肢となる。

著者は手技の簡便なスペーサー型インプラント(Evolve®，ライト・メディカル・ジャパン)を用いているので，その手技を解説する。

このインプラントは平滑な表面形状をもつステムとヘッドを組み合わせて使うモジュラータイプとなっている。骨頭径は18mm，20mm，22mm，24mm，26mm，28mmの6種類で，厚みが9mm，11mm，13mmの3種類あるので合計18種類である。ステム径は5.5mm，6.5mm，7.5mm，8.5mm，9.5mmの5種類で，長さがスタンダードとエキストラロング(+4mm)の2種類あるので合計10種類となる。結局ヘッドとステムの組み合わせで180種類のサイズ選択が可能となっている。

関節周囲の展開

人工橈骨頭挿入を要するほどの肘脱臼症例では外側側副靱帯が破綻しているため，橈骨近位端の展開は容易であることが多い。Essex-Lopresti損傷症例に手術を行う場合は，外側側副靱帯を損傷しないように関節包を切開する。

橈骨頭の摘出とサイズ決定

橈骨頭骨片を摘出して組み合わせ，サイジングディッシュを用いて骨頭サイズを決定する(図2)。橈骨頭の形状は円よりも楕円に近いので，その短径を目安にしてトライアルヘッドを選ぶ(図3)。

髄腔形成

ステムトライアルオウルに続いてステムブローチで髄腔を探りつつサイズを上げていく。髄腔を掘削してプレスフィットするサイズを決めるのではなく，無理なく挿入できるサイズを決める感じである(図4)。ステムブローチが皮質を削る感じがしたらそこで削るのをやめて，ワンサイズ細いステム径を選択する。頸部断端を平らにするネックプレーナーが用意されているが，断端はでこぼこしたままでも構わない(図5)。

図2 サイジング/アッセンブリディッシュ

摘出した骨頭を組み合わせてサイズを測る。橈骨頭は楕円形なので、同サイズより少し小さいものを選ぶ。

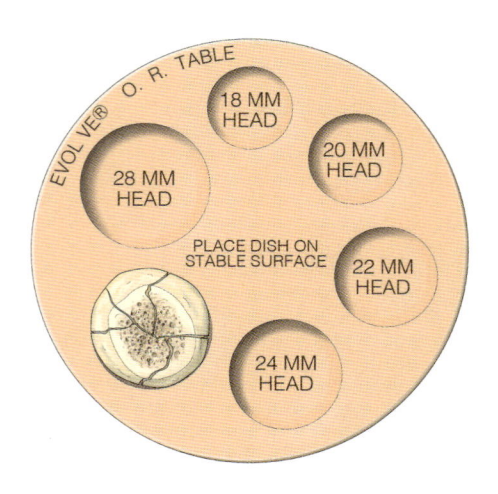

図3 骨頭トライアル

摘出骨頭を組み合わせたものと選んだサイズの骨頭トライアルを比べてみる。

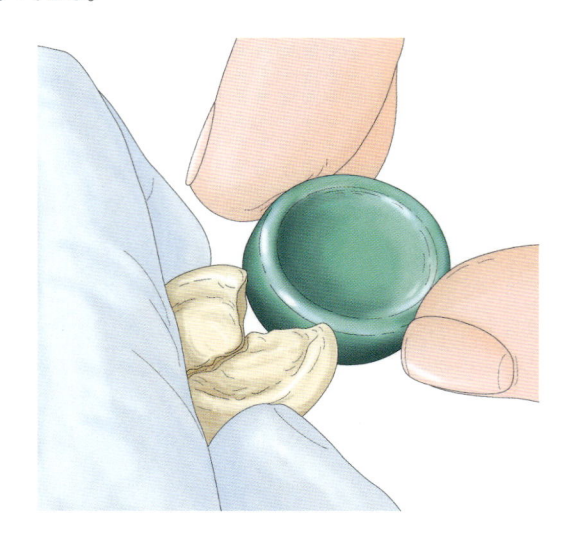

図4 ステムトライアルオウル

オウルに描かれたストッパーのラインまで挿入する。オウルに続いてステムブローチをサイズアップしながら髄腔径を探る。

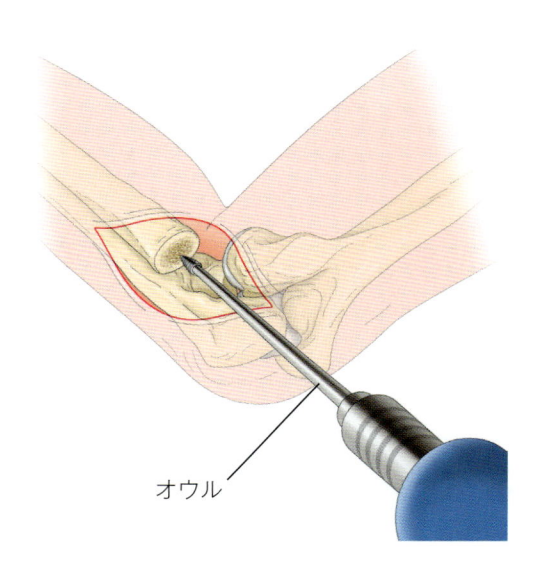

オウル

図5 ネックプレーナー

ルースフィットのスペーサーであることを狙っているので、ネックプレーナーによる頚部断端の平坦化は必ずしも必要ない。

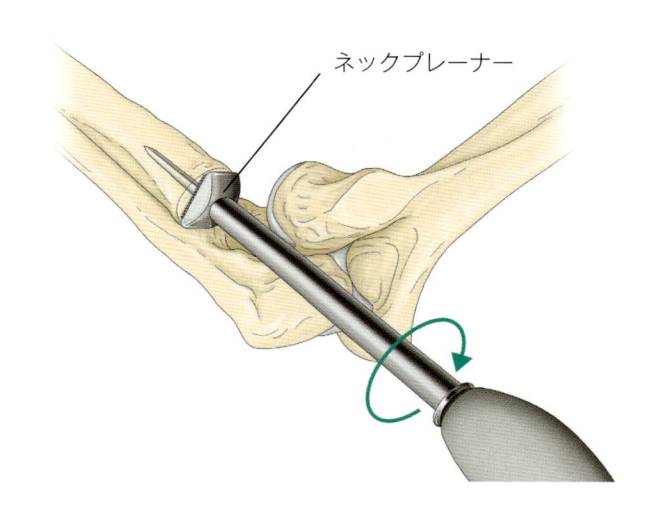

ネックプレーナー

試験整復とインプラント長の決定

　摘出した骨片の長さを目安に，ワンサイズ短いトライアルを選択する（図6）。インプラント長はのちに透視を見て最終決定するが，透視による判断は間違うことがあるので，摘出骨片長の測定を参考にする。

　まずトライアルステムハンドルでトライアルステムを把持して髄腔に挿入する。次いでトライアルヘッドハンドルをねじ込んだトライアルヘッドをステムに装着して90°ひねると外れなくなる（図7）。この操作を実際にやってみるとトライアルがくるくる回って上手くいかないことがあるので，トライアルステムとトライアルヘッドを体外で組み立ててから挿入してもよい。

　トライアルを挿入したら透視でインプラントの長さを確認する。ステムの太さ，ヘッドの大きさは間違いにくいが，インプラントの長さは間違いやすく，また長過ぎた場合には肘痛や可動域制限，上腕骨小頭のびらんを生じる可能性があるので慎重に決定する[15]。本手術は比較的容易な手術であるが，このインプラント長の決定作業には最も注意を要する。

　透視はX線ビームが橈骨骨軸に垂直に入射するようセットする。正常な橈骨頭の軟骨下骨は隣り合う尺骨鉤状突起外側縁の軟骨下骨とほぼ同じ高さにある。人工橈骨頭は軟骨部分を含んだ大きさなので，ちょうどよいサイズを挿入するとインプラント近位端が尺骨軟骨下骨より1mm程度近位に位置することになる。至適サイズより長いトライアルを挿入すると腕尺関節裂隙の外側が広くなり，腕尺関節で上腕骨と尺骨が平行でなくなる（図8）。前腕を回外，回内させながら透視を見てトライアルの長さを決定する[16]。

　肘関節の脱臼骨折では骨間膜の広範な損傷はないので，長過ぎるインプラントを入れると腕尺関節の外側が開く。しかしEssex-Lopresti損傷では，長過ぎるインプラントを入れると手関節でulnar minus variantになる可能性がある。その場合は手関節の透視像を頼りにインプラント長を決定することになるので，あらかじめ健側のulnar varianceを見ておく。

図6 頸部長の測定
摘出骨片のうち最も長さが短いものに合わせる。長い骨片に合わせると，頸部を多く切除しなくてはならなくなる。

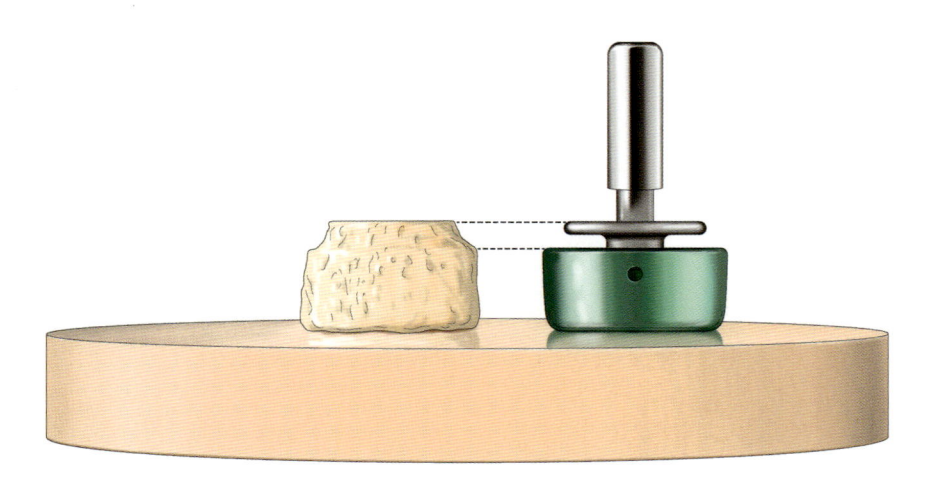

図7 トライアルステムとトライアルヘッド

先に挿入しておいたステムにヘッドをはめるようになっているが(a)，どのみち本物のインプラントは体外で組み立てて挿入するので，トライアルも体外で組み立ててかまわない(b)。

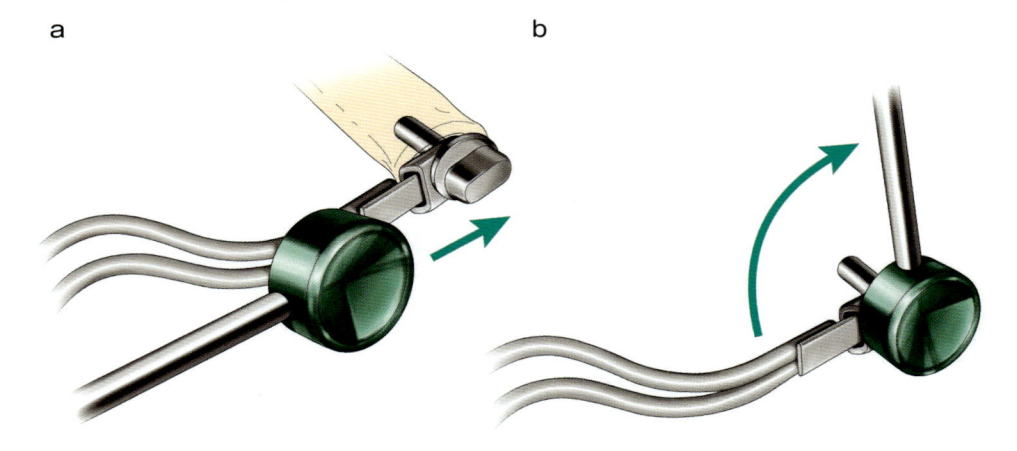

a　　　　　　　　　　　　b

図8 トライアルの透視

a：骨折がない状態では橈骨頭と，隣り合う尺骨の外側縁で軟骨下骨の高さはほぼ等しい(破線)。
b：トライアルヘッドは軟骨の厚みを含むので，トライアルの近位端は尺骨軟骨下骨よりも1mmほど高い(破線)。
c：至適サイズより2mm長いトライアル。腕尺関節裂隙の外側が少し開いている(矢印)。
d：至適サイズより4mm長いトライアル。腕尺関節裂隙の外側が大きく開いている(矢印)。

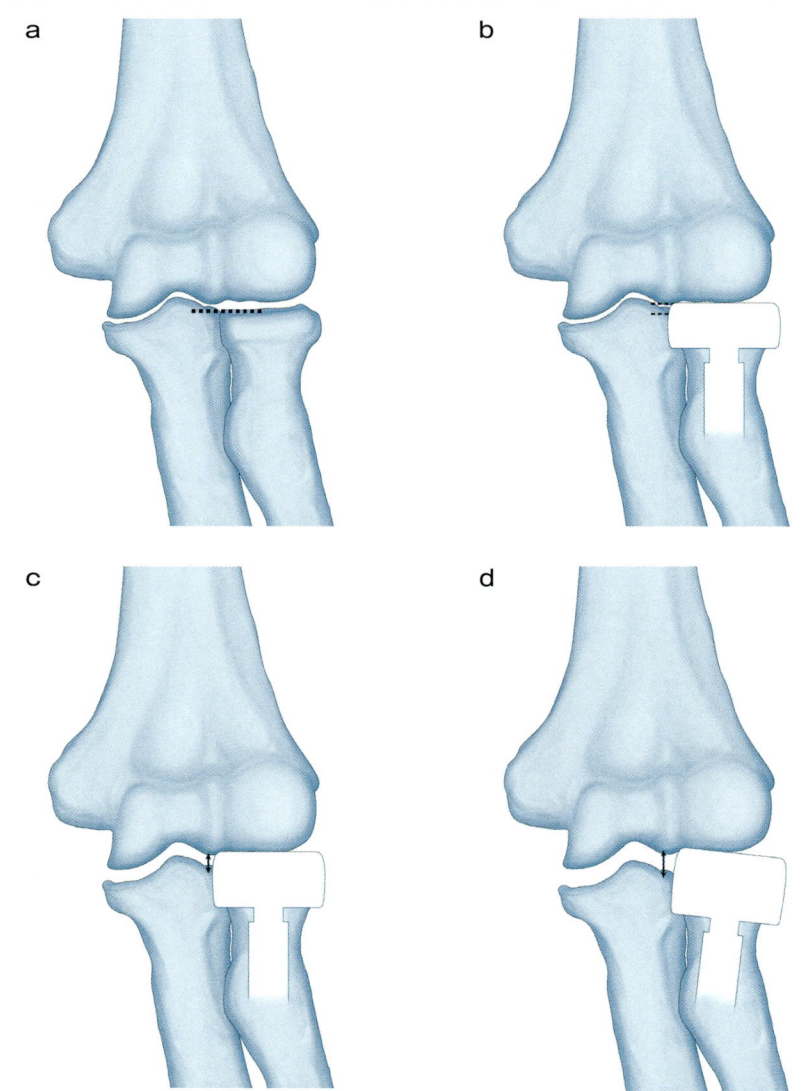

インプラントの組み立てと挿入

　至適サイズのステムとヘッドをパックから出し，アッセンブリディッシュの上でインパクタとハンマーを使って組み立て（図9），橈骨髄腔に挿入する。挿入後に透視でインプラントが長過ぎないことを確認する。

　Terrible triadでは，橈骨頭を摘出した状態で外側から鉤状突起の処置がやりやすいので，鉤状突起，人工橈骨頭，外側側副靱帯再建，の順で操作をすることが多い。

後療法

　Terrible triadでは，最低限伸展－30°までは脱臼しない肘を再建することが目標である。閉創後，透視下に肘を動かして安定性を確認し，それに応じた後療法を行う。安定性が得られず術後に常時外固定をする場合でも，外固定期間が受傷から3週を超えないようにする。それ以上長期の外固定を必要とするような手術しかできなかった場合には，内側側副靱帯再建の追加やヒンジ付き創外固定の使用を考慮すべきであろう。

コツとピットフォール

　至適インプラント長の決定が最もカギとなる。摘出骨片の長さと，トライアル挿入後の透視像から慎重に決定する。長過ぎるものより短いもののほうがよい。

図9 インプラントの組み立て
アッセンブリーディッシュの上でヘッドとステムを組み立てる。

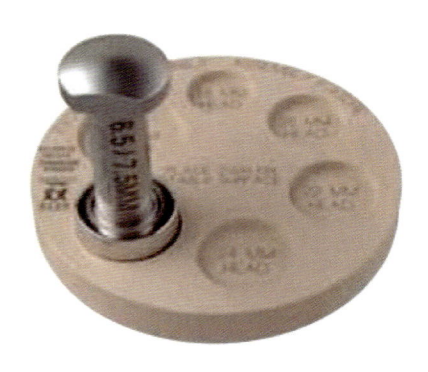

文献

1) Ring D, Jupiter JB, Zilberfarb J. Posterior dislocation of the elbow with fractures of the radial head and coronoid. J Bone Joint Surg Am 2002; 84(4): 547-51.

2) Burkhart KJ, Mattyasovszky SG, Runkel M, et al. Mid- to long-term results after bipolar radial head arthroplasty. J Shoulder Elbow Surg 2010; 19(7): 965-72.

3) Harrington IJ, Sekyi-Otu A, Barrington TW, et al. The functional outcome with metallic radial head implants in the treatment of unstable elbow fractures: a long-term review. J Trauma 2001; 50(1): 46-52.

4) Shore BJ, Mozzon JB, MacDermid JC, et al. Chronic posttraumatic elbow disorders treated with metallic radial head arthroplasty. J Bone Joint Surg Am 2008; 90(2): 271-80.

5) JOHNSTON GW. A follow-up of one hundred cases of fracture of the head of the radius with a review of the literature. Ulster Med J 1962; 31: 51-6.

6) MASON ML. Some observations on fractures of the head of the radius with a review of one hundred cases. Br J Surg 1954; 42(172): 123-32.

7) Hotchkiss RN. Displaced Fractures of the Radial Head: Internal Fixation or Excision? J Am Acad Orthop Surg 1997; 5(1): 1-10.

8) Ring D, Quintero J, Jupiter JB. Open reduction and internal fixation of fractures of the radial head. J Bone Joint Surg Am 2002; 84(10): 1811-5.

9) Dowdy PA, Bain GI, King GJ, et al. The midline posterior elbow incision. An anatomical appraisal. J Bone Joint Surg Br 1995; 77(5): 696-9.

10) Cheung EV, Steinmann SP. Surgical approaches to the elbow. J Am Acad Orthop Surg 2009; 17(5): 325-33.

11) Kaplan EB. Surgical approaches to the proximal end of the radius and its use in fractures of the head and neck of the radius. J Bone Joint Surg Am. 1941; 23: 86.

12) van Riet RP, Van Glabbeek F, Neale PG, et al. The noncircular shape of the radial head. J Hand Surg Am 2003; 28(6): 972-8.

13) Zunkiewicz MR, Clemente JS, Miller MC, et al. Radial head replacement with a bipolar system: a minimum 2-year follow-up. J Shoulder Elbow Surg 2012; 21(1): 98-104.

14) Doornberg JN, Parisien R, van Duijn PJ, et al. Radial head arthroplasty with a modular metal spacer to treat acute traumatic elbow instability. J Bone Joint Surg Am 2007; 89(5): 1075-80.

15) Van Riet RP, Van Glabbeek F, Verborgt O, et al. Capitellar erosion caused by a metal radial head prosthesis. A case report. J Bone Joint Surg Am 2004; 86(5): 1061-4.

16) Frank SG, Grewal R, Johnson J, et al. Determination of correct implant size in radial head arthroplasty to avoid overlengthening. J Bone Joint Surg Am 2009; 91(7): 1738-46.

17) Moon JG, Hong JH, Bither N, et al. Can ulnar variance be used to detect overstuffing after radial head arthroplasty? Clin Orthop Relat Res 2014; 472(2): 727-31.

I 肘関節外傷の治療

Monteggia脱臼骨折

泉山 公
南多摩病院整形外科・診療部長，聖マリアンナ医科大学整形外科学講師

術前準備

　Monteggia脱臼骨折，特に小児症例を新鮮例と陳旧例に分けて解説する。

　尺骨骨幹部骨折を認めた場合は，Monteggia脱臼骨折か否かの確認，つまり，橈骨頭の脱臼の有無を確認することが重要である。X線において橈骨頭頸部の骨軸は常に上腕骨小頭の中心を通る。さらに，Essex-Lopresti脱臼骨折の有無も念頭に置き手関節痛を認めた場合は手関節部のX線検査を施行して確認する必要がある。神経損傷の有無，特に前方と外側のMonteggia脱臼骨折では後骨間神経損傷の合併症例もときに認める。

　どの組織が損傷されているのか判断するうえでBado分類は有用である。

分類

　1814年，Monteggiaが中枢1/3の尺骨骨幹部骨折に橈骨頭の前方脱臼を合併した症例を報告し，Badoが橈骨頭の脱臼を伴う尺骨骨折をMonteggia leisionとし，脱臼の方向によって4型に分類した（図1）。

　Ⅰ型：前方凸の尺骨骨幹部骨折，橈骨などの前方脱臼
　Ⅱ型：後方凸の尺骨骨幹部骨折，橈骨などの後方脱臼
　Ⅲ型：尺骨近位部骨折，橈骨頭の外側脱臼
　Ⅳ型：橈・尺骨の近位1/3骨幹部骨折，橈骨頭の前方脱臼

　伸展型であるⅠ型が60％を占め，小児のほとんどの場合がⅠ型である。直達外力によるものより，介達外力が直接的な受傷起点とする説が多い。

図1 Bado分類

Ⅰ型

Ⅱ型

Ⅲ型

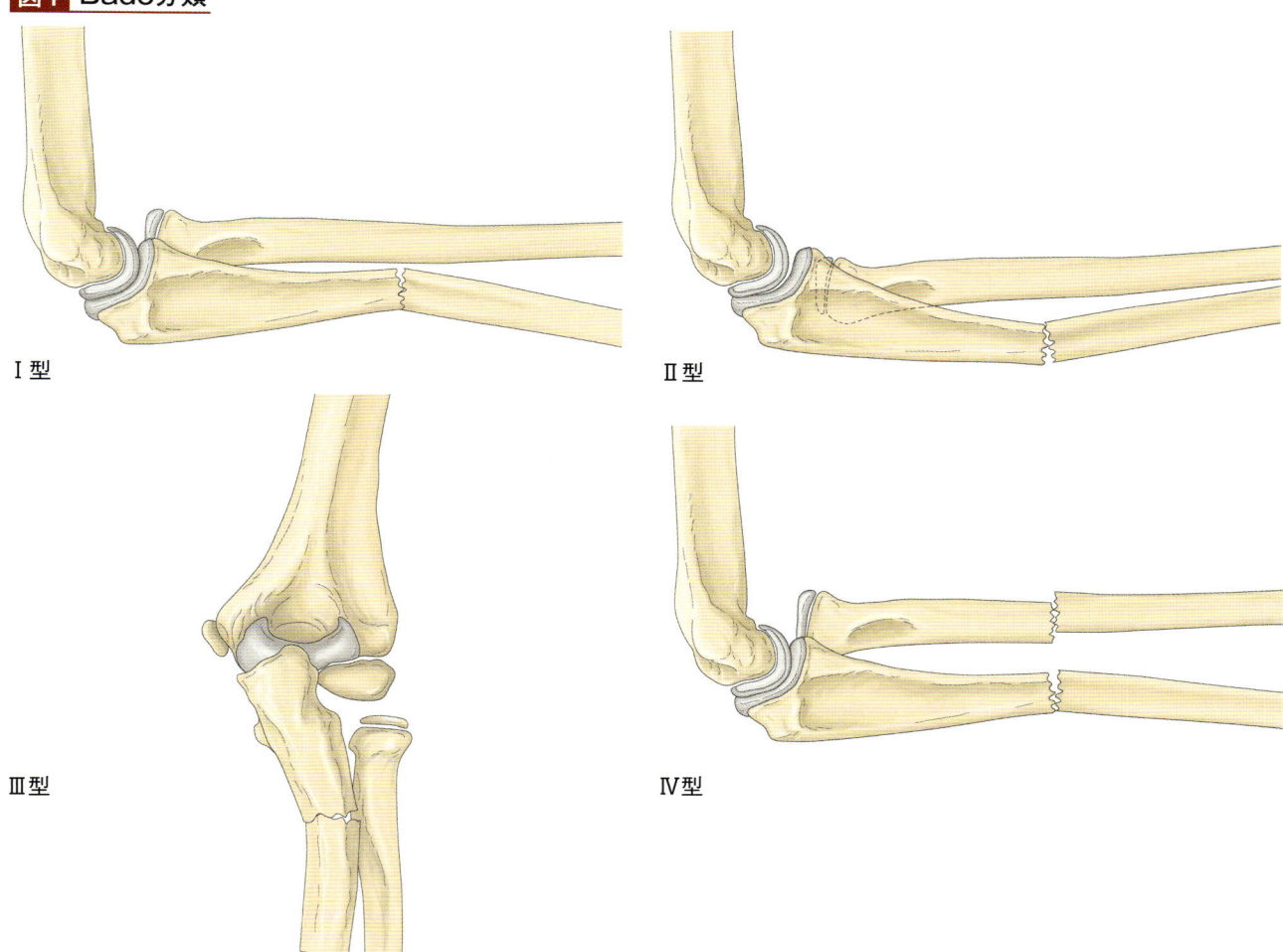

Ⅳ型

解剖学的整復

　正確な解剖学的な整復を行うことが前腕回内外拘縮を起こさないために求められる。前腕骨間の連結に重要な役割を骨間膜が担っているためである。新鮮例の整復，陳旧例の骨切りによる橈骨頭の整復いずれの場合も骨間膜の解剖学的知識が重要である。

　特に尺骨部の可塑性変形に伴う前腕回内外障害の症例，尺骨の回旋変形治癒を伴った陳旧症例は尺骨の角状変形だけで骨性アライメントの評価をするのではなく，3次元的評価を要する。藤田は60体の系統解剖学用死体117肢を用いた検討を行った。

　骨間膜の前腕骨間膜の基本的構造は骨間膜の腱様部に加え副腱様部がありその存在率は57.3％であり，副腱様部までを含む骨間膜の尺骨付着部は尺骨遠位端より65.3％の位置であったと報告した（図2）。

図2 骨間膜の解剖

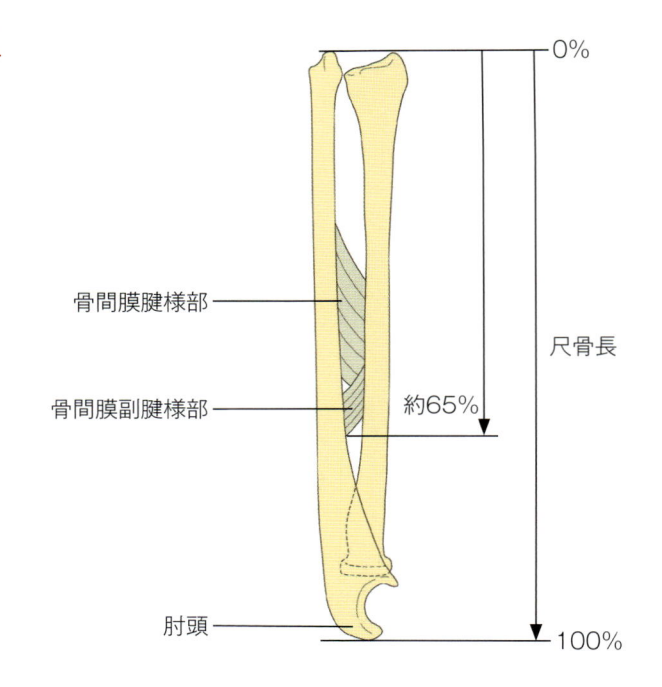

骨間膜腱様部
骨間膜副腱様部
肘頭
0%
尺骨長
約65%
100%

🌙 新鮮例での保存療法

　新鮮例では，徒手整復をまず行い，整復が得られた場合，上腕から手尖にかけてのギプス固定を行う。

　副腱様部までを含む骨間膜の尺骨付着部は尺骨遠位端より65%程度であることから，この部位より近位部の尺骨骨折が存在する場合は尺骨骨折の整復とともに骨間膜が橈骨を牽引することで橈骨頭が整復されることが多い。骨間膜の緊張を用いて整復位の維持を行うために極端な回外位固定を行うことは尺骨の回旋変形治癒の原因となるので注意する。

　橈尺骨間の遠位と近位で回内外可動域アーチのずれが生じ，橈尺骨のクランク機構が変化してしまう。この回旋変形はX線で評価するのは非常に難しくなる。また，尺骨骨折の転位方向と橈骨頭の脱臼方向が一致していないものは骨間膜損傷を念頭に置く必要がある。最も中枢に存在する骨間膜であるproximal oblique cordは橈骨頭の脱臼により損傷している可能性が高いと考えられ，BadoⅠ型，Ⅱ型は骨間膜の牽引力を用いて整復できることが多いが，Ⅲ型，Ⅳ型は直達外力による受傷機転のものが多く整復に難渋することが多い。

BadoⅠ型

　前腕の長軸方向の牽引，前腕回内動作と尺骨前方凸変形を後方に押すことにより，腱様部の橈骨の牽引力を利用して整復する。橈骨頭前方脱臼を予防のため，肘屈曲100°前後，前腕中間位が望ましいが整復位保持が難しければ軽度前腕回外位で外固定を行う。

BadoⅡ型

　前腕の長軸方向の牽引，前腕回内位で当尺骨が交差した状態で尺骨後方凸変形を前方に押すことにより整復する。橈骨頭後方脱臼を予防のため，上腕二頭筋の作用も考慮し，肘軽度伸展位，前腕中間位で固定する。

BadoⅢ型

　前腕の長軸方向の牽引，橈骨頚部で尺骨近位部の骨折部近傍を押すように外側から橈骨頭を圧迫し整復する。肘90°前腕中間位固定を行う。

Bado Ⅳ型

橈骨近位1/3の中枢骨片は上腕二頭筋と回外筋の作用で回外し，橈骨頭は前方脱臼に至っている。橈骨遠位骨片は円回内筋と方形回内筋，骨間膜腱様部で回内している。橈骨頭脱臼の整復に骨間膜腱様部に牽引力は伝達されず，整復位の維持は難しく，回旋変形治癒もきたしやすい。

適応

保存療法で良好な治療成績を得ることが多いが，橈骨頭の再脱臼，尺骨骨折部の再転位を認める場合は手術療法の適応となる。陳旧例においては橈骨頭脱臼，尺骨骨折の変形治癒を伴うことが多い。術前に橈骨頭の整復に伴い可動域の障害が出る可能性も説明する。

手術手技

新鮮例での手術療法

尺骨後縁に沿う後方皮切を用いる。尺側手根伸筋と尺側手根屈筋の間から進入し，深筋膜に到達したら縦切開を加えて尺骨骨折部の展開を行う（図3a）。輪状靱帯再建が必要となった場合，深筋膜を皮弁状にして輪状靱帯再建を行うので皮弁の幅が取れるようにやや橈側よりに縦切を行う（図3b,c）。

尺骨の整復を行っても橈骨頭が整復されない場合は，透視下に整復を試みる。それでも整復されなければ腕橈関節内の介在物の存在を疑い，腕橈関節を展開し観血的に整復する。

小児の場合，輪状靱帯は厚く，整復に輪状靱帯の切開を要する場合がある。

図3 展開

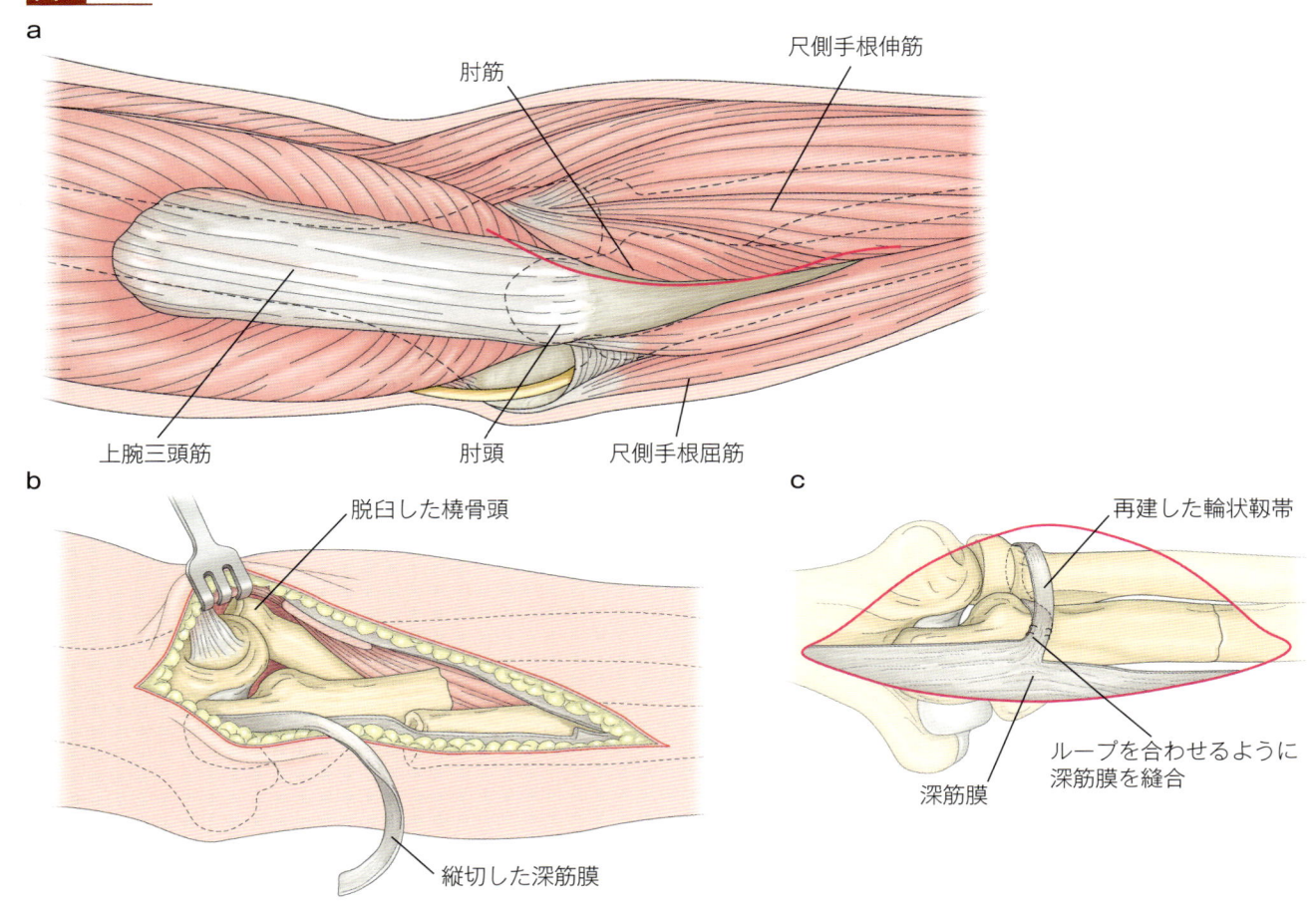

a
肘筋
尺側手根伸筋
上腕三頭筋
肘頭
尺側手根屈筋

b
脱臼した橈骨頭
縦切した深筋膜

c
再建した輪状靱帯
ループを合わせるように深筋膜を縫合
深筋膜

プレートの選択

　尺骨骨幹部骨折に用いるプレートの選択で重要なことは，骨折部をはさんで遠位，近位ともに3穴以上のスクリュー固定ができること，使用するプレートのスクリュー径が遠位骨片の骨幹部横径の40％以上にならないこと，である．使用プレートがロッキングプレートの場合は，抜去の際，抜去困難とならないように，スクリューの刺入は尖端が対側皮質骨に留まる程度にし，完全に貫かないようにしている．

　BadoⅠ型の整復困難例で手術療法に至った場合，尺骨骨折部の整復固定を骨間膜の緊張を得るために，後方凸にしてプレート固定を行うことは変形が残存し見た目上の肘屈曲伸展の可動範囲のアーチが減少することを念頭に置かねばならない．

陳旧例での手術療法

　骨間膜腱腰部，副腱様部の橈尺骨の付着部を理解することが重要である．さらに受傷時の骨折型，尺骨骨折の角状変形治癒，回旋変形治癒の評価を要する．3D-CTを構築後，健側のミラーイメージから骨切り部を決定し，一期的にプレート固定する方法も報告されている．しかしながら，変形矯正のリモデリングが生じているため受傷時の骨折部と骨切り部は一致しないことが多い．

　橈骨頭脱臼が整復されてもアライメント異常が残存している場合，しばしば回外障害が出現することを認めるため，一期的に整復を行わず，尺骨骨切り術を行った後に創外固定器を用いて仮骨延長を行っている．

尺骨骨切り

　尺骨遠位から尺骨全長の65〜70％程度の部分で骨切りを行っている（図4a）．皮切は骨切り部直上の縦皮切で行い，尺側手根伸筋と尺側手根屈筋の間から骨切り部に進入する．骨間膜の副腱様部が存在している症例であっても，尺骨遠位より尺骨全長の約65％の近位部であれば骨間膜腱様部は存在しないことと，骨切り部の骨癒合不全の可能性が低減できるという考えに基づいている．

　ボーンソーあるいはKirschner鋼線（K-wire）を用いて骨孔を直線状に開け，骨ノミで骨切りを行う．骨切りが完了したのち，橈骨頭の整復を行い，整復位が前腕牽引だけで維持されるか，骨切り部の後方凸固定を加えないと維持されないかを確認する．次に尺骨骨切り部の近位から創外固定ピンを刺入し，回内外の可動域アーチの中心の調整を行う．骨間膜の緊張を知るために前腕最大回外位，最大回内位での遠位尺骨の回旋範囲を確認し，前腕中間位で近位尺骨に刺入したピンと同一直線状になるように遠位創外固定ピンを刺入し固定する（図4b）．

　橈骨頭の脱臼のため骨間膜腱様部の緊張は維持されていないため，短縮している可能性が高く整復後の回外障害となることが示唆される．しかしながら，骨間膜を用いて橈骨頭の脱臼を整復行うため骨間膜の剥離術を同時に行うことはできない．骨間膜緊張を増大させるために骨切り部の極端な凸状変形は解剖学的肢位の破綻をきたすため，注意を要する．

　また，プレート固定と同様に，変形が残存し，見た目上の肘屈曲伸展の可動範囲のアーチが減少することを念頭に置かねばならない．

図4 尺骨遠位骨切り

最大回内・外のマーキングの中間位で創外固定ピンを刺入する。

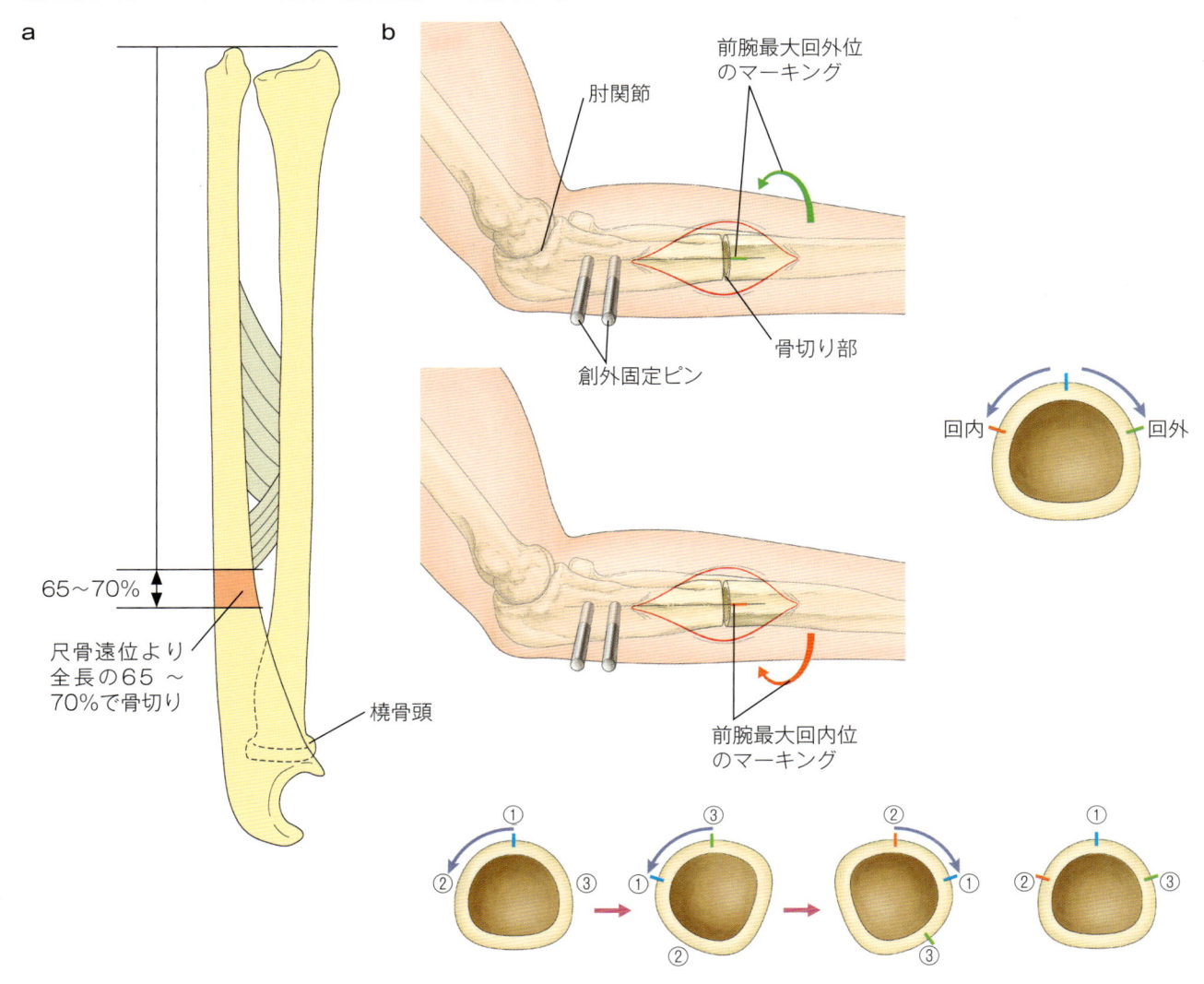

a: 尺骨遠位より全長の65〜70%で骨切り／65〜70%／橈骨頭

b: 肘関節／前腕最大回外位のマーキング／骨切り部／創外固定ピン／前腕最大回内位のマーキング／回内／回外

仮骨延長

　仮骨延長はwaiting periodを1週間とし，0.5〜1.0mm/日で行っている。延長量は健側を参考に行うが，遠位である手関節のアライメントも橈骨頭の整復とともに確認をする。橈骨頭の整復ばかりに注目し尺骨の突き上げを作らないように注意する。

　延長距離が十分であるのにもかかわらず，橈骨頭の脱臼が整復されないときは二期的に創外固定器抜去する際に腕橈関節内の介在物を取り除き，必要であれば輪状靱帯の再建術を行う。

実際の症例

図5〜7 に実際の症例を示す。

図5 当科初診時の前腕単純X線像
左橈骨頭の前方脱臼および尺骨のbowing変形を認める。Maximum ulnar bowは9mm。

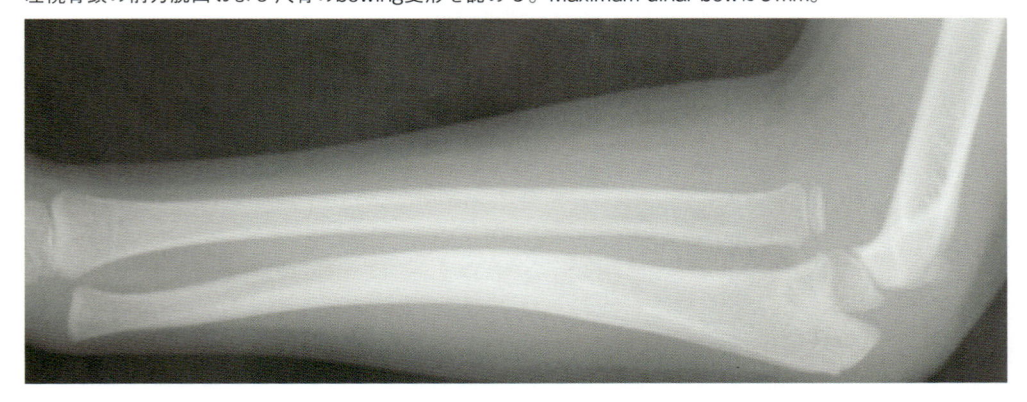

図6 術後X線像
術前に超音波検査施行した。前腕，骨間膜の癒着・変性・損傷は認めなかった。尺骨近位での骨切りと尺骨仮骨延長を施行した。

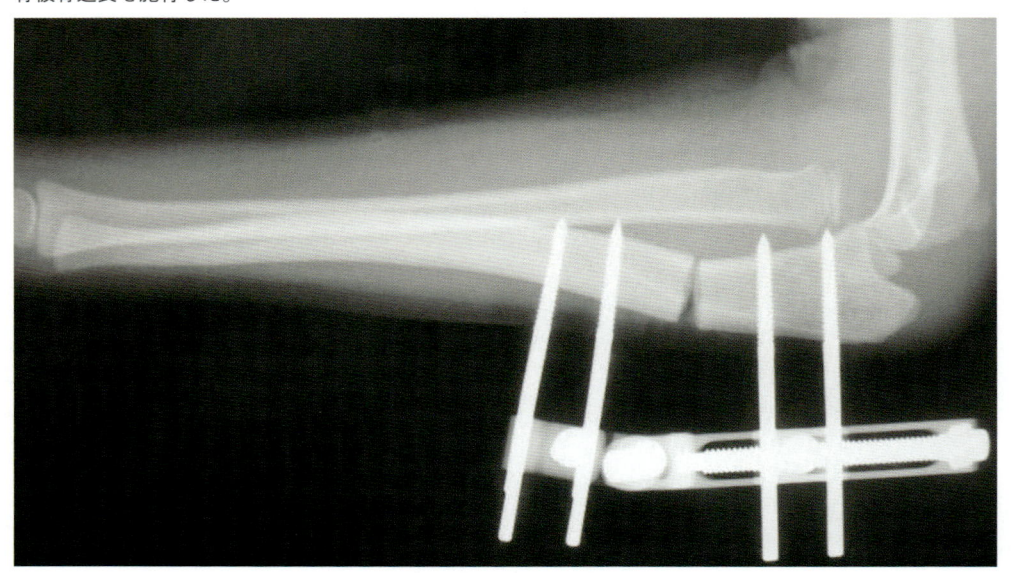

図7 術後13カ月単純X線像
術後4カ月で創外固定を抜去した。尺骨に変形が残存しているが，肘，前腕可動域は健側差はない。手術により解剖学的整復位を得られても，外観上の変形が残存することが多い。

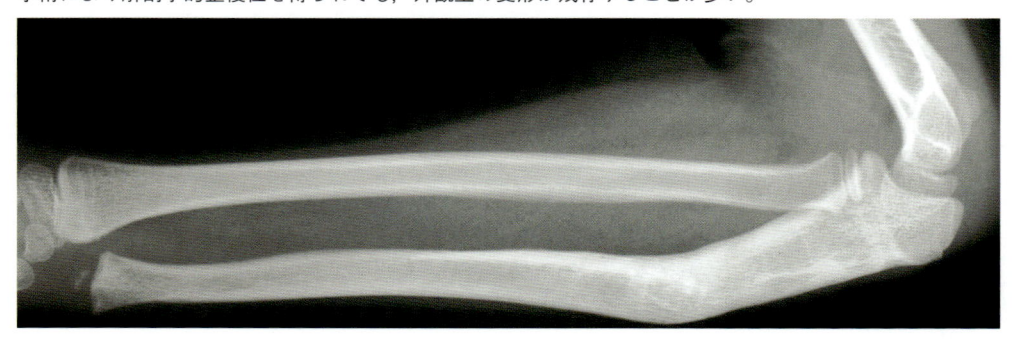

コツとピットフォール

多くの症例で前腕回内外障害の可能性があり，完全な予後予測は不可能である．それゆえ患者，患者家族に十分な説明を要する．しかしながら，解剖学的知識が骨折型の把握，保存療法における整復法，新鮮例・陳旧例における手術法に直結し，治療成績に影響するのも明らかである．

文献

1) Bado JL. The Monteggia lesion. Clin Orthop 1967; 50: 71-6.
2) Jupiter JB, Ring D. Operative treatment of post-traumatic proximal radioulnar synostosis. J Bone Joint Surg Am 1998; 80: 248-57.
3) Ring D, Jupiter JB, Simpson NS. Monteggia fractures in adults. J Bone Joint Surg Am 1998; 80: 1733-44.
3) Ring D, Jupiter JB, Waters PM. Monteggia fractures in children and adults. J Am Acad Orthop Surg 1998; 6: 215-24.
4) 藤田正樹. 前腕骨間膜の解剖学的検討. 日整会誌 1995; 69: 938-50.
5) Noda K, Goto A, Murase T et al. The interosseous membrane of the forearm: an anatomical study of ligament attachment locations. J Hand Surg 2009; 34A: 415-22.

I 肘関節外傷の治療

Essex-Lopresti骨折におけるpatellar bone-tendon-bone(BTB)を用いた前腕骨間膜再建術

中村　俊康
国際医療福祉大学教授，山王病院整形外科部長

術前準備

　Essex-Lopresti骨折は橈骨頭骨折と遠位橈尺関節(distal radioulnar joint；DRUJ)脱臼が同時に発生する比較的まれな外傷である。1946年のCurrらが初めて報告[1]したが，1951年にEssex-Loprestiによって2例が報告[2]されて以降，Essex-Lopresti骨折として広く知られるようになった。橈骨頭が粉砕し，橈骨の近位への転位(橈骨のproximal migration)が生じ[3]，DRUJの長軸脱臼する例(長軸力優位型)と，橈骨頭骨折が軽微であるにもかかわらずDRUJが脱臼するタイプ(回旋力優位型)がある(図1)[4,5]。このうち，回旋力優位型では橈骨頭骨折に対しては保存療法が選択されるため，DRUJ脱臼の治療についてのみ保存的または手術加療を必要とするため，肘関節手術を主眼とした本稿では割愛する。一方，長軸力優位型で橈骨がproximal migrationする(longitudinal radioulnar dissociation；LRUD)ものではDRUJの破綻，橈骨頭粉砕による骨性支持の喪失に加え，前腕骨間膜の断裂が生じ，橈骨頭のORIFまたは人工橈骨頭置換術，DRUJ脱臼に関してはTFCCの修復術または再建術を行ったうえで，骨間膜の再建術を必要とする[6]。橈骨頭のORIFや人工橈骨頭置換術は他項で詳述され，さらにTFCCの治療は著者の文献を読んでいただくとして，ここでは著者が行っているpatellar bone-tendon-bone(BTB)を用いた骨間膜再建法について詳述する。

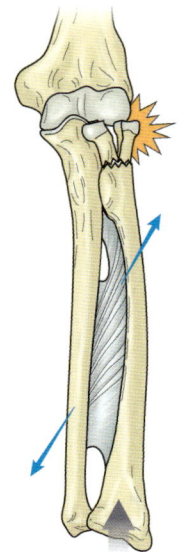

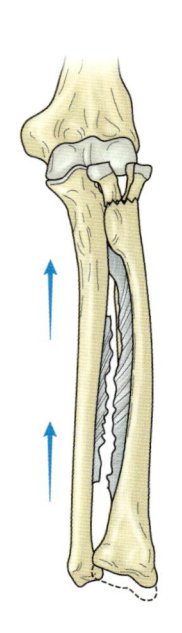

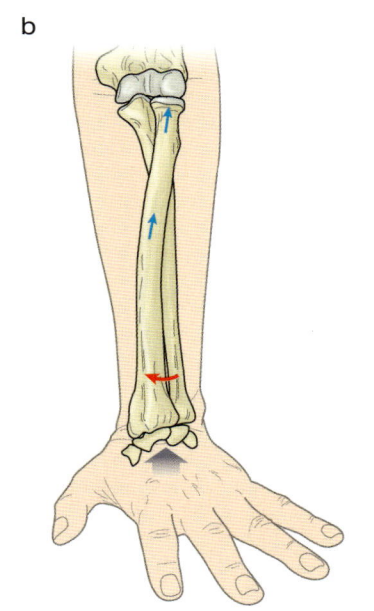

図1 Essex-Lopresti骨折[6]
a：TypeⅠ 長軸力優位型
b：TypeⅡ 回旋力優位型

Essex-Lopresti骨折の臨床像

Essex-Lopresti骨折ではDRUJと橈骨頭に損傷を生じるので，手関節と肘関節に腫脹と疼痛を生じることが多い。一方，橈骨頭骨折による肘関節痛のみを訴え，手関節痛がはっきりしない例もみられるので，注意を要する。橈骨頭や尺骨頭部の圧痛を生じることも多い。また，DRUJ脱臼に伴い回内外可動域制限（特に回外制限）を訴えることも見られる。陳旧性になると症状はDRUJの長軸脱臼による尺骨突き上げ症状，回内・外可動域制限が主で，肘関節の症状を訴えないことが多い[6]。

前腕骨間膜は指伸筋-屈筋の起始，筋間中隔，橈尺間の支持，連結と先に述べた橈骨から尺骨への荷重伝達に機能する。RavinowitzらのEssex-Lopresti骨折モデルを用いた生体工学的研究では橈骨頭の切除とTFCCの切離により橈骨は近位方向へ約6mm移動し，骨間膜腱様部を切離すると著明なproximal migrationを生じることが判明している[7]。従って，6mmを超える橈骨のproximal migrationを生じた場合には前腕骨間膜腱様部の断裂を生じていることが類推できる。

画像診断

単純X線で橈骨頭の骨折と遠位橈尺関節の脱臼を認める。長軸力優位型のEssex-Lopresti骨折では橈骨頭の粉砕骨折（図2），LRUDに伴いDRUJの長軸脱臼または長軸背側脱臼を呈する（図2）。陳旧例でも同様である。最も重要な点は手関節と肘関節，さらに前腕のX線写真を撮影することである。長軸力優位型ではDRUJの脱臼が，回旋力優位型では橈骨頭骨折が見逃されやすい。

DRUJ脱臼の診断にはCTまたはMRIの横断像が有効である（図3）。MRIや関節造影はDRUJ脱臼の際に生じるTFCC損傷を描出できる。

新鮮例の長軸力優位型の場合にはMRIの前腕横断像撮影で骨間膜損傷を描出できる（図4）[8]。

図2 長軸力優位型Essex-Lopresti骨折[6]
橈骨頭の粉砕骨折とDRUJの長軸脱臼を認める（矢印）。
a：肘関節X線像
b：手関節X線像

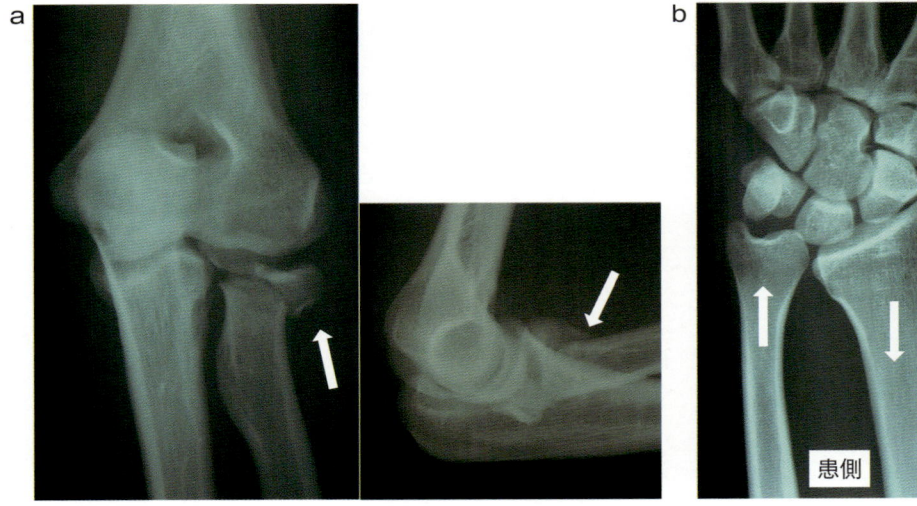

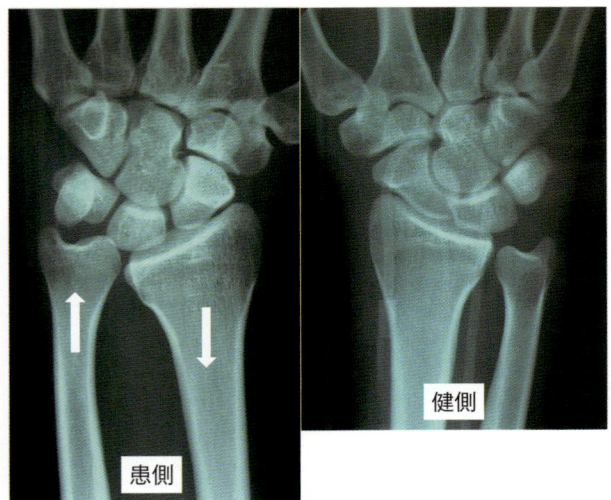

図3 手関節CT
a：患側
b：健側
Essex-Lopresti骨折でのDRUJの背側亜脱臼をCTでは容易に把握できる。

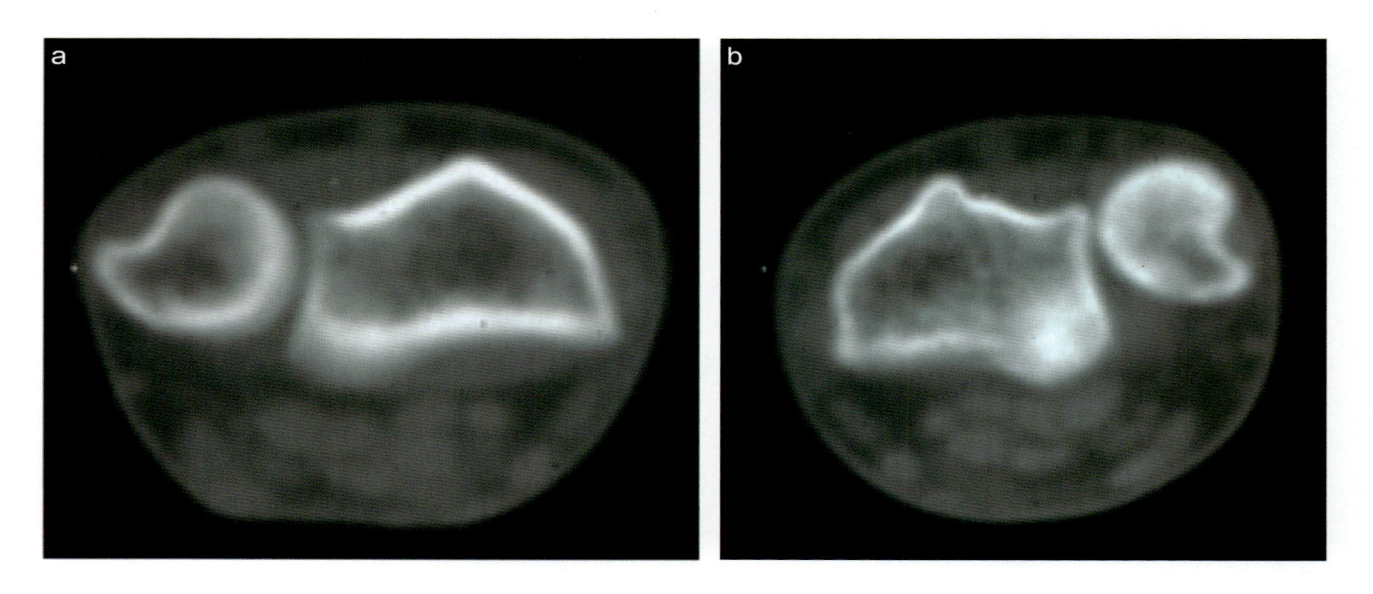

図4 長軸力優位型Essex-Lopresti骨折の前腕axial MR[6]
骨間膜が橈骨（R）付着部で断裂している（矢印）。Uは尺骨を示す。

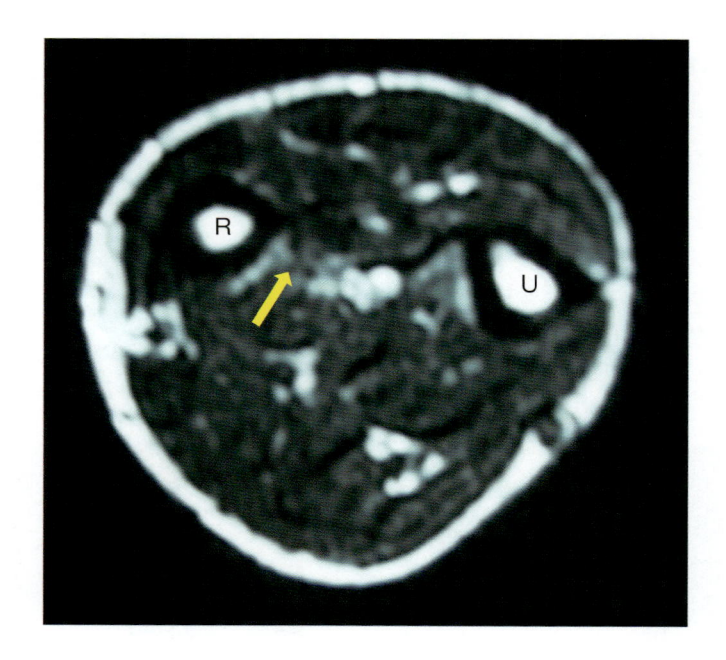

適応と禁忌

　長軸力優位型Essex-Lopresti骨折では粉砕した橈骨頭の治療, 脱臼したDRUJの整復と損傷TFCCの修復は必須である. さらに進行するLRUDの防止に対する治療も必要なため, 難易度が極めて高い.

　橈骨頭橈骨頭粉砕骨折の治療は整復固定が可能であれば観血整復固定術, 不可能であれば人工橈骨頭置換術が挙げられる. 橈骨頭の切除はLRUDの進行を防げないので避けるべきである. 人工橈骨頭はsolid typeとbipolar typeがあるが, 後述する骨間膜の再建を行わないのであれば骨性支持の回復が容易なsolid typeがよく, bipolar typeではshaftが後方に軸変位する欠点がある[9]. しかし, 持続するLRUDにより上腕骨小頭の関節軟骨障害が危惧されるため, 骨間膜再建を行うことが望ましい. そうすれば, 橈骨頭にかかる負担を減じることが可能で, solid type, bipolar typeともに使用可能である. シリコンスペーサーは一時的な支持性の回復が得られるものの, 長期間経過するとスペーサー自体の破綻を生じるため, 好ましくない.

　DRUJ脱臼とそれに伴うTFCC損傷の治療は新鮮例であればTFCCの縫合術[10]が選択され, 陳旧性であればTFCCの再建[10), 11)]を行う. 橈骨頭の支持性が得られない状態で, DRUJ脱臼に対してSauvé-Kapandji手術やDarrach手術などの尺骨切除術を行うと前腕全体の不安定性が増悪するfloating forearmの状態になるため絶対に避けなければならない. Floating forearmになってしまうとsalvage手術として橈尺骨を固定してしまうone-bone forearm手術しか選択肢がなくなる.

　LRUDの防止のために骨間膜の再建は必要であることは容易に理解可能であるが, これまで報告された骨間膜再建法は長橈側手根伸筋腱を用いたsingle band reconstruction[12]か円回内筋を用いた再建法[13]で, 強度および骨-腱interfaceに問題があった. 著者は骨付き膝蓋腱を用いた骨間膜の再建を中心とした治療を行い, 良好な成績を得ている[6]. この再建素材は膝前十字靱帯再建に用いられるほど強靱で, かつ, 腱両端に脛骨および膝蓋骨が付着するため, 橈骨および尺骨と再建骨間膜が骨性に癒合し, 強固な骨-腱interfaceが形成できる.

麻酔・体位

　手術は全身麻酔下で, 仰臥位で行う. 橈骨頭への進入は外側進入法で, 肘関節90°屈曲位で前腕伸筋を割いて, 輪状靱帯を切離する. TFCCの修復の際にはtraction towerを用いて示中指をfinger trapで垂直牽引し行う. 前腕骨間膜再建の際は, finger trapをはずし, 再度肩外転位, 上肢水平, 前腕回内位とする.

手術手技

皮切・前腕の展開

上腕に空気止血帯を装着し，駆血を行い，前腕背側中央に尺側から橈側へ弯曲させた弧状切開を用いて皮切する（図5）。総指伸筋と短橈側手根伸筋の間を進入し，橈骨の円回内筋付着部に到達する。橈骨の円回内筋付着部の掌側の骨膜を剥離し，骨に達する。尺骨側は総指伸筋と尺側手根伸筋の間を展開し，尺骨に達する。新鮮例では骨間膜自体の断裂や骨間膜腱様部の尺骨付着部がわかる（図6）。陳旧例でもこの部位の尺骨橈側皮質が厚くなっている。同部分に目印をマーカーペンで付けておく。ここで駆血を一度緩める。

図5 皮切
前腕背側に弧状切開を置く。

皮切

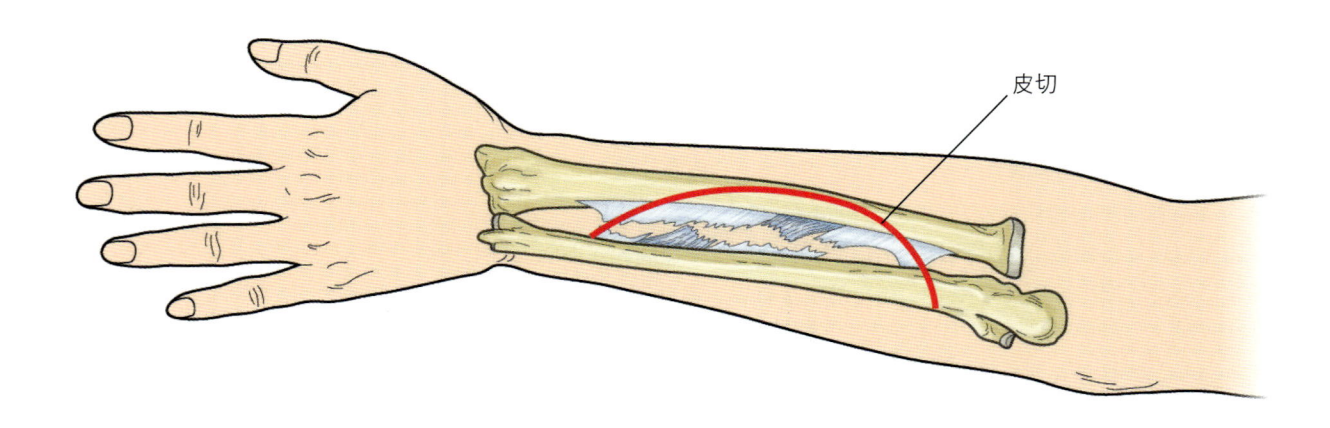

図6 展開

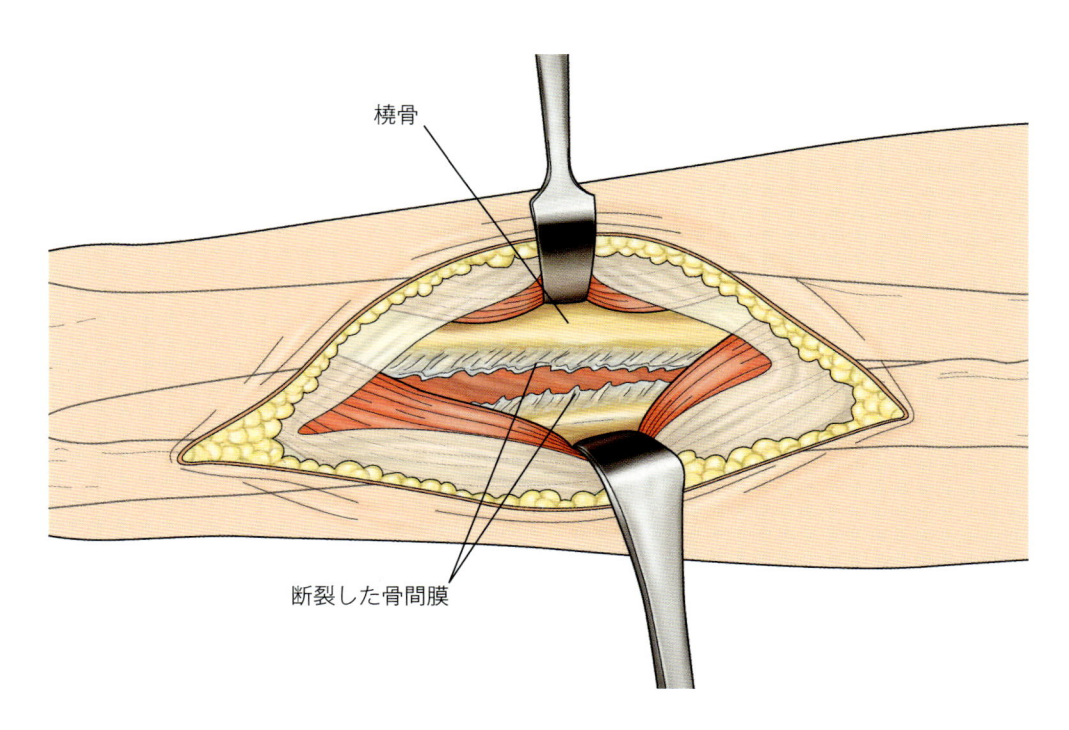

橈骨

断裂した骨間膜

骨付き膝蓋腱（patellar BTB）の採取

大腿に空気止血帯を装着し，下肢を駆血してBTBの採取を行う。膝蓋骨上より脛骨粗面に向かい，約12cmほどの縦皮切を加える。薄い筋膜を中央で切離，展開し，膝蓋靱帯の中央1/3程度（幅1cm程度）をマーキング，遠位および近位側に延長し，膝蓋骨および脛骨を3cm程度含む骨付き膝蓋靱帯を作図する。脛骨側，膝蓋骨をaxial断面が台形となる骨靱帯骨を採取するために採取靱帯の脛骨および膝蓋骨に1.2mm径Kirschner鋼線（K-wire）を複数回斜めに挿入し，6mm幅の平ノミで骨切りを行い，骨付き膝蓋靱帯を採取する（図7）。筋膜はできれば縫合する。皮膚を縫合する。

図7 BTB採取

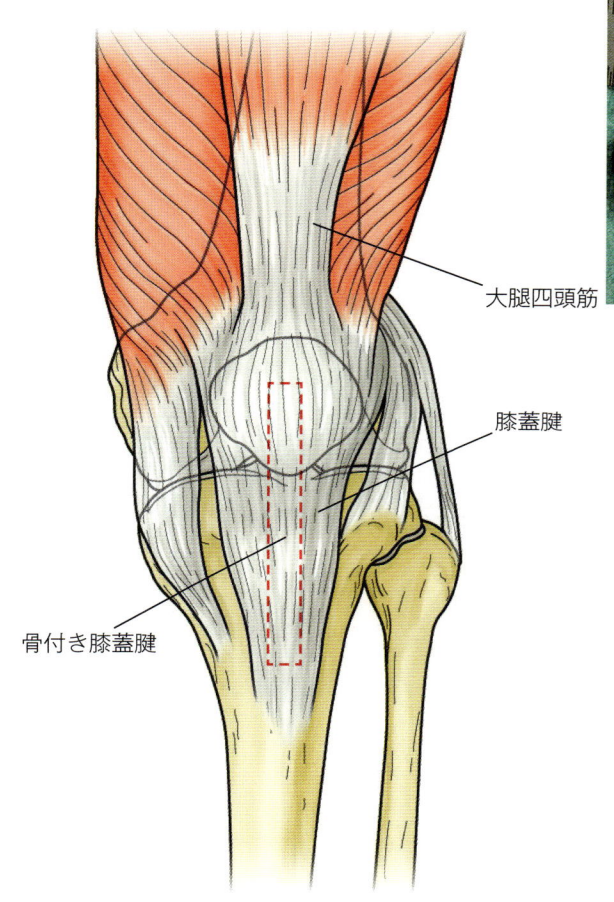

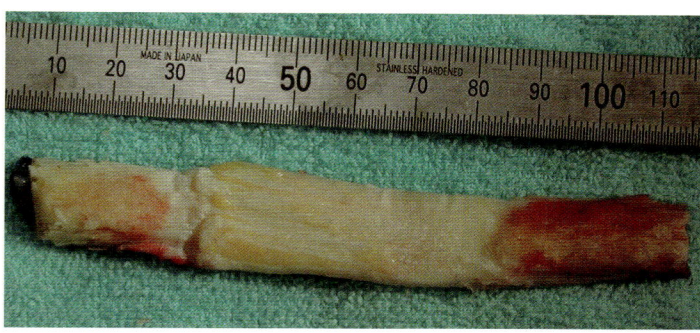

前腕骨間膜の再建

　前腕を再駆血し，橈骨および尺骨の骨間膜付着部を展開する。前腕の総指伸筋と損傷骨間膜の間を橈骨中央部から尺骨遠位1/4に向かってモスキートなどで鈍的に展開し，採取した骨付き膝蓋靱帯を伸筋の下にくぐらせる。まず，尺骨遠位側骨間膜腱様部付着部を採取した膝蓋骨または脛骨の大きさに合わせてマーキングし，K-wireで切り込み線を開孔した後，尺骨が割れないように平ノミで溝を削り，採取骨付き膝蓋靱帯の一方の骨をはめ込む。A-O 404 3.5mm皮質骨スクリュー 2本で強固に固定する（図8）。

　次いで反対側の骨を鑷子でつまみ，膝蓋靱帯に緊張を加えた状態で，イメージ下に助手に手を思い切り引っ張らせて，LRUDを解消したうえで，橈骨側の溝の位置をマーキングする。牽引を緩め，マーキングした橈骨側を1.2mm径K-wireと平ノミで膝蓋骨または脛骨の大きさに合わせた溝を作成する（図9）。再度，助手に手を牽引してもらい，骨付き靱帯の膝蓋骨（または脛骨）を溝に嵌め込み，ただちにA-O 3.5mm皮質骨スクリュー 2本で固定する（図10）。ドレーンを留置し，筋膜を緩く縫合し，皮膚縫合，手術を終了する。本来の骨間膜よりも膝蓋靱帯は若干長いため，橈骨側の固定部位はやや近位寄りになるが（図11），回旋軸により近づくため回内・外制限などは生じない。

図8　移植腱の尺骨への固定

骨付き膝蓋腱は伸筋群の下を通す。尺骨の腱様部付着部に骨付き膝蓋腱の大きさ（2cm）に合わせて骨溝を作製する。

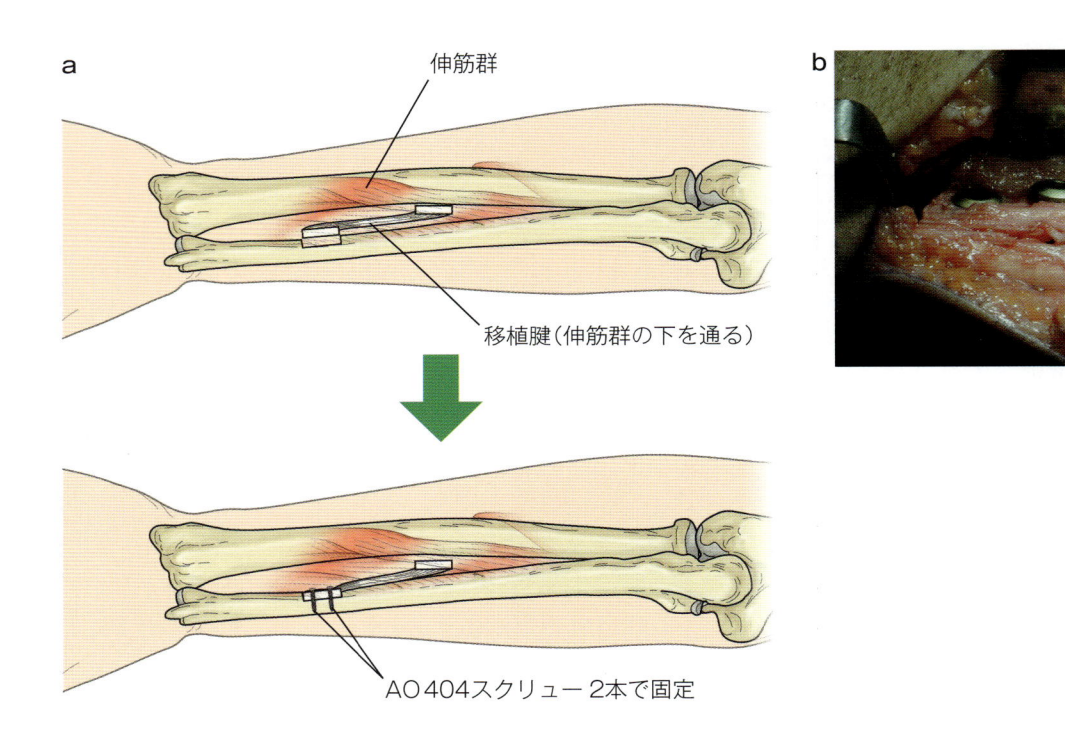

a
伸筋群
移植腱（伸筋群の下を通る）

b

AO 404スクリュー 2本で固定

図9 橈骨への骨溝作製

マーキング

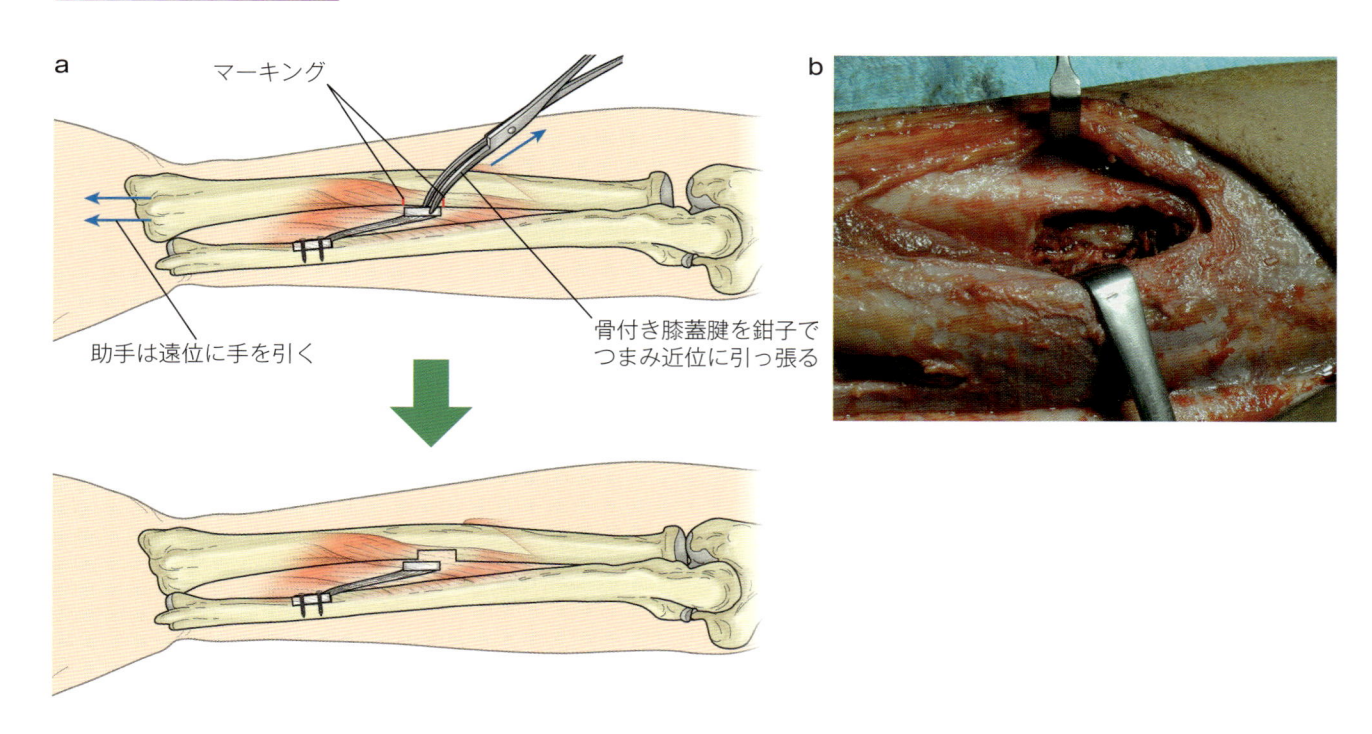

骨付き膝蓋腱を鉗子で
つまみ近位に引っ張る

助手は遠位に手を引く

図10 移植腱の橈骨への固定

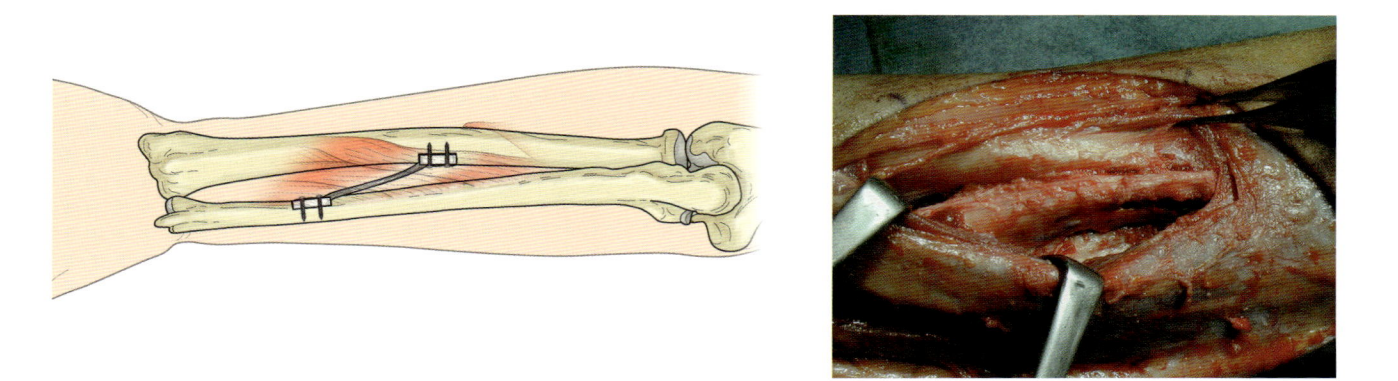

図11 術後X線像

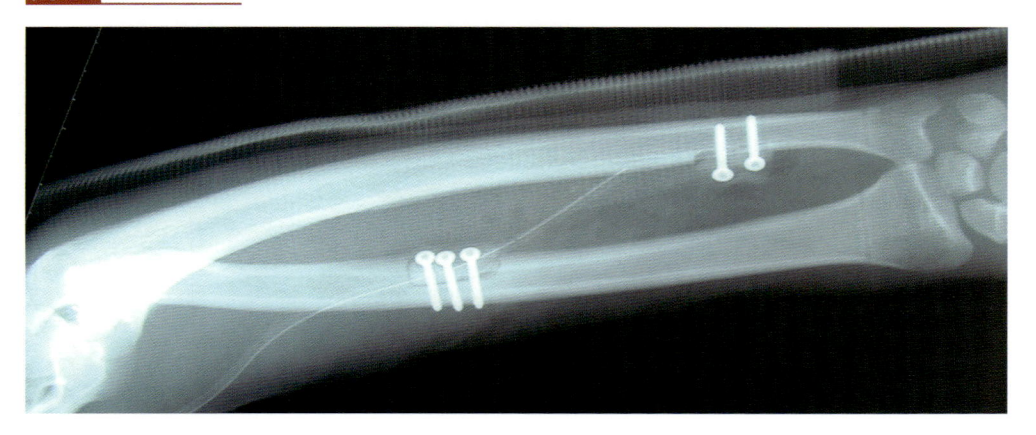

外固定および後療法

上腕シーネを行う。手指MP関節にはシーネがかからないようにし、手指の運動は術翌日より開始する。ドレーンは2日後に抜去する。2週間後に抜糸を行い、TFCCのためにさらに3週間の前腕ギプスを行う。軽度の自動回内・外運動を許可する。術後5週から自動回内・外運動，手関節掌背屈運動を行い，術後7週から他動可動域訓練を開始する。術後9週からアームカール運動を0.5kgから開始し，術後11週で2kg，術後13週で4kgまで上げていく。

コツとピットフォール

今回示した前腕弧状切開のほかに尺骨遠位1/4部の背側と橈骨中央部にそれぞれ縦皮切を置き，前腕伸筋群を鈍的に骨間膜と展開したトンネル内に骨付き膝蓋靱帯を通し，尺骨遠位側，橈骨近位側に作製した溝に両端の骨を嵌め込み固定する方法も可能である。

骨付き膝蓋腱の採取時に膝蓋骨および脛骨を骨折させないように，また，尺骨と橈骨に骨溝を作製する際にも骨折を生じさせない注意がいる。また，骨付き膝蓋腱と骨溝はちょうどよいサイズにする必要がある。

LRUDの解消には助手に手を遠位方向に引っ張ってもらう必要がある。途中で力を緩めないことが重要である。

文献

1) Curr JF, Coe WA. Dislocation of the inferior radio-ulnar joint. Brit J Surg 1946; 34: 74-7.
2) Essex-Lopresti P. Fracture of the radial head with distal radioulnar dislocation. J Bone Joint Surg Br 1951; 33: 244-7.
3) Hotchkiss RN, An KN, Sowa DT, et al. An anatomic and mechanical study of the interosseous membrane of the forearm: pathomechanics of proximal migration of the radius. J Hand Surg 1989; 14A: 256-61.
4) 中村俊康, 矢部 裕, 堀内行雄, ほか. 回旋力優位型前腕bipolar injuryの検討. 臨整外 1994; 29: 1207-12.
5) 中村俊康, 矢部 裕, 堀内行雄, ほか. 長軸力優位型前腕bipolar injuryの検討. 臨整外 1997; 32: 557-63.
6) 中村俊康. Essex-Lopresti骨折の治療戦略. MB Orthop 2008; 21 (7): 85-92.
7) Rabinowitz RS, Light TR, Havey RM, et al. The role of the interosseous membrane and triangular fibrocartilage complex in forearm stability. J Hand Surg 1994; 385-93.
8) Starch DW, Dabezies EJ. Magnetic resonance imaging of the interosseous membrane of the forearm. J Bone Joint Surg Am 2001; 83: 235-8.
9) Judet T, de Loubresse G, Piriou P, et al. A floating prosthesis for radial-head fractures. J Bone Joint Surg Br 1996; 78: 244-9.
10) Nakamura T, Sato K, Okazaki M, et al. Repair of the foveal detachment of the triangular fibrocartilage complex: Open and arthroscopic transosseous techniques. Hand Clinics 2011; 27: 281-90.
11) Nakamura T. Anatomical Reattachment of the TFCC to the Ulnar Fovea Using an ECU Half-Slip. J Wrist Surg 2015; 4: 15-21.
12) Skahen JR III, Palmer AK, Werner FW, et al. Reconstruction of the interosseous membrane of the forearm in cadavers. J Hand Surg Am 1997; 22: 986-94.
13) Chloros GD, Wiesler ER, Stabile KJ, et al: Reconstruction of Essex-Lopresti Injury of the forearm: Technical note. J Hand Surg 2008; 33A: 124-30.

I 肘関節外傷の治療

外傷性肘関節靱帯損傷

今谷 潤也
岡山済生会総合病院整形外科診療部長

術前準備

外傷性肘関節靱帯損傷の実際

　骨性因子の破綻のない外傷性肘関節靱帯損傷はsimple elbow instabilityの範疇に入る。これによって生じた不安定症の診断および手術適応の決定には，靱帯構造と筋・筋膜構造の両者の損傷程度を評価する必要がある。なぜなら肘関節においては内外側の靱帯構造のみならず，その表層側に存在する筋・筋膜構造による動的支持機構がその安定性に大きく関与するからである。

　当科では肘関節靱帯損傷が疑われる症例に対し，術前に損傷程度を把握する目的で関節造影・ストレス検査をルーティン検査として行なっている[1),2)]。一方，本外傷の治療法としては，以前は広く保存療法が行われてきたが[3),4)]，近年では手術療法を推奨する者も増えてきている[2),5),6)]。

　ここでは当科で行っている肘関節造影・ストレス検査の方法について詳述し，さらに両検査の結果から手術適応と判断した場合に行っている内側靱帯および外側靱帯修復術について，方法および治療成績を述べる。なお各靱帯構造の名称上の混乱を避けるため，便宜上Morreyら[7)]の提唱する呼称を用いて解説する（図1）。

肘関節靱帯の機能解剖学的特長 図1, 2

　内側側副靱帯は，前斜走靱帯（anterior oblique ligament；AOL），後斜走靱帯（posterior oblique ligament；POL），横走靱帯（transverse ligament；TL）からなり，なかでも肘関節のprimary stabilizerともいわれる前斜走靱帯の機能が重要である（図1a）。さらにこれらの靱帯構造の表層側にはこれらを補強するように円回内筋および屈筋群が密着して存在しており，肘関節の安定性に大きく寄与している（図2a）。これら靱帯成分と筋・筋膜組織を総称して内側側副靱帯複合体と呼ぶ。

　一方，外側側副靱帯は橈側側副靱帯（radial collateral ligament；RCL），輪状靱帯（annular ligament；AL），外側尺側側副靱帯（lateral ulnar collateral ligament；LUCL）の3つよりなり（図1b），内側と同様にこれらの表層側には肘筋および伸筋群が密着して存在し，靱帯構造とともに外側側副靱帯複合体として機能している[7〜9)]（図2b）。

　本外傷の診断および治療においては，このような解剖学的特徴を十分念頭に置くことが大切である。

図1 Morreyら[7]の提唱する各靱帯構造の名称

a：内側靱帯

- 前斜走靱帯（AOL）
- 後斜走靱帯（POL）
- 横走靱帯（TL）

b：外側靱帯

- 橈側側副靱帯（RCL）
- 輪状靱帯（AL）
- 外側尺側側副靱帯（LUCL）

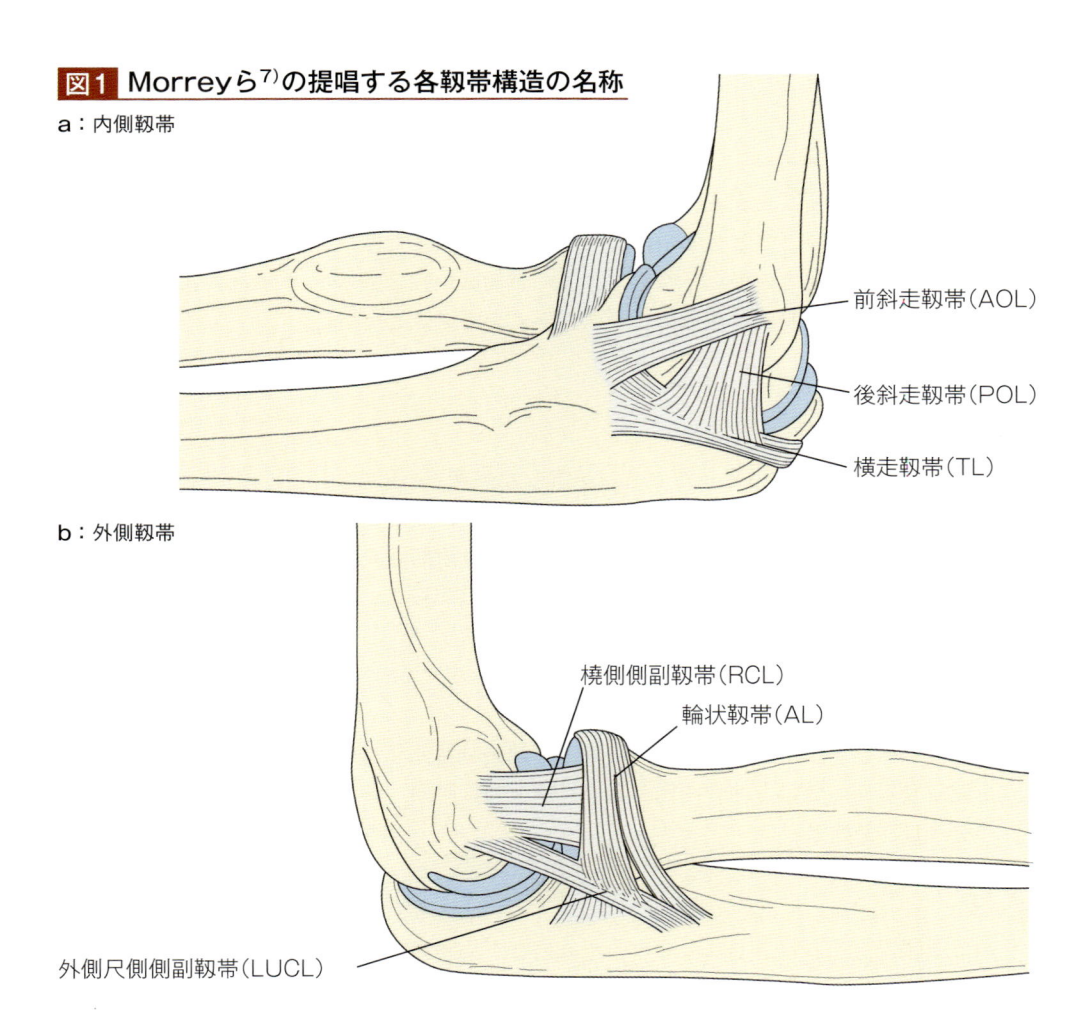

図2 肘関節靱帯の機能解剖学的特徴

a：内側側副靱帯複合体
内側靱帯（＊）の表層側に密着して存在する屈筋群。矢印は内側靱帯の内側上顆付着部を示す。

b：外側側副靱帯複合体
肘筋および伸筋群が外側靱帯の表層側に密着して存在し，両者が外側側副靱帯複合体を形成（＊はLUCL，↑はAL）する。

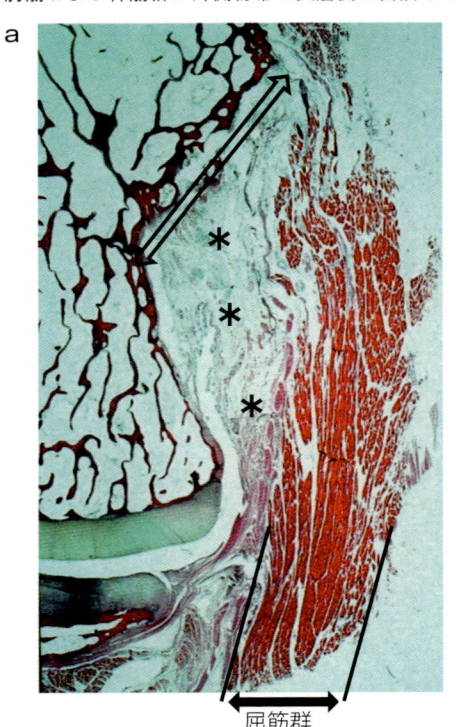

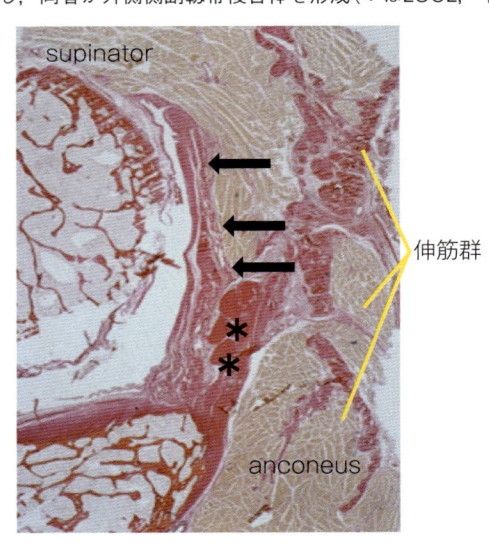

術前診断・準備

問診

　受傷機転の確認とその際の外力の大きさを知ることが大切である。特に柔道などの格闘技やラグビーなど接触競技，そしてhigh energy外傷としてのスノーボード外傷などではその発生外力は大きく，損傷程度も高度となることが多い。さらに本人の外傷歴や投球動作を行うスポーツの経験の有無や今後どの程度の肘関節機能のニーズがあるかも確認しておく。

臨床所見

　重度の肘関節脱臼症例や筋・筋膜構造を含めた靱帯構造がともに破綻した症例（後述するM3，L2群など）では，損傷を受けた側に著明な腫脹，圧痛，運動時痛，皮下出血が広範に認められる。一方，損傷が軽度の場合(M1，L1群など)ではこれらの症状は限局された軽微なものとなる。重度損傷の場合には神経血管損傷の有無の検索も忘れてはならないし，肘関節のみならず頭頸部，肩関節，手関節などの合併損傷の有無を確認する。

単純X線所見

　通常は正確な肘関節正面像，側面像を撮影するが，必要なら両斜位像や健側肘関節を追加する。これにより骨折の有無を確認するが，特に上腕骨内側および外側上顆，肘頭，鉤状突起部，橈骨頭部の裂離骨片の有無に注意する。

肘関節造影・ストレス検査[10]

　無麻酔下でのストレス検査を勧める報告もあるが，それは疼痛のため検査が偽陰性化する可能性があること，疼痛に対する感受性に個人差がある可能性，検査自体に疼痛を伴うことによる患者への侵襲，正確な客観的評価が困難であることなどの理由により著者は麻酔下での評価を原則としている。

　後外側穿刺法を用いて（図3）60%のウログラフィンを注入する。造影剤の注入量は造影剤の漏出量の定量評価のため，成人で2mL，小児で1mLとしている（図3b）。肘関節2方向撮影の後に内・外反ストレステスト（図3c, d）および後外側回旋不安定性テスト[11), 12)]（PLRIテスト，図3e，図4）下に肘関節ストレスX線検査を行う。

・内・外反ストレステスト

　肘関節正面像での評価が行えるように，上腕骨が回旋しないように注意しながら肘関節20°屈曲位で行う。

・PLRIテスト

　外側側副靱帯複合体損傷例で陽性となるもので，前腕回外位で外反ストレスを加えつつ肘関節を屈曲してゆくと軽度屈曲位で脱臼を誘発できる。肘屈曲に伴い橈骨頭近位部の『dimple』が明瞭となり，約40°を超えたところで突然にクリックとともに消失する。この際，被検者にリラックスしてもらうこと，上腕骨をしっかり固定して行うことが大切である。また，上肢を挙上位としたほうが肩関節が固定され誘発しやすい。肘関節を後面からみてこのテストを行うと膝関節のpivot shiftテストに類似している。

図3 肘関節造影・ストレス検査

a：上腕骨外顆部，橈骨頭部，肘頭部をメルクマールとした後外側穿刺法 soft spot(＊)に60％のウログラフィンを注入する。
b：造影剤の注入
　皮膚消毒を行い，敷布にて被覆し，造影剤を注入(後外側穿刺法)する。
c：外反ストレステスト
d：内反ストレステスト
e：後外側回旋不安定性テスト(PLRIテスト)[11), 12)]

上腕骨外顆部
肘頭部　橈骨頭部

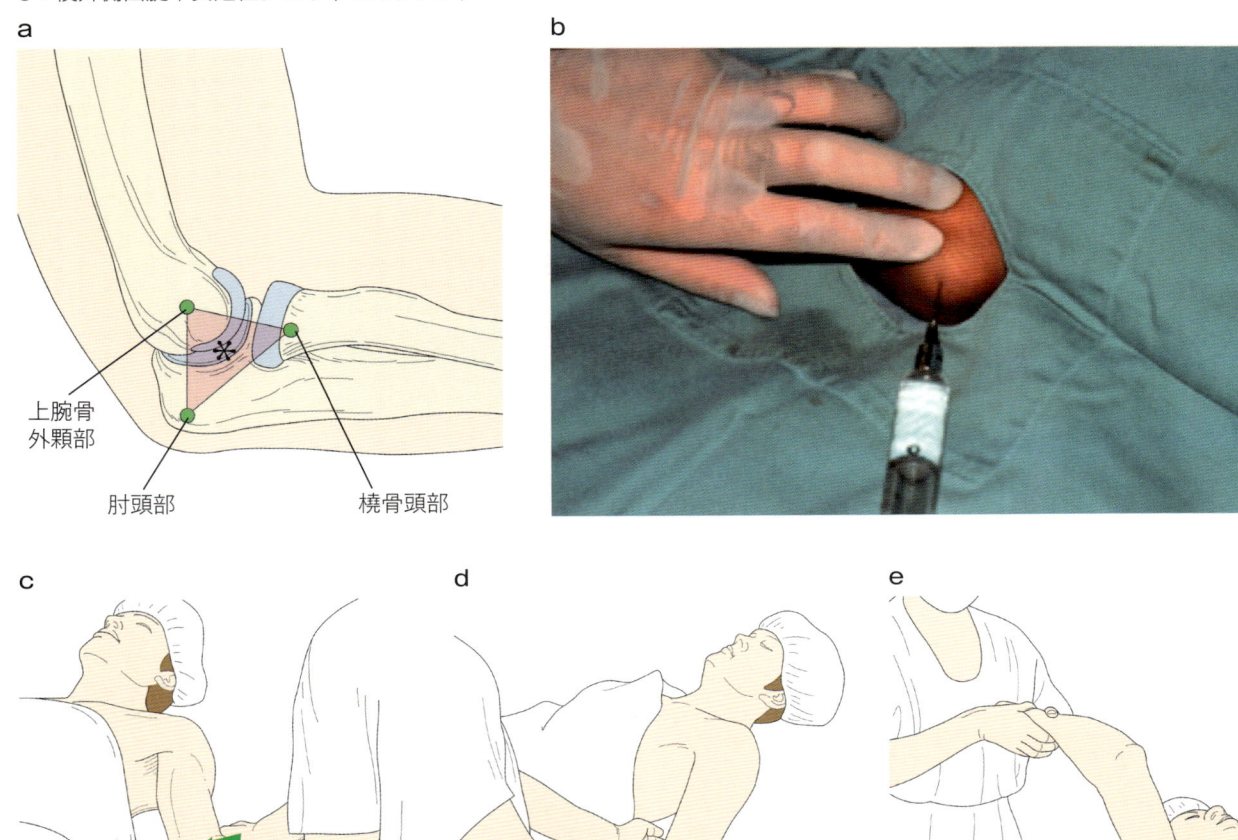

図4 後外側回旋不安定性テストの実際[11), 12)]

a, b：前腕回外位(青矢印)で外反ストレスを加えつつ(赤矢印)肘関節を屈曲してゆく(緑矢印)と軽度屈曲位で脱臼を誘発できる。
c：肘屈曲に伴い橈骨頭近位部のdimple signが明瞭となり，約40°を越えたところで突然にクリックとともに消失する。

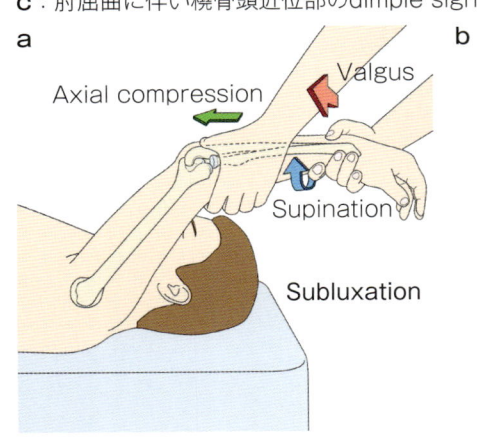

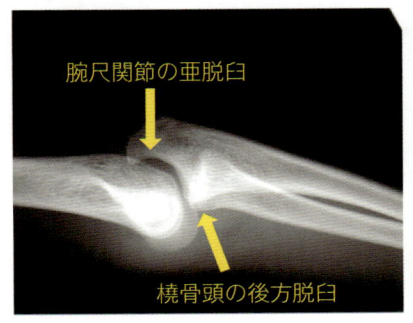

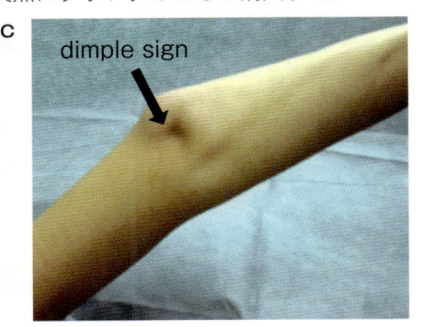

a：Axial compression / Valgus / Supination / Subluxation
b：腕尺関節の亜脱臼 / 橈骨頭の後方脱臼
c：dimple sign

分類

まず関節造影検査所見から造影剤の漏出量の目安としてMCL部漏出部分の縦径と横径（それぞれmm）の積をM値として算出し，同時に行う外反ストレス検査では外反関節角：β角を計測する（図5a）。また外側ではLCL部漏出部分のそれをL値として算出し，内反ストレス検査では内反関節角：α角を計測する（図5b）。これらの結果から，著者の提唱するgrade分類に基づき，MCLについては，MCL単独損傷（M1）群，MCL損傷および屈筋群不全損傷（M2）群，MCL損傷および屈筋群完全損傷（M3）群の3群に分類でき，LCLについても，LCL単独損傷（L1）群，LCL損傷および伸筋群完全損傷（L2）群の2群に分類できる[1), 5)]（表1）。

その他の画像診断

骨性要素のさらなる精査が必要と思われる症例ではCT撮影を行う。MRIやMRAによる診断の有用性を示す報告もあるが，外傷性靱帯損傷例においては局所の血腫や浮腫などの影響が大きく，靱帯構造自体の詳細な評価は困難なことも多い。現時点では新鮮外傷例において屈筋群および伸筋群を含めた靱帯複合体の損傷の程度をMRIにより適切に評価することは，困難であると考えている。

図5　肘関節造影の読影評価

a：内側靱帯の評価：
　　左；造影剤の漏出量の目安としてMCL部漏出部分の縦径と横径の積をM値として算出
　　右；外反ストレスによる外反関節角をβ角として計測
b：外側靱帯の評価
　　左；LCL部漏出部分の縦径と横径の積をL値として算出
　　右；内反ストレスによる内反関節角をα角として計測

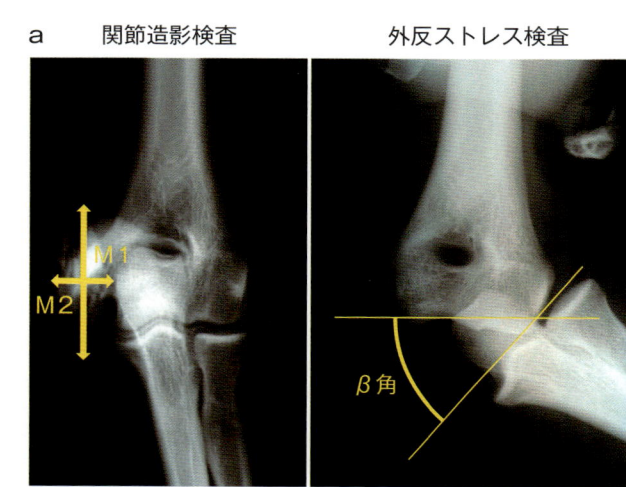

a　　関節造影検査　　　外反ストレス検査

M値＝M1×M2

b　　関節造影検査　　　内反ストレス検査

L値＝L1×L2

表1　著者が提唱する肘関節靱帯損傷のgrade分類

MCL・屈筋群	LCL・伸筋群
MCL損傷のみ　　　　　　：M1群 （M値＜100　β角＜10°） →保存療法	LCL損傷のみ　　　　　　：L1群 （L値＜100　α角＜10°） →保存療法
MCL＋屈筋群部分損傷：M2群 （β角：10〜25° end point＋） →多くは靱帯修復 　（重労働者，スポーツ愛好者など）	
MCL＋屈筋群完全損傷：M3群 （M値≧600 end point －） →靱帯修復の絶対適応	LCL＋伸筋群完全損傷　：L2群 （L値≧100　α角≧10° PLRIテスト陽性） 多くは靱帯修復 →（内反肘，重労働者など）

手術手技

手術は腕神経叢ブロックもしくは全身麻酔下に，空気駆血帯を十分上腕近位に装着し，仰臥位にて行う。

外側靱帯修復術

適応

術前PLRIテスト陽性で，伸筋群を含めた外側靱帯複合体の高度損傷例（L2群：関節造影・ストレスX線検査においてL値≧100，α角≧10°）のなかで，①スポーツ選手や重労働者，②正常肘と比較してより内反ストレスにさらされうる内反肘の症例，③不安定性が著しく整復位保持が困難な例を靱帯修復術の手術適応としている。

手術の実際[12] 図6

上腕骨外側上顆を中心に約5～8cmの皮切を加え（図6a），皮下を剥離し深筋膜を切開する。L2群であれば通常，即伸筋群の断裂部に到達できる。

伸筋群・肘筋は深層に存在する外側靱帯（RCLおよびLUCL）とともに一塊として外側上顆起始部より剥奪し，外側上顆部は骨が露出したようになっている。洗浄したのちスー

図6 外側靱帯修復術の手術手技[12]

a：皮切
外側靱帯（RCLおよびLUCL）および伸筋群・肘筋は一塊として外側上顆起始部より剥奪し，外側上顆部は骨が露出したようになっている。

b：スーチャーアンカー挿入
関節腔側よりLUCLおよびRCLに非吸収糸をかけ（青糸），外側上顆靱帯起始部に挿入したスーチャーアンカー（Mitek G IIなど）を用いて修復する。

c：修復
外側靱帯構造の表層側に存在する伸筋群についても同様に非吸収糸をかけ（赤糸），前述のアンカー挿入部のやや近位の伸筋群付着部に挿入したスーチャーアンカーを用いて縫合する。

d：術後肘関節X線正面像

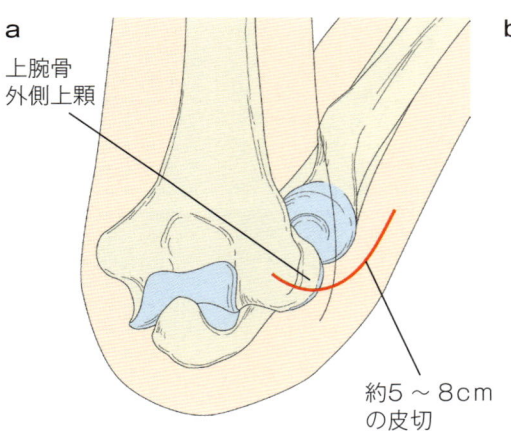

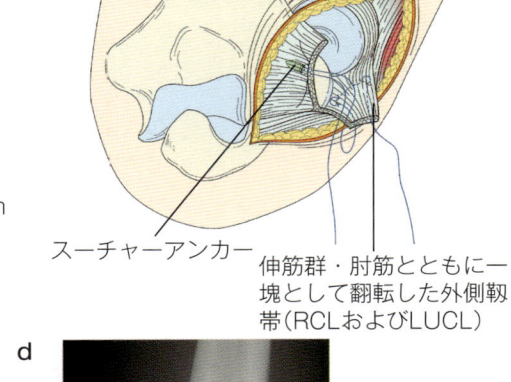

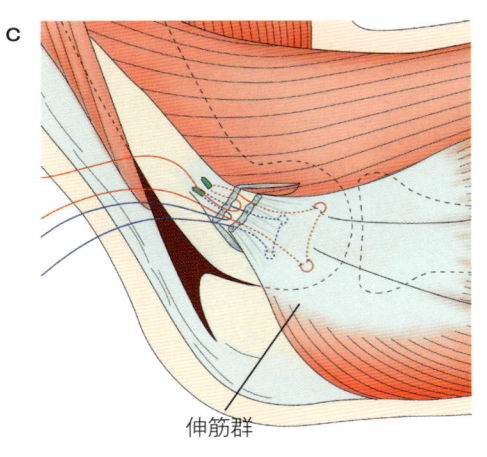

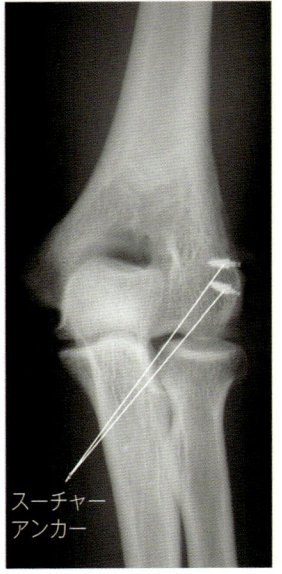

Anatomical KeyShot

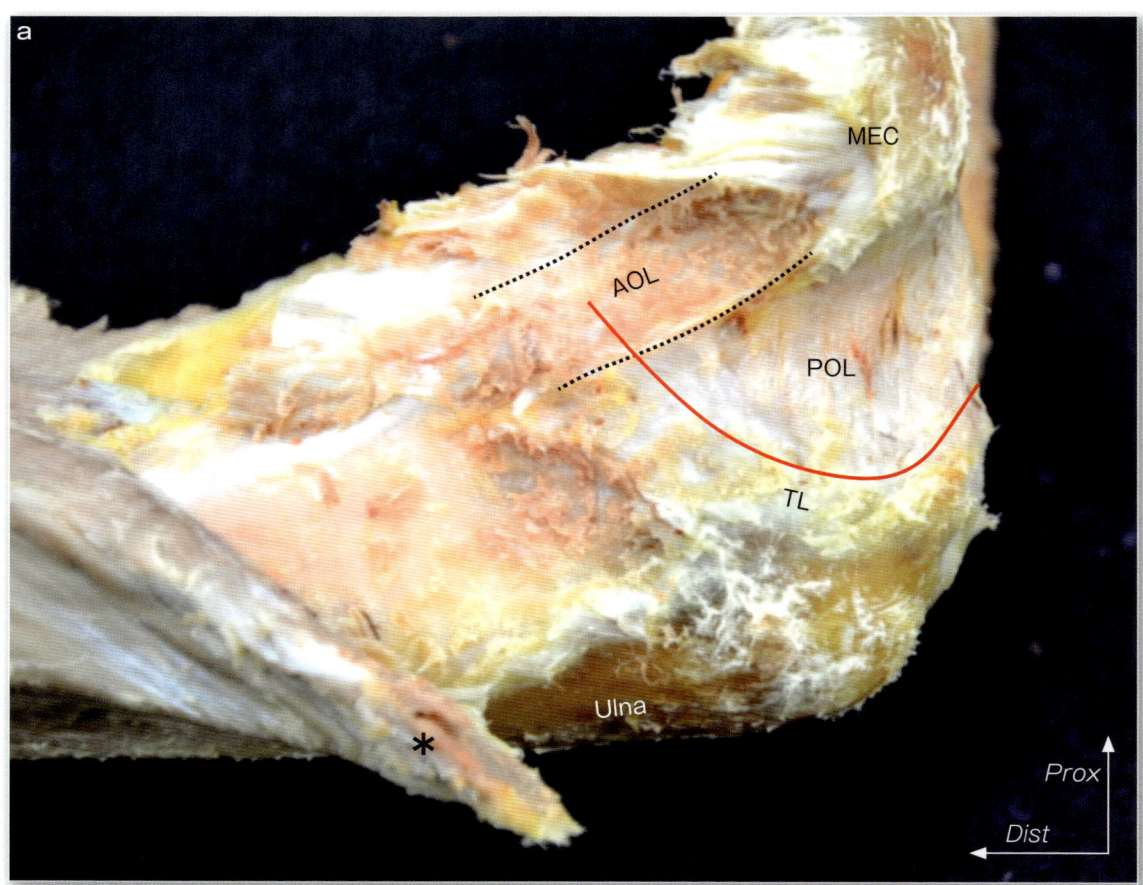

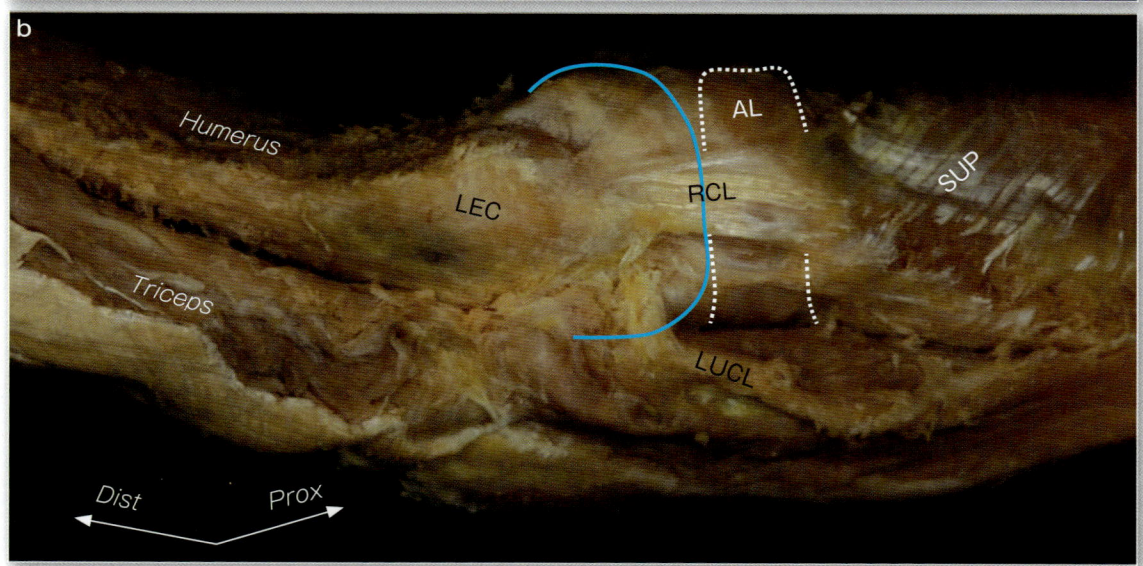

肘関節の内・外側々副靱帯構造の解剖

a：右肘を内側より観察。浅層屈筋群（＊）を内側上顆（MEC）より一部切離し，遠位へ翻転している。赤線は腕尺関節を示す。

b：右肘を外側より観察。浅層伸筋群を外側上顆（LEC）より切離している。青線は上腕骨小頭の輪郭を示す。

AOL；前斜走靱帯，POL；後斜走靱，TL；横走靱帯，SUP；回外筋，RCL；橈側側副靱帯，AL；輪状靱帯，LUCL；外側尺側側副靱帯

チャーアンカー（Mitek G ⅡやPanalok anchorなど）を外側上顆靱帯起始部とそのやや近位の伸筋群付着部の2カ所に挿入する。前者の糸を関節腔側よりLUCLおよびRCLにかけ，後者はこの靱帯部分の表層側に存在する伸筋群にかけ縫合する。当面は肩関節の外転および内転は肘関節に内・外反ストレスがかかるため禁止する。

閉創・後療法

皮膚縫合を終えた後，不適切な緊張で修復されないように術者により愛護的かつ他動的に肘関節伸展 −20°から最大屈曲をゆっくり一度行う。ドレーンを留置し創閉鎖する。

術後はシーネ固定とし，術後1週頃より肘関節に内外反ストレスがかからないように自動屈曲伸展運動を回内位で行う。術後3〜4週頃より三角巾固定として介助下の自動屈曲伸展運動を，6週より自動回外運動も追加する。

🌙 内側靱帯修復術

適応

内側靱帯の手術適応はM2群では症例に応じて靱帯修復術を，M3群では靱帯修復術の絶対適応としている。

手術の実際[5), 6)] 図7〜9

上腕骨内側上顆を中心に約5〜6cmの皮切を加える。M3群では皮下を剥離すると，血腫の排出とともに内側上顆および断裂した屈筋群および内側靱帯と上腕筋および前方関節包の内側部分が露出される（図7）。

M2群では内側上顆に付着した断裂を免れた屈筋群を線維方向に切開すると，その深層で部分的に断裂した屈筋群と内側靱帯を展開できる。洗浄したのち外側と同型のスーチャーアンカーを内側上顆靱帯起始部に挿入し，この糸をAOLにかけ修復縫合する。M2の重症例やM3では屈筋群の損傷程度が大きいため，そのやや浅層側に同スーチャーアンカーをもう1個挿入し，靱帯の表層側に存在する屈筋群にこの糸をかけ縫合する（図8, 9）。

また，AOLの前方部分が遠位付着部で断裂しAOLの後方部分とPOLが近位付着部で断裂するZ状断裂症例では，遠位付着部と近位付着部に各々にスーチャーアンカーを挿入して修復する。

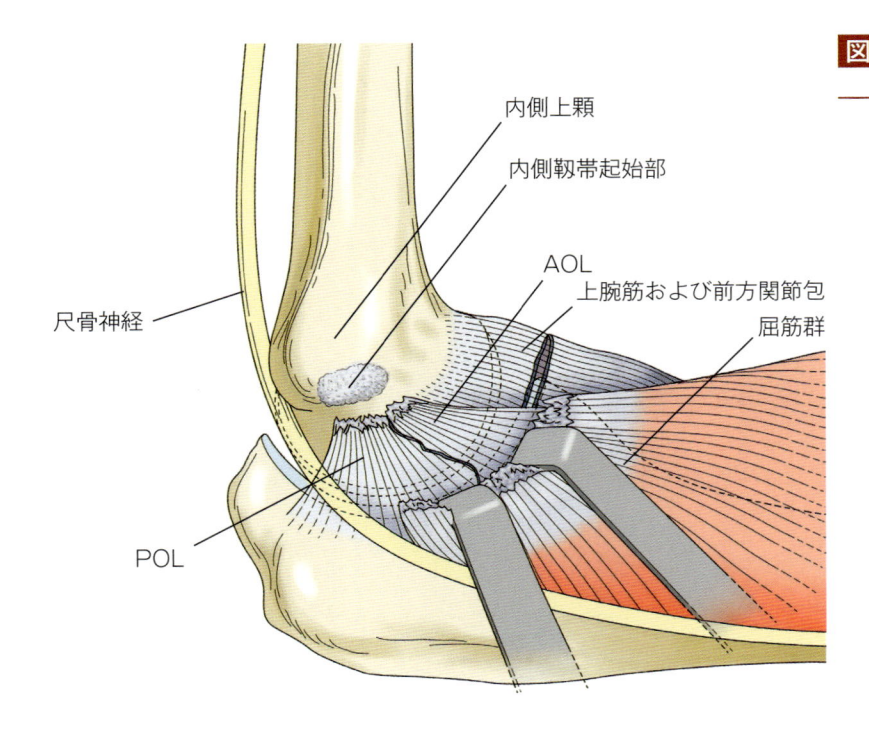

図7 内側靱帯損傷症例の典型的損傷形態（M3群の場合）

図8 内側靱帯修復術①

M2の重症例やM3では屈筋群の損傷程度が大きいため，内側上顆靱帯起始部に挿入したスーチャーアンカーの糸をAOLに，その浅層側に挿入したスーチャーアンカーの糸を表層側の屈筋群にかける。また前方関節包および上腕筋にも糸をかけておく。

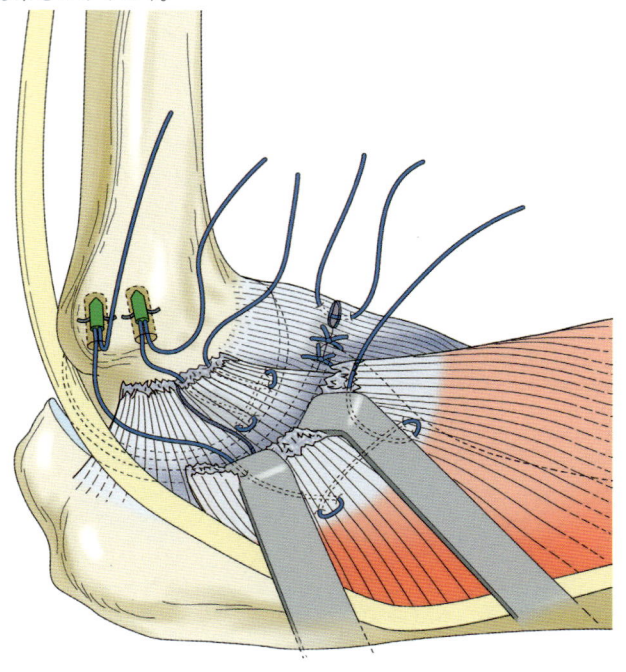

図9 内側靱帯修復術②

各々のスーチャーアンカーの糸を縫合してAOLおよび屈筋群を修復する．また前方関節包および上腕筋も修復する。

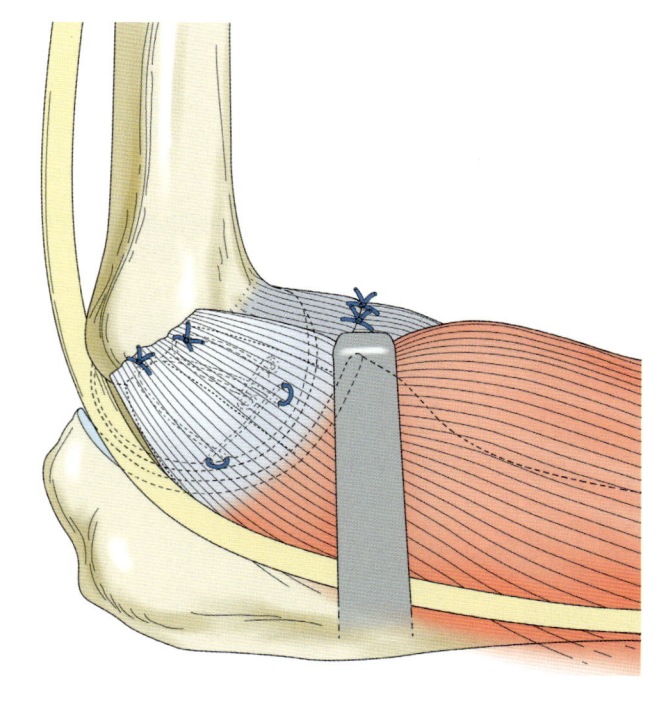

閉創・後療法

ドレーンを留置し創閉鎖する。後療法は自動屈曲伸展運動を中間位で行うこと，回内外運動は術後2週ごろより自動運動として開始すること以外は外側靱帯修復術後と同様である。

実際の症例

図10に実際の症例を示す。

図10 MCL complex修復術

16歳，女子。スノーボードで転倒し受傷。術前検査で内側はM2群，外側はL1群と評価された。屈筋群は深層部分が内側上顆より断裂し，MCLは近位付着部より断裂していた。内側上顆基部にスーチャーアンカーを挿入しMCLおよび屈筋群を修復した。最終調査時，伸展0°屈曲145°で疼痛，不安定性ともになく日整会肘関節機能評価法（外傷）100点であった。

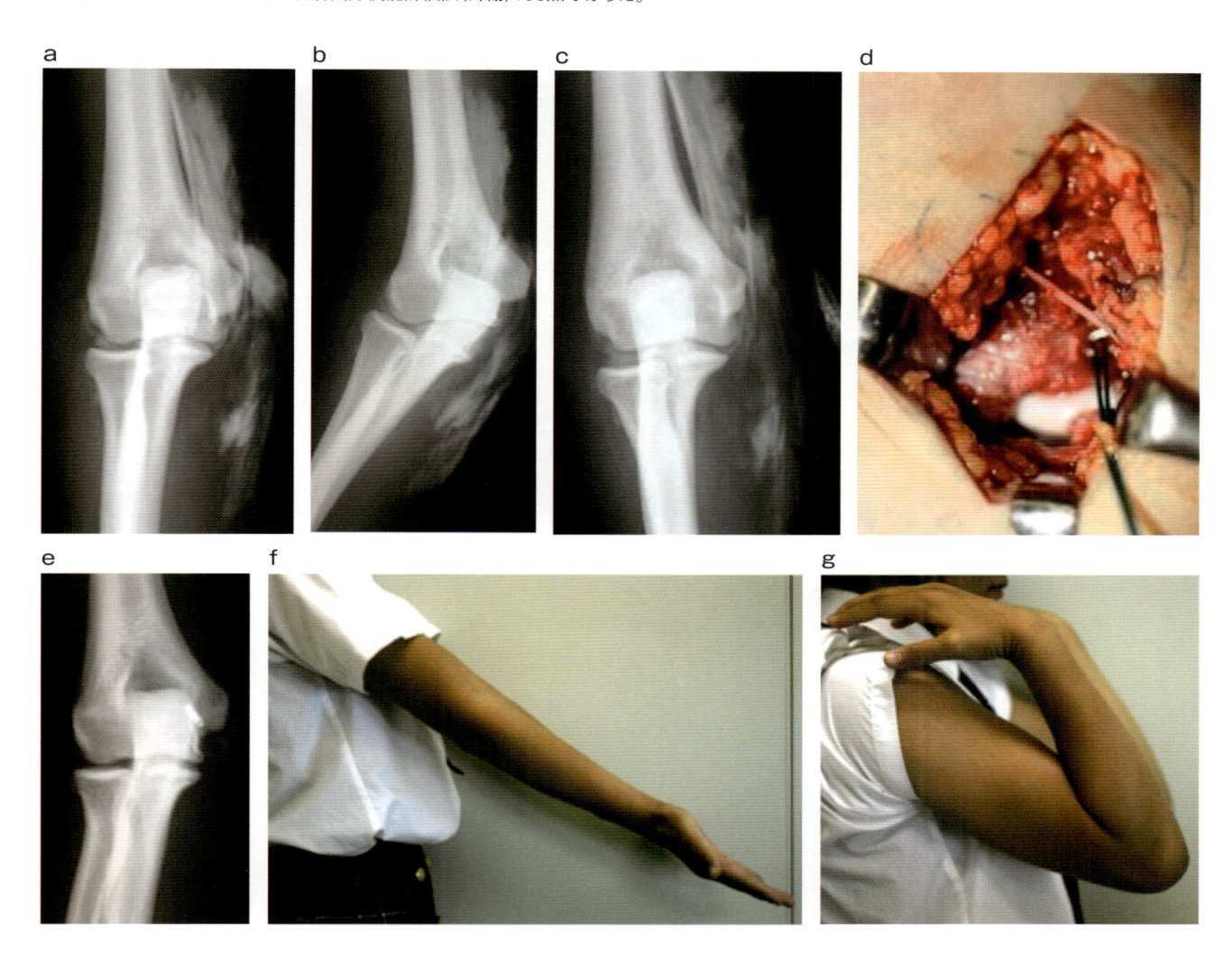

コツとピットフォール

　新鮮外傷性肘関節靱帯損傷の治療方針としては，以前は保存療法を推奨する報告が多かった．その根拠としてはMehlhoffら[3]による保存療法の長期成績の報告やJosefssonら[4]の保存療法と手術療法を比較したprospective randomized studyの結果によるところが大きい．しかしこれらの報告の詳細を検討すると，その治療法，手術適応等に問題も多い．保存療法を推奨した前述のMehlhoffら[3]の報告においてさえも，疼痛の残存を45％に認め，肘関節に何らかの症状を伴う症例は60％に及んでおり，彼らの治療成績は決して満足すべきものではないことがわかる．また，Josefsson[4]らの報告でも手術療法群の術後固定期間が平均25日と非常に長く，手術群の成績不良の原因となった可能性もある．

　また今日までの報告に共通した問題点として，筋・筋膜組織を含めた靱帯構造の損傷程度を十分に評価したうえで手術適応が決定されていない点がある．

　著者らは術前の肘関節造影・ストレス検査の結果と実際の手術時に確認した靱帯構造の損傷程度を比較し，両検査により術前に靱帯構造の損傷程度を把握できることを報告した[1]．両検査によって筋・筋膜組織を含めた靱帯構造の損傷程度を正確に把握し手術適応を厳密に決定することで，肘関節脱臼を含む外傷性靱帯損傷例の手術療法の治療成績は全体の約8割以上がJOA scoreで90点以上と良好であった[2,5]．

　この新鮮外傷性靱帯損傷症例に対する靱帯修復術の利点としては，①一期的に確実に関節の支持性が獲得でき，早期運動療法が可能であること，②スーチャーアンカーを用いることでより低侵襲な修復術が可能となったこと，③社会復帰・スポーツ復帰が早いこと，④保存療法により不安定性が遺残した場合に必要となる再建術よりもはるかに低侵襲であること，⑤合併症（関節内軟骨損傷，神経損傷）を確認でき，適切な処置が行えること，が挙げられる．

　以上により，肘関節の解剖や，靱帯損傷の病態などを十分理解したうえで，患者の肘関節機能に対するニーズが高ければ積極的に手術を行い，屈筋群・伸筋群を含めた靱帯構造の破綻に対して，これらを確実に修復し，早期にリハビリテーションを行うべきである．その一方で，保存療法により治療可能な症例も存在し，手術適応の決定には慎重であるべきであり，受傷時の損傷程度を肘関節造影・ストレス検査により術前に正確に把握し，その患者の求める肘関節機能のニーズに合わせた治療を行うことが大切である．

文献

1) 今谷潤也, 守都義明, 橋詰博行, ほか. 肘内側靱帯損傷例の関節造影・ストレス検査所見と損傷形態. 日肘研誌 2000; 7: 29-30.

2) 今谷潤也, 守都義明, 橋詰博行, ほか. 外傷性肘関節脱臼に伴う靱帯損傷例の手術成績の検討. 日肘研誌 2002; 9: 23-4.

3) Mehlhoff TL et al. Simple dislocation of the elbow in the adult. J Bone Joint Surg Am 1992; 70: 244-9.

4) Josefsson PO et al. Surgical versus non-surgical treatment of ligamentous injuries following dislocation of the elbow in the adult. J Bone Joint Surg Am 1987; 69: 605-8.

5) 今谷潤也, ほか. 肘関節内・外側副靱帯損傷の手術的治療成績の検討. 中部整災誌 2004; 47: 91-2.

6) Richard MJ et al. Traumatic valgus instability of the elbow: pathoanatomy and results of direct repair. J Bone Joint Surg Am 2008; 90: 2416-22.

7) Morrey BF et al. Functional anatomy of the ligaments of the elbow. Clin. Orthop 1985; 201: 84-90.

8) 今谷潤也, ほか. 肘関節外側側副靱帯の解剖学的検討. 日肘研誌 1997; 4: 11-2.

9) Imatani J et al. Anatomical and histological studies of lateral collateral ligament complex of the elbow joint. J. Shoulder Elbow Surg 1999; 8: 508-11.

10) 今谷潤也. 肘関節造影　上腕・肘関節・前腕. 最新整形外科学大系 14. 東京: 中山書店; 2008. 63-9.

11) O'Driscoll SW, Morrey BF. Posterolateral rotatory instability of the elbow. J Bone Joint Surg Am 1991; 73: 440-6.

12) 今谷潤也. 肘関節後外側回旋不安定性の病態および診断・治療. 別冊整形外科 46. 東京: 南江堂; 2004. 28-37.

I 肘関節外傷の治療

肘関節後外側回旋不安定症

今谷 潤也
岡山済生会総合病院整形外科診療部長

術前準備

肘関節後外側回旋不安定症の実際

1991年O'Driscollら[1]は，肘関節後外側回旋不安定症（posterolateral rotatory instability；PLRI）という新しい概念を報告し，これは外側靱帯複合体（LCL complex）の構成要素の1つである，lateral ulnar collateral ligament（LUCL）の機能不全によって発生する陳旧性の概念とした。さらに1994年，彼ら[2]はこの概念を新鮮靱帯損傷例にも広げて解説したが，新鮮例についての詳細な報告はなされなかった。

一方，著者[3]は1997年に転落という初発外傷によりPLRIを呈した新鮮PLRIの手術所見および治療成績の詳細を初めて報告して以来，本疾患に注目し治療に当たってきた。今回比較的まれな病態である本不安定症について，外側靱帯複合体の解剖学的・組織学的研究の結果をまじえて，新鮮例および陳旧例に対する手術療法の適応，手術手技，コツとピットフォールなどにつき詳述する。

なお，ここでは各靱帯構造の名称上の混乱を避けるため，便宜上，Morreyら[4]の提唱する呼称を用いて解説する（図1）。

PLRIの病態

1995～2005年の10年間に，肘関節靱帯損傷として加療された症例89例のうちPLRIを呈した新鮮症例は10例であり，新鮮PLRIの発生頻度としては約11％（内訳は男性6例，女性4例，受傷時年齢は平均39.7歳）であった。10例中8例が内反肘もしくは生理的外反が失われた肘関節に発生していた。また，これらの症例における手術時の共通の所見として，手術を行った9症例全例でLCL complex，すなわち外側側副靱帯としてのRCLとLUCL，その表層側に存在する伸筋群を含む筋・筋膜構造[5,6]（図2 緑矢印）が外側上顆起始部より一塊として剥離していた。

初発外傷によってLCL complexが破綻しPLRIを呈するいわゆる新鮮PLRI症例に対して不適切な診断や治療が行われた場合，陳旧性のPLRIに移行していくと考えられる。特に内反肘もしくは生理的外反が失われた肘関節では，正常なアライメントの肘関節よりも内反ストレスにさらされやすく，結果的に陳旧性PLRIに移行していく可能性が高いと考えられている[7～9]。後述する新鮮PLRI症例に対する手術療法（LCL complex修復術）の最終成績はJOA scoreで平均97点と良好で不安定性もなく，後述するPLRI testも全例で陰性化していた。また，陳旧性PLRIの術中所見では伸筋群および肘筋とともに外側上顆付着部より骨片を伴って一塊として剥離したLCL complexは近位付着部を中心に瘢痕化していた。

肘関節後外側回旋不安定症

図1 Morreyら[4]による各靱帯構造の名称
a：内側靱帯
b：外側靱帯

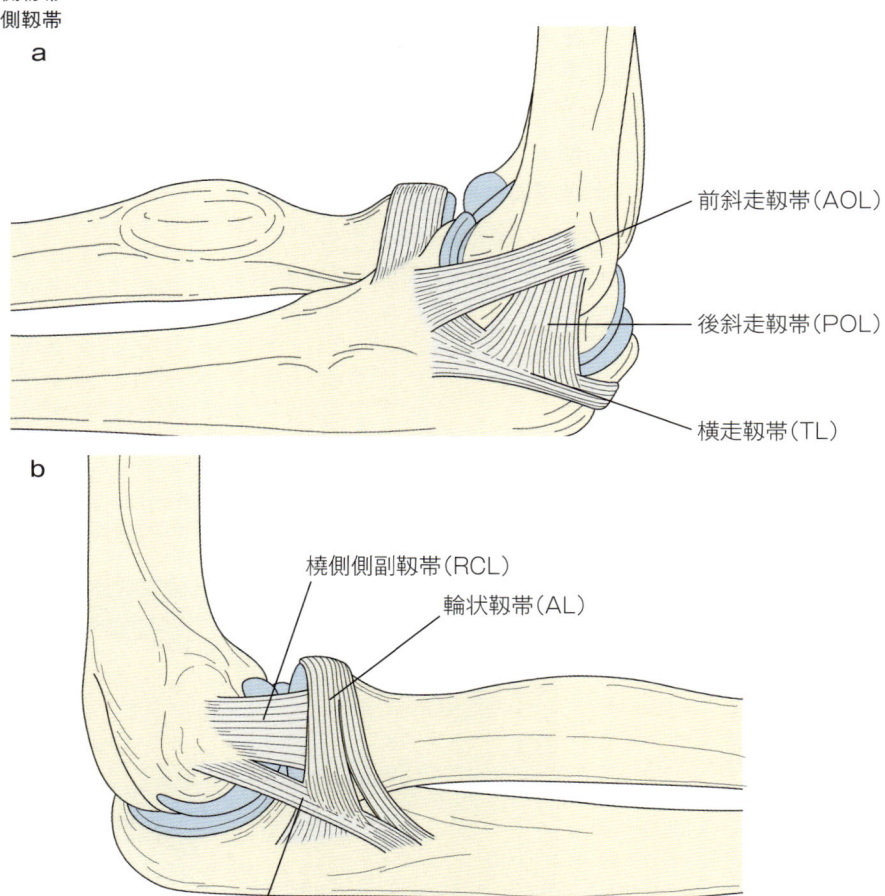

a
- 前斜走靱帯（AOL）
- 後斜走靱帯（POL）
- 横走靱帯（TL）

b
- 橈側側副靱帯（RCL）
- 輪状靱帯（AL）
- 外側尺側側副靱帯（LUCL）

図2 伸筋群を含めた外側側副靱帯複合体の連続切片による組織学的検討
緑矢印はLUCLを示す。

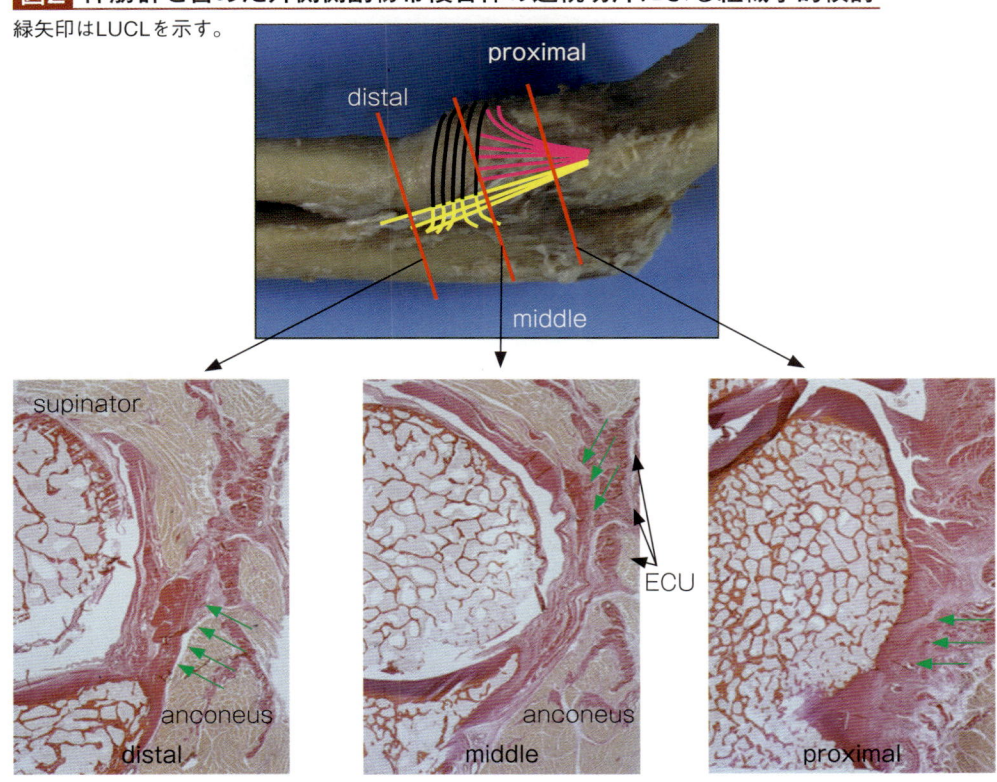

proximal / distal / middle

supinator / anconeus distal
anconeus middle / ECU
proximal

Elastica van Gieson stain

診断

　問診などにより受傷機転を確認する。理学所見では疼痛，圧痛，腫脹，皮下血腫などの局在，程度を把握する。単純X線は最低でも2方向撮影を行い，必要があれば斜位像，CTによる精査を追加する。さらに術前には，外傷性靱帯損傷の項（p.88参照）で述べた腕神経叢ブロック下での関節造影・ストレスX線検査[10]（関節造影，内・外反ストレス，PLRIテスト＜図3＞）を行う。新鮮例の場合，無麻酔下では疼痛のためPLRIテストは不可能であったり，筋緊張により陰性化したりするため麻酔下での検査が必須である。本検査により内側・外側側副靱帯およびその表層側の屈筋群・伸筋群の損傷状態を詳細に把握でき，新鮮PLRI症例の診断においても，その手術適応決定に有用である。

図3 PLRIテスト

仰臥位にて前腕回外位で外反ストレス下に，軸圧を加えながら肘関節を伸展していくとクリックとともに橈骨頭が小頭に対して後外側方向に脱臼する。同テストによって生じる肘関節後外側の"くぼみ"をdimple signと称する。PLRIテスト時のX線像では橈骨頭が尺骨との対向位を維持しながら後外側方向に脱臼している。

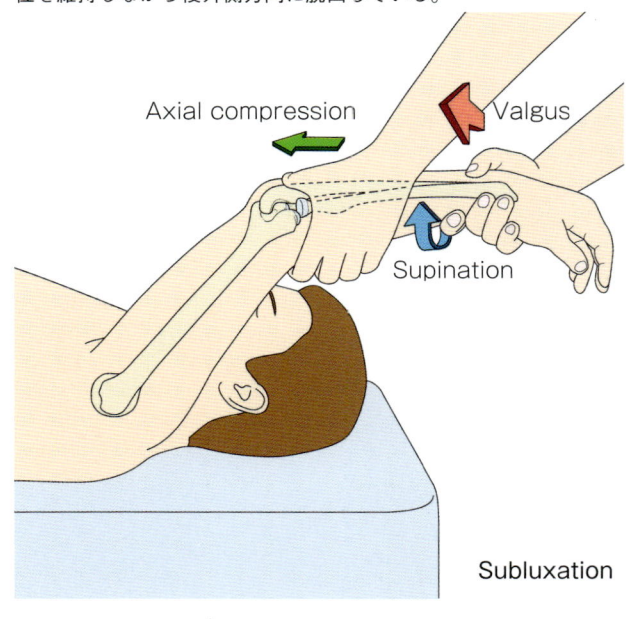

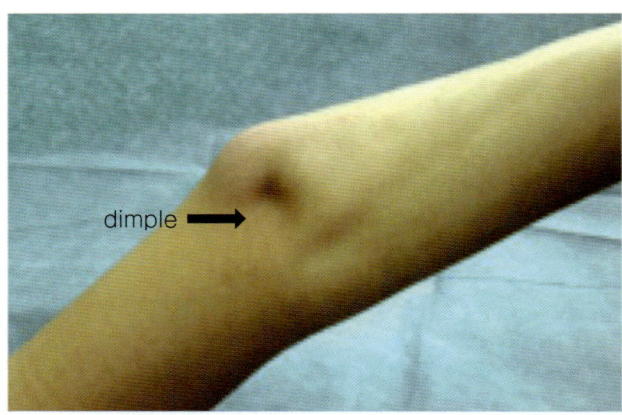

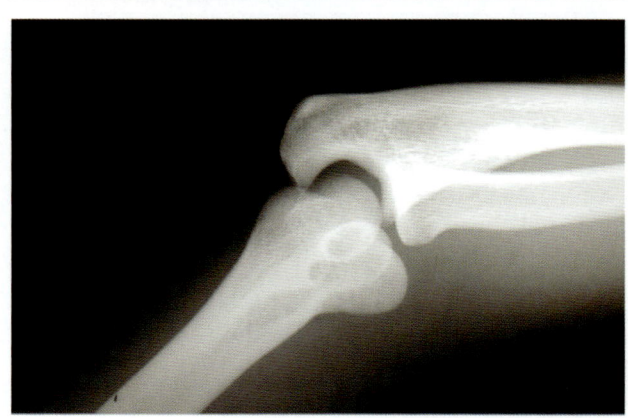

適応

新鮮PLRI

　新鮮例の多くは保存的に治療可能である．すなわち肘関節屈曲90°，回内位での3週間の外固定の後，介助下の自動屈曲伸展運動を，5週より自動回外運動を追加する．

　術前PLRIテスト陽性で，伸筋群を含めたLCL complexの高度損傷例（関節造影・ストレスX線検査においてL値≧100，α角≧10°）のなかで，①スポーツ選手や重労働者，②内反肘の症例（正常肘と比較してより内反ストレスにさらされうる），③不安定性が著しく整復位保持が困難な例を靱帯修復術の手術適応としている．

　この新鮮症例に対する靱帯修復術の利点としては，①陳旧性のPLRIとなってしまった場合に必要となる再建術よりもはるかに低侵襲であること，②一期的に確実に関節の支持性が獲得でき，早期運動療法が可能であること，③社会復帰・スポーツ復帰が早いこと，④合併症（関節内軟骨損傷，神経損傷）を確認でき，適切な処置が行えることが挙げられる．以上より，PLRIの病態や肘関節の解剖などを十分理解したうえで，術者に十分な技術があり，患者に説明のうえ希望すれば積極的に手術を行うべきと考える．

陳旧性PLRI

　陳旧性PLRIに対しては手術療法が主となるが，その再建法についてはNestorら[11]の長掌筋腱を用いた外側側副靱帯再建術が一般的である．本法を行った陳旧症例の治療成績は良好であったが，肘関節の生理的外反という骨性支持がPLRIの制御機構の重要な1つであることを考えれば，より内反変形が高度な症例（内反15°以上）には靱帯再建術と同時に上腕骨の矯正骨切りを行い，肘関節のアライメントの矯正を行う必要がある[9]．

術前準備

　麻酔は腕神経叢ブロック下もしくは全身麻酔下に行う．手術体位は仰臥位で，空気駆血帯を十分上腕近位に装着し手術を行う．

手術手技

新鮮PLRIに対するLCL complex修復術

皮切およびアプローチ（深層部の展開） 図4a

　上腕骨外側上顆を中心に約6〜8cmの皮切を加え，皮下を剥離し深筋膜を切開すると，即伸筋群の断裂部に到達できる．

LCL complexの同定および損傷状態の確認

　伸筋群・肘筋は深層に存在する外側側副靱帯（radial collateral ligament；RCLおよびlateral ulnar collateral ligament；LUCL）とともに一塊として外側上顆起始部より剥奪し，外側上顆部は骨が露出したようになっている．

図4 皮切
a：新鮮PLRIに対するLCL complexの靱帯修復術の皮切
b：陳旧性PLRIに対する靱帯再建術の皮切

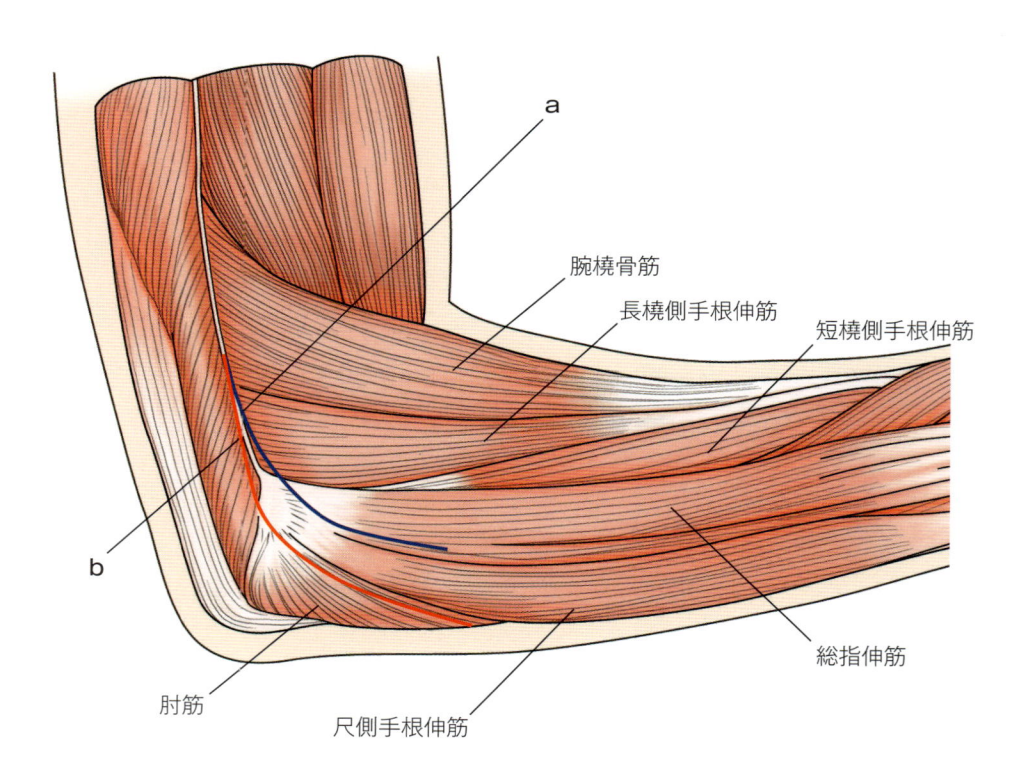

Anatomical KeyShot

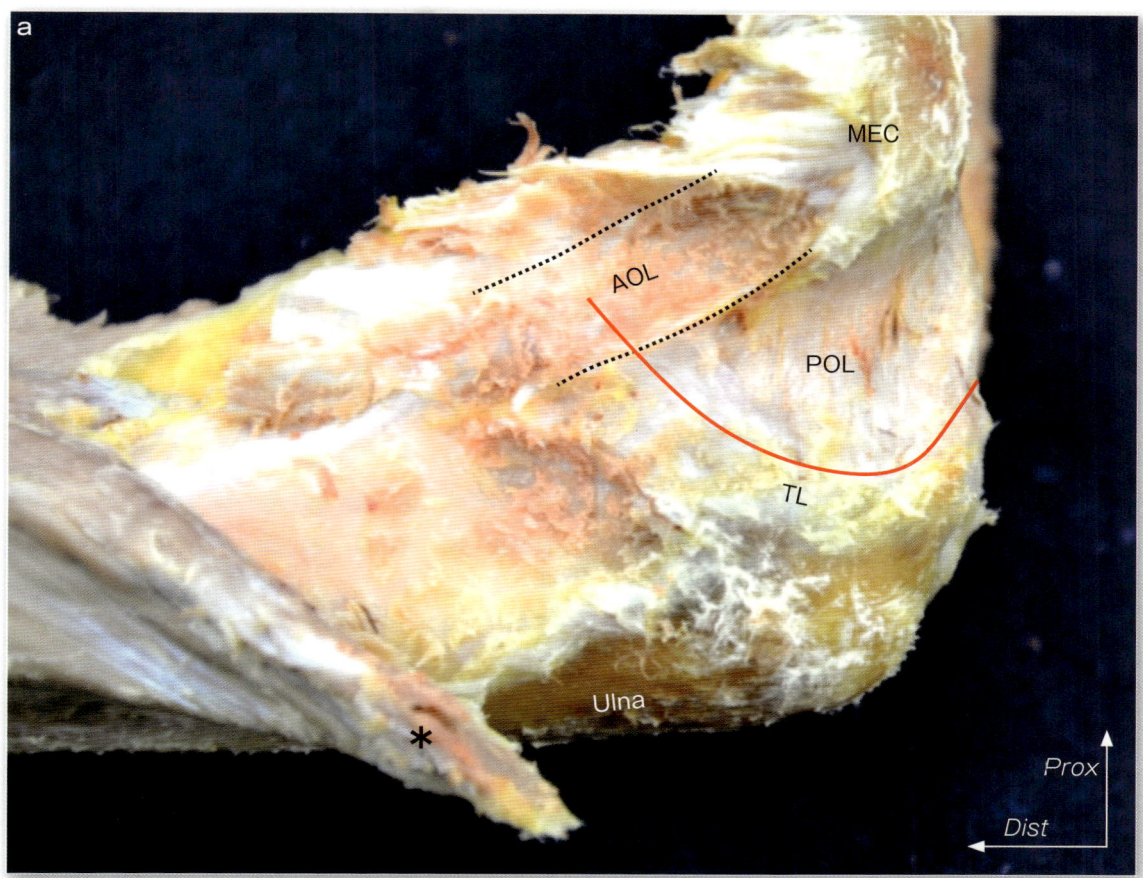

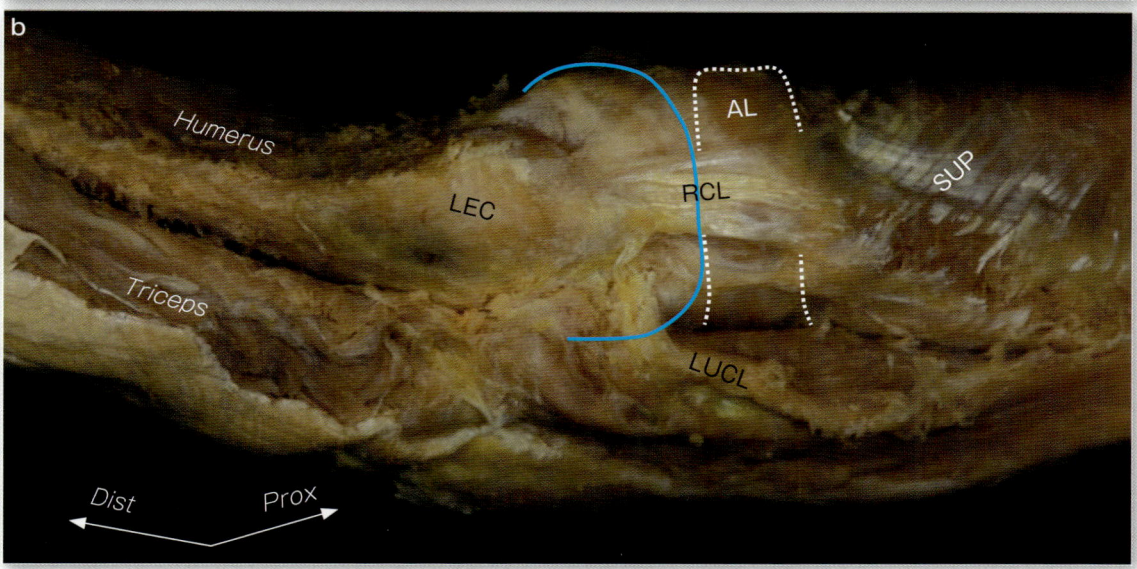

肘関節の内・外側々副靱帯構造の解剖

a：右肘を内側より観察。浅層屈筋群（＊）を内側上顆（MEC）より一部切離し，遠位へ翻転している。赤線は腕尺関節を示す。

b：右肘を外側より観察。浅層伸筋群を外側上顆（LEC）より切離している。青線は上腕骨小頭の輪郭を示す。

AOL；前斜走靱帯，POL；後斜走靱帯，TL；横走靱帯，SUP；回外筋，RCL；橈側側副靱帯，AL；輪状靱帯，LUCL；外側尺側側副靱帯

アンカー挿入

洗浄したのちスーチャーアンカー（Mitek G II）を外側上顆靱帯起始部とそのやや近位の伸筋群付着部の2カ所に刺入する．前者の糸を関節腔側よりLUCLおよびRCLにかけ，後者はこの靱帯部分の表層側に存在する伸筋群にかけ縫合する（図5）．ドレーンを留置し創閉鎖する．不適切な緊張で修復されないように術者により愛護的かつ他動的に肘関節伸展−20°から最大屈曲をゆっくり一度行う．

外固定・後療法

外固定はMP関節を含まないように手掌から肘までのシーネ固定とする．疼痛が軽快してくる術後1週頃より，自動屈曲伸展運動を回内位で行う．当面は肩関節の外転および内転は肘関節に内外反ストレスがかかるため禁止する．術後3週頃より三角巾固定として介助下の自動屈曲伸展運動を，5週より自動回外運動も追加する．

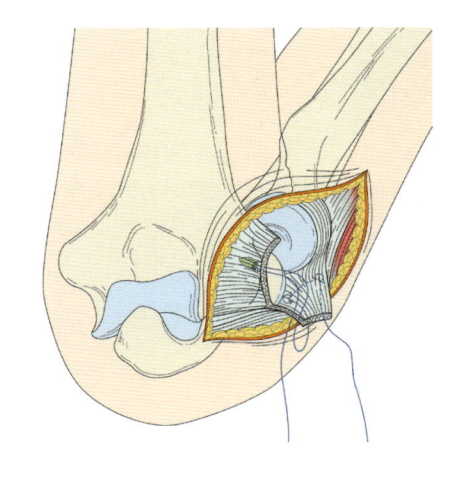

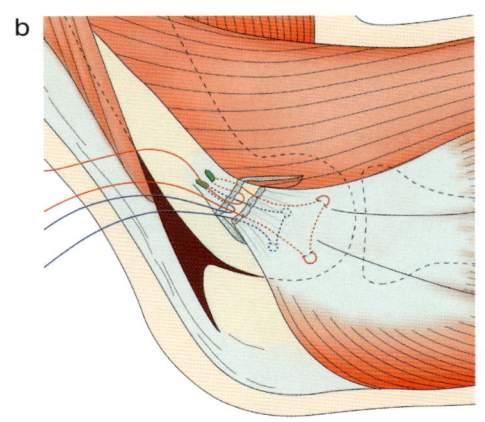

図5 新鮮PLRIに対するLCL complexの靱帯修復術

a：外側靱帯（RCLおよびLUCL）および伸筋群・肘筋は一塊として外側上顆起始部より剥奪し，外側上顆部は骨が露出したようになっている．関節腔側よりLUCLおよびRCLに非吸収糸をかけ，外側上顆靱帯起始部に挿入したスーチャーアンカー（Mitek G II）を用いて修復する．
b：外側靱帯構造の表層側に存在する伸筋群についても同様に非吸収糸をかけ，前述のアンカー挿入部のやや近位の伸筋群付着部に挿入したスーチャーアンカーを用いて縫合する．
c：術後X線像

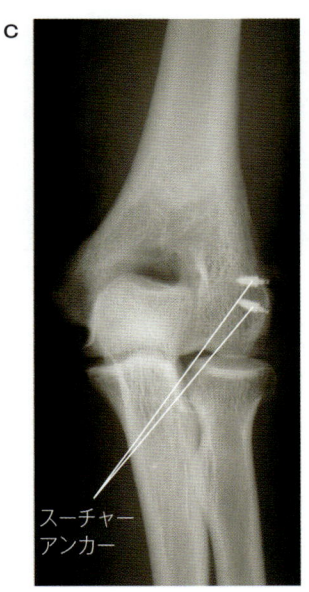

陳旧性PLRIに対するLCL complex再建術

陳旧性PLRIに対しては手術療法が主となるが，その再建法についてはNestorら[11]の長掌筋腱を用いたLCL complex再建術が一般的である．

皮切

皮切は 図4b のごとくKocher approachを用いる（図4b ）．陳旧例の場合にはLCL complexを中心に瘢痕形成が認められるがこれをできるだけ温存すべくLUCLの走行に沿って縦切する（図6 ）．

アンカー挿入

回外筋稜部に図のようにサージエアートームを用いて2カ所に穴を穿ち，これを皮質下で繋げる．同部に2号エチボンドなどの糸を通して，これを用いてできる限りisometricな位置に靱帯を再建すべく上腕骨側の骨孔作製位置を決定する（図7 ）．Tendon stripperを用いて採取したPL腱を図のように骨孔に通すとともに同じルートにエチボンド糸を2本通しておく．また外上顆部に1～2個のスーチャーアンカーを挿入しておく．

固定

エチボンド糸を締結，PL腱の断端をinterlacing sutureする（図8 ）．最後にスーチャーアンカーの糸も利用しつつ進入時に二分したLCL complexを可及的に縫合し補強する．

外固定・後療法

外固定は新鮮例と同様にシーネ固定するが1週でギプスへ交換する．術後3週頃より，シーネ屯用として自動屈曲伸展運動を回内位で行う．術後5週頃より三角巾固定として介助下の自動屈曲伸展運動を，8週より自動回外運動も追加する．

図6 皮切

陳旧例の場合には，LCL complex近位部分を中心に存在する瘢痕をLUCLの走行に沿って縦切する．

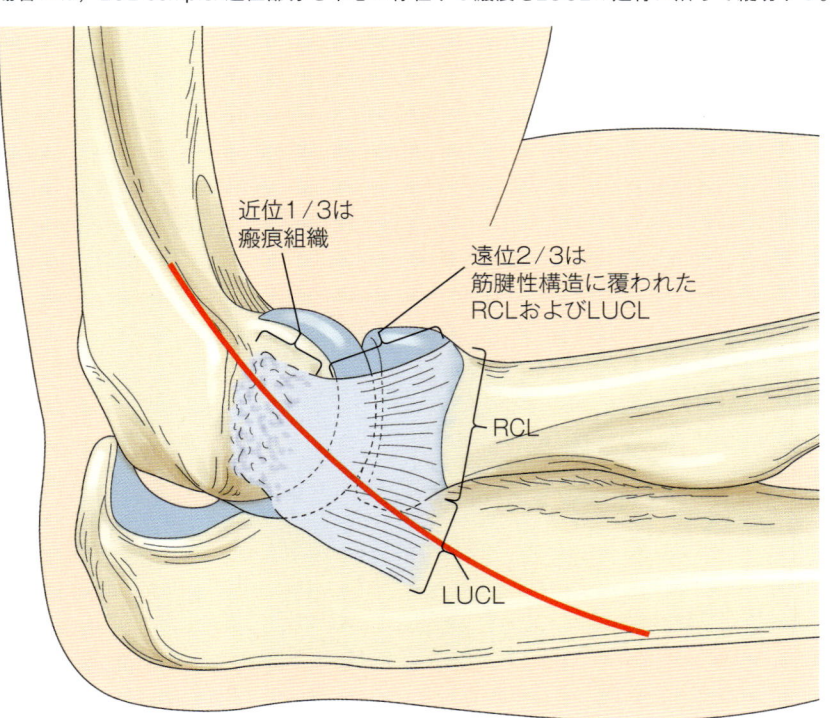

図7 骨孔作製

回外筋稜部に作製した骨孔に通した2号エチボンドを用いて，できる限りisometoricな上腕骨側の骨孔作製位置を決定する。

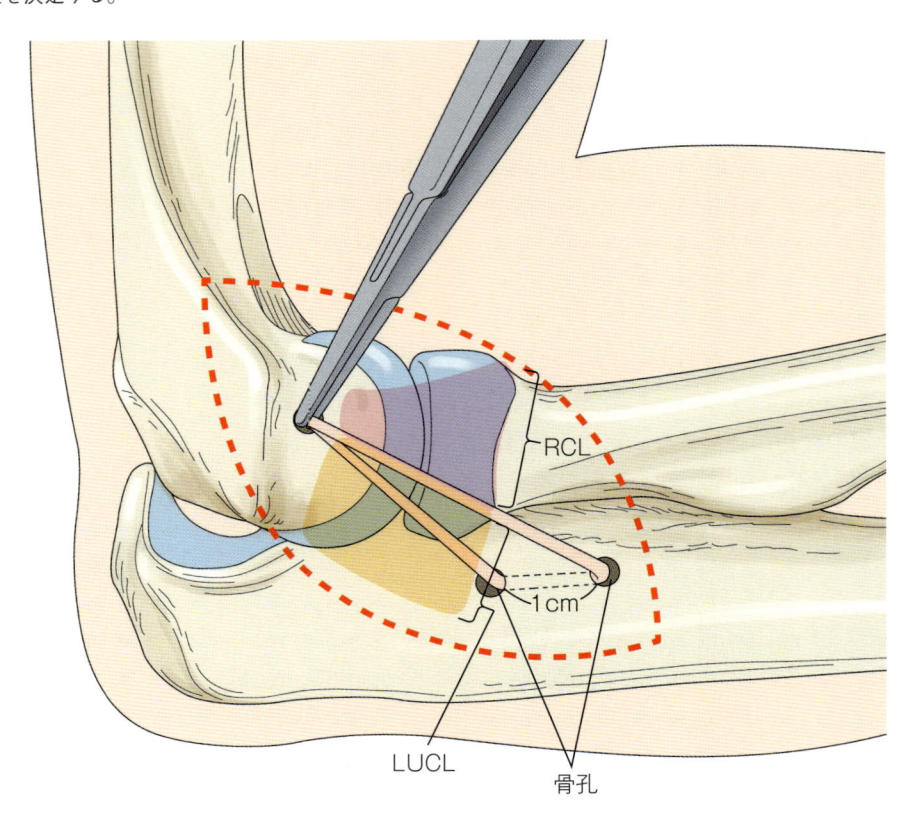

図8 Nestor[11]の方法に準じた長掌筋腱による外側靱帯再建術

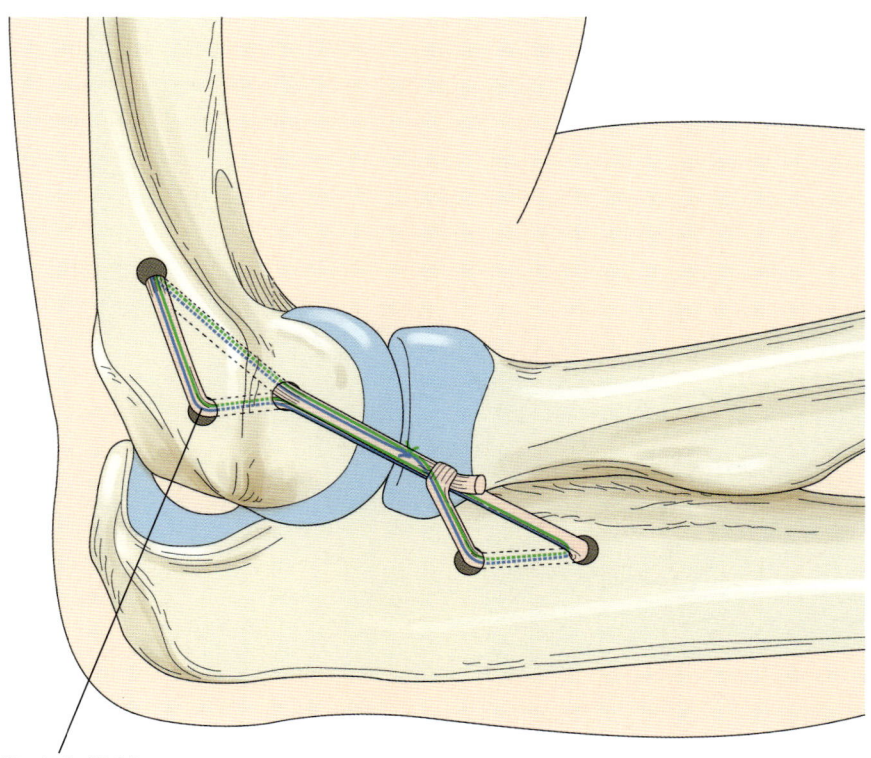

コツとピットフォール

　PLRIの発生病態は，周辺筋・筋膜組織を含めた外側側副靱帯複合体の機能不全による．不適切な初期治療や内反肘の存在が原因となり，一部の症例が陳旧性の反復するPLRIに移行してゆく．

　新鮮症例に対する靱帯修復術は伸筋群を含めたLCL complexの高度損傷例（関節造影・ストレスX線検査においてL値≧100, α角≧10°）のなかで，①スポーツ選手や重労働者，②内反肘の症例，③不安定性が著しく整復位保持が困難な例に適応となる．陳旧症例に対しては長掌筋腱を用いた靱帯再建術が適応となるがこれのみでは十分な制動が得られない症例や，内反肘変形の程度の強いものでは上腕骨矯正骨切り術の適応が考慮される．

文献

1) O'Driscoll SW, Morrey BF. Posterolateral rotatory instability of the elbow. J Bone Joint Surg Am 1991; 73: 440-6.
2) O'Driscoll SW. Elbow instability. Hand Clinic 1994; 10: 405-15.
3) Imatani J, Hashizume H, Ogura T et al. Acute posterolateral rotatory subluxation of the elbow joint. Am. J. Sports Med 1997; 25: 77-80.
4) Morrey BF, An KN. Functional anatomy of the ligaments of the elbow. Clin. Orthop 1985; 201: 84-90.
5) 今谷潤也, 守都義明, 小倉　丘, ほか. 肘関節外側側副靱帯の解剖学的検討. 日肘研誌 1997; 4: 11-2.
6) Imatani J, Ogura T, Morito Y et al. Anatomical and histological studies of lateral collateral ligament complex of the elbow joint. J Shoulder Elbow Surg 1999; 8: 508-11.
7) Abe M, Ishizu T, Morikawa J et al. Posterolateral rotatory instability of the elbow after posttraumatic cubitus varus. J Shoulder Elbow Surg 1997; 6: 405-9.
8) O'Driscoll SW, et al. Tardy posterolateral rotatory instability of the elbow due to cubitus varus. J Bone Joint Surg Am 2001; 83: 1358-69.
9) 今谷潤也, 守都義明, 小倉　丘, ほか. 肘関節後外側回旋不安定性の発生病態について. 日整会誌 1999; 73: 218.
10) 今谷潤也, 守都義明, 小倉　丘, ほか. 肘内側靱帯損傷例の関節造影・ストレス検査所見と損傷形態. 日肘研誌 2000; 7: 29-30.
11) Nestor BJ, O'Driscoll SW, Morrey BF et al. Ligamentous reconstruction for posterolateral rotatory instability of the elbow. J Bone Joint Surg Am 1992; 74: 1235-41.

I 肘関節外傷の治療

肘関節手術に必要な皮弁形成

光嶋 勲
東京大学医学部形成外科・美容外科教授

術前準備

概念

　肘関節部の組織欠損に対して従来は有茎腹壁皮弁，有茎鼠径皮弁などの有茎皮弁が用いられてきた。有茎皮弁は手術手技が簡単で誰でも容易に挙上できるという利点がある半面，手術が二期的となり患者は不自然な体位を数週間強いられるという弱点があった。

　これに対し1970年代に中国から発表された橈側前腕皮弁は有茎島状皮弁で一期的に肘関節の再建が可能で，皮弁の挙状も容易であるという大きな利点があった。この皮弁は肘関節のみでなく頭頚部再建などにも最も有効な皮弁として1980年代に世界中で用いられた。

　1980年代中ごろには深下腹壁動脈穿通枝皮弁が開発され，0.5mm前後の穿通枝1本で30cm程度の長さの大きな皮弁が生着することが判明した。その後，四肢においても多くの穿通枝皮弁が開発され，橈側前腕皮弁も橈骨動脈を犠牲にせずにその穿通枝のみを茎とする橈骨動脈穿通枝皮弁が報告された。肘関節周辺においてもいくつかの穿通枝の存在が明らかになり，それらを茎とする穿通枝皮弁が開発されている。

　穿通枝皮弁の最大の利点は欠損部の近傍で皮弁が採取でき，侵襲がきわめて小さいことであろう。欠点としては大きな欠損の再建には適さないことが挙げられる。肘関節部の広範な皮膚軟部組織欠損の再建としては有茎広背筋皮弁や遊離前外側大腿皮弁などがよく用いられている。ここでは肘部再建に有用ないくつかの皮弁の挙上法に関して述べる。

皮弁の種類

　肘部の比較的小範囲の再建には内側上腕皮弁，外側上腕皮弁，橈側前腕皮弁，尺側前腕皮弁，尺側手根屈筋弁，広背筋皮弁，遊離前外側大腿皮弁などが利用できる。初心者にも挙状しやすい皮弁は橈側前腕皮弁，内側上腕皮弁，広背筋皮弁（胸背動脈穿通枝皮弁），遊離前外側大腿皮弁などと思われる。

適応

　周辺皮膚の瘢痕の有無，穿通枝の有無，欠損部の深さや広さなどによって皮弁を選択する。上腕から皮弁を挙上するのであれば尺側または橈側上腕皮弁が用いられる。前腕からの皮弁であれば橈側前腕皮弁や尺側前腕皮弁，尺側手根手根屈筋弁などを用いることができる。広範囲の再建は有茎広背筋皮弁や前全外側大腿皮弁が有用である。

術前診断・準備

　術前の診断として，触診にて前腕と手関節部周辺における橈骨動脈と尺骨動脈の拍動の有無を調べる。アレンテストも前腕の主要動脈や浅掌動脈弓の開存を調べる簡便な方法で

有用である．動脈の拍動のない場合は MR Angio などの血管造影を行い動脈閉塞のないことを確認しておく．

皮弁の栄養血管確認のためには聴診ドップラーも有効であるが，最近はカラードップラーエコーによる穿通枝の確認が有用である．著者らは皮弁挙上前には全例に行っておりその有用性を確認している．手術の前日に穿通枝の位置をマーキングしておき透明シートなどで目印が消えないように保護しておくと便利である．

術前のインフォームド・コンセントの重要点は，皮弁が壊死となった場合の次の再建法を事前に提示しておくと万一そのような合併症が発生した場合でも患者に不安を与えず問題なく対処できることが多い．

麻酔は腕神経叢ブロックもしくは全身麻酔下に行う．上肢の皮弁穿通枝を確認するためには術中に出血があると難しくなるのでターニケットは必須である．広背筋皮弁や前外側大腿皮弁などの挙上に際しては電気メスを用意しておくと無血下の皮弁挙上ができる．

手術手技

島状橈側前腕皮弁（橈骨動脈穿通枝皮弁）

解剖
橈骨動静脈とその伴走静脈から派生する数本の穿通枝によって栄養される皮弁である[1〜3]．

デザイン
術前にドップラーによる穿通枝の位置確認を行い，穿通枝を中心として皮弁をデザインする．皮弁の長軸は橈骨に沿ってデザインする．1本の穿通枝で前腕後面のほぼ全域が生着する．特に小さな皮弁を挙状する際は穿通枝が確実に皮弁に入っていることを確認しておかないと皮弁が壊死になることがある．

挙上法
本皮弁による肘関節部の再建では長い橈骨動静脈茎が必要となる．橈骨動静脈の剥離範囲を短くするためには皮弁の茎である何本かの穿通枝のうち最も遠位のものを選ぶ．

通常は深筋膜の下で皮弁を挙状するが，欠損創に移植した植皮片が術後に前腕の筋群と癒着して手関節の可動域障害が起こることがある．できるだけ深筋膜の表層で皮弁を挙上し深筋膜を温存することが術後の手の機能障害を予防するうえで大切であろう．皮弁挙上の際に橈骨神経浅枝を温存することが重要である．

応用
きわめて薄い皮弁が必要とされる場合にはパジェットフットデルマトームを用いて分層皮弁または脂肪組織のほとんどない，全層皮弁として挙状できる．この場合は脂肪組織が残るためドナーの陥凹変形が起こらず若い女性や小児例に適する．

ドナーの閉鎖法
分層植皮でカバーすることが一般であるが，極めて広範囲な欠損例で術後の肥厚性瘢痕など醜形がひどい場合には，後でこの部に遊離皮弁を移植することもあり得る．

コツとピットフォール

　筋膜上で皮弁を挙上する。橈骨神経浅枝を温存する。皮弁を長掌筋腱や頭側手根屈筋腱から剥離する際，乱暴に操作すると腱のparatenonを損傷することがある。Paratenonが失われた腱の上には植皮は生着しないので注意を要する（図1〜3）。

図1 橈側前腕皮弁の解剖[3]
橈側前腕皮弁の栄養血管は橈骨動脈から発生する数本の穿通枝である。この穿通枝は橈骨神経浅枝を栄養すると同時に橈骨や皮膚も栄養している。

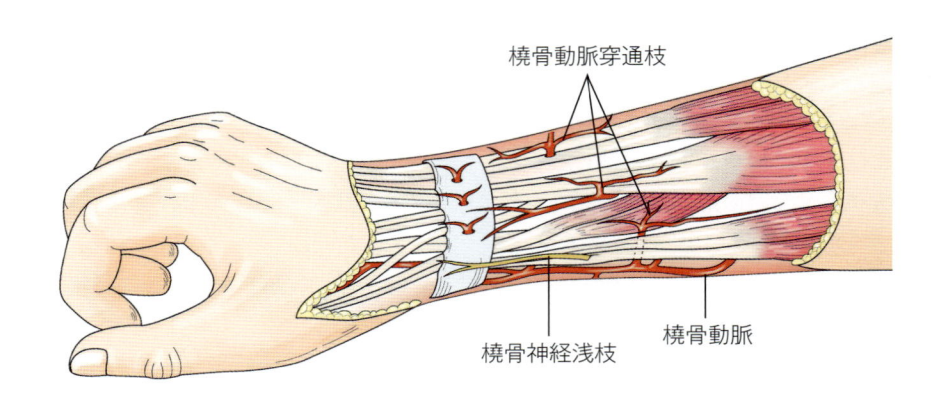

橈骨動脈穿通枝
橈骨神経浅枝
橈骨動脈

図2 橈側側前腕皮弁の穿通枝
a：臨床例（手術中）を示す。
b：橈骨動脈の穿通枝は橈骨神経浅枝を栄養している。

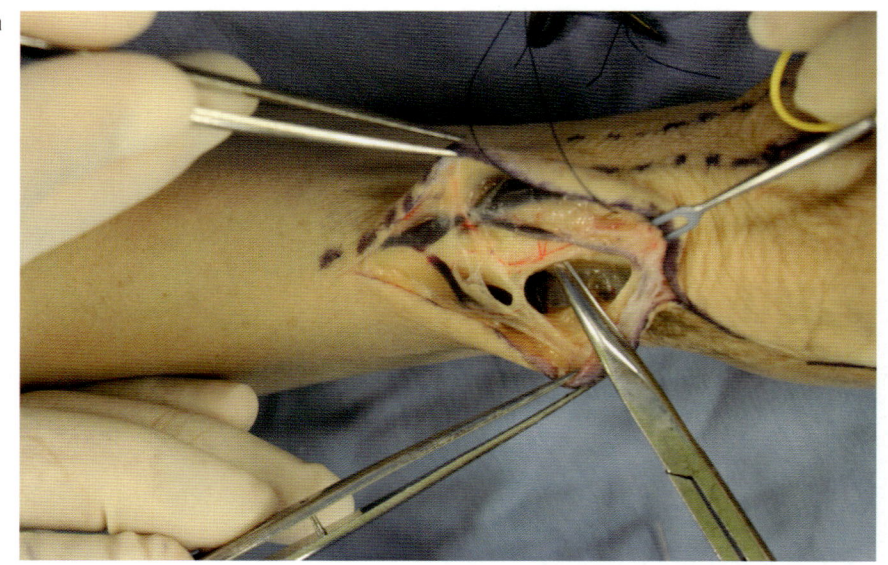

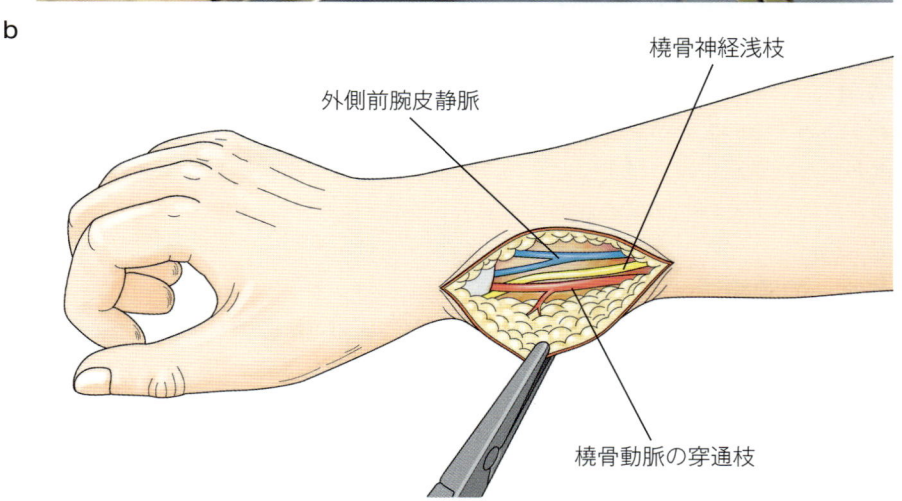

橈骨神経浅枝
外側前腕皮静脈
橈骨動脈の穿通枝

症例

図4に実際の症例を示す．

61歳，男性．熱傷による肘関節部外側の全層欠損例である．

肘関節の深部に及ぶ壊死組織を切除したところ尺骨頭と肘関節が開放された．そこで健常な前腕遠位部屈側に皮弁をデザインし橈骨動脈とその伴走静脈を近位に剥離し島状皮弁として欠損創に移行した．術後10日間は肘関節をシーネで固定し，その後肘関節の可動を開始した．術後皮弁の生着は良好で創の縫合不全，肘関節脱臼などは認められず，肘関節の可動性障害は認められるものの日常生活には障害はない．

図3 順行性橈側前腕皮弁

橈骨動脈の穿通枝を茎とする橈側前腕皮弁を挙上している．橈骨動脈とその伴走静脈を近位部にまで剥離すればこの皮弁は肘関節部の皮膚軟部組織欠損を被覆できる．

橈骨動脈の穿通枝

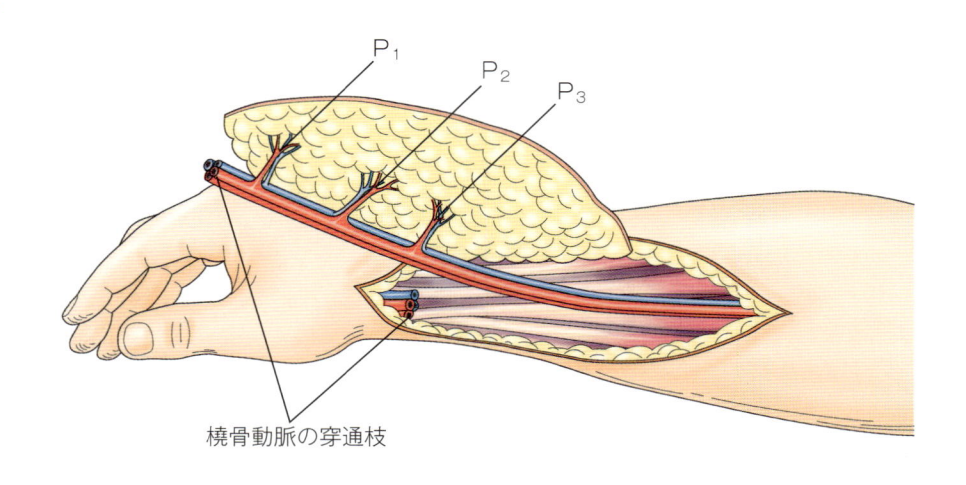

図4 症例[2]

61歳，男性．左上肢肘関節外側の深部におよぶ熱傷にて肘関節が開放創となった．左前腕屈側遠位部から島状橈側前腕皮弁を挙上し肘関節部を被覆した．

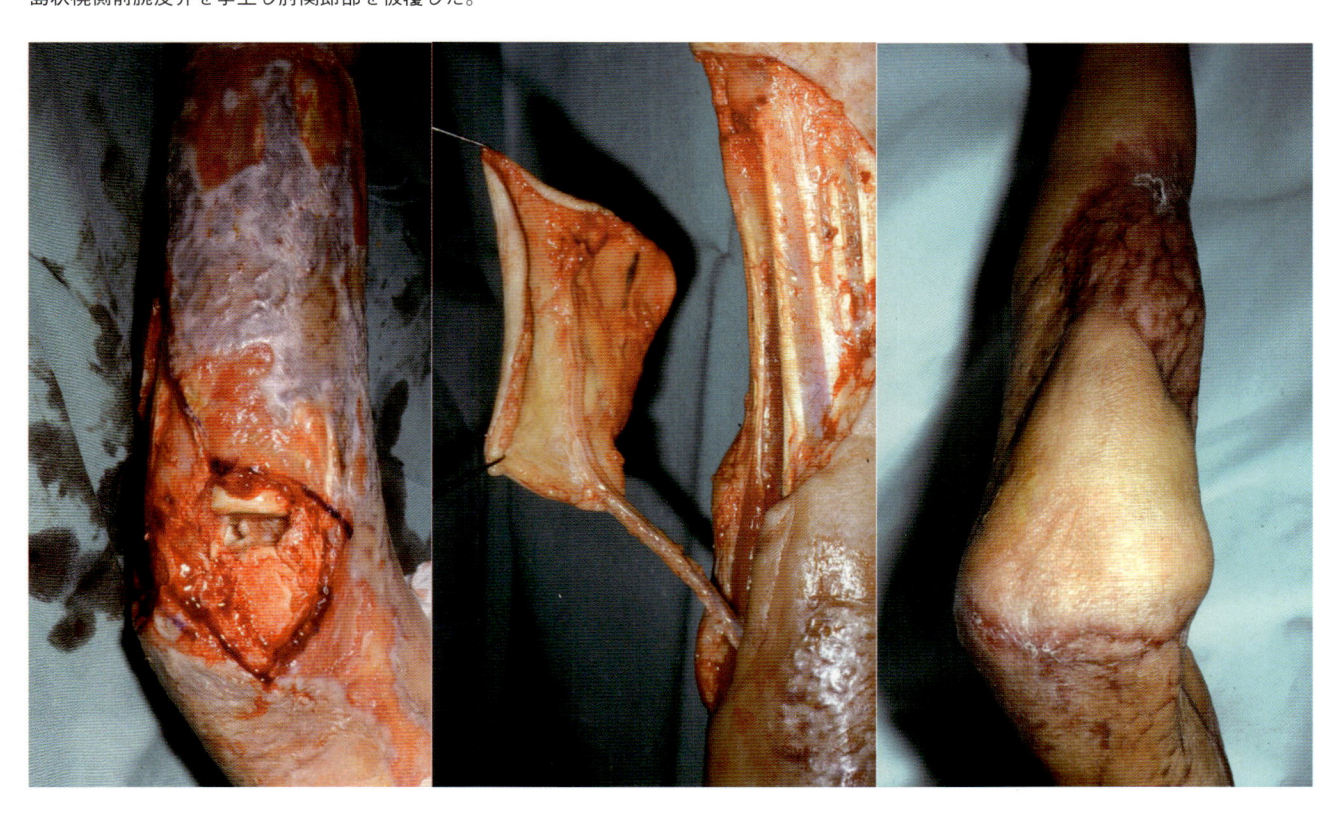

逆行性内側上腕皮弁

解剖

　上尺側側副動脈（superior ulnar collateral artery；SUCA）は上腕の中央レベルで上腕動脈から分岐し，上腕三頭筋と上腕筋の間の内側筋間中隔に沿って下降し，後尺側反回動脈（posterior branch of ulnar recurrent artery；URA）に合流する（図5，6）。上尺側側副動脈と後尺側反回動脈を茎とする逆向性内側上腕皮弁は肘領域の皮膚欠損を再建する最も低侵襲の術式であろう。

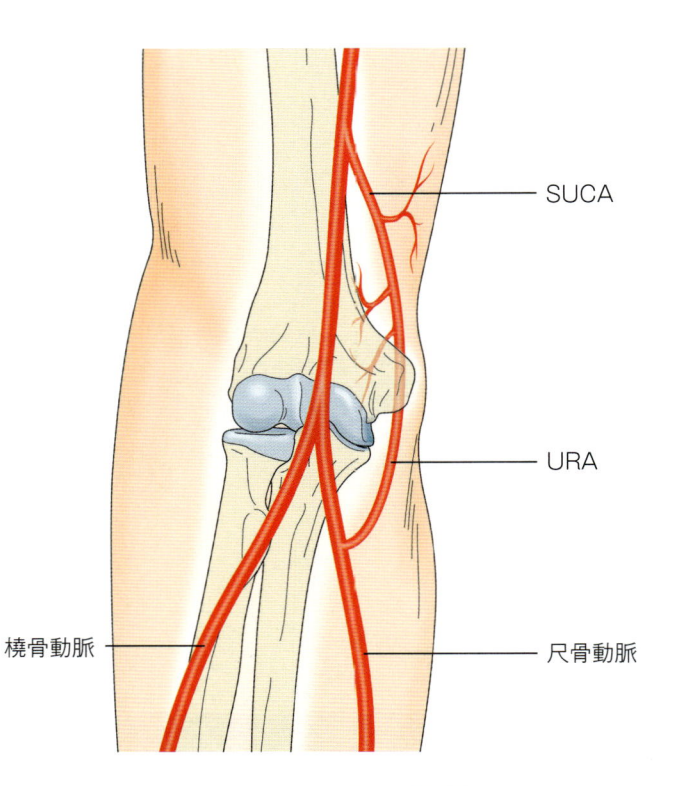

図5 内側上腕皮弁の解剖
上尺側側副動脈（SUCA）と後尺側反回動脈（URA）は上腕骨内顆後面で合流している。URAを茎とする逆行性内側上腕皮弁を用いれば肘部の中等度までの欠損創が容易に再建できる。

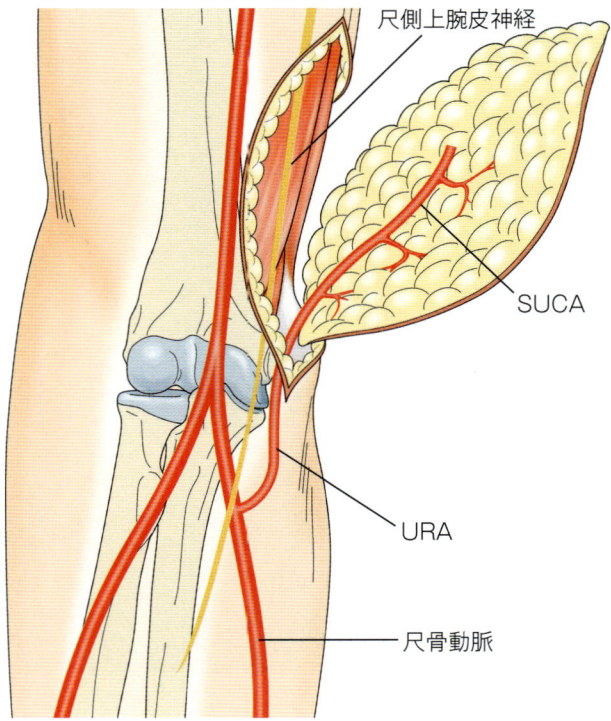

図6 逆行性内側上腕皮弁の挙上
上尺側側副動脈（SUCA）の遠位娘側と後尺側反回動脈（URA）を茎とする皮弁を挙上したところである。

デザイン

内側筋間中隔を中心に上尺側側副動脈を含めるようにデザインする。皮弁近位端は腋窩部まで，遠位端は上腕骨内果より数cm上方とする。

挙上法

皮切は皮弁上方より行い，皮神経をできるだけ温存しながら深筋膜を皮弁に含めるように皮弁挙上を進める。上腕二頭筋，上腕筋の間で上腕動脈から上尺側側副動脈の分岐・走行を確認し上方側より筋間中隔ごと挙上する。遠位部で後尺側反回動脈を確認したのち，上尺側側副動脈近位端は結紮切断する。

ドナーの閉鎖法

できるだけ縫縮することが望ましいが無理であれば分層植皮を行う。

コツとピットフォール

上腕三頭筋と上腕筋の間に後尺側反回動脈が確認できるが，尺骨神経が反回動脈のすぐ前方を走行しているため損傷しないよう特に注意する。場合によっては尺骨神経を挙上し皮弁を神経周囲に回転させながら茎血管を剥離しなければならないこともある。肘部においては後尺側反回動脈は肘動脈の枝と動脈網を形成しているため皮下組織を温存しともに茎に含めると皮弁の血行はより安全となる[4]。

島状胸背動脈穿通枝皮弁または広背筋減量筋皮弁 (T-DAP flap or LD muscle sparing flap)

広範囲の肘部欠損に対する一期的再建が可能である。皮弁を中腋窩線に沿ってデザインすることによって皮弁の採取は仰臥位で行え，体位変換不要となる。

解剖

胸背動脈の後鋸筋流入部付近に数本の筋間中隔穿通枝を認めることが多い。胸背動脈は後鋸筋内において下降枝と横行枝に分かれている。下降枝の走行に関しては，広背筋の外側縁を走ることや筋の内側5cm程度を走ることもあり症例によってバリエーションが大である。この下降枝と筋間中隔穿通枝は相補性をなすことが多い。つまりいずれかが低形成であれば他方はよく発達している。この相補性を見極めたうえで皮弁に含める広背筋の量や皮弁の大きさを決めるとよい。

デザイン

中腋窩線に沿った皮弁のデザインを行う。皮弁採取部は植皮を避けるために幅は10cm以内とする。皮弁の遠位を肘関節に届かすためには長さを35cm程度にすべきである。術中は上肢を固定してもよいが，可能であればフリーとして術中に腋窩部が展開できるようにすると血管茎の剥離が容易となる。

挙上法

当初腋窩部から切開を行い胸背動脈からの穿通枝を同定する。上腕伸側に縦切開を加え皮弁の近位をはめ込むことで一期的な移行が可能となる。

ドナーの閉鎖法

10cm幅以内であれば縫縮可能であるが，ときに植皮を必要とすることもあるので事前にその必要性を患者に話しておくことが大切である。

コツとピットフォール

　術後の上腕部のbulkinessを防止するため，皮弁に含める広背筋はできるだけボリュームを減らす。出血が多いと穿通枝の確認が難しくなるので電気メスを使用して皮下組織や筋肉を切開切断することを勧める。

　胸背動脈周辺の脂肪組織内にはリンパ管が多く含まれているためこれを切除するとリンパ液が長くうっ帯することが多い。この脂肪組織はできる限り損傷しないように血管茎から剥離し腋窩部に温存しておくことを勧める[5)〜7)]（図7〜8）。

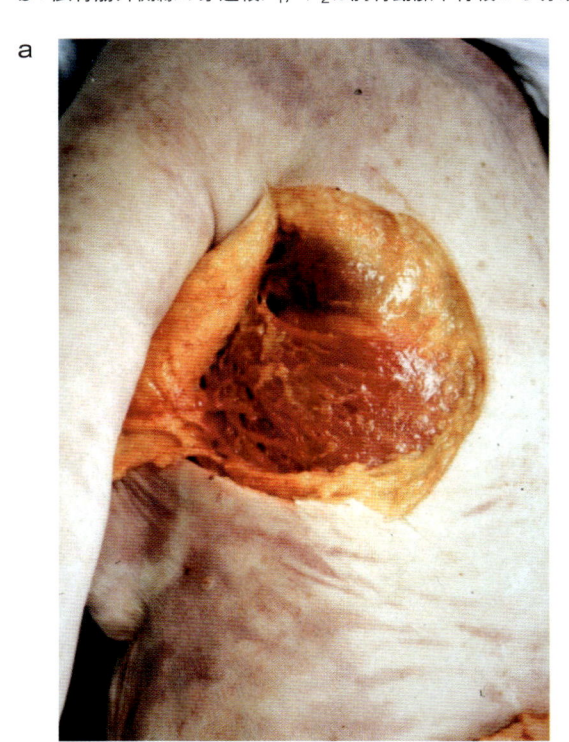

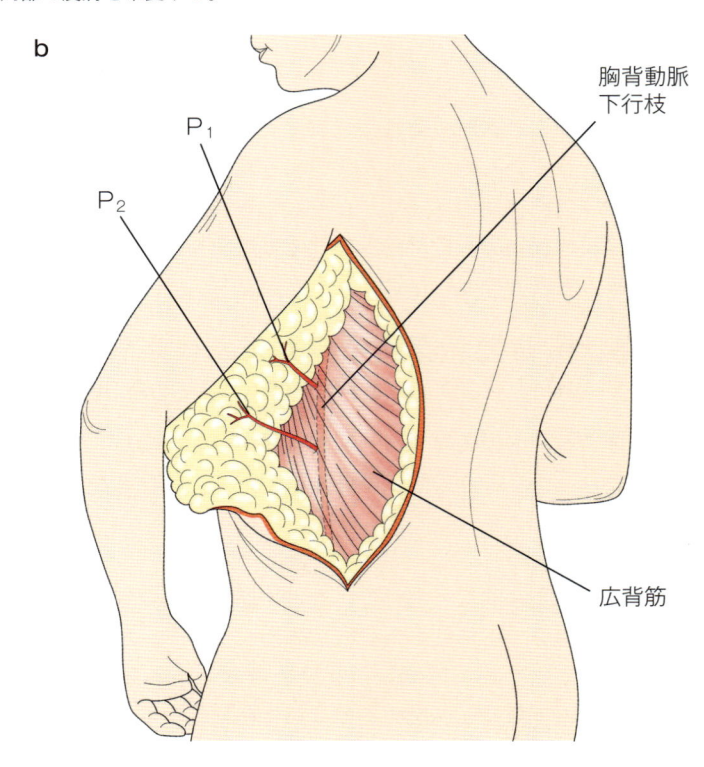

図7 胸背動脈穿通枝皮弁（T-DAP flap）の解剖
a：屍体解剖。左腋窩後部で胸背動脈穿通枝を示す。
b：広背筋外側縁の穿通枝P_1，P_2は胸背動脈下行枝から分岐し同部の皮膚を栄養する。

図8 島状胸背動脈穿通枝皮弁による肘部の再建

a：幅の狭い皮弁であれば仰臥位で皮弁の挙上ができる。胸背動脈下行枝とその穿通枝P_1，P_2を含む穿通枝皮弁の挙上を示す。
b：挙上された島状皮弁は上腕に加えた縦切開部から肘部の欠損創にはめ込まれ，一期的な肘部の再建が可能となる。

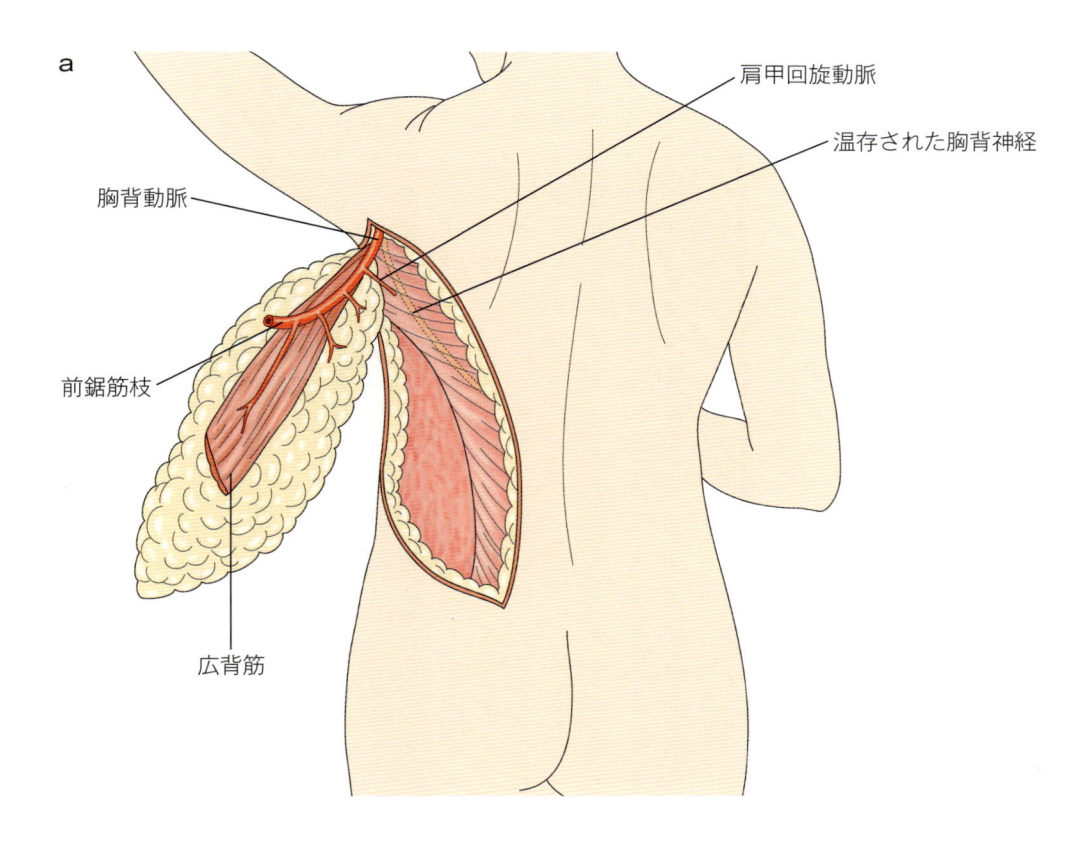

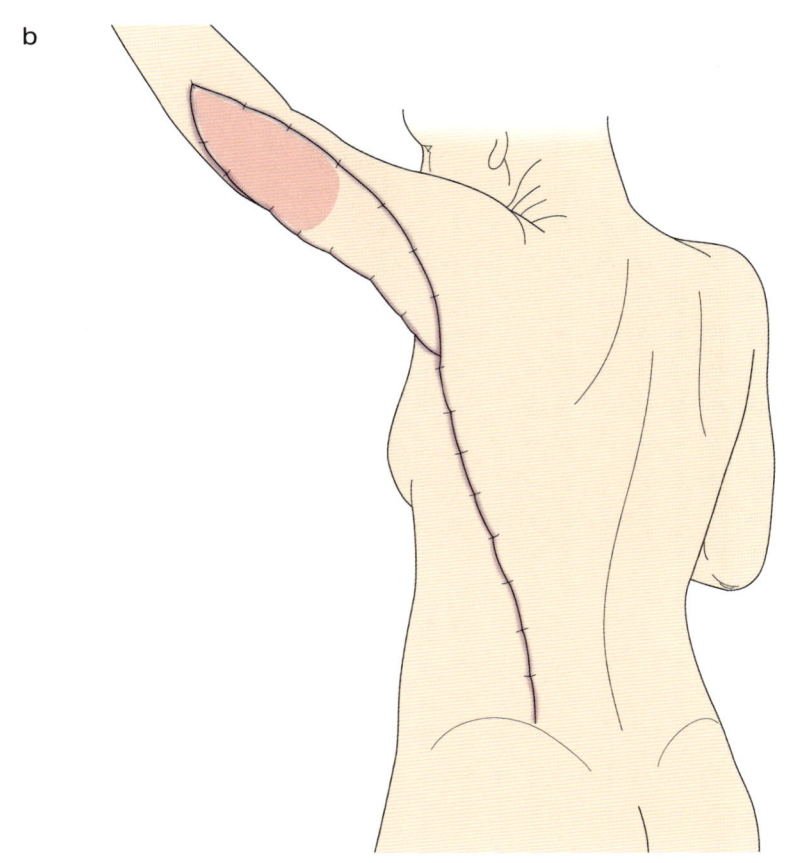

症例

図9 に実際の症例を示す。

31歳，女性。交通事故による肘部外側のheat press損傷例である。

右肘部外側全層欠損創はすでに有茎腹壁皮弁で再建されていた。しかし，上腕三頭筋の広範な欠損があり肘の伸展ができない。そこで神経血管柄付き減量広背筋皮弁を移行し肘関節部欠損も含めた三頭筋の機能再建を行った。術後は肘関節のROMが改善した。

図9 症例

31歳，女性。交通事故による肘部外側のheat press損傷例。
a：肘部外側はすでに腹壁皮弁で再建されているが上腕三頭筋の全欠損があり肘の伸展ができない。神経血管柄付き減量広背筋皮弁を移行し三頭筋再建を行った。
b：術後4年。肘関節のROMが改善した。

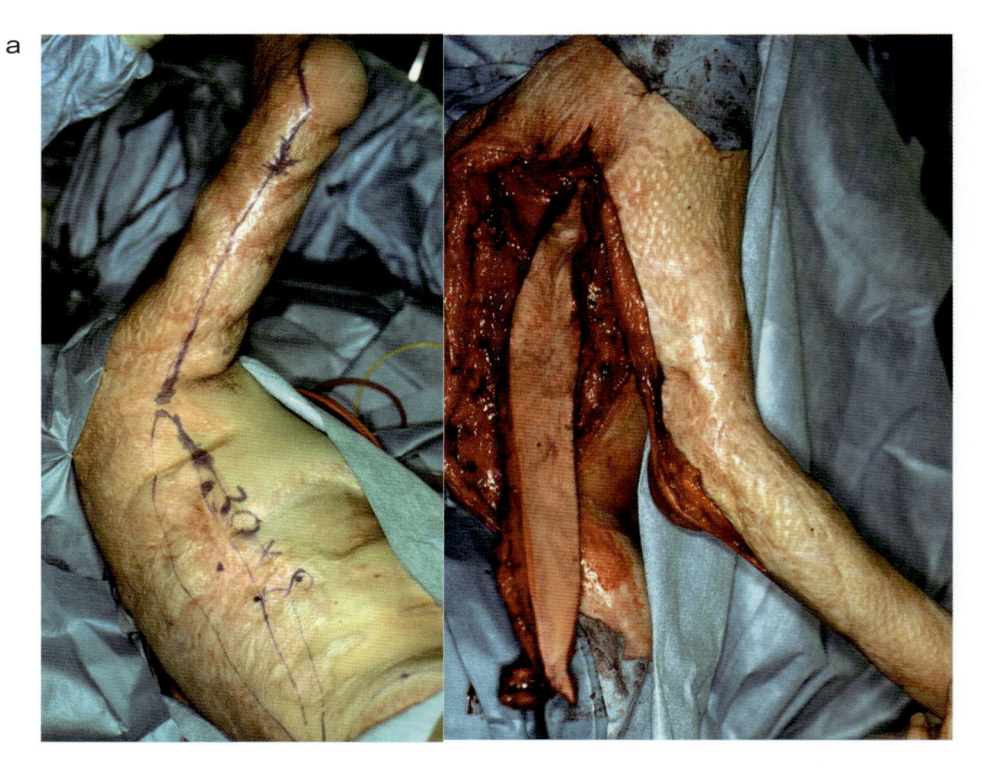

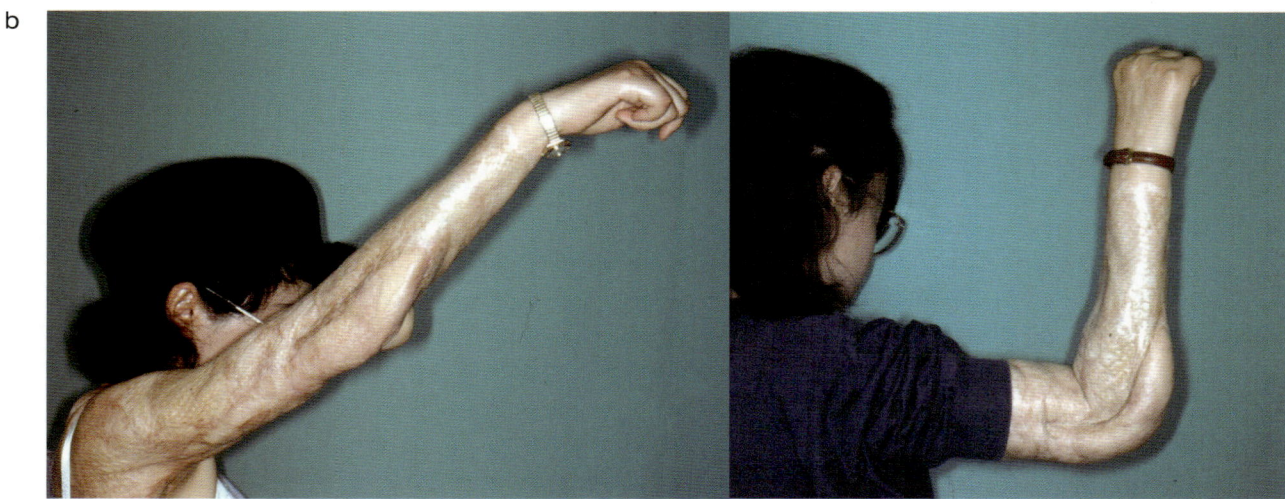

その他の肘関節部の再建法

比較的小範囲の欠損創であれば逆行性外側上腕皮弁[4]，Antecubital flap[4]，尺側前腕皮弁，尺側手根屈筋弁[8]などが利用できる。広範囲の欠損で島状広背筋皮弁以外では，最近は遊離前外側大腿皮弁[9]が用いられる傾向が多い。

文献

1) Song R et al. The forearm flap. Clin Plast Surg 1982; 9: 21-6.
2) 光嶋 勲, 添田周吾, 中山凱夫, ほか. Radial forearm flapによる前腕肘部進達性組織欠損創の修復と今後の応用について. 整形・災害外科 1985; 28: 199-203.
3) Koshima I, Miriguchi T, Etoh H, et al. The radial artery perforator-based adipofascial flap for dorsal hand coverage. Ann Plast Surg 1995; 35: 474-9.
4) 丸山 優, 佐瀬道郎. 上肢の再建. 波利井清紀＆小島忠雄編. 形成外科アドバンスシリーズ 四肢の形成外科：最近の進歩. 第2版. 東京: 克誠堂出版; 2005. 115-24.
5) Bostwick J, Nahai F, Wallace JG, et al. Sixty lattissimus Dorsi Flaps. Plast reconstr surg 1979; 63: 31-41.
6) Angligiani C et al. latissimus dorsi musculocutaneous flap without muscle. Plast reconstr Surg 1995; 96: 1608-14.
7) Koshima I et al. New thoracodorsal artery perforator (TAPcp) flap with capillary perforators for reconstruction of upper limb. J Plast Reconstr Aesth Surg 2010; 63: 140-5.
8) Koshima I, Shojima M, Soeda S, et al. Repair of elbow defects and the biochemical characteristics of Werner's syndrome. Ann Plast Surg 1989; 23: 357-62.
9) Song YG, Chen GZ, Song YL. The free thigh flap: a new free flap concept based on the septocutaneous artery. Brit J Plast Surg 1984; 37: 149-59.

II章

肘関節疾患の治療

II 肘関節疾患の治療

肘内側側副靱帯障害（スポーツ障害）
再建術の変遷と現時点のコンセンサス

伊藤 恵康　慶友整形外科病院院長
古島 弘三　慶友整形外科病院慶友スポーツ医学センターセンター長
岩部 昌平　済生会宇都宮病院整形外科診療部長

肘関節靱帯損傷の手術の変遷

　肘関節脱臼・脱臼骨折などの一般外傷例においても積極的に靱帯を修復，再建するようになったのは1966年 Osborne & Cotterill が再発性肘関節脱臼の治療に軟部組織修復の重要性を報告してからであろう[1]。スポーツ障害としての肘関節内側側副靱帯（medial ulnar collateral ligament；MUCL）の治療で記録に残っているものは，1974年 Jobe により米国大リーガー投手である Tommy John 選手の肘 MUCL 再建術が最初であろう[2]。彼が現役復帰できたことから，各地で徐々に再建手術が行われるようになった。

　Jobe の手術は，前腕屈筋群起始部を切離，末梢方向へ反転して MUCL 部を展開，採取した長掌筋腱を内側上顆と尺骨鉤状結節（sublime tubercle；ST）に作製した骨孔に通して8字型に移植，縫合するものであった。さらに術後の神経刺激を避けるため尺骨神経は筋層下前方移行を行っていた（図1）[2]。

　著者は1990年，社会人野球選手の MUCL 再建を行うことになり，この Jobe の論文をみて，MUCL の展開には屈筋群起始部を切離する必要がなく，筋間を分ければ直達できると考え，以来この展開法で靱帯の再建を行ってきた[3]。展開が容易で，屈筋群の筋力低下をきたすおそれもなく，術後成績もおおむね良好であった。移植腱の走行，固定法の変遷もあったが，後に述べる現在の方法を中心に再建している（図2）[4]。

　海外でも1996年 Smith が muscle splitting approach として，正中・尺骨神経筋枝の分布の点からもその解剖学的安全性を報告している[5]。

図1　Jobe 原法（1974）
a：総屈筋群起始部を内側上顆から切離，反転して損傷靱帯部を展開する。
b：長掌筋腱をSTと内側上顆に作製した骨孔を通して8字型に架橋移植。尺骨神経は筋層下前方移行術を行う。

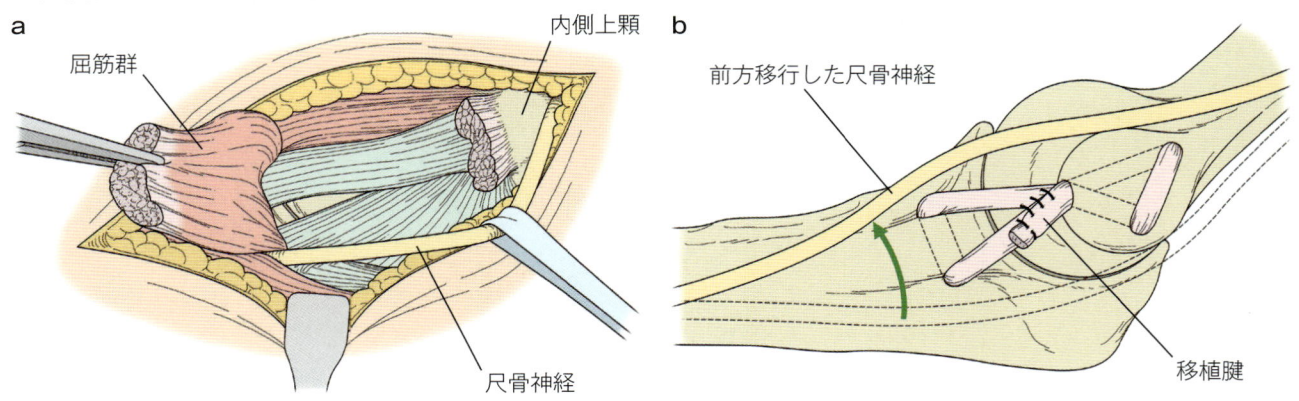

図2　伊藤法（1990）
a：屈筋群起始部をスプリットし，損傷靱帯を展開。STに作製した骨孔に移植腱を通す。
b：近位側は内側上顆の骨孔に通し，緊張下に骨釘を楔として打ち込み固定する。

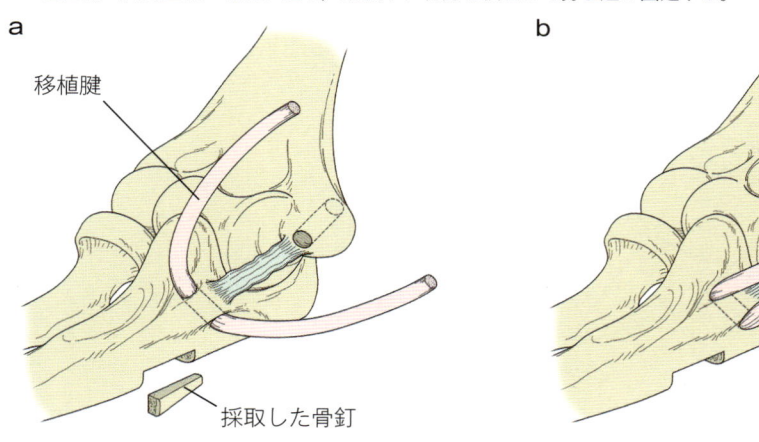

MUCL再建法の現在

　現在，MUCLの再建法は，前斜走線維の走行に1本の靱帯として移植する方法（single socket reconstruction）と，尺骨鉤状結節（ST）の前後から穿孔した骨孔に移植腱を通して，近位は内側上顆起始部に開けた1本の骨孔に前後の移植腱を引き込むdocking procedureとに大別される。Single socket法では，移植腱を2重に束ねて（double strand）[6)~9)]（図3~5）あるいは3重にして移植している。複数の腱束を同じ緊張で移植するには多少習熟を要する。Docking procedureでも，前方線維をsingleで，後方線維をdouble strandとする方法[10)]（図6），前後両線維とも2重[11)]（図7）と，前方，後方線維とも連続した1本の移植腱（single strand）で再建する従来のJobe法[2)]（図1）とその変法[12),13)]（図8）および著者の方法[3)]（図2）がある。Hechtmanの変法は，残存したMUCLを遠位から切離反転後にdocking法で再建し，反転しておいた損傷靱帯をその上に戻して再建靱帯に縫合するもので，hybrid techniqueと称している[14)]。断裂し瘢痕となった遺残靱帯に十分な強度があるとは考えられないが，少なくともマイナスにはならないであろう。

　骨との接合部は，cortical button[8),10)]（図6），interference（tendon junction）screw[6),7),9)]（図3~5），強固なgrasping suture（Krackow sutureあるいはbaseball suture）による牽引下にbone bridge上での締結など[8),9),11)~13)]（図4~6）があるが，強固な縫合糸による移植腱の血行障害を防ぐために，縫合糸は骨孔内に留めるべきである。米国では大きなinterference screwが多く用いられているが[9)]（図3, 5），小さな内側上顆には大きすぎて復帰後の内側上顆の強度不足，あるいはSTの骨折が懸念される。わが国でも骨孔と移植腱の間に小さな介在骨片を挟んで小さなtendon junction screwで固定する田中法で用いられている[7)]（図4）。

　著者は肘頭から採取した骨釘を楔として打ち込み固定しているが（図2），入口部で骨釘による移植腱の圧迫，軟化を防ぐために，骨孔入口部のみをやや拡大し，十字靱帯再建時のnotch plastyを模したこともあった。手術成績の体系的な比較検討は行わなかったが，著者の印象としてはあまり差がないようであった。

　再建された靱帯の強度に関する実験的研究も少なくないが，いずれもJobeのfigure of eight法が最も強度が低く，EndoButton法，interference screw法，docking法の順で初期強度が大きくなったとしている[8),15),16)]。しかし問題は初期固定の強度ではなく，リハビリテーション開始時以後の強度である。Interference screw，骨釘，grasping sutureなどで移植腱の循環障害をきたすほど強力に絞扼した場合，また，早期運動で腱・骨孔間の固着が不十分であれば，良好な支持機構が再建されることは期待できない。

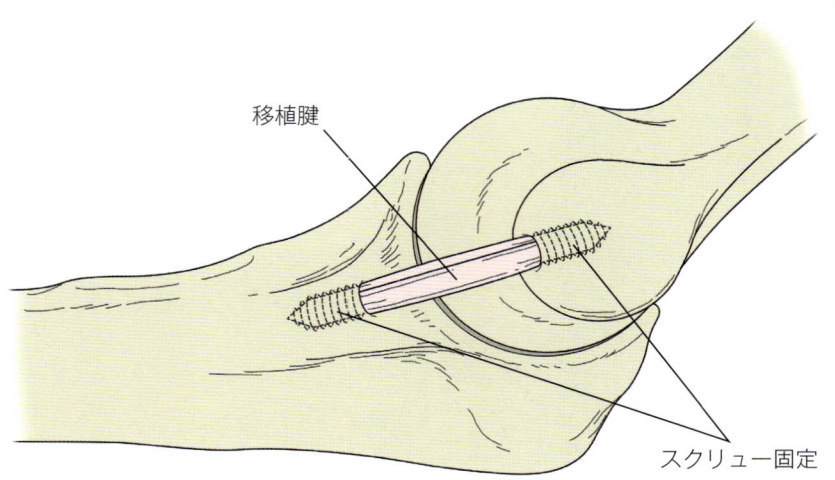

図3 Ahmadによるinterference screwによる固定（2003）

近位，遠位とも，大きなinterference screwを用い，2-strandで移植した腱を固定している。スクリューをねじ込むと移植腱は反対に浮き上がってきやすいので注意が必要である。

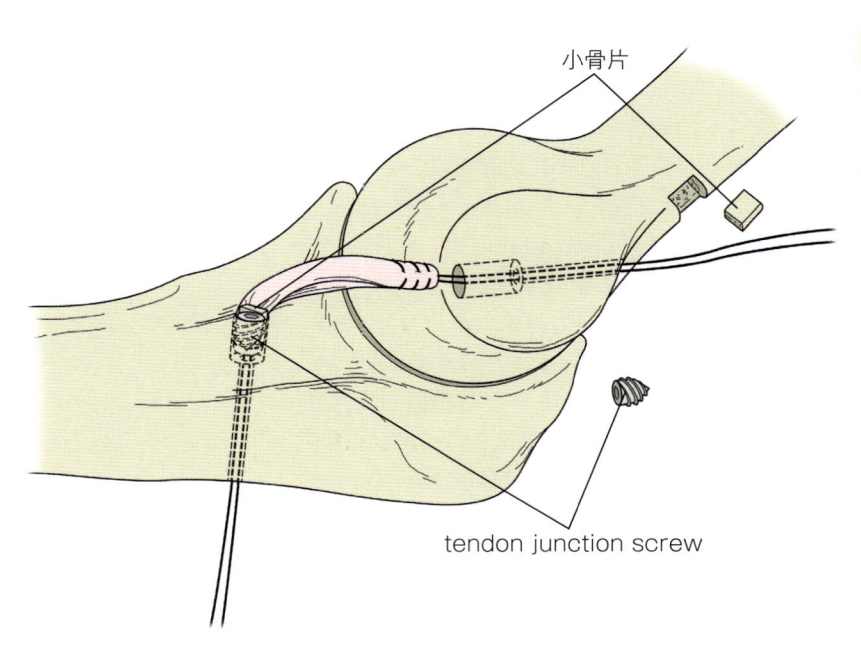

図4 田中法（2001）

2-strandの長掌筋腱両端にgrasping sutureをかけ，近位，遠位の骨孔間に移植，緊張下に小骨片を腱，骨孔間に挟んで小型のtendon junction screwで固定する。

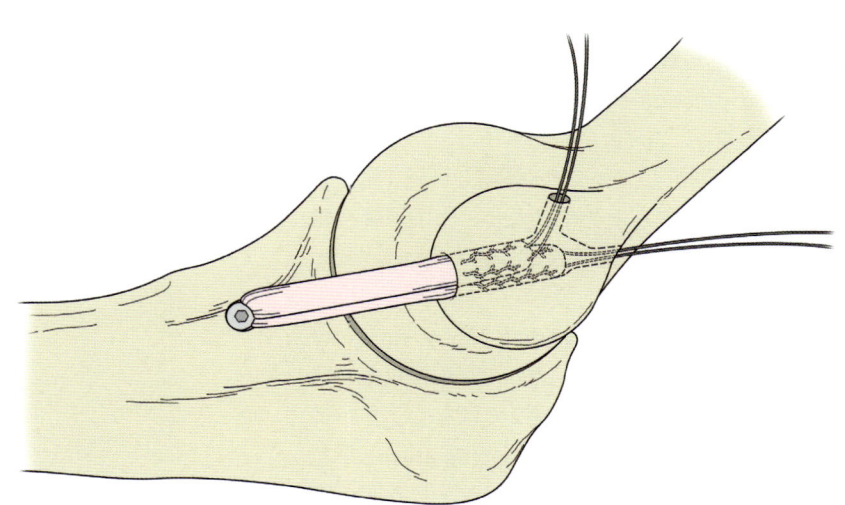

図5 DANE TJ technique（2006）

Kerlan Jobe ClinicのConwayにより考案され，開発協力者のイニシャルとTommy JohnのTJをとって名付けられた。2-strandで遠位は大型interference screw，近位はKrackow sutureをかけて牽引し，bone ridge上で強固に締結する。内側上顆の破損を防ぐため，近位は大きなスクリューの使用を避けたと思われる。

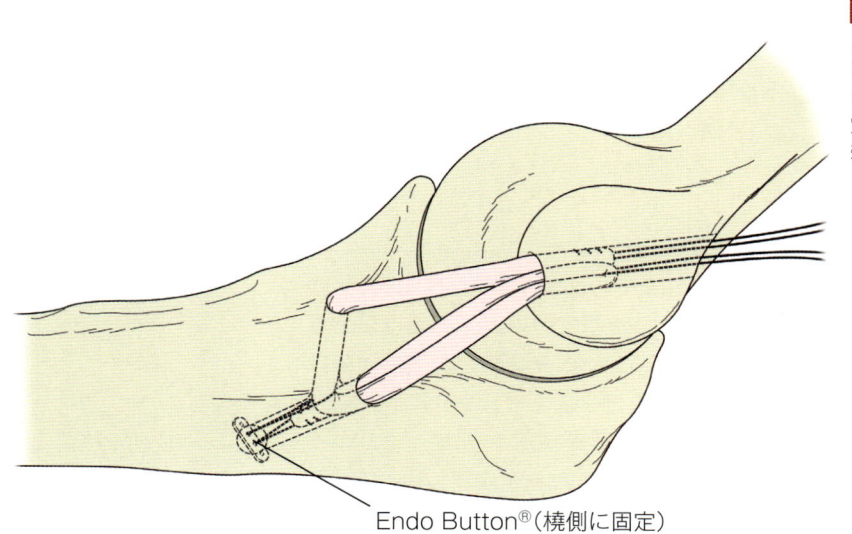

図6 正富法（2002）

より高度な損傷を受けると考えられた後方要素を2-strandで，前方要素は1-strandで再建するもので，遠位側はEndo Button®で尺骨橈側に固定，近位の縫合糸は内側上顆上のbone ridgeで牽引下に締結する。

Endo Button®（橈側に固定）

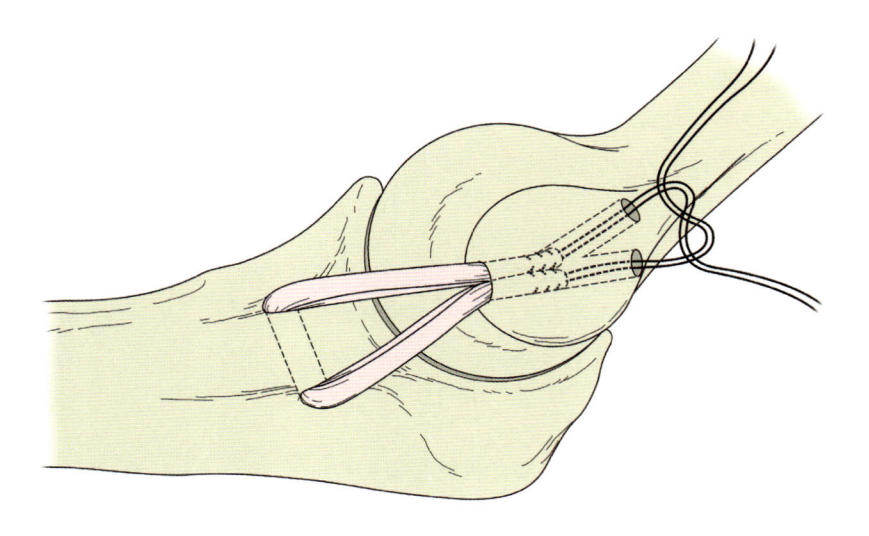

図7 Palettaのdouble docking法（2006）

STに通した2-strandの移植腱を内側上顆の骨孔へ引き込むdocking法の変法である。

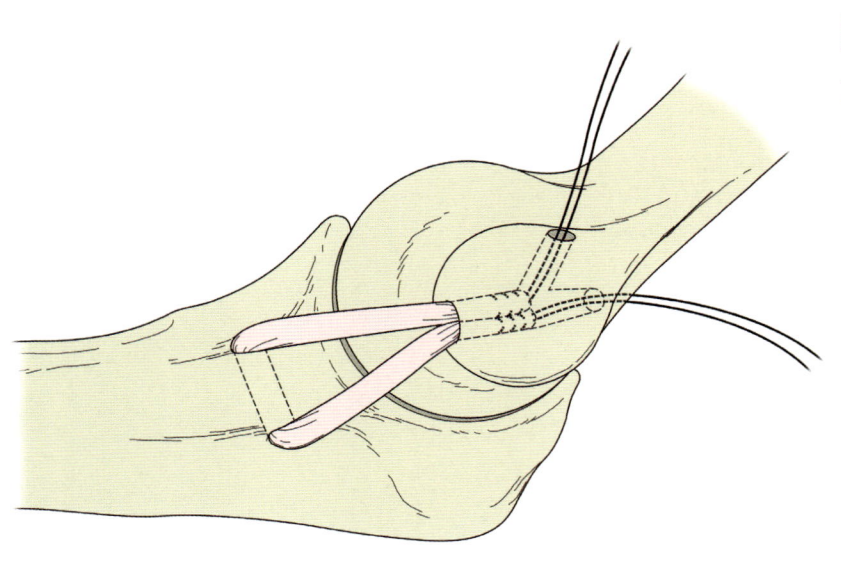

図8 Docking technique（2002）

Rohrbough, Altchekらが，Jobe原法を改良して2002年に報告した。

著者らのMUCL再建術

著者らの再建術は，1990年から2013年末で800例を超え，現在の方法は1992年より基本的には変わっていない。手術法の詳細は，次項に述べる。

MUCL再建術の術後成績

再建手術後の成績に関する報告は少なくないが，これまでの文献を評価した2008年のVitaleの報告がある[17]。1950年から2007年の間に出版された報告の中で，批判に堪える論文（Lebel Ⅲ）は1992年から2006年までの8編であった。これらを集積した平均年齢は17.4～24.5歳，術後平均追跡調査期間は，Azar[20]のわずかな例を除き最低2年で，平均2.5～6.3年であった。競技レベルは47%がプロ野球選手，36%が大学野球選手，17%レクリエーションレベル，あるいは高校野球レベルであった。移植腱は82%が長掌筋腱，10%は薄筋腱であった。

代表的な報告者とその術後評価をConway-Jobe rating（表1）[18]でexcellentと評価された症例の比率を示すと，Conwayら（1992）68%[18]，Andrewsら（1995）78%[19]，Azarら（2000）81%[20]，Thompsonら（2001）82%[21]，Pettyら（2004）74%[22]，Palettaら（2006）92%[23]，Dodsonら（2006）90%[13]，Kohら（2006）95%[24]であったが，全症例を平均すれば83%がexcellentと評価され，術後合併症は10%に発生し，8%が尺骨神経障害であった。

手術進入路別に成績を比較すれば，Jobe原法である屈筋群起始部一時的剥離，尺骨神経筋層下移行術ではexcellent例は70%，屈筋群起始筋群縦切（muscle splitting）進入路ではexcellent例が87%であった。

移植腱の走行からみてみると，Jobeの8の字型腱移植では76%がexcellentであったが尺骨神経障害が8%，docking法では90%がexcellentで尺骨神経障害が3%，docking法変法では95%がexcellentで5%に尺骨神経障害がみられた。同様の報告は2013年1368例の合併症の解析からも明らかで[25]，Jobe法で29.2%，Jobe変法19.1%，interference screw法10.0%，docking法6.0%，docking変法は4.3%に手術合併症がみられた。合併症が少ない再建手術法では競技復帰率も高かった。

ちなみに著者らの再建法の評価では2004年1月から2008年12月までに再建手術を行い，2年以上経過した308例を調査し，有効回答が得られた165例の復帰率を調査した。Comway-Jobeに準じた評価では87.0%がexcellent, goodが8.4%で，計95.4%が競技復帰可能であった。

表1 Conway-Jobe rating[18]

Excellent	受傷前と同じかそれ以上のレベルの試合が12カ月以上できた
Good	受傷前より少し低下したレベルの試合が12カ月以上できた
Fair	レクリエーションレベルの試合なら定期的にできた
Poor	野球の試合ができなかった

コンセンサス

1. いかなる再建術も正常のMUCLの生体力学的物性を再建できない[11]。
2. スポーツによる繰り返される外反ストレスの結果断裂したMUCL損傷例では，長期にわたって瘢痕化してしまった断端を一次縫合しても十分な強度は得られないと考えられる[18]。
3. 1回の脱臼などによる外傷性断裂では，特に若年者において一次縫合，縫着で復帰出来る例もまれではない[27]。
4. 臨床的のみならず画像上でも靱帯損傷が明らかであっても，投球フォームを工夫して疼痛なく投球可能な例は少なからずみられる[28]。このような例では再建手術を要しないが，長期間スポーツを継続していると屈筋群起始部も断裂することがある(p131，図1参照)[29]。
5. 肘関節内側部痛に対して局所ステロイド注射を行うと，損傷部の強度が著明に低下し，完全断裂になりやすい(p132，図2，3参照)。
6. 若年者の靱帯損傷再建例は年長者より術後成績が良好である[22]。これは尺骨神経障害，OA変化，滑膜ひだ障害などの合併障害が少ないためであろう。しかし，自験例では，若年者は離断性骨軟骨炎の合併，リハビリテーションに熱意が欠ける傾向などがあり，必ずしも若年者の復帰率が高い印象はない[30]。
7. 年長者の靱帯損傷は若年者より屈曲回内筋起始部断裂を合併する率が高い[27]。
8. 再建靱帯の再断裂例の再再建術の成績は，合併症も増加することもあり低下する[31]。

文献

1) Osborne G, Cotterill P, et al. Recurrent dislocation of the elbow. J Bone Joint Surg Br 1966; 48: 340-6.
2) Jobe FW, Stark H, et al. Reconstruction of the ulnar collateral ligament in athletes. J Bone Joint Surg Am 1986; 68: 1158-63.
3) 伊藤恵康, 鵜飼康二, ほか. スポーツ障害としての肘関節尺側側副靱帯損傷. 10年間163例の治療経験. 日整外スポーツ医会誌 2002; 22: 210-6.
4) 伊藤恵康. 内側(尺側)側副靱帯損傷. 肘関節外科の実際. 東京: 南江堂; 2011. 228-42.
5) Smith GR, Altchek DW, et al. A muscle splitting approach to the ulnar collateral ligament of the elbow. Am J Sports Med 1996; 24: 575-80.
6) Ahmad CS, Lee TQ, et al. Biomechanical evaluation of a new ulnar collateral ligament reconstruction technique with interference screw fixation. Am J Sports Med 2003; 31: 332-7.
7) 田中寿一. 肘関節側副靱帯再建術—TJ screw systemによる—. 関節外科 2005; 24: 28-36.
8) Lynch JL, Maerz T, et al. Biomechanical evaluation of the TightRope versus traditional docking ulnar collateral ligament reconstruction technique. Kinematic and failure testing. Am J Sports Med 2013; 41: 1165-73.
9) Dines JS, ElAttrache NS, et al. Clinical outcome of the DANE TJ technique to treat ulnar collateral ligament insufficiency of the elbow. Am J Sports Med 2007; 35: 2039-40.
10) 正富 隆. 尺側側副靱帯再建術—Jobe法の改良. 越智隆弘ほか編. New Mook整形外科11 肘の外科. 東京: 金原出版; 2002. 131-40.
11) Paletta GA Jr, Klepps SJ, et al. Biomechanical evaluation of 2 techniques of ulnar collateral ligament reconstruction of the elbow. Am J Sports Med 2006; 34: 1599-603.
12) Rohrbough JT, Altchek DW, et al. Medial collateral ligament reconstruction of the elbow using the docking technique. Am J Sports Med 2002; 30: 541-8.
13) Dodson CC, Thomas A et al: Medial ulnar collateral ligament reconstruction of the elbow in throwing athletes. Am J Sports Med 2006; 34: 1926-32.
14) Hechtman KS, Zvijac JE, et al. Long-term results of ulnar collateral ligament reconstruction in throwing athletes based on a hybrid technique. Am J Sports Med 2011; 39: 342-7.
15) Armstong AD, Dunning CE, et al. A biomechanical comparison of four reconstruction techniques for the medial collateral ligament-deficient elbow. J Shoulder Elbow Surg 2005; 14: 207-15.
16) Shah RP, Lindsey DP, et al. An analysis of four collateral ligament reconstruction procedures with cyclic valgus loading. J Shoulder Elbow Surg 2009; 18: 58-63.
17) Vitale MA, Ahmad CS: The outcome of a elbow ulnar collateral ligament reconstruction in overhead athletes. Am J Sports Med 2008; 36: 1193-205.
18) Conway JE, Jobe FW, et al. Medial instability of the elbow in throwing athletes. Treatment by repair or reconstruction of the ulnar collateral ligament. J Bone Joint Surg Am 1992; 74: 67-83.
19) Andrews JR, Timmerman LA, et al. Outcome of elbow surgery in professional baseball players. Am J Sports Med 1995; 23: 407-13.
20) Azar FM, Andrews JR, et al. Operative treatment of ulnar collateral ligament injuries of the elbow in athletes. Am J Sports Med 2000; 28: 16-23.
21) Thompson WH, Jobe FW, et al. Ulnar collateral ligament reconstruction in athletes: muscle splitting approach without transposition of the ulnar nerve. J Shoulder Elbow Surg 2001; 10: 152-7.
22) Petty DH, Andrews JR, et al. Ulnar collateral ligament reconstruction in high school baseball players: clinical results and injury risk factors. Am J Sports Med 2004; 32: 1158-64.
23) Paletta GA Jr, Wright RW. The modified docking procedure for elbow ulnar collateral ligament reconstruction: 2-year follow-up in elite throwers. Am J Sports Med 2006; 34: 1594-8.
24) Koh JL, Schafer MF, et al. Ulnar collateral ligament reconstruction in elite throwing athletes. Arthroscopy 2006; 22: 1187-91.
25) Watson JN, McQueen P, et al. A systematic review of ulnar collateral ligament reconstruction techniques. Am J Sports Med. preview, Nov 12, 2013. DOI: 10.1177/0363546513509051.
26) 古島弘三, 岩部昌平, ほか. 野球による肘内側側副靱帯損傷の中期手術成績. 日肘会誌. 2011; 18: 40-3.
27) Saboie FH Ⅲ, Trenhalle SW, et al. Primary repair of ulnar collateral ligament injuries of the elbow in young athletes. Am J Sports Med 2008; 36: 1066-72.
28) Rettig AC, Sherrill C, et al. Nonoperative treatment of ulnar collateral ligament injuries in throwing athletes. Am J Sports Med 2001; 29: 15-7.
29) Osbahr DC, Swminathan SS, et al. Combined flexor-pronator mass and ulnar collateral ligament injuries in the elbows of older baseball players. Am J Sports Med 2010; 38: 733-9.
30) Jones KJ, Dines JS, et al. Operative treatment of ulnar collateral ligament insufficiency in adolescent athletes. Am J Sports Med 2014; 42: 117-21.
31) Dines JS, Yocum LA, et al. Revision surgery for failed elbow medial collateral ligament reconstruction. Am J Sports Med 2008; 36: 1061-5.

II 肘関節疾患の治療

肘内側側副靱帯障害（スポーツ障害）
スポーツ障害としての肘内側尺側側副靱帯損傷

伊藤 恵康　慶友整形外科病院院長
古島 弘三　慶友整形外科病院慶友スポーツ医学センター長
岩部 昌平　済生会宇都宮病院整形外科診療部長

術前準備

　投擲動作を主とするスポーツによる肘内側尺側側副靱帯（medial ulnar collateral ligament；MUCL）損傷はMRIによる画像診断が進歩し，近年広く認識されるようになった。しかし，この障害をきたした選手を治療し，再び競技スポーツのレベルまで復帰させることは容易ではない。その手術適応，手術手技，合併障害の発見，リハビリテーションなどに関する知識と経験を地道に積み重ねる必要がある。小学4, 5年生にみられる肘内側痛は，MUCLによる内側上顆遠位端の裂離骨折であり，一般にlittle leaguer's elbowの1つとされる。

　このため，以下に述べる各項目は主として靱帯実質の損傷例に限定したものとする。また，スノーボード，体操競技，柔道などによる1回の強大な外力に起因する靱帯損傷，脱臼・亜脱臼に伴う靱帯損傷は別項を参照されたい。

　ここではMUCL損傷診断の要点，手術適応，手術手技，移植腱の選択，手術中のピットフォール，外固定の注意点，リハビリテーションについて述べる。

診断

　主訴は投球時の肘内側痛であるが，MUCL損傷の診断自体は，この病態の存在を知っていれば容易である。疼痛の発生は徐々に増強してくるもの，1回の投球で発症したものまでさまざまであるが，後者の場合では，詳しく訊ねると以前に肘内側痛の記憶があることが少なくない。肘内側部の疼痛の程度は，塁間の送球でも疼痛のため困難なものから，全力投球だけができない，あるいは直球は投げられるが変化球が痛くて投げられないなどさまざまである。球数が増すと肘内側痛が生じるというより，速い球を投げると始めから疼痛があることが特徴である。MUCL部の持続する頑固な圧痛は，内側上顆前下方のMUCL部に一致したpin pointの圧痛である[1]。

　外傷性脱臼などにみられる高度な動揺性がない限り徒手的に外反動揺性を検出することは容易ではない。投球動作などによるMUCL損傷の多くは前斜走靱帯のみの損傷であり，関節包，後斜走靱帯はほとんど断裂しないためである。しかし，まれではあるが，競技野球，特にプロ野球経験が長い選手ではMUCLのみでなく雑音とともに総屈筋群起始部の断裂をも合併することがある[2]（図1）。このような例では徒手検査で容易に外反動揺性が確認できる。

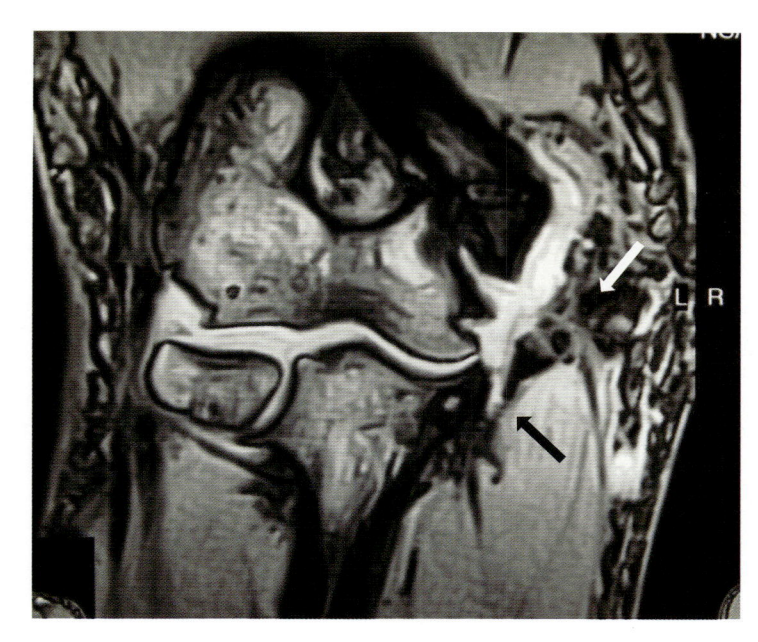

図1 プロ野球選手におけるMUCL，総屈筋群起始部剥離

MUCL再建術後9年で肘内側痛再発，屈曲回内筋群強化で投球を継続していたが，自己最高球速で投球した際に，肘後内側痛出現。
白矢印：剥離した総屈筋群起始部。
黒矢印：再建MUCLは一部を除きsublime tubercle近位部より剥離している。

補助診断

単純X線像

　単純X線像は手軽であるが，両肘撮影に加えて患側の45°屈曲位正面像はかなり多くの情報を与えてくれる。内側上顆遠位端の陳旧性裂離骨片，遠位端の下方への延長などの変形，内側上顆の低形成，骨棘形成などの関節症性変化，離断性骨軟骨炎等の多くの病態を発見できる。後に述べるが，これらのうちMUCL損傷が体系的なリハビリテーションによる保存療法で復帰できるか否かのリスクファクターとして有意なものは裂離骨片の有無である。

ストレスX線撮影

　Schwab[3]により報告された重力による外反力を使ったgravity stress X線撮影，Jobeによる30°屈曲位徒手外反ストレス撮影法がある。いずれも30〜45°屈曲位で骨性構造による安定性を除外して撮影し，内側関節裂隙の開大差を計測する。最近では仰臥位で肩関節外転外旋位，肘関節90°屈曲位の投球動作を模した肢位でgravity stress撮影を行っている（図2）。いずれのテストでも健側との開大差が2mm以上あれば靱帯損傷の可能性ありとしている。

超音波エコー診断

　仰臥位，肘関節90°屈曲位，前腕重力下垂位として検査する。検査のポイントは，靱帯自体を探すというより，内側上顆と尺骨鉤状結節（sublime tubercle；ST）の輪郭を描出することで，両者間を結ぶMUCLを描出できる。健側との比較が重要である。

MRI検査

　診断可能な画像を得るには，機器の性能もさることながら，最適な撮像条件を決める技師の熱意が重要である。そのためにも，慣れない技師の場合，側副靱帯の起始，停止の正確な部位，靱帯の走行などを撮像時に指示して育てる努力も必要である。最近は紹介・初診時に持参する画像も診断不能なものは少なくなった（図3）。

図2　重力ストレスX線撮影

プロ野球外野手。肘内側部痛が続くため，知人の医師に何度もステロイドの局所注射を受けていた。投球側の内側関節裂隙は補球側に比べ開大が著明である（矢印）。肘の脱力のためキャッチボールも困難となり，再建手術を希望して来院。

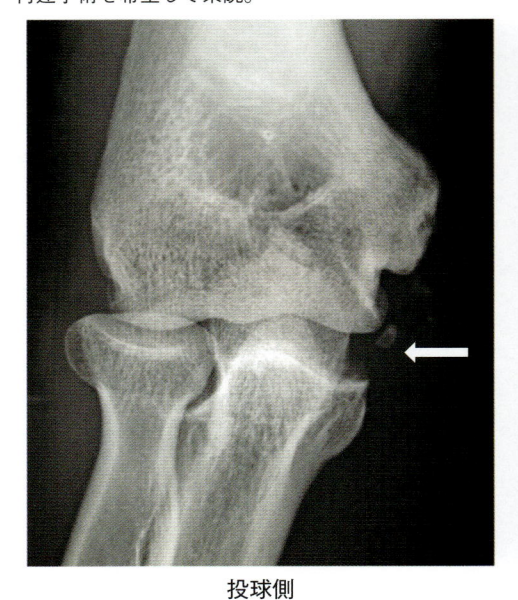

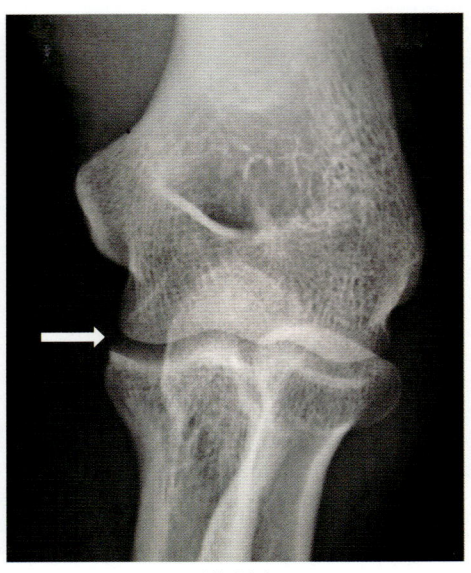

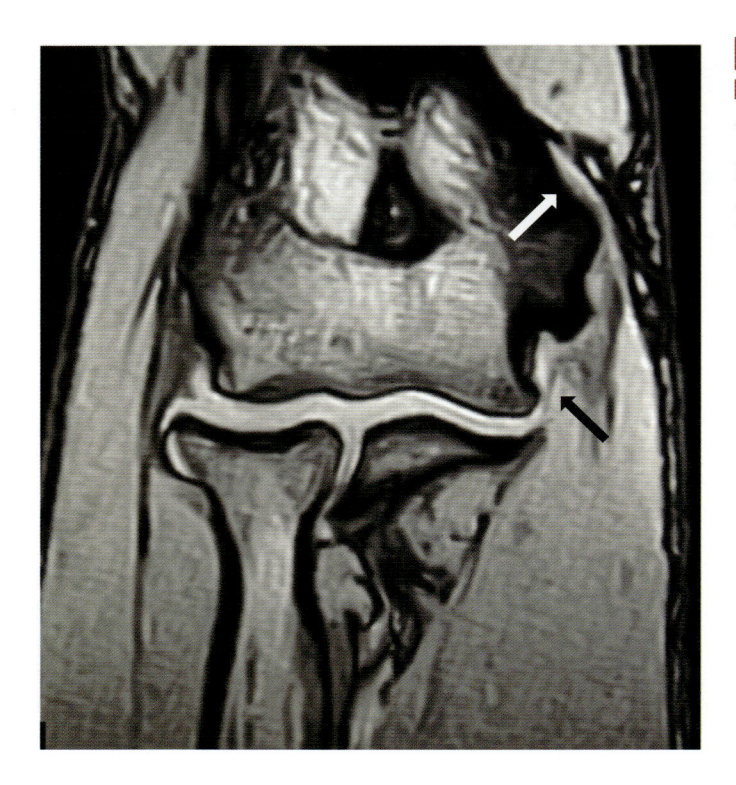

投球側　　　　　　　　　　　　　捕球側

図3　MRI画像

図2に示した重力ストレス撮影の症例である。T2*で低信号に見える外側側副靱帯複合体に比べ，内側は高から等信号に描出され，MUCLの輪郭は不明である（黒矢印）。内側上顆上部も円回内筋の起始部を中心に高信号となっている（白矢印）。手術所見では靱帯の名残と思われる浮腫性の肉芽組織に懸濁性ステロイドと思われる白色結晶が大量に沈着していた。

診断が遅れる症例

　十分な問診，診察を行わないと，X線写真で離断性骨軟骨炎（osteochondritis dissecans；OCD），関節遊離体，変形性肘関節症の存在などをみつけて安心し，思考停止になりがちである。病態は単独とは限らないことを肝に銘じておくべきである。

鑑別診断および合併症

　少なからず尺骨神経，内側前腕皮神経領域の感覚鈍麻を伴うことがある。長期間継続する肘内側の感覚障害の存在は損傷の重症度にも関係があり，また，合併障害として，胸郭出口症候群，内側上腕筋間中隔を中心とした高位尺骨神経障害の発見にも有効であり，感覚障害の検査は必須である。アルコール綿を用いた冷感覚の健側との比較を行えば，筆などによる触覚検査で見逃された感覚障害を発見できる。

　また，尺骨神経に沿うTinel徴候も重要で，腋窩から末梢部まで陽性であれば胸郭出口症候群，内側上顆より8～10cm近位に強い場合は内側上腕筋間中隔を中心とした絞扼（いわゆるStruthers' arcade）の合併を考慮しなければならない。有痛性の尺骨神経脱臼は再建術時に皮下前方移行術を行うべきである。

　内側の緩みの結果，外側に滑膜ひだ障害が生じやすい。肘頭外側に有痛性のクリックと索状物を触れる。違和感が強ければ同時に切除術を行う。

　肘頭疲労骨折は最も重大な合併症である。決して見逃してはならない。明らかな骨折線がみられれば骨釘移植などで骨癒合を図るべきである[4]。

分類

MUCLの損傷部位による分類

　スポーツ障害としてのMUCL損傷高位は，やや古いが著者の手術例302例では，主な損傷高位が近位起始部が57.6%，近位の陳旧性裂離骨片と内側上顆起始部間が主な損傷であったものが18.9%，靱帯体部・全長損傷が21.5%，遠位停止部損傷が1.9%であった[5]。手術としては大部分が起始・停止間を移植腱で再建するため，ほぼ変わるところがないが，陳旧性の裂離骨片が再建靱帯と滑車内側面の間に介在して，再建靱帯の正常な走行を妨げる場合に切除する否かの判断を要するに過ぎない。

適応

　競技レベルの野球を継続しないのであれば，日常生活に支障はないため手術を必要とすることはまれである。競技レベルのスポーツの継続を強く希望する例に対しては，保存療法で受傷前の競技レベルに復帰できるか，あるいは手術的再建を必要とするかが予測できれば，治療する側にとっても有用である。

　著者らはレクレーションレベルの患者を除いた投球障害による肘内側側副靱帯（MUCL）損傷患者で，MUCL以外の障害がなく，系統的なリハビリテーションを3カ月以上行い得た166例の症例をもとに，保存療法による復帰を妨げる因子を検討している[6]。

　裂離骨片の遺残例では27%が復帰，骨片がなかった例では57%が復帰しており，裂離骨片遺残のrisk ratioは2.6倍であった。尺骨神経症状を有するものは30%しか復帰できず，risk ratioは2.2倍，MRI所見でMCLの完全断裂例と不全断裂例の比較では，不全断裂例では82%が復帰，完全断裂例ではわずか33%のみが復帰し，完全断裂のrisk ratioは4.6倍であった。特に，遺残骨片があり，かつMRIで完全損傷がみられた例ではリハビリテーションで復帰できたものは18%と厳しい結果であった[6]。

　このデータから，内側上顆下端裂離骨片の遺残，尺骨神経症状の持続，MRI画像によるMCL完全断裂がそれぞれ確認されれば，リハビリテーションのみで競技レベルへの復帰は困難となる傾向がみられる。さらにこれらのリスクファクターすべてを持っている例では，さらに困難となることが容易に理解されよう。

再建手術

著者は1990年以来，筋間を分けて靱帯に直達する展開法で靱帯の再建を行ってきた．2013年末で800例を超え，初期には移植腱の走行，固定法の変遷もあったが，以下に述べる現在の方法を中心に再建している[7]．

近年種々の再建法が報告されているが，基本的な展開法はすべて同様であり，移植腱の通しかた，腱の固定法が異なるだけであるため，下記に述べる術式を理解すればいかなる再建法にも対応が可能となる．

手術の準備

移植腱として最も便利なものは長掌筋腱である．ときに欠損，低形成があるので術前に確認しておく．十分な太さの長掌筋腱がなければ膝関節内側から薄筋腱を採取する．この際膝関節靱帯再建に用いるtendon harvestorが必要である．薄筋腱は腱線維の長さが一定でなく，やや使用し難い．十分な太さの腱を採取する必要があれば，投手に限り捕球側の橈側手根屈筋腱を半分あるいは2/3横径，約12cm採取してもよい．これらのことは術前に患者に説明しておく．

手術器械として特別に用意するものとして，3.2mm，3.5mmおよび4.5mm径のドリル，骨釘採取時に用いる1mm径のKirschner鋼線(K-wire)と，手の外科用の薄刃のノミに加えて移植腱を骨孔に通すときに用いる0.46mmのsoft wire，骨釘の打ち込み器である．

手術は全身麻酔，手の外科手術台を用い，止血帯使用下に施行する．バイポーラーコアギュレーターは必須である．

合併障害があれば同時に処置するが，靱帯再建術は移植靱帯の緩みを防ぐために最後に行う．

手術手技

皮切および筋層の展開

内側上顆頂上より近位3cm，遠位6cm，ほぼ尺骨神経の走行に沿う皮切を加える．内側上腕筋間中隔の緊張が強く，上腕の内旋により尺骨神経を強く圧迫する場合は，筋間中隔の直上皮下に5cmの筋鉤を挿入して筋間中隔を8～10cm近位まで切除しておく[1],[7]．

遠位部では総屈筋起始部表層を斜走する内側前腕皮神経を剥離しテープで保護する(図4)[7]．MUCLの直上で深筋膜と屈筋群を線維方向に鋭的にsplitするが，筋層が著明に厚くなければSTの隆起を触れるので，それほど迷うことはない．近位は内側上顆前下方(右肘では7時～7時半の位置)からSTに向かって深筋膜を切開する．隆起を触れない場合は，尺骨神経の5mmほど前方を鈍的に深部へ向かって慎重に展開する．内側上顆下端の遠位2～3cm付近で筋層のほぼ中央の深さに，尺骨神経から前方遠位に向かって斜走する筋枝が現れることがあり，これを引きちぎらないように注意して筋枝より深部を幅広く展開する(図5)．常に指先で尺骨神経とSTを触れながら展開する．尺骨神経が現れれば，その直下にMUCLが走っているため，前方から小骨膜起子(エレバトリウム)を用いて鈍的に筋群を分ければMUCLの全貌が現れる(図6)．

MUCL近位，あるいは中央部に遊離骨片がある場合，再建靱帯の走行を妨げるようなら骨片を核出する．内側上顆靱帯起始部の薄い骨片であれば，後にこの骨片の上からドリリングし，内側上顆の骨孔を作製することになる．

図4 皮切

内側前腕皮神経を保護する。この神経の走行は個人差が大きく，ときに内側上腕筋間中隔に沿って下降するものがある。

内側前腕皮神経
皮切
肘頭
内側上顆

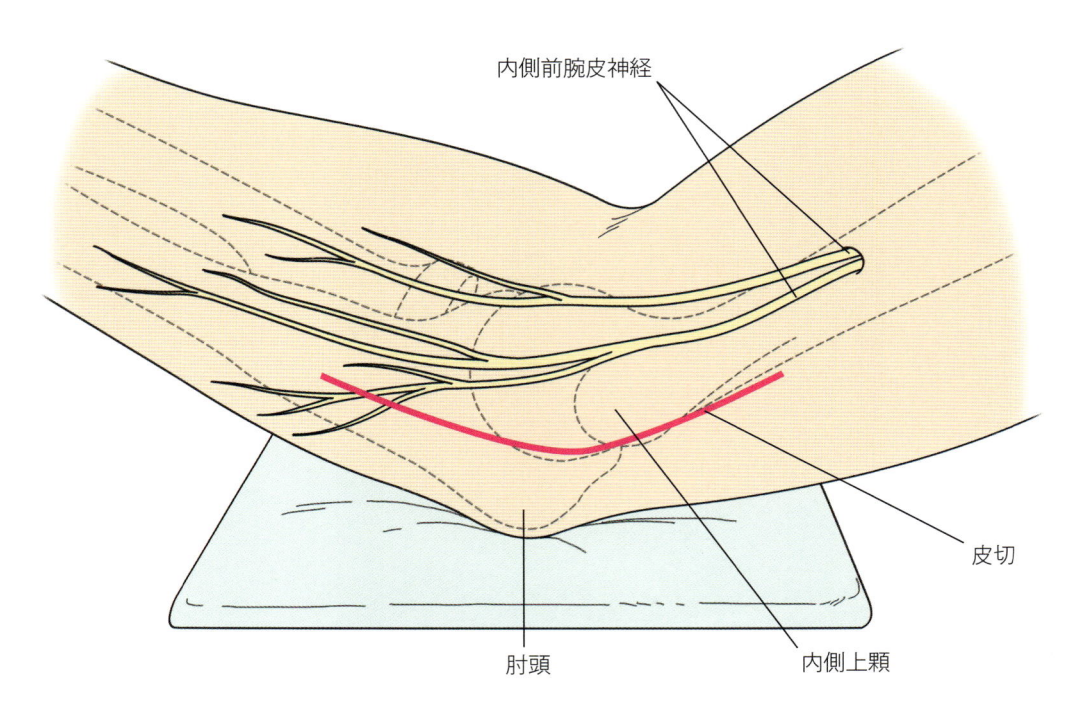

図5 屈筋群筋腹のスプリット

深筋膜と筋表層は鋭的に切開し，中層以下は鈍的に展開する。筋層内を遠位前方へ向かう尺骨神経の細い筋枝が術野を横断することが少なくない。これを保護するためやや前方，すなわち尺側手根屈筋と浅指屈筋（表層では長掌筋）間を分けてもよいが，ST後縁の穿孔がやや難しいこと，また，この筋間は内側上顆頂点から5cm程遠位になると明瞭になるが，関節裂隙高位では筋の分離同定は困難なことである。

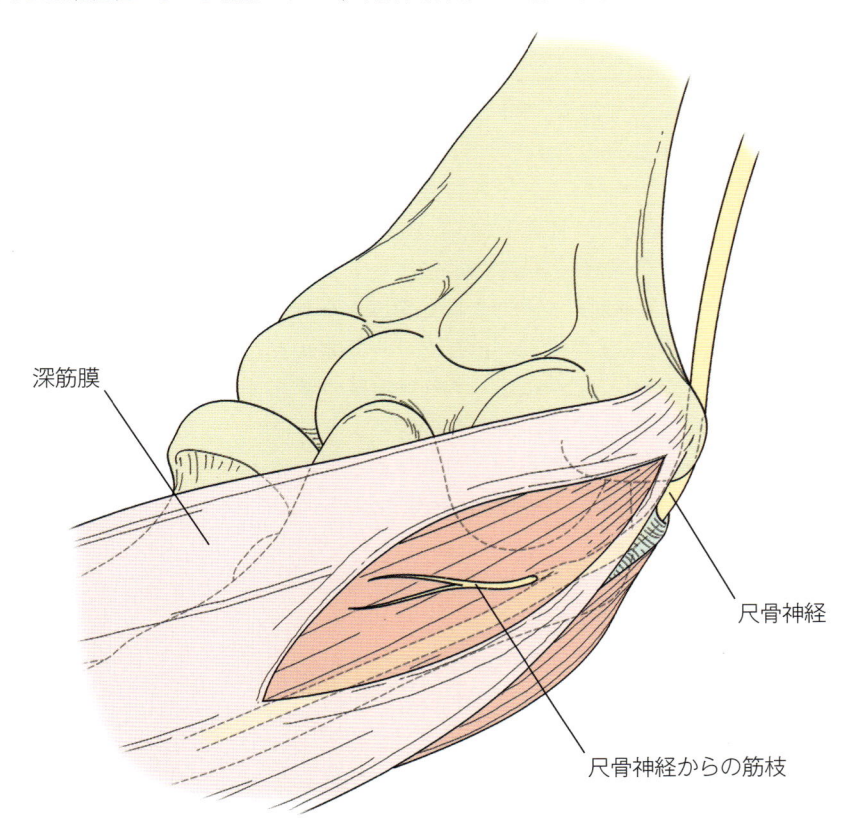

深筋膜
尺骨神経
尺骨神経からの筋枝

図6 MUCLの展開

靱帯表層から起始する筋群を小円刃刀で靱帯表層に沿って剥離する。尺骨神経とSTは常に指で触知しながら展開する。ST後方には尺骨神経の後面との間に静脈叢があり，止血の際は尺骨神経の損傷に注意する。UN：尺骨神経。点線矢印は尺骨神経からの筋枝，実線矢印はMUCL起始部の穿孔部，黒点線はSTの輪郭を指す。（＊）は靱帯起始部の中心を示す。

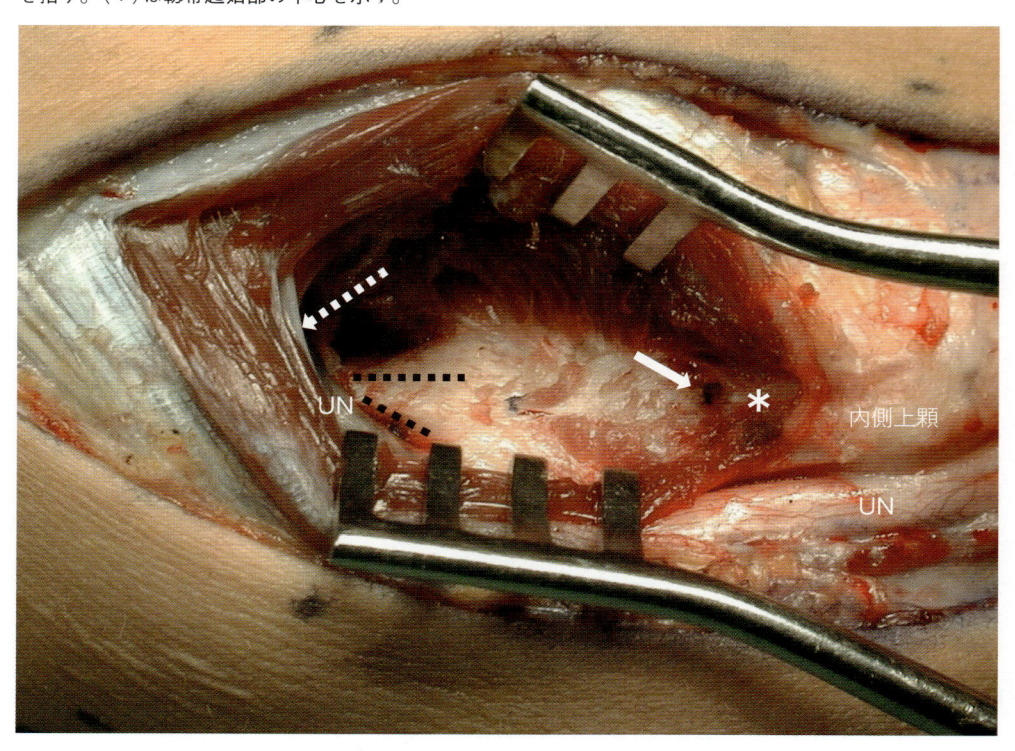

鉤状結節（ST）の展開と骨孔の作製

　注射針で関節裂隙を確認し，注射針を刺したままにしておく。STは多くは鋭い稜線状に隆起しているのが，ときにクジラの背のように扁平なものもある。ST後面には尺骨神経との間に静脈叢があり，穿孔に先立ちバイポーラーコアギュレーターで処理しておく。

　靱帯遠位部も瘢痕化していれば，MUCLを中央で縦切し，骨膜下にSTを展開するが，靱帯遠位部が良好であれば靱帯を剥離することなく靱帯表層からSTの前後よりドリルで穿孔する。穿孔する位置は，関節軟骨の厚さを考慮し，注射針を刺した関節裂隙から1cm遠位にドリルガイドの中心を置き，STの前後から3.2mmまたは3.5mm径ドリルで穿孔する（図7）。前後の骨孔の角度は90°を超えてはならない。STが急峻であれば前後の骨孔間の残存骨皮質（bone bridge）は7mmあれば十分であるが，STがクジラの背のように扁平であれば10mmの骨皮質を残し，かつ深部で鋭角に交わるように穿孔，遠位停止部の強度を確保する。後方からの穿孔時は肘関節を伸展し，前方から穿孔する時は屈曲位とすれば尺骨神経に過剰な牽引力を加えることなく穿孔できる。

　前後から穿孔した骨孔が骨髄内で正確に連続するように，先に穿孔した骨孔から「手術の準備」の項で述べた短いK-wireあるいはゾンデなどを挿入しておき，これを目標に対向するdrill holeを作製する。小さな単鈍鉤を用いて前後の骨孔を円滑な骨トンネルとする（図8）。

　ST前後から穿孔した際，もしも骨孔間のbone bridgeが破損した場合は，この骨孔を拡大し，尺骨橈側まで穿孔してEndoButton®で移植腱を固定するか（正富法），骨釘を採取した皮切を利用して作製したK-wireの2つの穴から太い注射針を出し，移植腱にかけた縫合糸を迎えに行き（田中法），適当な深さまで引き込むことになる。

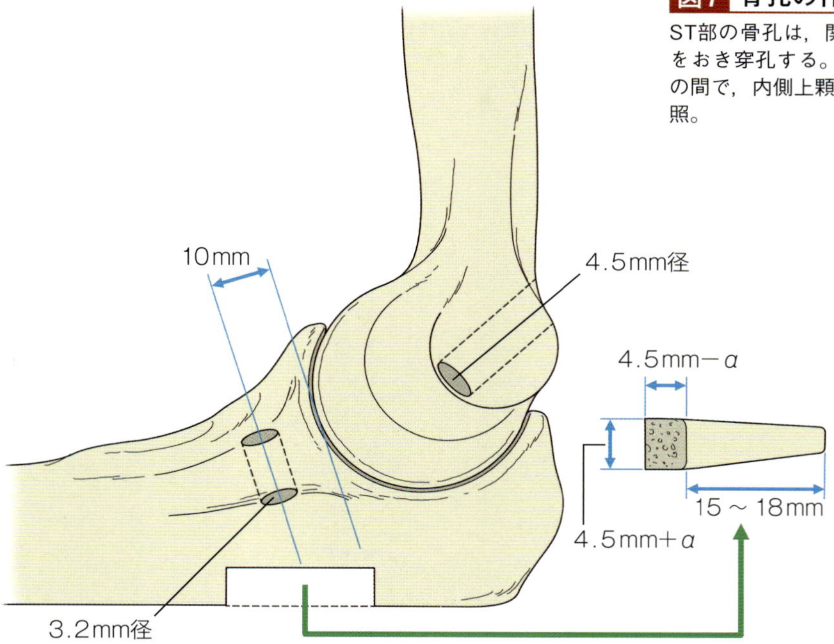

図7 骨孔の作製，骨釘の採取[7]

ST部の骨孔は，関節裂隙より10mm遠位にドリルガイドの中心をおき穿孔する。内側上顆の靱帯起始部の骨孔は，7時～7時半の間で，内側上顆の高さの中央から行う。骨釘の採取は本文を参照。

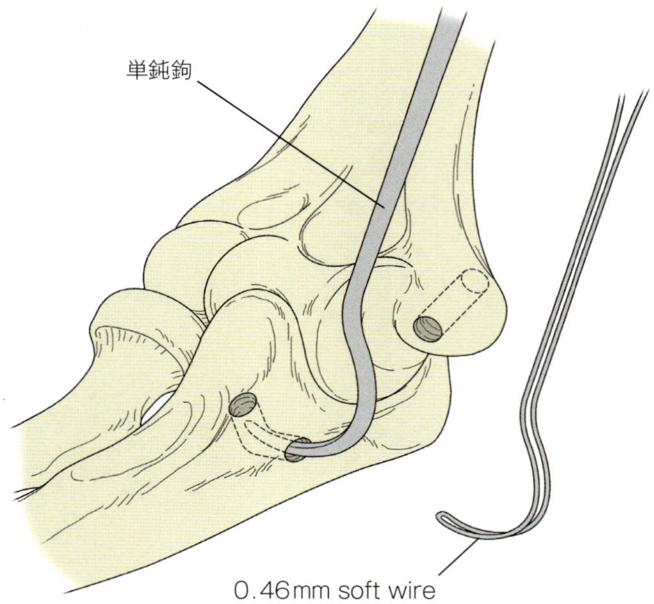

図8 骨孔の整備

手の外科用の単鈍鉤などを用いて骨孔を滑らかにする。STの骨皮質を破損しないように注意する。0.46mmほどのsoft wireを折り返して単鈍鉤と同じ湾曲をつけ，骨孔に通しておく。

長掌筋腱の採取

　骨釘採取に先立ち，移植腱を採取することは，腱の太さによって採取する骨釘の厚さが異なるからである。

　手関節皮線より1cm近位で長掌筋腱直上に10～15mmの横皮切を加える。手関節皮線直上の切開では，長掌筋腱がすでに手掌腱膜としていくつかに分散しているため長掌筋腱の一部を採り残すこと，および母指球近位皮膚に分布する正中神経掌枝を損傷することがあるからである（図9）。長掌筋腱を単鈍鉤で遠位に向かって牽引しながら前腕中央部まで同腱の緊張を触れ，2～3cmの縦切開を加える。筋ヘルニアを軽減するため筋膜は横切開として，緊張をかけながら筋腱移行部を確認，切断する。手関節部から引き抜けば全長ほぼ12cm以上の腱を採取できる。近位腱に付着した筋成分は丁寧に切除しておく。

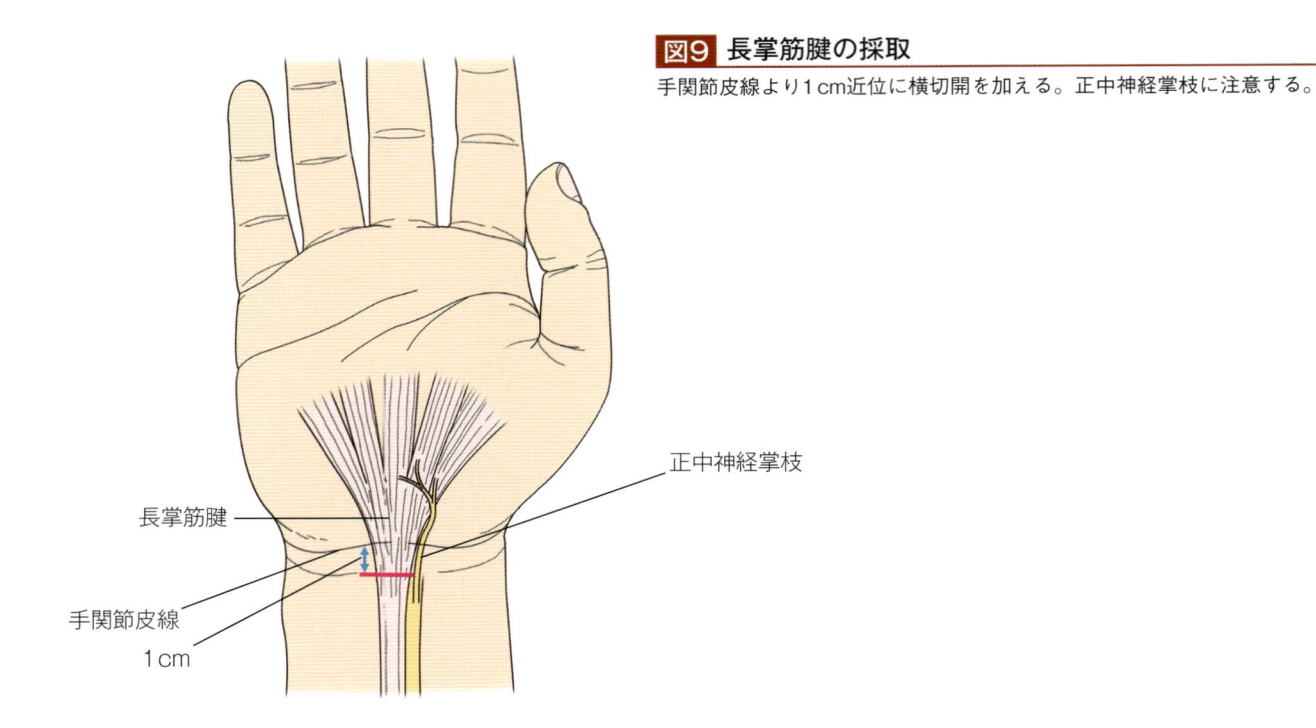

図9 長掌筋腱の採取
手関節皮線より1cm近位に横切開を加える。正中神経掌枝に注意する。

正中神経掌枝
長掌筋腱
手関節皮線
1cm

骨釘の採取

　肘関節を屈曲し，肘頭遠位の尺骨稜部から長さ2cm，幅は，4.5mmの骨孔から脱転しないように約5mm，厚さは移植腱の太さにもよるが3〜4mmの骨釘を採取する（図7）。打ち込むときの強度を考え，打ち込み器で叩く側を尺骨稜遠位の皮質骨とし，幅を5mmとやや大きく採取する。採取時の骨釘折損を防ぐため1mmのK-wireを用いてミシン目状に皮質を穿孔，薄刃ノミを用いて注意深く採取する。採取部はbone waxを塗布せず，骨膜，筋膜を一層に縫合しておけば，3〜4カ月で骨皮質も再生する。

内側上顆骨孔の作製

　MUCL上腕起始部は内側上顆下前方から広く起始しているが，その中央部に4.5mmの骨孔を作製する。これに先立ち，内側上顆後面を骨膜下に剥離しておく。ドリルで穿孔する際，ここに骨膜起子などを挿入してドリルの先端が尺骨神経などを損傷しないよう保護するためである。

　骨孔の入口部はMUCLの遺残がみられるので迷うことは少ないが，右肘を尺側からみて内側上顆の7時から7時半の方向，内側上顆の高さの中央部である（図7）。遺残靱帯を縦切し骨表面にドリルガイドをしっかり固定して後方骨皮質まで穿孔する。

採取腱の移植

　先にSTの穿孔部に移植腱を通す。通常の長掌筋腱ならループにした0.46mmほどの軟鋼線を，先に用いた単鈍鉤と同じ形に弯曲させて骨孔に通し，移植腱を迎えに行く（図10）。暴力的に引き抜くと骨孔間のbone bridgeを損傷する危険があり，軟鋼線をワイヤ鉗子あるいはペアン鉗子などで静かに巻き取るようにして引き抜くことがコツである。内側上顆の骨孔は4.5mmなので骨孔の後面からループにした軟鋼線で1本ずつ容易に移植腱端を引き抜くことができる。このとき移植腱が捻じれないように注意する。

　薄筋など移植腱が太い場合はSTの骨孔を3.5mmとするか，移植腱端にKrackow sutureあるいはbaseball sutureをかけ，縫合糸を使って移植腱を骨孔に通してもよい（図11）。

図10 腱移植
soft wireに移植腱の端を通し，wireを巻き取るように（矢印）してゆっくりと骨孔を通過させる。

移植腱

soft wire

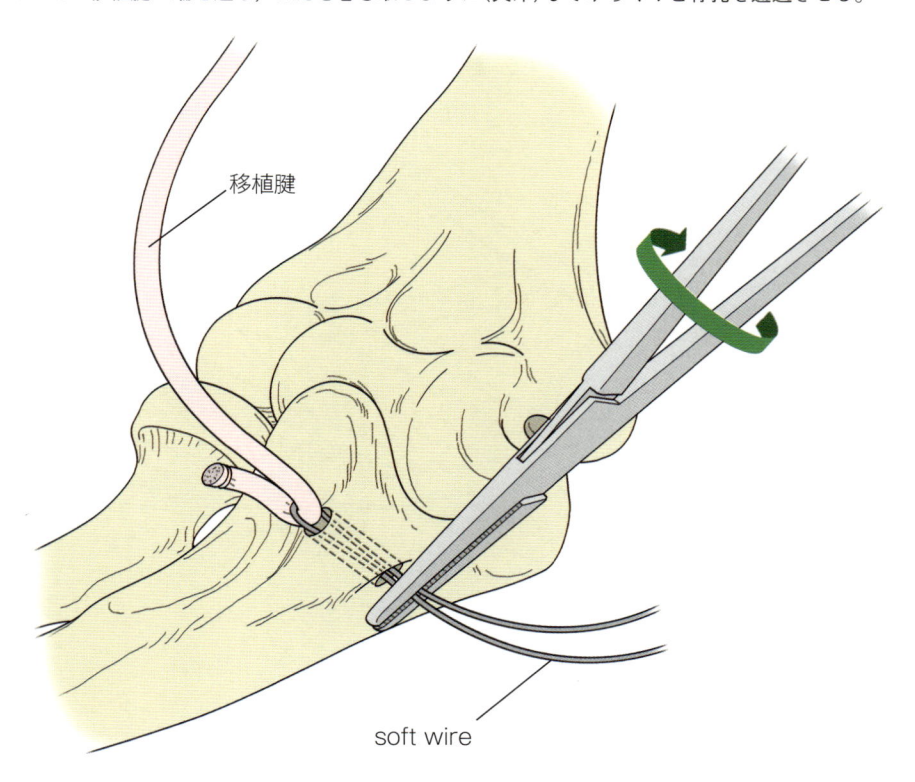

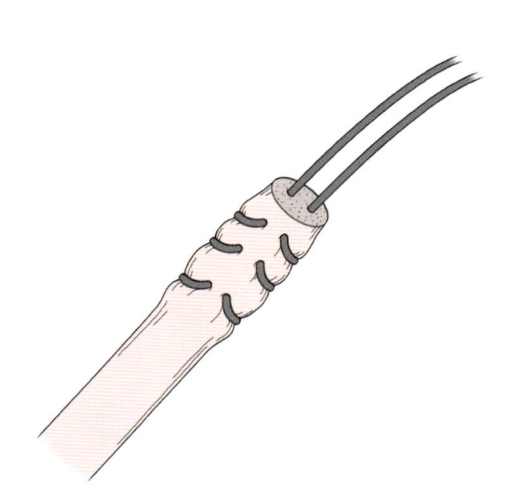

図11 baseballあるいはKrackow sutureの利用
薄筋腱などで移植腱が太い場合，grasping sutureを使って通してもよい。

移植腱の固定

　肘関節を屈曲約60°とし，内側上顆後面に引き出した2本の移植腱端をそれぞれ有鉤鉗子でしっかり把持して徒手的に最大限（manual max）に1分間以上牽引する．さらに外反を避けて牽引下にゆっくり30～100°まで数回屈伸し，移植腱前・後索の緊張のバランスをとる．このまま屈曲60°を保持したまま内側上顆前下面の骨孔から整形した骨釘を打ち込み器で打ち込む（図12）．打ち込み器で移植腱を損傷しないよう十分注意する．移植腱の固定性の確保と過度の圧迫による腱の壊死を防ぐため，骨釘の整形はこの再建術のポイントである[7]．

　余った移植腱は内側上顆後面から前方へ回し，splitした総屈筋群起始部の間に埋め込み，腱と筋膜とを2-0縫合糸でしっかりと縫合する．

> **図12** 骨釘の打ち込み
> 十分なpretensionをかけ，牽引下にゆっくり屈伸させ，移植腱前後のバランスをとる．骨釘の打ち込みに際し，打ち込み器で移植腱を損傷しないよう，十分すぎる注意が必要である．

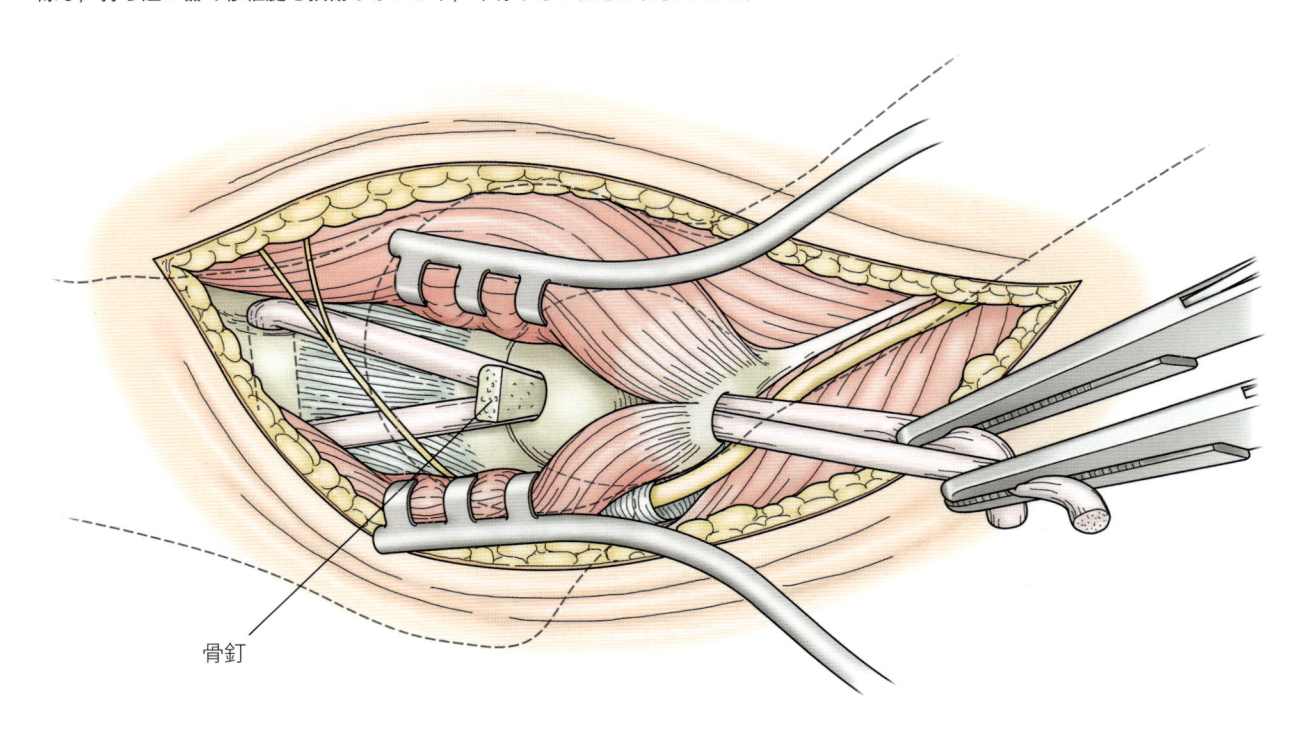

骨釘

🌙 創の閉鎖と外固定

　Splitした総屈筋群起始部は筋膜を遠位部より3-0糸で縫合して閉鎖する．遠位部から閉鎖したほうが，筋腹の収まりが良好である．尺骨神経が脱臼傾向にあれば，あらかじめ剥離しておいた尺骨神経を内側上顆前方皮下に移行する．ドレーンは不要で，皮膚縫合は普通に行う．

　綿包帯をやや厚めに巻き，肘関節45～60°屈曲位，前腕軽度回内位で腋窩から手掌MP関節近位までやや圧迫を加えながら緩みなくギプス固定を行う．ギプス副子でなく，必ず全周のギプス固定とする．術後循環障害を生じる恐れがあればギプスの外側にギプスカッターで全長にわたり割を入れ，割り箸などを挟む．腫脹が軽快すればこれらを除去し，元通りに圧迫してギプス1巻でしっかり圧迫固定を行う．

　術後約2週間で抜糸，ギプス巻き換えを行うが，2週以前でもギプスが緩めば，巻き換えを行う．移植腱が移植床にしっかりと固着することが重要で，可動域の低下を危惧して関節早期運動を開始するべきではない．

🌙 後療法

　スポーツによるMUCL損傷は，投球・投擲動作自体が受傷機転であり，再建術を行っても受傷前と同じ投球・投擲フォームを繰り返せば再度損傷することは自明の理である．術後球速が増したという選手は少なくないが，靭帯自体の強度が正常より増加することは考えられない．リハビリテーションによる身体機能の改善，投球フォームの矯正などの結果と考えられ，また，このことはリハビリテーションの重要性を物語る．

　著者らの復帰までのリハビリテーション・プログラムを表に示す（表1）．実際のathletic rehabilitationは競技復帰のためのconditioning, training, 投球フォームの指導などは文献を参照されたい[5), 8)～10)]．

表1 内側尺側側副靱帯再建術後投球復帰までのプログラム

a：非投球期			b：投球期				
経過	プログラム	その他	経過	プログラム	スピード	中学生	高校生以上
4週	ギプス除去 肘・手関節の自動運動開始 ウォーキングによる腕の振りを指導	肘関節の他動運動禁止 ランニング禁止	4カ月	投球：ネットスロー 打撃：ティーバッティング，トスバッティング 守備：捕球のみ	山なり	5〜20m	5〜25m
6週	リストカール，アームカールを0.5kgから，フレンチプレスはセラバンド	棘下筋強化禁止	5カ月	投球：キャッチボール 打撃：フリーバッティング	5割以下	20〜35m	25〜40m
8週	追加メニュー：肩甲骨周囲筋の練習	ジョギング開始 徐々にランニングへ	6カ月	5カ月と同様	6〜7割	35〜45m	40〜50m
10週	追加メニュー：腱板筋強化開始		7カ月	投手：3週目からマウンドで立ち投げ 捕手：セカンドまで送球 内野手：ノックに入り送球 外野手：ノックに入りカットマンまで送球	7〜9割	45〜50m	50〜70m
12週	追加メニュー：ライスバケツ 投球：シャドウピッチング，真下投げ開始 打撃：素振り，軽いティーバッティング・トスバッティング		8カ月	投球：キャッチャーを座らせ投球開始 野手：実戦復帰	全力許可	遠投	遠投

コツとピットフォール

移植腱の固定性の確保

　移植腱の太さ，骨孔の大きさ，骨釘の形状のバランスが内側上顆での移植腱の固定性と強度を左右する。移植腱が太い場合は骨釘を薄くして移植腱の壊死を防ぐが，幅を狭くすると骨釘が緩んで脱転する可能性がある。

　このため，骨釘の先頭は海綿骨の部分を多くつけ，叩く側は硬い皮質骨で幅約5mm，厚さは3mm程度にする。

　もし移植腱の一方を打ち込み器で叩いた場合には，骨釘を抜去し，損傷部が内側上顆の骨孔内に5mmほど引き込まれるように移植腱を移動させ，改めて十分なpretensionをかけてから骨釘を再度打ち込む。

文献

1) 伊藤恵康，鵜飼康二，ほか．スポーツ障害としての肘関節尺側側副靱帯損傷-10年間163例の治療経験．日整スポーツ会誌 2002; 22: 210-6.
2) Osbahr DC, Swminathan SS, et al. Combined flexor-pronator mass and ulnar collateral ligament injuries in the elbows of older baseball players. Am J Sports Med 2010; 38: 733-9.
3) Schwab GH, Bennett JB, et al.: Biomechanics of elbow instability: The role of the medial collateral ligament. Clin Orthop 1980; 146: 42-52.
4) 伊藤恵康．スポーツ障害総論．肘関節外科の実際，南江堂；東京：2011. 215-21.
5) 伊藤恵康．内側（尺側）側副靱帯損傷．肘関節外科の実際，南江堂；東京：2011. 228-42.
6) 宇良田大悟，古島弘三，ほか．投球による肘内側側副靱帯損傷の保存療法における抵抗因子の検討．日肘会誌 2013; 20: 87-91.
7) 伊藤恵康，辻野昭人．肘の靱帯損傷．新OS NOW 21．スポーツ整形外科の手術，清水克時編．メジカルビュー社；東京：2004. 75-82.
8) 能勢康史．競技復帰のためのコンディショニング．臨床スポーツ医学 2012; 29: 301-6.
9) 関場大輔．競技復帰のためのトレーニング．臨床スポーツ医学 2012; 29: 307-11.
10) 松尾知之．競技復帰のための投球フォーム．臨床スポーツ医学 2012; 29: 313-9.

II 肘関節疾患の治療

離断性骨軟骨炎（上腕骨小頭）
術式選択

丸山 真博
吉岡病院整形外科
高原 政利
泉整形外科病院副院長

術前準備

　離断性骨軟骨炎（osteochondritis dissecans；OCD）は，骨化未成熟な小頭に好発し，関節面の一部が離断し，小さな骨軟骨片（まれに軟骨片）となり，遊離体に至る進行性の疾患である．10〜12歳の成長期の野球少年，特に投手に好発し，成長期のラケットスポーツ，器械体操の選手にもみられる．

適応

　OCDの治療方針は，一般的に画像診断により病巣が安定の場合は保存療法を，不安定の場合は手術療法を考慮する[1]．病巣の不安定性は単純X線，CT，MRIにて評価するが，最終的には術中にICRS（International Cartilage Repair Society）分類[2]（表1）に準じて術式を決定する．ここではまず画像診断について述べ，手術療法には多数の術式があるが，著者らが行っている骨釘移植，病巣搔爬術，遊離体摘出術，骨軟骨柱移植および肋骨肋軟骨移植術の適応について述べる．

画像診断

単純X線

　野球選手では，小頭の前外側に発症するため，通常の肘関節正面X線像では病巣が写らず見逃すことがあるため，肘関節45°屈曲位正面X線像や30°外旋斜位像で確認することが必須である（図1）．三浪らの単純X線分類[3]，岩瀬らの病期分類[4]が広く用いられ，透亮型（透亮期），分離型（分離期），および遊離型（遊離体期）に分類されている．透亮型，分離型，遊離型の順で年齢が高くなる傾向があり，病態はこの順で進行していく[5]と考えられている．

　単純X線で不安定性を示唆する所見は，遊離骨片の存在（遊離型），小頭または外側上顆の骨端線の閉鎖である[6]（表2）．一方，単純X線で透亮型や分離型であったとしても病巣が不安定であることがあるため注意が必要である．

表1 OCD病巣の画像診断による不安定性所見

単純X線：	遊離骨片の存在（遊離型）
	小頭または外側上顆の骨端線の閉鎖
CT ：	骨片の転位像
MRI ：	小頭関節面の不整像
	骨軟骨片母床間のT2高信号（high-signal-intensity interface）

図1 小頭OCDの単純X線像

a：正面像
b：45°屈曲位正面像
c：30°外旋斜位像
正面像では病巣を確認できないが，45°屈曲位正面像および30°外旋位像では透亮像を認める（矢印）。

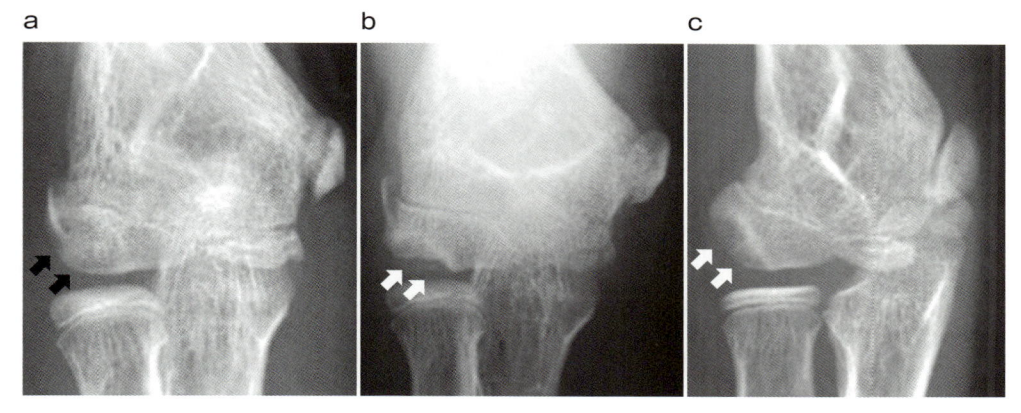

表2 離断性骨軟骨炎のICRS（International Cartilage Repair Society）分類

	ICRS分類
OCD I	Stable lesion with a continuous but softened area covered by intact cartilage. 正常軟骨に覆われた柔らかい部分があるが，連続性で安定した病変
OCD II	Lesions with partial discontinuity that are stable when probed. 部分的に不連続があるが，プロービングでは安定した病変
OCD III	Lesions with a complete discontinuity that are not yet dislocated ("dead in situ"). 完全に不連続だが，まだ転位していない病変
OCD IV	Empty defects as well as defects with a dislocated fragment or a loose fragment within the bed. 転位した骨軟骨片や遊離体がある骨軟骨欠損

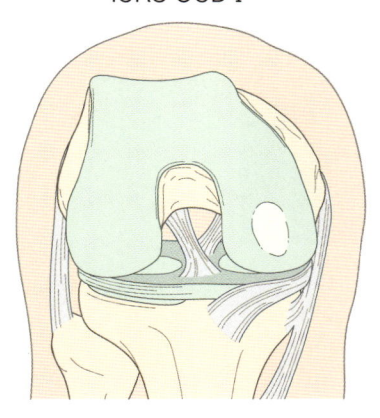

ICRS OCD I

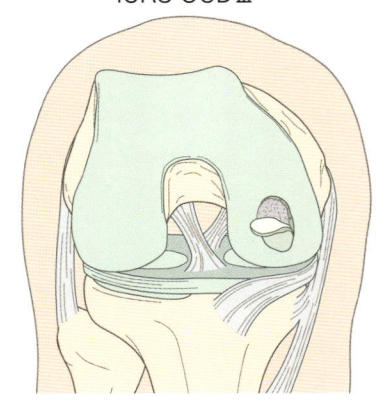

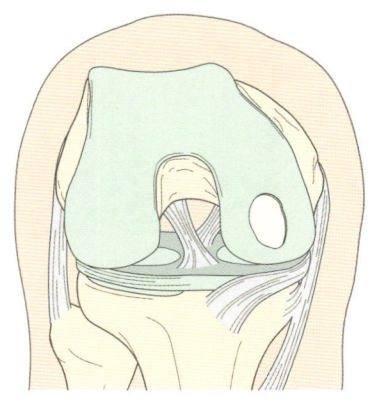

ICRS OCD II

ICRS OCD III

ICRS OCD IV

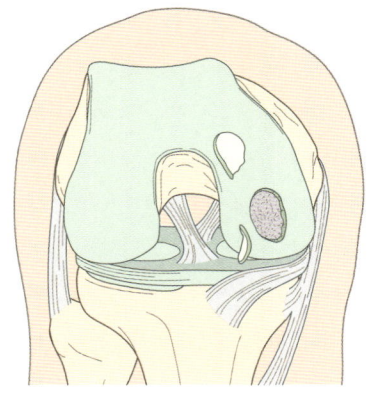

CT

　病巣の局在や大きさ，骨片の性状や転位の有無，および遊離体の存在部位の有無を確認するのに有用である（図2）。転位骨片の存在は病巣の不安定性を示唆する所見である[6]。関節内に嵌頓している遊離体は，CT横断像や矢状断・冠状断再構成像でしかみつからないことがあるが，軟骨成分の多い遊離体は検出できないので注意を要する。3D-CTは立体的に観察でき，術前計画には必須である。3D-CTで小頭外側壁の状態や病巣の大きさ，小頭関節面に占める病巣の割り合いを評価し，関節面の再建の必要性を考慮する。

MRI

　OCDの不安定性を明らかにする点で，現在最も優れた検査である。矢状断の脂肪抑制T2強調像が不安定性の評価に最も有用である。不安定性を示唆する所見は，小頭関節面の輪郭の不整像，および骨軟骨片母床間のT2高信号（high-signal-intensity interface）である[6]（図3）。小頭に広範に高信号域が認められることがあるが，これは反応性の浮腫性変化である。関節内遊離体もより明瞭に認められ，軟骨主体の遊離体では，単純X線やCTで確認できずMRIで初めて判明する場合がある。

図2 小頭OCDのCT像

a, b：矢状断像
c：3D-CT像
aでは分節化した骨片（転位なし）を認める。bでは腕尺関節内に遊離体を認める。cでは，病巣が外側壁にまで及んでいないことがわかる。

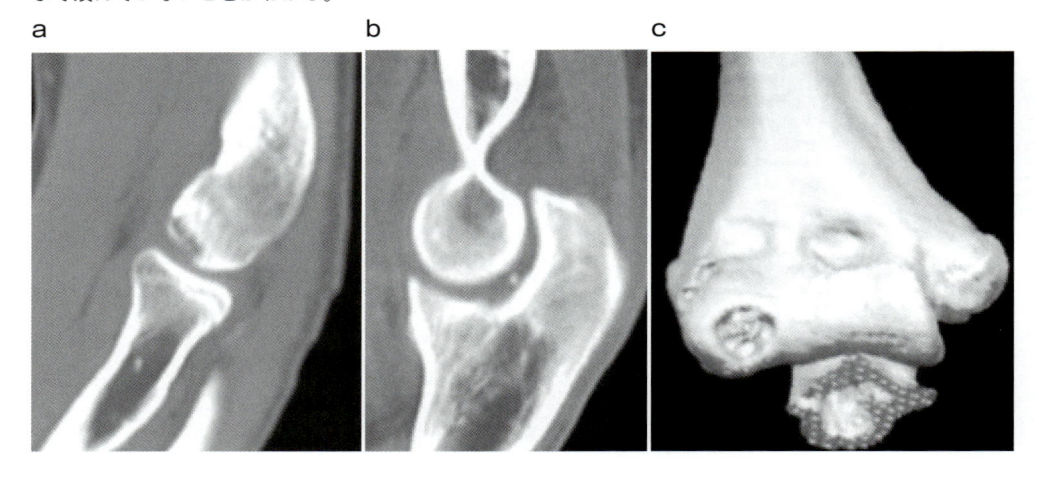

図3 小頭OCDのMRIの脂肪抑制T2強調像（矢状断）
a：小頭関節面の不整像を認め（黒矢印），小頭後方に転位骨片を認める（白矢印）。
b：骨軟骨片母床間のT2高信号（high-signal-intensity interface）を線状に認める（白矢印）。
c：骨軟骨片母床間のT2高信号（high-signal-intensity interface）を点状に認める（白矢印）。

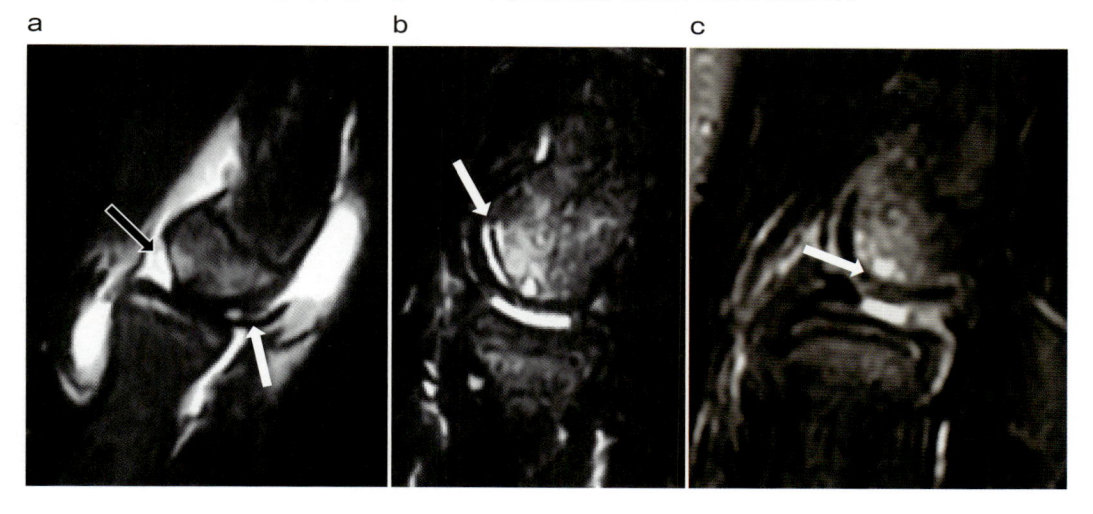

術式選択

　前述の画像診断より病巣が安定の場合は保存療法を行う。病巣が不安定または保存療法にて3カ月間修復反応がない場合は手術療法を考慮する。術式は術前より計画するが，最終的には関節鏡視下にICRS分類を用いて評価し術式を決定する（図4）。なお，ICRS分類OCD ⅡとⅢを評価する際，病巣の軟骨が健常であっても十分にプロービングを行い，不安定性の有無を評価することが大切である。

骨釘移植

　ICRS分類OCD Ⅱを適応としている。症状出現から手術までの期間が6カ月以内およびT2強調MRIで軟骨片母床間の高信号の介在が点状（図3c）の場合は，病巣は高率に完全修復に至ったが，症状出現から手術までの期間が6カ月以上およびMRIで軟骨片母床間の高信号の介在が線状の場合，病巣の中央部分は修復されなかった[7]。その他の病巣修復の不良因子について，病巣が大きい[8]，病巣の部位が中央型[8]，小頭骨端線未閉鎖[8]が挙げられており，これら修復不良因子を有する場合はOCD Ⅲとして扱い，病巣掻把または骨軟骨柱移植術・肋骨肋軟骨移植術を考慮するのも一案である。

病巣掻把・遊離体摘出および骨軟骨柱移植術・肋骨肋軟骨移植術

　ICRS分類OCD Ⅲ・Ⅳを適応としている。術前のCTやMRIで遊離体の数や位置を確認し，遊離体がある場合はまず関節鏡視下に摘出する。病巣が10mm未満や外側壁まで及んでいない場合は病巣掻把・遊離体摘出に留めている。一方，小頭関節面の欠損が10mm以上や外側壁まで及ぶ場合には成績が劣るため[1, 9]，骨軟骨柱移植術や肋骨肋軟骨移植術による関節面の再建を考慮する。骨軟骨柱移植術は小頭関節面の欠損を50%程度再建するように6〜8mm径の骨軟骨柱を1〜3本移植している[1, 10]。骨軟骨柱移植術を第1選択としているが，病変が極度に大きい場合や深い場合には肋骨肋軟骨移植を行っている。

図4 術式選択

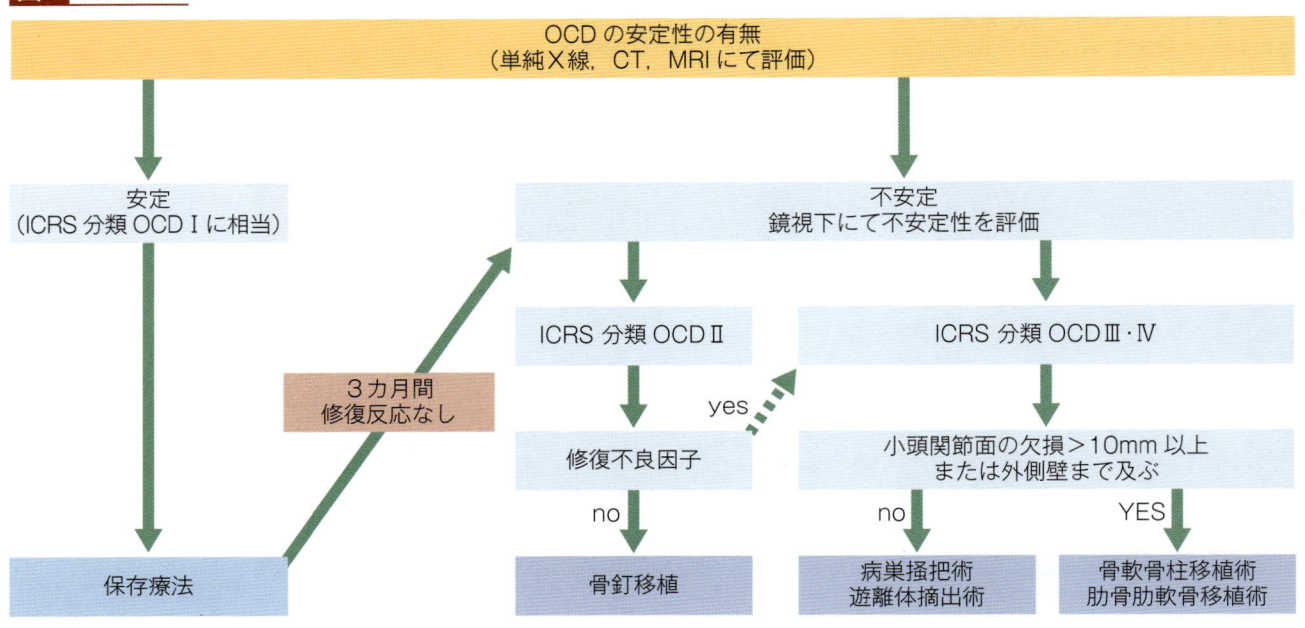

```
                    OCD の安定性の有無
                （単純X線，CT，MRI にて評価）
          ┌──────────────┴──────────────┐
          ▼                               ▼
        安定                           不安定
   (ICRS 分類 OCD I に相当)        鏡視下にて不安定性を評価
                              ┌──────────┴──────────┐
                              ▼                       ▼
                        ICRS 分類 OCD II       ICRS 分類 OCD III・IV
          3カ月間
         修復反応なし          ▼                       ▼
                         修復不良因子         小頭関節面の欠損＞10mm 以上
                                              または外側壁まで及ぶ
          ▼             no │   yes           no │              YES │
        保存療法         ▼                       ▼                ▼
                        骨釘移植            病巣掻把術        骨軟骨柱移植術
                                           遊離体摘出術      肋骨肋軟骨移植術
```

文献

1) Takahara M, et al. Classification, treatment, and outcome of osteochondritis dissecans of the humeral capitellum. J Bone Joint Surg Am 2007; 89: 1205-14.
2) Brittberg M, et al. Evaluation of cartilage injuries and repair. J Bone Joint Surg Am 2003; 85: 58-69.
3) 三浪三千男ほか. 肘関節に発生した離断性骨軟骨炎25例の検討. 臨整外 1979; 14: 805-10.
4) 岩瀬毅信ほか. 上腕骨小頭骨軟骨障害. 整形外科Mook 54, 東京: 金原出版; 1988. 26-44.
5) 高原政利. 肘関節画像診断のコツ 上腕骨小頭離断性骨軟骨炎の画像診断. Orthopaedics 2007; 20: 19-24.
6) Satake H, et al. Preoperative Imaging Criteria for Unstable Osteochondritis Dissecans of the Capitellum. Clin Orthop Relat Res 2013; 47: 1137-43.
7) 丸山真博ほか. 上腕骨小頭離断性骨軟骨炎のICRS分類OCD IIに対する骨釘移植術の治療成績. JOSKAS 2013; 38: 420-7.
8) 大柴弘行ほか. 上腕骨小頭離断性骨軟骨炎に対する骨釘移植術の成績. 日肘会誌 2011; 18: 18-21.
9) Takahara M, et al. Long term outcome of osteochondritis dissecans of the humeral capitellum. Clin Orthop 1999; 363: 108-15.
10) Maruyama M, et al. Outcomes of open autologous osteochondral plug graft for capitellar osteochondritis dissecans: time to return to sports. Am J Sports Med 2014; 42: 2122-7.

II 肘関節疾患の治療

離断性骨軟骨炎（上腕骨小頭）
鏡視下および直視下穿孔・掻爬術

島田 幸造
地域医療機能推進機構大阪病院スポーツ医学科部長

術前準備

　上腕骨小頭の離断性骨軟骨炎（osteochondritis dissecans；OCD）は少年野球肘など主に若年者のスポーツ肘障害としてみられることが多い。若年者特有の骨端線の存在や豊富な骨改変能により保存療法で自然修復されていく例がある一方，スポーツ活動を優先して治療が遅れ重症化するケースも多い。病状とともに患者の年齢や背景も考慮し，時期・病期毎に適切な処置をする必要がある。

　穿孔・掻爬術はあくまでそのなかの限られた症例に対して行うべき治療法であり，術前には十分な検査により正確な病期診断の元に適応されるべきである。また本法は小侵襲下に行えることが利点であり，その利点を最大限生かすためにも関節鏡視下手術が勧められる[1]。

診断（病期・病態分類）

　OCDでは，その進行度や病巣の広がりによって治療法が選択される。X線像を元にした三浪分類（図1）で透亮型は初期，分離型は進行期，遊離型は末期と考えられるが，X線画像だけでは正確な病態評価は難しく，超音波検査やMRIなどにより病巣の不安定性を精査した上で（図2），末期（不安定病巣）の病巣径の小さな病巣が適応となる（病巣径10mm以下が望ましい）[2), 3)]。初期病巣に対して関節面から，あるいは関節外からドリリングする方法も一部で試みられているが，その効果についてエビデンスの明確な報告はない。著者は初期病巣に対してはより確実と思われる骨釘挿入を行っているので，ここでは進行した小病巣に対する鏡視下穿孔・掻爬術を中心に解説する。

図1 三浪分類
病期を反映するが，あくまでもX線画像上の分類であり，実際の病態と完全に一致するものではない。

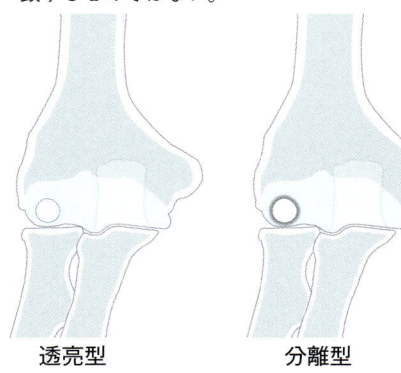

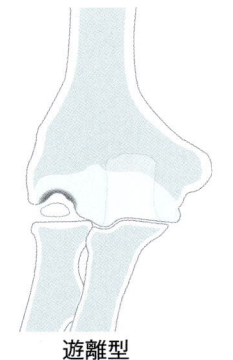

透亮型　　分離型　　遊離型

図2 MRIにおけるOCDの不安定性病巣
T1強調像（a）では広範な低信号，T2強調像（b）では関節面が一部剥離して軟骨下層に関節液を思わせる高信号領域の侵入を認める。

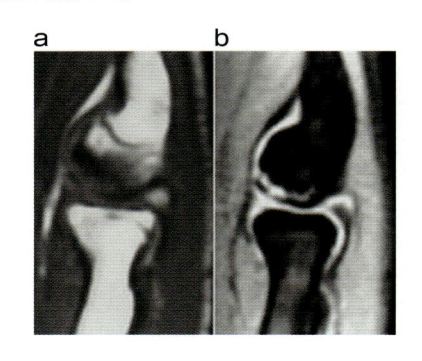

a　　b

術前診断・準備

X線像だけでなくCTやMRI，超音波検査などで病巣の軟骨下骨が周囲から剥がれてしまっているような状態であるとの検査結果が得られれば，その画像から縦径，横径を測定して手術に臨む．基本的には，ICRS分類（図3）でOCD ⅢまたはOCD Ⅳで病巣径が10mm以下であることがよい手術適応である[4]．15mmを超えるような大きな病巣には，骨軟骨移植など関節面の再建を同時に行うことが勧められる．術前に関節拘縮があれば，可動域訓練を指導して可動域の改善を図っておいたほうが，術後の後療法が早く進む．

図3 ICRS分類

OCDの病期を鏡視あるいは直視にて分類する．

	ICRS分類
OCD Ⅰ	Stable lesion with a continuous but softened area covered by intact cartilage. 正常軟骨に覆われた柔らかい部分があるが，連続性で安定した病変
OCD Ⅱ	Lesions with partial discontinuity that are stable when probed. 部分的に不連続があるが，プロービングでは安定した病変
OCD Ⅲ	Lesions with a complete discontinuity that are not yet dislocated ("dead in situ"). 完全に不連続だが，まだ転位していない病変
OCD Ⅳ	Empty defects as well as defects with a dislocated fragment or a loose fragment within the bed. 転位した骨軟骨片や遊離体がある骨軟骨欠損

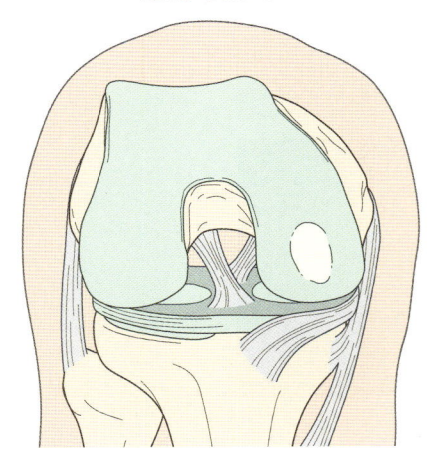

ICRS OCD Ⅰ　　ICRS OCD Ⅱ

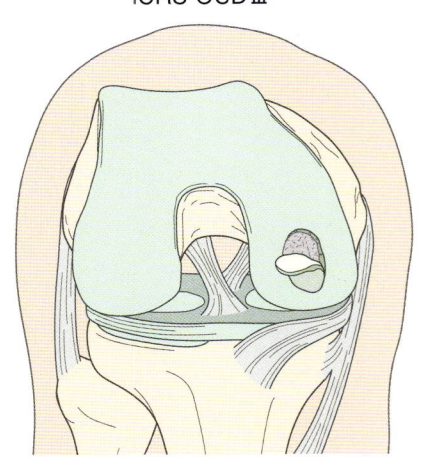

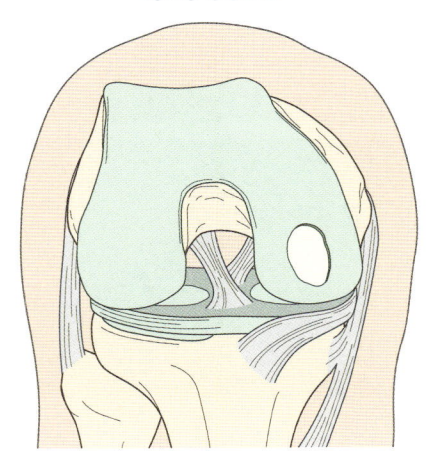

ICRS OCD Ⅲ　　ICRS OCD Ⅳ

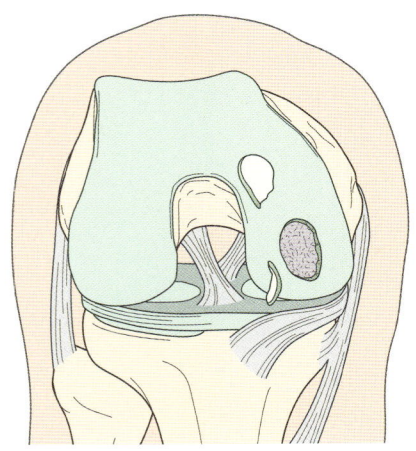

器具の選択（鏡視下穿孔・掻爬術）

　通常，肘関節の関節鏡視は膝や肩と同様，径4mm（外筒径5mm）の斜視鏡を使う。斜視鏡は30°鏡が扱いが容易だが，隅々までみるには70°鏡が有用である。最近ではその中間的な性質の45°鏡もあり，著者の施設では好んで使っている（図4）。手術器具としてはパワー・シェーバーやアブレッダーが必須である（図5）。他に電気凝固装置や高周波蒸散装置があると，滑膜切除後の出血などに対処しやすい。ときに2.7mm径スコープ（外筒径3.5mm）も有用である。また，術中は関節包のふくらみを維持するために還流液の加圧ポンプが有用であるが，肘が腫れすぎないように圧は30～40mmHgと低めに設定している。

図4　鏡視像

30°斜視鏡，45°斜視鏡，70°斜視鏡の先端（a）と，それぞれで肘の前内側ポータルのほぼ同じ位置からみた肘関節内の鏡視像（b）。

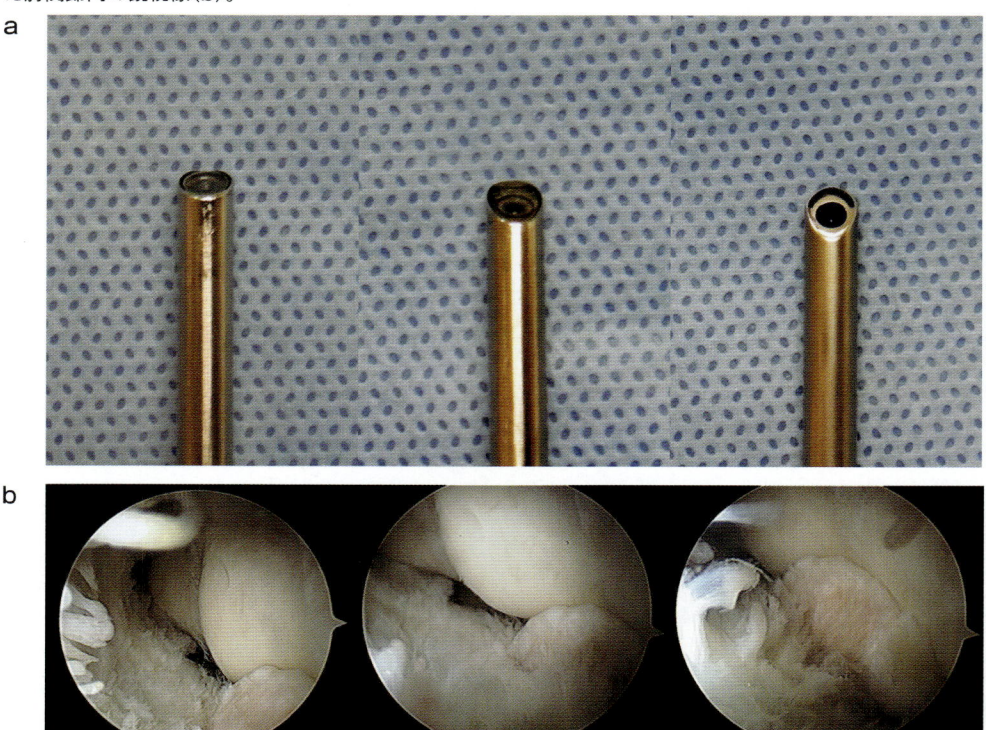

図5 パワーシェーバー，アブレッダー
外観と先端を示す。

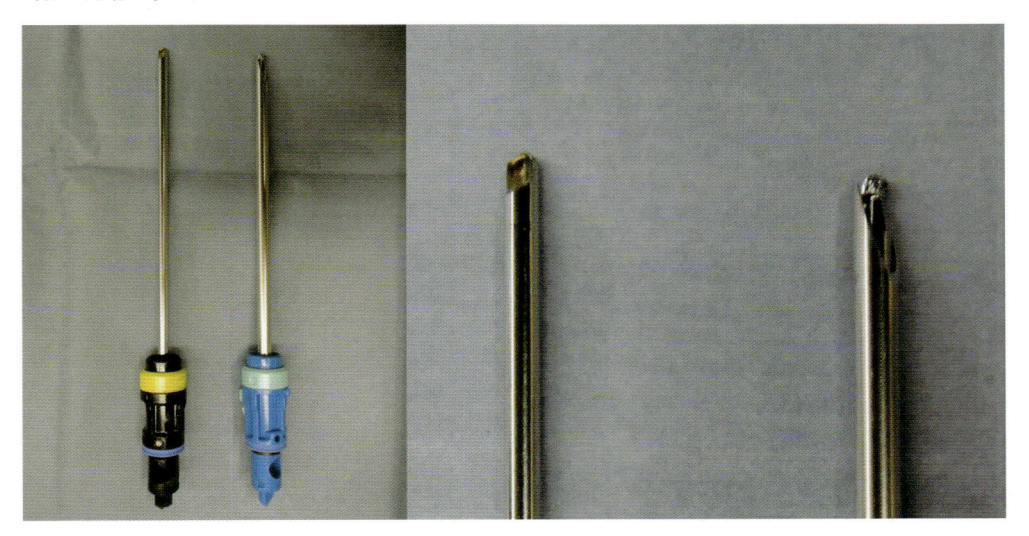

他手術への移行の心構え

　先述のように大きな病巣に対しては掻爬・穿孔術だけでは関節症発症のリスクが高く，著者としてはそのような場合には再建手術を選択している．そのため，術前から大きな病巣と分かっている場合には仰臥位で肋骨や膝からの骨軟骨移植ができる準備を，また，小病巣と考えられる場合でもいざとなれば外顆後面から骨移植（ときに有茎）ができるように準備，心構え，患者や家族への説明をしておく．鏡視下に上手く穿孔・掻爬術ができない場合には，そのまま外側ポータルを延長して後外側皮切から経肘筋アプローチで直視下手術への移行が可能である．

手術手技

体位

　前項で述べたように病巣径が大きければ関節面の再建術の適応となることが多く，その場合は掻爬に引き続いて膝や肋骨から自家骨軟骨移植を行えるよう仰臥位のセッティングをする（図6）[5),6)]。病巣径が10mm以下と思われる場合は鏡視下に本法が勧められるので，それをしやすい腹臥位または側臥位でセッティングする（図7）[7)]。万一，予想以上に病巣が大きかった場合には，体位変換するか，または腹臥位でも行えるような再建法を想定しておく。

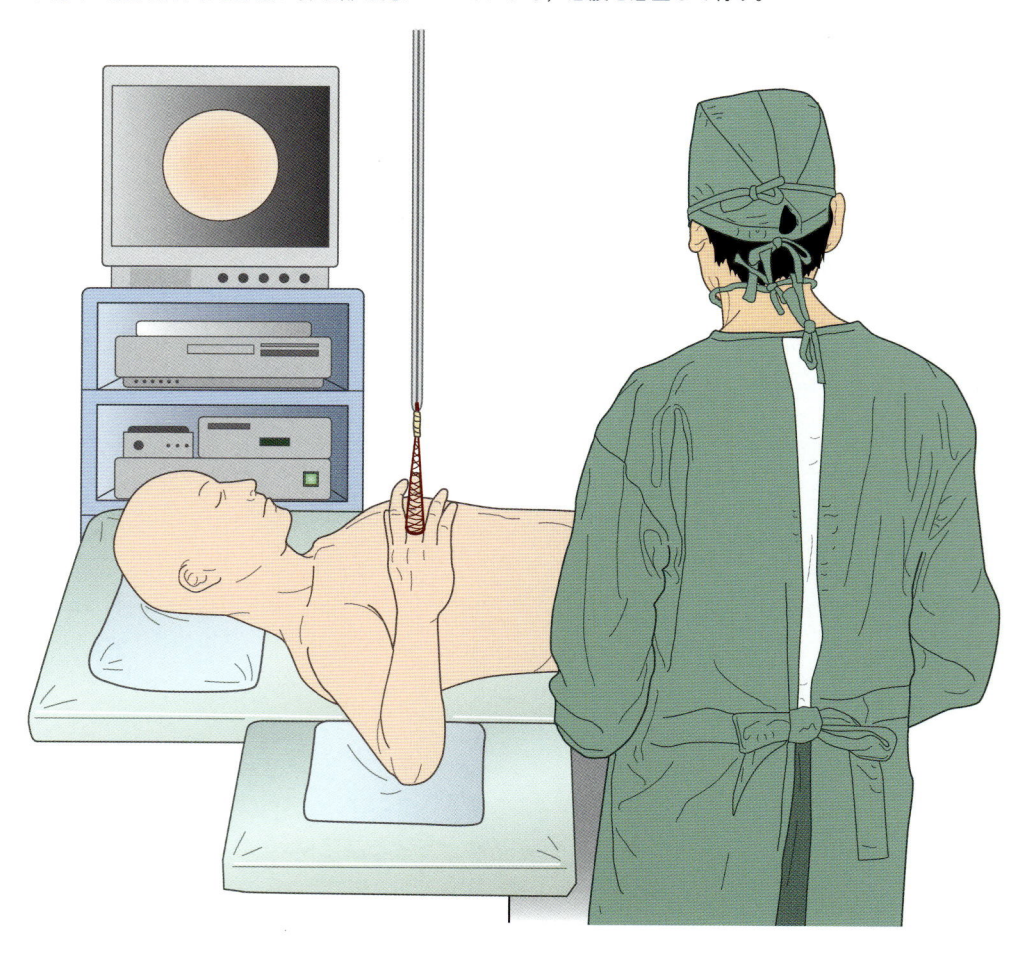

図6 仰臥位でのセッティング
本例では肋軟骨採取を念頭に採取部を先にマーキングし，患肢を懸垂して行う。

図7 腹臥位でのセッティング

挿管チューブ類が邪魔にならないよう顔を対側に向け，患肢を下垂して行う。

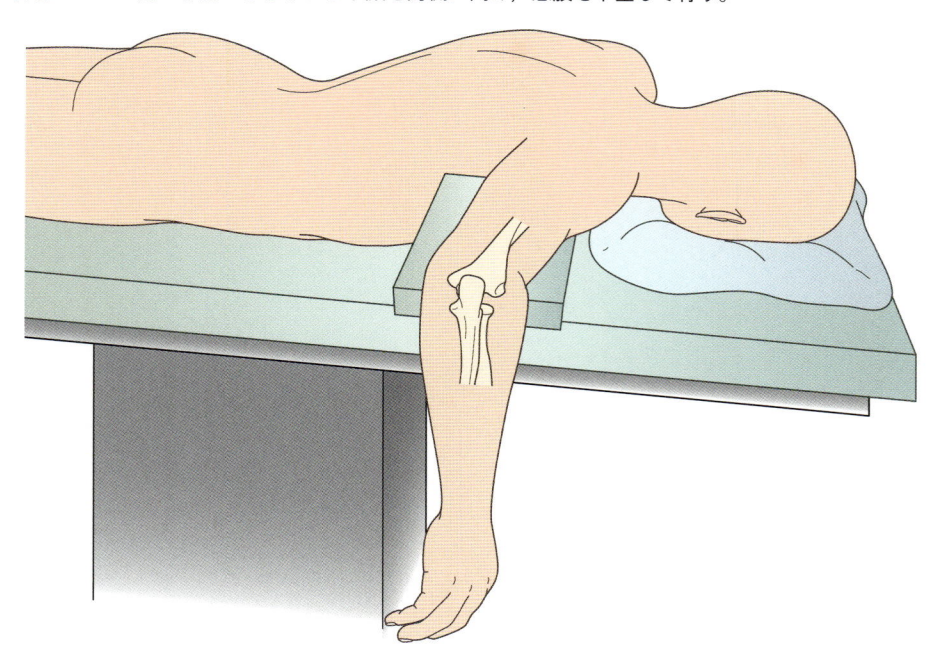

鏡視下手術とアプローチ（ポータル）図8

　肘関節鏡では，まず前方鏡視で前方関節腔の滑膜や遊離体を切除する。著者はまず前内側ポータルを作製し，鏡視下に至適位置を確認して前外側ポータルを作製してシェーバーなど手術器具を挿入する。ただ肘関節のOCDは，多くの場合上腕骨小頭前下方にできるため，肘屈曲位で前方から鏡視した場合には橈骨頭に隠れてみえないことが多い。言い換えれば前方鏡視でみえる病巣はかなり大きい病巣ともいえる（図9）。

　前方の処置を終えたら後方鏡視を行う。肘頭窩に遊離体が疑われる場合には後方ポータルと後外側ポータルから鏡視とその切除を行う（図10）。OCD主病変部の操作は腕橈関節を直下にみる外側ポータル（＜direct＞lateralポータル）から行うことが多い。ここに2つのポータルをおいて一方から鏡視し，一方から鉗子，アブレッダーなどを挿入し，遊離した軟骨を切除，軟骨下骨を掻爬する（図11）。掻爬して海綿骨から良好な出血をみれば終了とするが，軟骨下骨も硬化して出血に乏しい場合には，同じポータルを用いて穿孔・ドリリングを行う（図12）。

　この鏡視において，遊離しそうな不安定な病巣は完全に切除する。切除後に関節面欠損の大きさをプローベなどを用いて測定し記録しておく。上手く鏡視できなかった場合や術前の予想を超えて大きな病巣であった場合には，ポータルを拡大して直視下手術に移行する。

図8 肘関節鏡のポータル

A：posterior
B：posterolateral
C：low-posterolateral
D：(direct) lateral
E：(superior) anteromedial
F：anteromedial
G：anterolateral

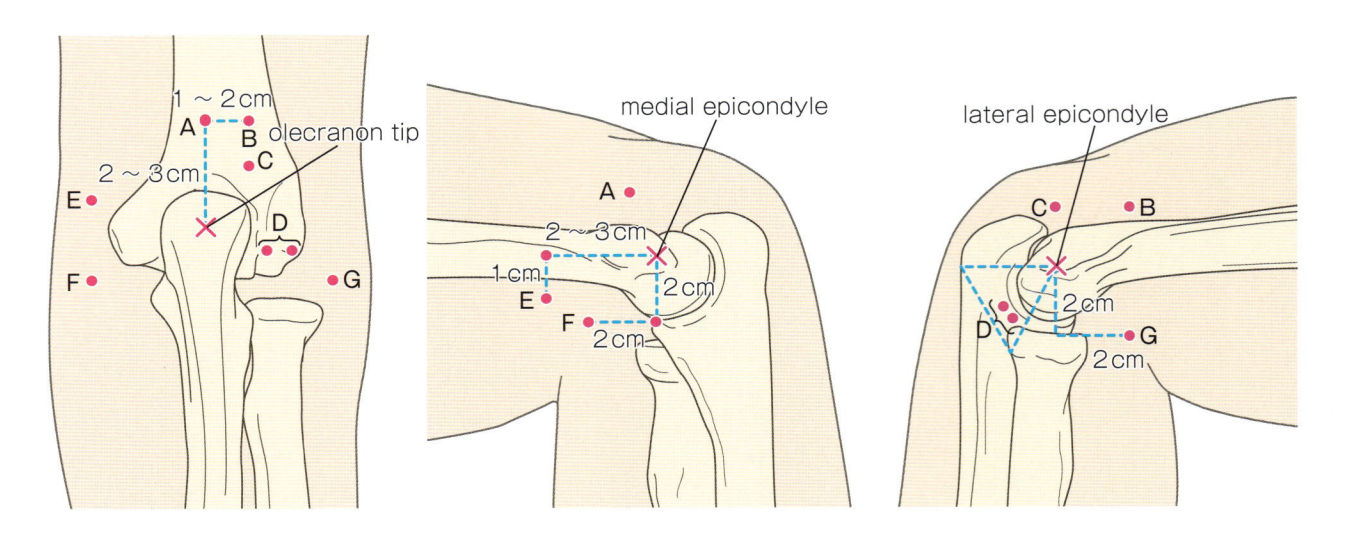

図9 前方鏡視（仰臥位，前腕懸垂でのanteromedialポータル）でみえたOCD病巣

橈骨頭（写真上）に接して上腕骨小頭（写真下）から浮き上がった病巣は橈骨頭と相対する部分をすべて含み前後径20mmに及んだ。前方部分の処置を鏡視下に行い，後方から直視下に骨軟骨移植を行った。

anterolateralポータル

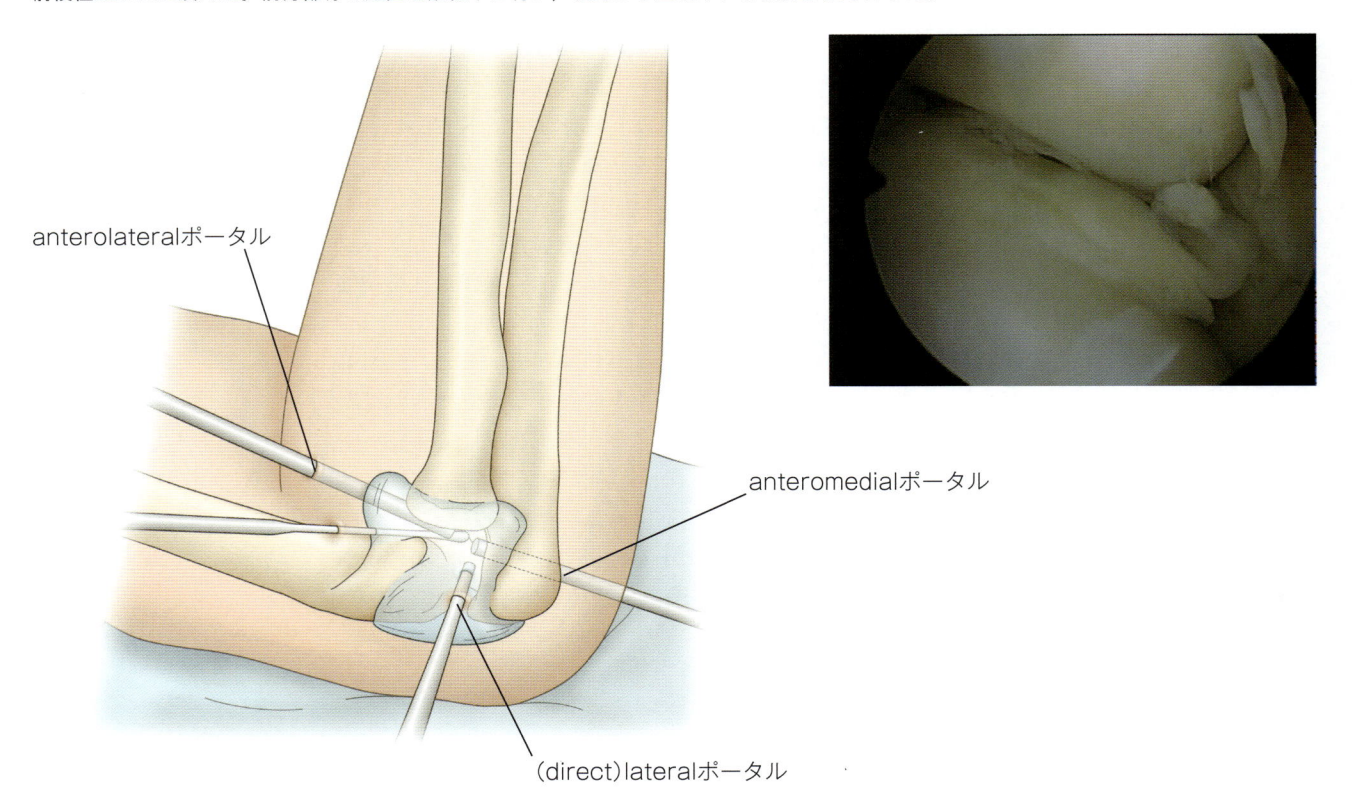

anteromedialポータル

(direct)lateralポータル

図10 後方鏡視（腹臥位，前腕下垂の＜direct＞lateralポータル）でのOCD病巣

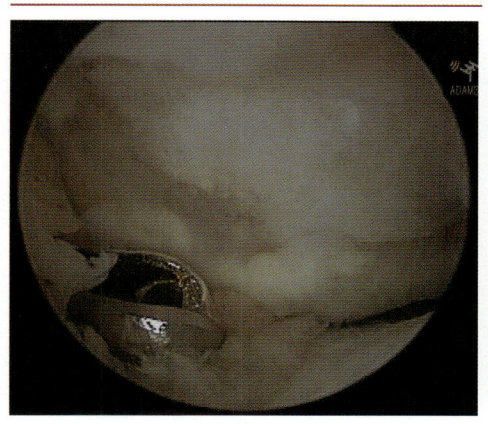

図11 後方鏡視（腹臥位，前腕下垂の＜direct＞lateralポータル）でのOCD病巣の掻爬

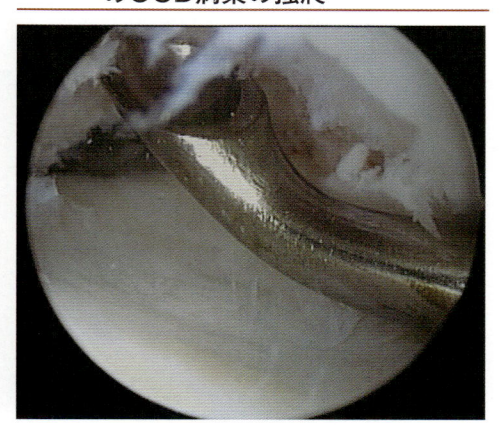

図12 後方鏡視（腹臥位，前腕下垂の＜direct＞lateralポータル）でのOCD病巣のドリリング

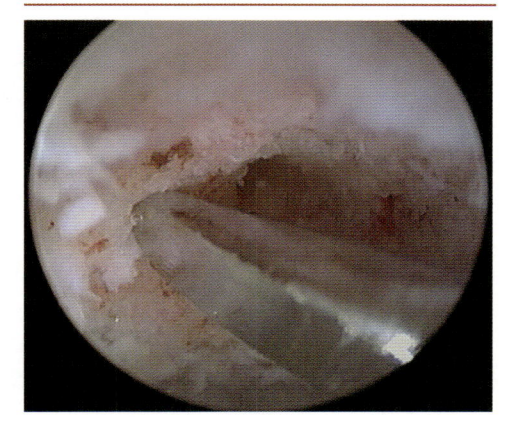

直視下操作

　外側ポータル（＜direct＞lateralポータル）を上下に数cm延長し肘筋の筋膜を切開して筋線維を縦に分けると腕橈関節後方の関節包に達する。これを切開して肘を最大屈曲位とすると上腕骨小頭が直視下に現れ，同部にある遊離体やその下のOCD病巣へのアプローチは容易である（**図13**）。肘の前方関節腔内に移動した遊離体や同部の滑膜炎に対する処置は関節鏡が圧倒的に小侵襲であるが，OCDそのものへのアプローチは直視下でもそれほど大きな侵襲とはならない。行う処置は鏡視下と同じである。骨釘移植による病巣の固定術や骨軟骨移植などもこのアプローチで行うが，ドナーサイト（膝や肋骨）へのアプローチの問題からこれらの手術は仰臥位で行うのが基本である。

図13 仰臥位直視下，肘最大屈曲での後方アプローチ

肘筋を尺側縁で縦割して関節内に至ると，遊離体となった病変に容易に到達できる(a)。この症例は掻爬後の軟骨欠損が大きいため(b)，肋骨による骨軟骨移植を行った(c)。

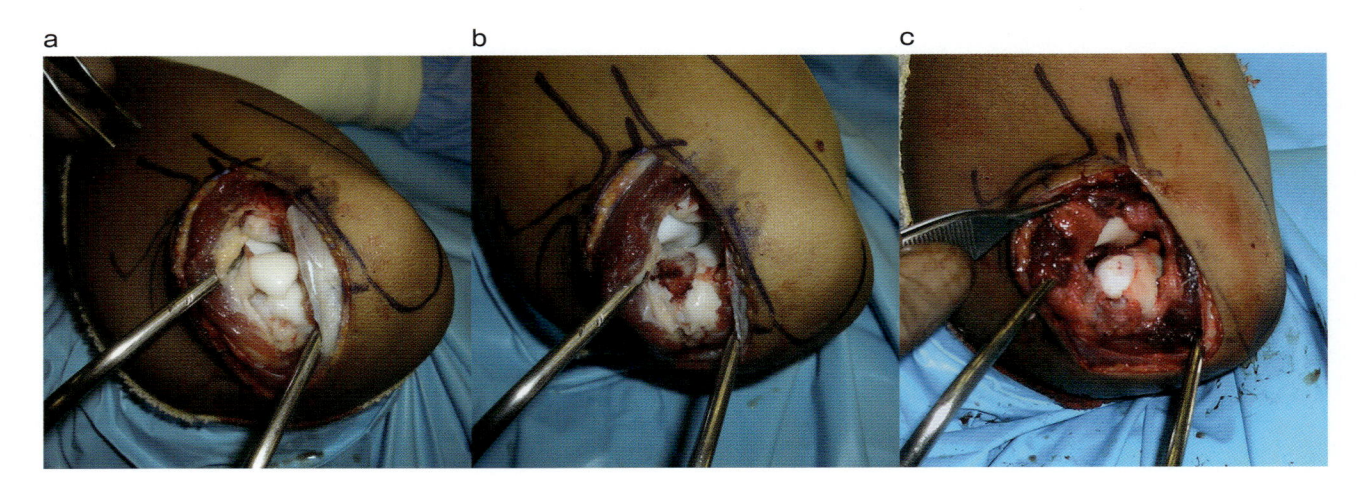

コツとピットフォール

進行したOCDは関節面軟骨とその下にある軟骨下骨の両者に傷害を持つ。掻爬する場合にはこの病的な組織を完全に除去することが大事で，中途半端に病的な部分が残ると遊離体の再発につながる。完全な掻爬を行い，その結果，関節面欠損が大きくなった場合には躊躇せずに骨軟骨移植など再建手術に変更する。関節鏡というのはあくまでも手術を行うためのツールであって，状況に応じて直視下手術や再建手術など臨機応変な対応が重要である。

文献

1) 島田幸造, 三宅潤一, 正富 隆. 上腕骨小頭離断性骨軟骨炎に対する関節鏡視下病巣掻爬形成術. 関節外科 2008; 27 (8): 1048-55.
2) 三浪三千男, 中下 健, 石井清一, ほか. 肘関節に発生した離断性骨軟骨炎25例の検討. 臨整外 1979; 14: 805-10.
3) Takahara M, Mura N, Sasaki J, et al. Classification, treatment, and outcome of osteochondritis dissecans of the humeral capitellum. J Bone Joint Surg Am 2007; 89: 1205-14.
4) Brittberg M, Winalski CS. Evaluation of Cartilage Injuries and Repair. J Bone Joint Surg Am 2003; 85: 58-69.
5) Shimada K, Yoshida T, Nakata K, et al. Reconstruction with an osteochondral autograft for advanced osteochondritis dissecans of the elbow. Clin Orthop Relat Res 2005; 437: 140-7.
6) Shimada K, Tanaka H, Matsumoto T, et al. Cylindrical costal osteochondral autograft for reconstruction of large defects of the capitellum due to osteochondritis dissecans. J Bone Joint Surg Am 2012; 94: 992-1002.
7) Poeling CG, Whipple TL, Sisco L, et al. Elbow arthroscopy: a new technique. Arthroscopy 1989; 5 (3): 222-4.

II 肘関節疾患の治療

離断性骨軟骨炎（上腕骨小頭）
吉津法

森谷 浩治
財団法人新潟手の外科研究所研究部長
吉津 孝衛
財団法人新潟手の外科研究所会長

術前準備

　離断性骨軟骨炎（ostechondritis dissecans；OCD）の発生機序はいまだ不明であるが，新潟医科大学の本島一郎教授が報告した外傷説[1]および名古屋医科大学の名倉重雄教授が「一種の遷延性の骨折再生の過程」として指摘した本症の病理発生[2]を踏まえ，著者らは上腕骨小頭OCDの病態を過度なストレスを契機に成長期の未熟な骨軟骨に生じた，血流障害を含めた遷延治癒骨折と考えている[3]。

　上腕骨小頭OCDは運動を中止しても病状が進行するなど保存療法には限界があったため，共同著者の吉津は病巣部の除圧に加えて，Kienböck病や虚血性壊死に対する骨切り術が病巣の修復に好影響を与える効能（骨切り効果）を獲得すべく，本疾患に対して上腕骨外側顆楔状骨切り術（吉津法）を考案した[4]。著者らは1983年から一貫して本法を行っており[5]，ここでは吉津法の術前・術中・術後のポイントについて詳述する。

画像診断[3]

　肘関節X線写真で上腕骨小頭OCDの診断はほとんど可能であり，正面・側面の2方向撮影に加えて，上腕骨小頭のやや前方にある病巣を正しくとらえるため，肘関節を30～45°屈曲させた前後像（接線方向撮影）も撮影する。

　X線写真だけでは不明な骨軟骨片の剥離や病巣部の可動性を術前からある程度把握しておくためには，核磁気共鳴画像法（MRI）を施行する。特に脂肪抑制T2強調像矢状断は有用であり，病変部の低信号内に高信号が描出されるhigh signal interfaceは離断部への関節液の流入を反映する。超音波検査は軟骨下骨と関節軟骨を同時に観察できるだけでなく，X線写真よりも病巣部の詳細な断層画像が描出され，野外検診にも利用できる。CT撮影は分離型の細かい病態把握に役立つこともあるが，接線方向撮影より多くの情報が得られるとは限らない。

病型診断[4]

上腕骨小頭OCDの治療は病期と密接な関係があり，正確な病型診断が必要となる。病型はX線写真に基づく三浪の透亮型，分離型，遊離型の3型が基本となるが，共同著者の吉津は手術所見から分離型を2つに分けた。1つは軟骨部にびらんあるいは光沢の低下を認めるが断裂しておらず，治療成績が良好な初期分離型，もう1つは上腕骨小頭部の軟骨に亀裂とエレバトリウムによる圧迫で凹様の歪みや異常可動性がみられ，成績がやや劣る晩期分離型である。さらに吉津は遊離体が関節内にありながらも上腕骨小頭部には晩期分離型としての状態が存在する症例を混合型と定義し，上腕骨小頭OCDを透亮型，初期分離型，晩期分離型，遊離型，混合型の5型に分類した（図1）。

肘関節X線写真やMRIなどの画像所見から術前に病型診断を行うが，実際の病巣状態とは乖離することが多い。著者らは術中視診による軟骨状態の把握を最重要視し，それに応じて最終的な手術法を決定している。

図1　吉津分類
X線所見に基づく三浪の分類を中心に，術中所見による骨軟骨の状態を加味して，上腕骨小頭離断性骨軟骨炎を透亮型，初期分離型，晩期分離型，遊離型，混合型の5型に分ける。

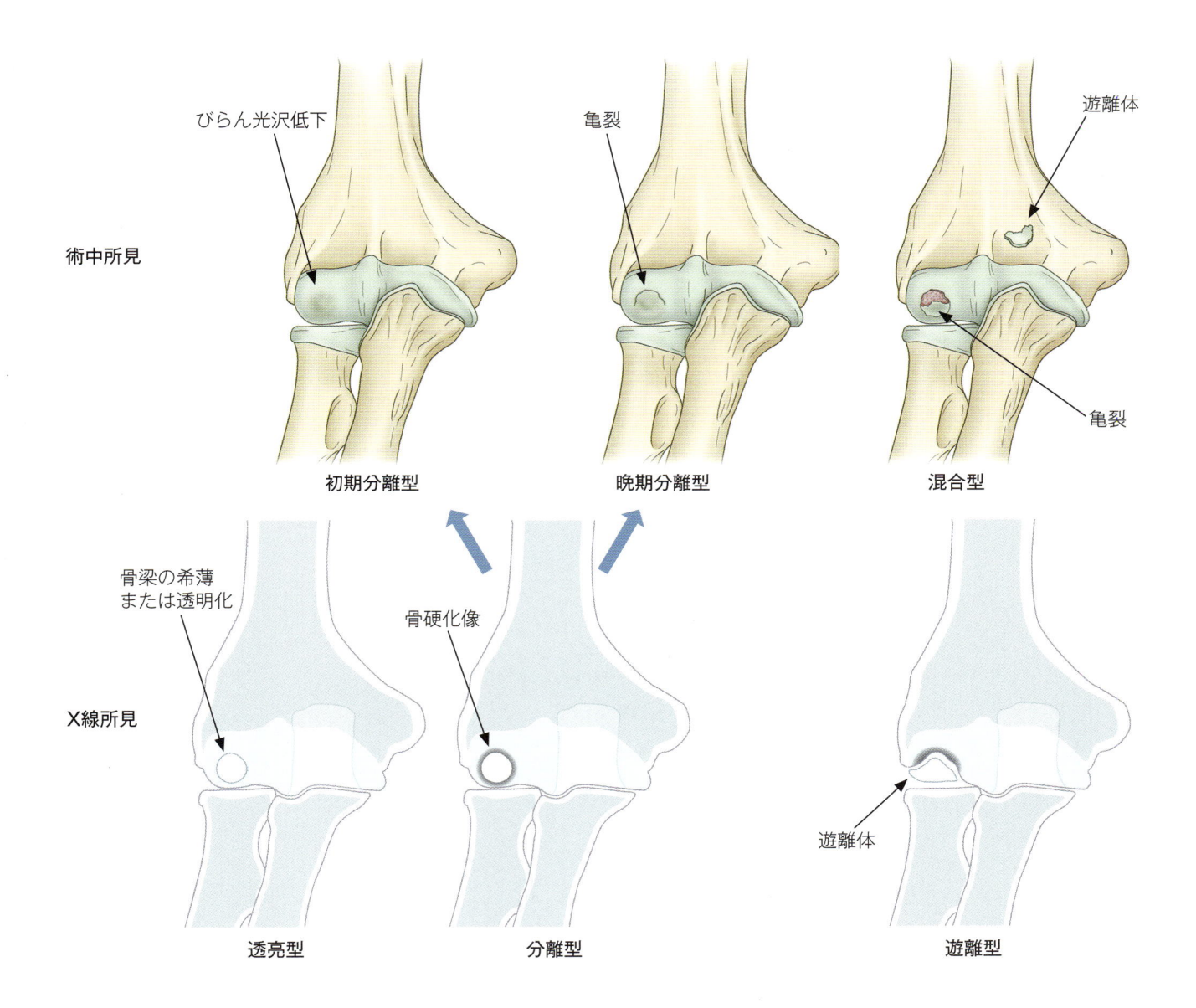

術中所見

びらん光沢低下　　　亀裂　　　遊離体　　　亀裂

初期分離型　　　晩期分離型　　　混合型

X線所見

骨梁の希薄または透明化　　骨硬化像　　　遊離体

透亮型　　　分離型　　　遊離型

適応[3), 4)]

　一般的に運動復帰を希望する選手への肘関節手術は最終手段であるとはいえ，上腕骨小頭OCDの治癒が第一と考える．著者らは，いたずらに保存療法に頼るのではなく，できるだけ早期に手術療法を行い，腕橈関節の解剖学的適合性を維持するよう努めてきた[6)]．一定期間の安静が保たれれば自然治癒し得る透亮型は自覚症状が少ないため外来受診する症例はほとんどなく，実際に症状を訴え来院する場合はすべて分離型以上である[7)]．しかし，早期の運動復帰を目指すならば透亮型にも吉津法の適応があるため，本骨切り術はすべての病型に対して行われる．

　関節軟骨に亀裂がない透亮型や初期分離型，再発防止と病巣部のリモデリングを期待する遊離型に対して吉津法を行い，軟骨が離断され異常可動性のある病巣（分離体）を有する晩期分離型や混合型に対しては，骨切り術に分離体の固定を追加する吉津変法が適応される．

　運動復帰を希望しない遊離型は遊離体の摘出のみでもよく[8)]，また骨関節症（osteoarthritis；OA）性変化が高度に進行した症例には本法の適応がなく，その場合は関節形成術を施行することになる．

術前準備

　吉津法は病巣部のリモデリングが比較的良好で，OAへの移行も少なく，長期経過を含め安定した治療成績が獲得できる[9)]．しかし，複数存在した分離体が癒合せずに遊離体が生じる場合や術前からOA性変化が存在している症例では必ずしも良好な経過をたどらない可能性があることについて，十分なインフォームド・コンセントを行う．また，本法で危惧される肘外偏角の変化や骨端線開存症例における上腕骨遠位端部の成長障害は，骨切り術後に上腕骨外側顆の増大[10)]や上腕骨小頭部全体の骨端線早期閉鎖[11)]が生じるため，実際ほとんど問題にならないことも説明する．

　手術器具として電気鋸，骨ノミ，4.5mm径皮質骨螺子，2.5～3.2mm径のドリルポイント，2.0mm径Kirschner鋼線（K-wire）などを前もって用意する．術前には患側肘関節X線写真正面像をもとに上腕骨小頭と滑車の移行部を頂点，外側上顆より25～30mm近位部の上腕骨外側縁を底部の遠位点とする底辺7～10mmの三角骨片を切除する楔閉じ骨切り術の作図をトレーシングペーパーなどで行っておく（図2）．

　手術は全身麻酔下に施行するが，大分部の症例が中学生であるため腕神経叢ブロックであっても行える．疼痛による制限が解除される麻酔完了後の肘関節他動可動域は術後に獲得できる可動域の目安となるため計測しておく．体位は仰臥位で，滅菌した空気止血帯を装着し，術野を無血とする．

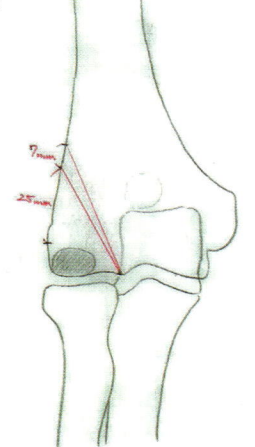

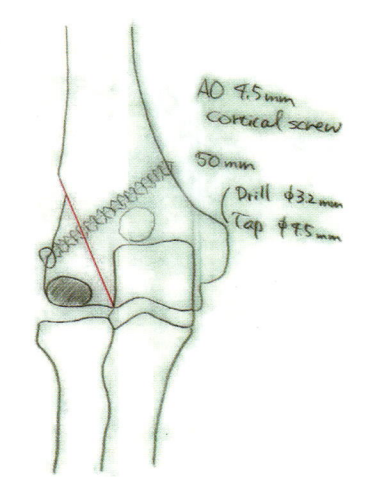

図2 術前作図
a：骨切り前
b：骨切り部固定後

手術手技[3)～8)]

皮切・展開

　肘関節をやや屈曲位とし上腕骨外側上顆を触れ，その部位よりも近位で筋腹がない上腕骨外側縁を触知する。外側顆より約5cm近位部の上腕骨外側縁から外側上顆を通り，橈骨頭に至る緩い弧状の外側切開線を用いる。

　皮切後，電気メスで一気に上腕骨外側縁に達して腕橈骨筋と長橈側手根伸筋起始部を切離する。そのまま遠位へ弧状に展開すると長・短橈側手根伸筋間に至る（図3a）。その部分を深く入り，筋を前方に引きながら電気メスで関節包を切離して肘関節内に到達する。

　近位部は上腕骨滑車外側縁がみえる程度，遠位部は輪状靱帯を1/3～1/2ほど切離すれば，展開は十分である（図3b）。

図3　上腕骨小頭前面の展開
a：上腕骨外側縁から，そのまま遠位へ弧状に展開すると長・短橈側手根伸筋間に至る（赤線部）。
b：近位部は関節包を切離しながら前面を展開し，遠位部は輪状靱帯を一部切離する。

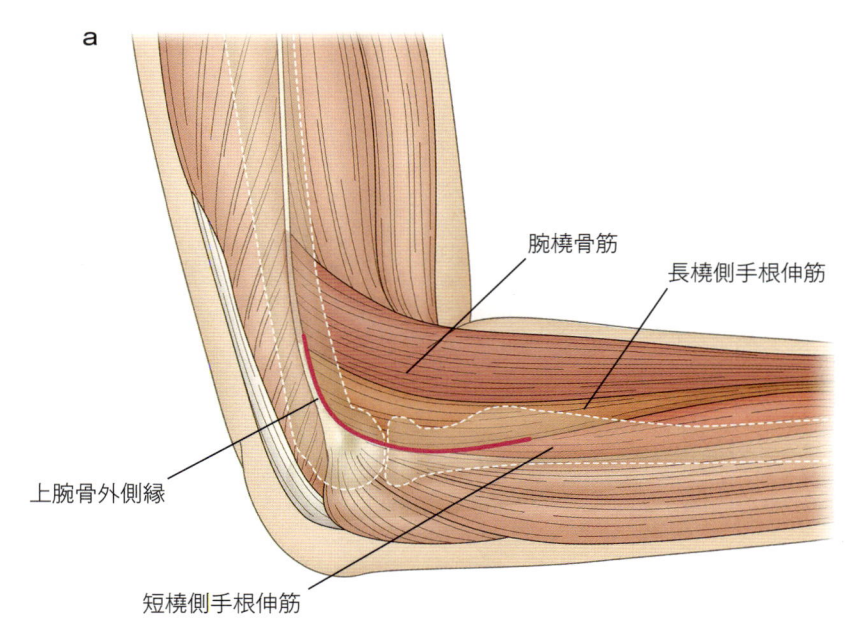

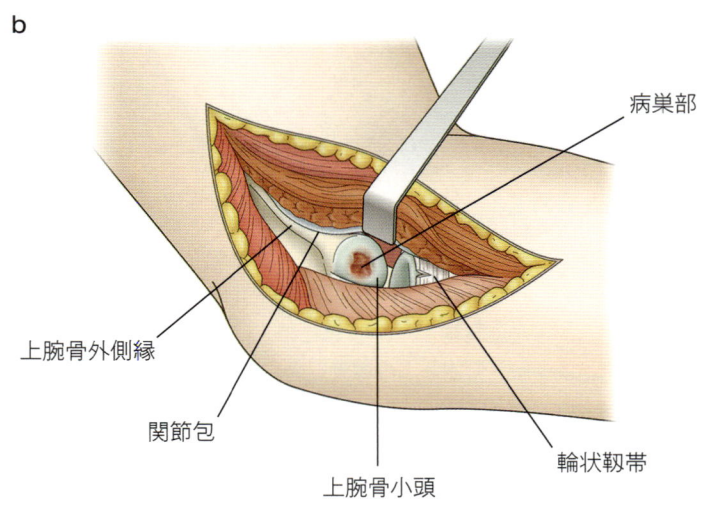

Anatomical KeyShot

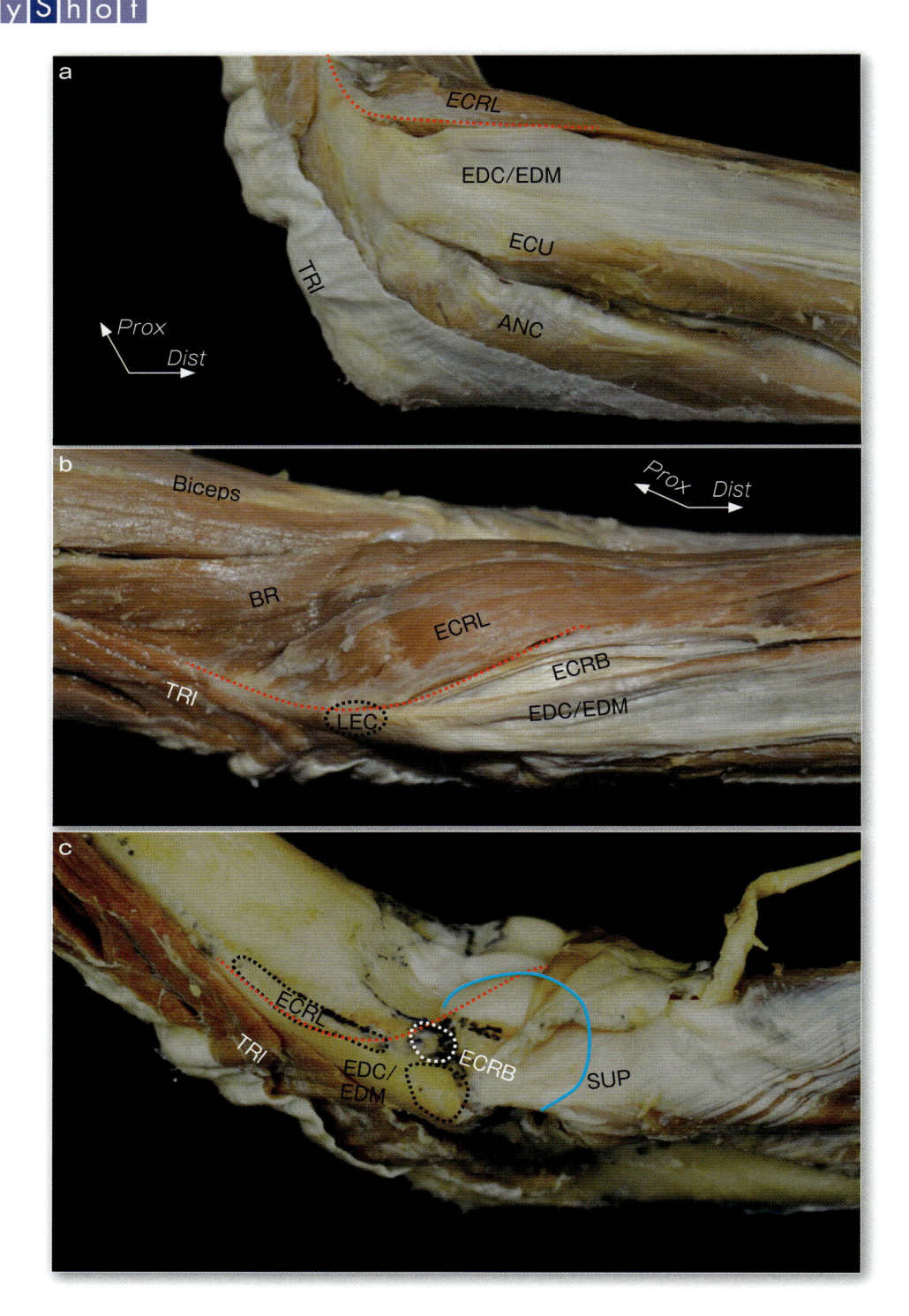

吉津法の展開に必要な浅層伸筋群の解剖

a, b：右肘を外側（a），前外側（b）より観察
短橈側手根伸筋（ECRB）は外側上顆（LEC）において，長橈側手根伸筋（ECRL）と総指伸筋・小指伸筋（EDC/EDM）の深層より起始している．吉津法ではECRLとECRBの間（赤点線）から上腕骨小頭前面へ到達する．

c：BR，ECRL，EDC/EDM，ECUを起始部より切離しECRBを近位方向へ剥離翻転した写真
ECRBの深層では回外筋（SUP）がECRBの起始部遠位背側より関節包と相まって複合体を形成している．青線により橈骨頭の位置を示す．
ANC：肘筋，TRI：上腕三頭筋

骨切り前の関節内操作

肘関節前方や近位橈尺関節内に遊離体があれば摘出する。骨切り部の閉じ合わせと腕橈関節を開大するため，メスを用いて外側側副靱帯のみを腕橈関節レベルで切離する（図4）。肘関節を内反・伸展させ小頭やや前面の病巣を十分露出し，軟骨の状態を確認（病型診断）する。この際，小頭の陥没部に遊離体があれば摘出する。

外側顆骨切り術

いずれの病型であっても，まず楔状骨切り術を行う。骨切り線の設定にX線透視下でのK-wire刺入は不要であり，上腕骨小頭と滑車の移行部を頂点，外側上顆より25〜30mm近位部の上腕骨外側縁を底部の遠位点とする底辺7〜10mmの三角形を上腕骨遠位部前面にデザインするだけでよい（図4）。骨切りで使用する電気鋸のぶれを少なくするため，最初に骨ノミで骨切り線上に溝を作製した後，前方から後方に向けて電気鋸で骨切りを行う（図5）。この際，剥離を伴う防御操作は後方に小頭への栄養血管があることから一切施行しない。小頭内縁部は関節軟骨の連続性を維持してもよいが，骨ノミを用いて完全に切離してもかまわない。通常，後方関節包は骨切り操作で切離されるため，骨切り部を開大すれば肘頭窩にある遊離体は容易に摘出できる。

透亮型や初期分離型，遊離型では骨切り部を内固定すれば手術終了となるが，晩期分離型や混合型では次に述べる分離体の固定を併施する。

図4 外側側副靱帯の切離と骨切り線の設定
外側側副靱帯を腕橈関節レベルで関節内から切離する。上腕骨小頭と滑車の移行部を頂点，外側上顆より25〜30mm近位部の上腕骨外側縁（＊印）を底部の遠位点とする底辺7〜10mm（骨切り角度が約10°）の三角形をデザインする。

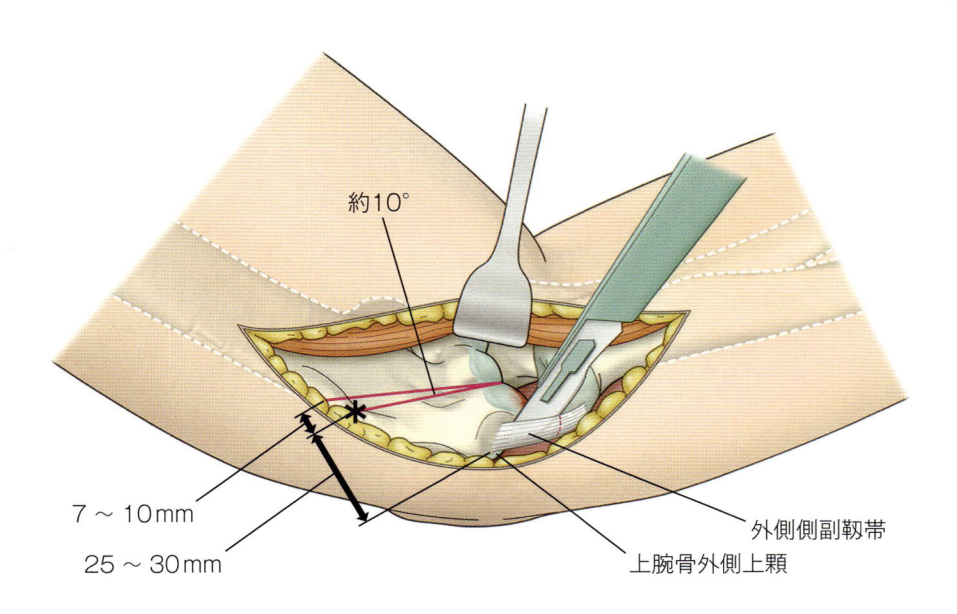

図5 骨切り操作
前方から後方へ向けて電気鋸を操作し，前方骨皮質に対して垂直に骨切りする。

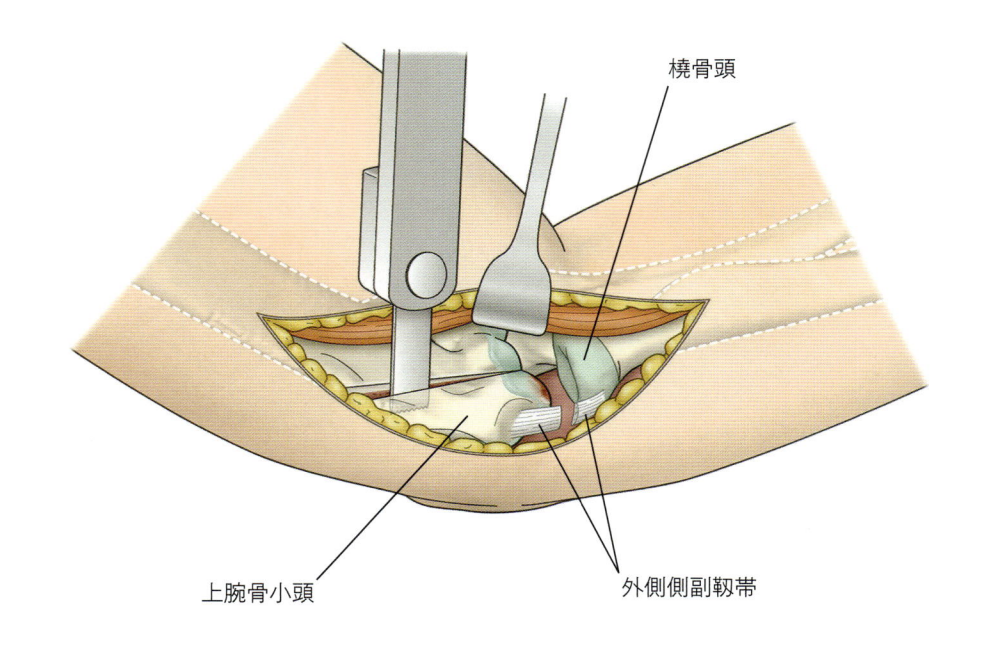

橈骨頭
上腕骨小頭
外側側副靱帯

分離体の固定

骨釘での固定

　肘関節内反・伸展で病巣が十分露出される場合は外側顆を固定した後に分離体の操作を行う。病巣部の露出が不十分な場合は外側顆を滑車から完全に切離した後，外側顆骨片を屈曲し病巣部を前面に露出させながら（図6a），最初に分離体の固定を行う。固定には切除した楔状骨片や骨切り部近位側から採取した皮質骨（骨釘）や海綿骨を利用する（図6b）。
　病巣部が小さくエレバトリウムの圧迫で多少動く程度のものや大きくとも可動性がわずかで軟骨部の断裂も少ないものは骨釘の挿入だけを行う。分離した軟骨面をしっかり押さえながら，2.8mm径，次に3.2mm径のドリルポイントで少しずつ穴を大きくする（図6c）。この際，穴の深さは近位に向け2～3cm程度でよい。やや太めの骨釘を打ち込み，入りきらない部分は骨鉗子で切除する（図6d）。分離体が大きく1本で安定しない場合は，2～3本の骨釘が必要になる。

図6 骨釘の挿入

a：病巣部の露出が不十分な場合は外側顆を滑車から完全に切離した後，骨片の近位端を指で背側へ押し（矢印），外側顆骨片を屈曲させる。
b：切除した楔状骨片から海綿骨を取り除いた後，皮質骨ができるだけ真っ直ぐな部位を利用して骨釘を作製する。必要あれば骨切り部近位側からも骨釘を採取する。
c：分離した軟骨面を指で押さえながら，ドリルポイントで穴を開ける。
d：やや太めの骨釘を打ち込み，入りきらない部分は骨鉗子で切除する。

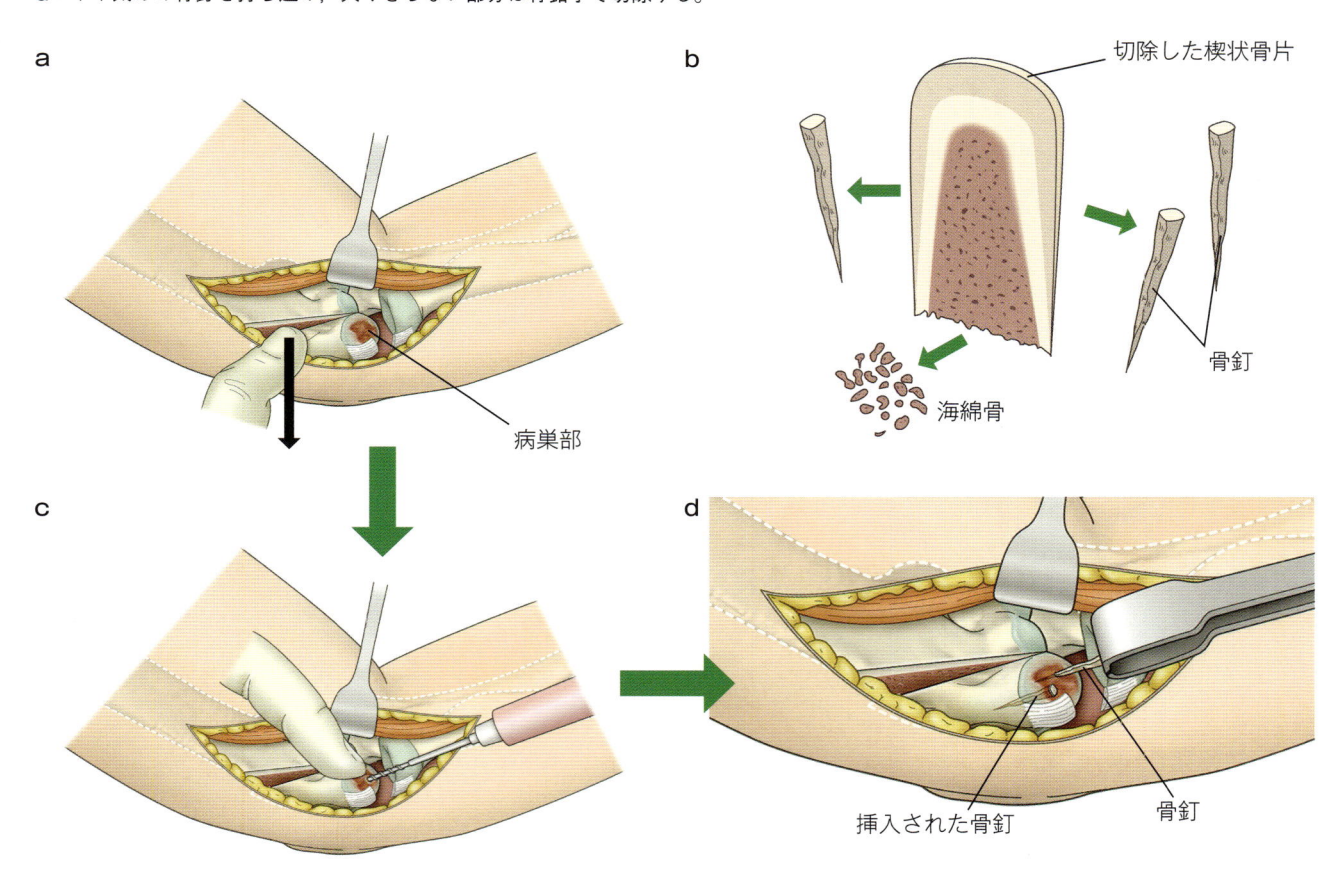

海綿骨移植の併用

 分離体の異常可動性が強く，大きな骨片が母床から完全に遊離しかかっている場合は，骨釘挿入と海綿骨の移植を併施する。最初に軟骨離断部外側の線維組織を一部メスで切離し，そこから軟骨下骨部を鋭匙で掻爬する（図7a）。楔状骨片や骨切り部近位から採取した海綿骨を軟骨下骨部に充填した後，骨釘を数ヵ所挿入して分離体を固定する（図7b,c）。

外側顆の固定

 骨切り部を閉じ，外側上顆から2.0mm径K-wireを2本刺入し，外側顆骨片を仮固定する。4.5mm径皮質骨螺子で骨切り部を固定するが，仮固定のK-wireはすべて抜去しても，また1本残してもかまわない。（図8）。

創閉鎖および外固定

 空気止血帯を解除し，切離した筋群からの出血を主に止血する。可能であれば輪状靱帯を修復する。上腕骨外側縁に軟部組織が残存していれば切離した腕橈骨筋と長橈側手根伸筋を縫合するが，不十分ならば上腕骨外側縁にK-wireで骨穴を開けて確実に縫着する。肘関節内に吸引チューブ，皮下にペンローズドレーンを留置しておく。術後は肘関節90°屈曲位，前腕中間位の上腕ギプスで固定する。

図7 海綿骨および骨釘の移植

a：軟骨下骨部の壊死組織を鋭匙で掻爬する。
b：海綿骨を充填する。
c：分離体の大きさに応じた数の骨釘を挿入する。

a

鋭匙

b

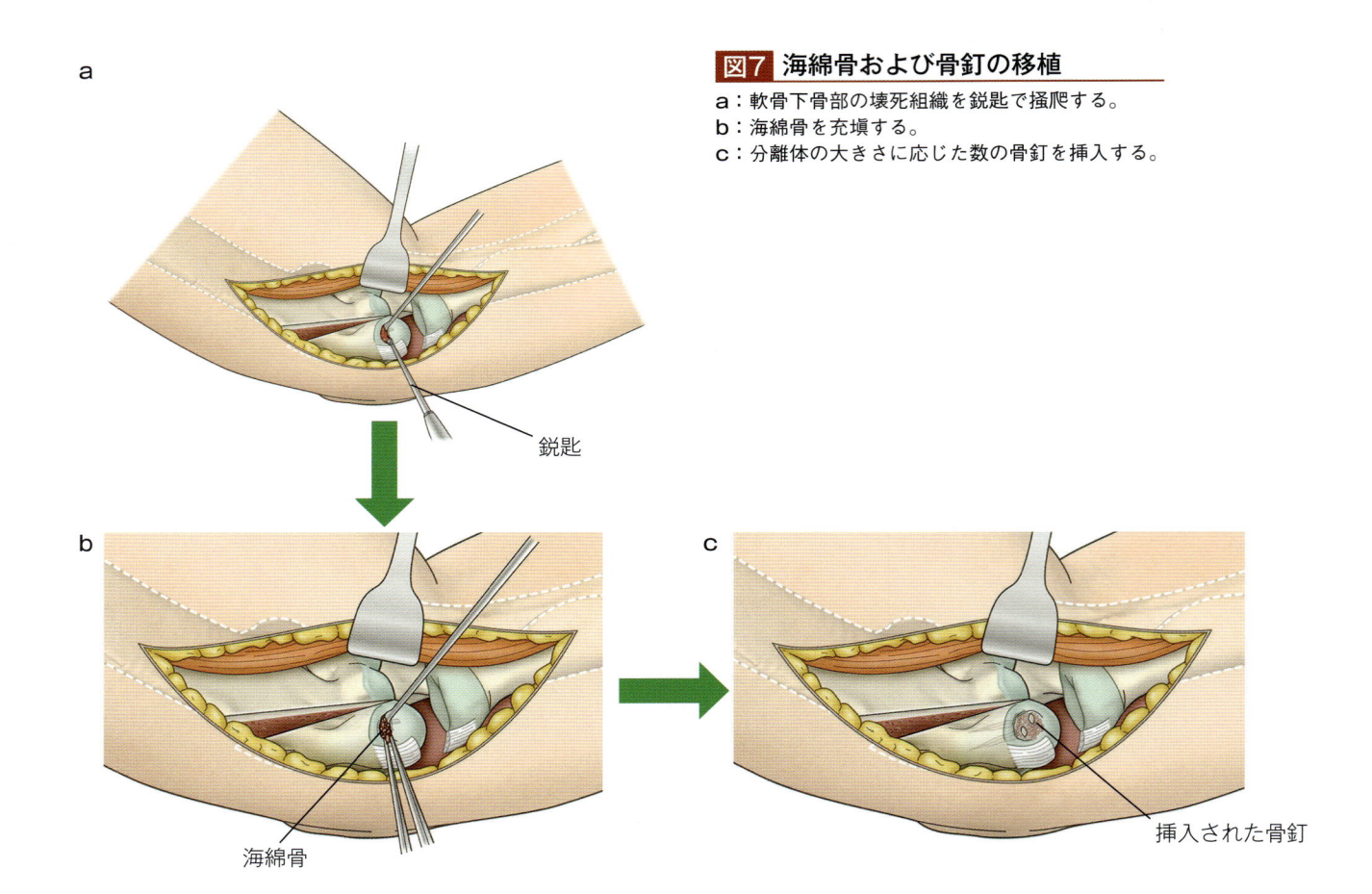

海綿骨

c

挿入された骨釘

図8 外側顆骨片の固定

a：骨切り部は2.0mm径K-wireを2本刺入して仮固定する。ドリルポイント刺入部の骨膜を十字に切開した後，ドリリングとタッピングを行う。
b：外側顆骨片は4.5mm径皮質骨螺子で固定し，仮固定のK-wireはすべて抜去しても，また1本残してもかまわない。

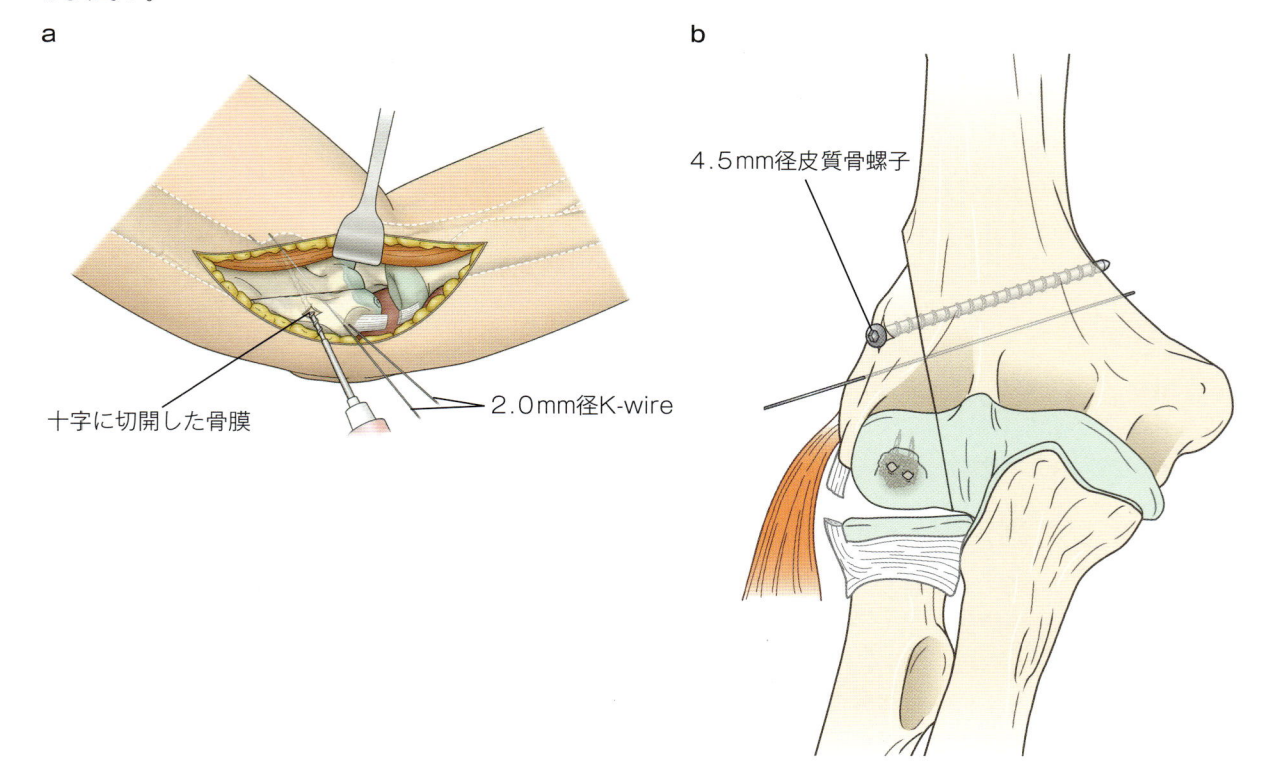

a

十字に切開した骨膜
2.0mm径K-wire

b

4.5mm径皮質骨螺子

後療法

いずれの病型であっても3週間の外固定後から可動域訓練を開始する。早期からの積極的な他動運動はかえって病巣部を悪化させる危険性があるため，上腕ギプス除去後1カ月程度は本人が行える範囲の肘関節屈伸や前腕回旋運動のみ許可し，可動域が改善するのをゆっくり待つ。病巣部は術後2〜3カ月頃から骨修復像が急速に認められるようになるため，必要があれば他動運動はこのころから徐々に追加する。運動復帰は初期分離型や遊離型では術後3〜4カ月頃，晩期分離型や混合型では1〜2カ月程度遅らせ6カ月以後とする。抜釘は早ければ術後6カ月以後に施行できるが，著者らは骨切り部の骨癒合や病巣部の修復を十分確認した術後1年程度を目安に局所麻酔下で行っている。

コツとピットフォール[4), 12)]

病型診断と術式選択

視診による軟骨状態の把握を確実に行うが，初期分離型と晩期分離型の移行症例で判断が難しいときは晩期分離型として吉津変法を施行する。

混合型では遊離体摘出に加え，分離体をできるだけ安定化させるための注意深い吉津変法が必要となる。

骨切り操作

遠位骨切り線から外側上顆までは最低25mm以上確保し，上腕骨外側顆骨片が小さくならないようにする。

上腕骨の遠位部は三角柱状であり，外側前面は背側へ傾斜している。従って，外側前面に対して垂直に電気鋸を当てると骨切り線は尺側方向へずれやすく，肘頭に切り込みかねない。術者は前方から後方に向けて電気鋸を操作し，外側前面ではなく，前方骨皮質に対して垂直に骨切りするよう心掛ける。

上腕骨後面の剥離操作や骨切りの防御は，小頭の栄養血管が後方にあるため一切施行しない。

分離体の固定

海綿骨移植を必要とする分離体は脆弱であり，操作中に新たな亀裂が生じるおそれもあるため注意深く骨釘を打ち込む。

2個以上の分離体が存在する上腕骨小頭OCDに対しては中央部の分離体のみ固定し，解剖学的特性から遊離体になりやすい外側分離体は小さければ切除することも考慮する。

外側顆の固定

骨切り部が容易に閉鎖できない場合は後方，遠位の骨切除が不十分なことが多い。

後療法

晩期分離型の修復判定は必ずしも容易でないため，投球を含めた野球への復帰は遅らせたほうがよい。

文献

1) 本島一郎. Apophyseopathie. 日整会誌 1928; 3: 1-17.
2) 名倉重雄. 發育骨骨端海綿體内ニ現ハルル軟骨組織ノ成立ニ就テ（所謂離斷性骨軟骨炎ト少年性股關節畸形性骨軟骨炎）. 日整会誌 1938; 13: 379-424.
3) 吉津孝衛. 離断性骨軟骨炎に対する手術療法. NEW MOOK 整形外科NO.11-肘の外科. 東京: 金原出版; 2002. 116-30.
4) 森谷浩治, ほか. 上腕骨外側顆楔状骨切り術. 肘実践講座 よくわかる野球肘 離断性骨軟骨炎, 東京: 全日本病院出版会; 2013. 206-13.
5) 吉津孝衛. 野球肘に伴う上腕骨小頭離断性骨軟骨炎に対する外顆楔状骨切り術. 手術 1986; 40: 131-6.
6) 吉津孝衛. 上腕骨小頭離断性骨軟骨炎の観血的治療-骨切り術-. 関節外科 2000; 19: 235-42.
7) 牧 裕, ほか. 上腕骨小頭離断性骨軟骨炎に対する上腕骨外顆楔状骨切り術. 関節外科 2008; 27: 1056-61.
8) 吉津孝衛. 野球肘-上腕骨外顆楔状骨切り術およびその変法. 臨床スポーツ医学1992; 9(臨時増刊号) : 346-51.
9) 幸田久男, ほか. 上腕骨小頭離断性骨軟骨炎に対する上腕骨外側顆楔状骨切り術の長期成績. 日整会誌2012; 86: S330.
10) 植木将人, ほか. 上腕骨小頭離断性骨軟骨炎に対する吉津骨切り後の上腕骨外側顆の形態変化. 日本臨床スポーツ医学会誌2012; 20: S160.
11) 植木将人, ほか. 骨端線閉鎖前の上腕骨小頭離断性骨軟骨炎に対する吉津骨切り術. 日手会誌 2012; 29: 199-202.
12) 坪川直人, ほか. 離断性骨軟骨炎の手術療法 骨切り術. OS NOW Instruction No.11 肩・肘のスポーツ障害 スポーツ寿命を延ばすための手技のコツ. 東京: メジカルビュー社; 2009. 173-8.

II 肘関節疾患の治療

離断性骨軟骨炎（上腕骨小頭）
モザイクプラスティー

岩崎 倫政
北海道大学大学院医学研究科機能再生医学講座整形外科学分野教授

術前準備

　膝関節より数本の自家骨軟骨柱を採取し，骨軟骨損傷部に移植するモザイクプラスティーは，硝子軟骨と正常な軟骨下骨による修復を可能とする術式である．近年，上腕骨小頭離断性骨軟骨炎（肘OCD）に対し本術式が広く行われ，良好な治療成績が報告されている[1),2)]．

　ここでは肘OCDに対するモザイクプラスティーの適応と著者が行っている手術手技の詳細について述べる．

分類

　単純X線所見に基づく三浪の分類[3)]が広く病型決定に用いられている（図1）．さらに，MRI T2強調像で病巣の軟骨下骨に関節液貯留を示す線状の高輝度変化を認める症例（分離期相当）や関節表面から軟骨下骨にかけて広い範囲の高輝度変化を認める（遊離期相当）症例は不安定型病変と考えられる[4)]．病巣部位として，単純X線前後像で小頭中央部に病巣がある中央型と小頭の外側壁にまで病巣が及ぶ外側型に分類される．

図1 三浪の分類[3)]

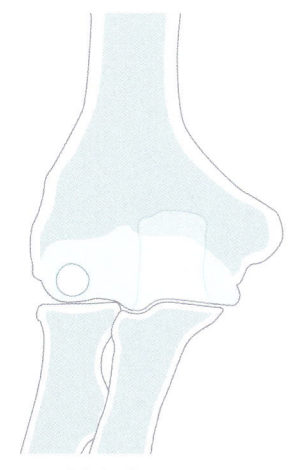

透亮型　　　　　分離型　　　　　遊離型

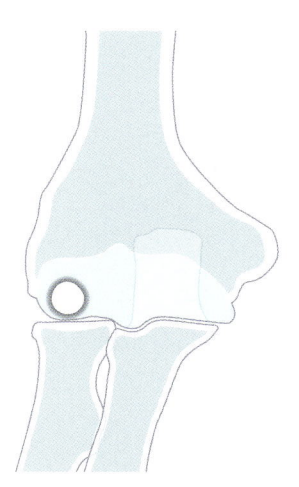

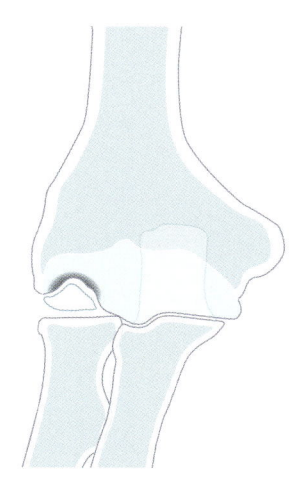

適応

　原則として単純X線像において三浪の分類の分離型または遊離型で，MRI所見でも不安定型病変を示すものが本術式の適応症例と考える．しかし，患者の多くは10代前半の運動選手であるため，競技レベルや保存療法への反応性，病巣部の大きさ，年齢等も十分に加味し，適応や手術時期を決める必要がある．

　なお，①上腕骨小頭に骨端線が存在する，②病巣部の直径が5mm以下である，③明らかな関節症性変化を認める，の3項目中1項目でも当てはまる症例は本術式の適応外である．

術前診断・準備

　術前診断として，まず肘関節全体の自覚・他覚所見をとり，肘OCDの他に内側側副靱帯損傷や尺骨神経麻痺の合併も確認する．画像診断では，単純X線（前後像，側面像，肘45°屈曲位前後像）および3D-CT画像にて病巣の部位と大きさ，遊離体の有無を確認し，さらにMRI像から病巣が安定型か不安定型かを評価する．これに加え，最近，著者は超音波検査も病巣部評価に応用している．骨軟骨柱採取部である膝関節の単純X線像を撮影し，膝周囲の病変の有無を確認しておく必要もある．

　術前インフォームド・コンセントでは，本術式の長期成績はまだ十分明らかになっていないため，肘変形性関節症の発症や骨軟骨柱採取に伴う膝関節障害出現の可能性について十分に説明する必要がある．

　麻酔は全身麻酔とし，体位は仰臥位で，肘は胸の前におく．原則として罹患肘と反対側の膝から骨軟骨柱を採取する．

手術手技[5]

皮切およびアプローチ

著明な屈曲制限がない限り肘後方アプローチを用いる。橈骨上腕関節の後方直上に直線状切開を加える（図2）。肘筋を線維方向にsplitし，後方の関節包を切開する（図3）。滑膜炎を認めることが多いので，可及的にこれを切除する。肘を深屈曲することで小頭前方の病巣部を確認することができ，以後の手術操作が容易となる。

病巣部に対する処置

関節内に遊離した骨軟骨片があればこれを摘出する。病巣部の分離した骨軟骨片や線維性組織を，正常軟骨組織との境界まで十分に切除し，軟骨下骨からの出血を確認する（図4）。

図2 肘後方アプローチのための皮切[5]

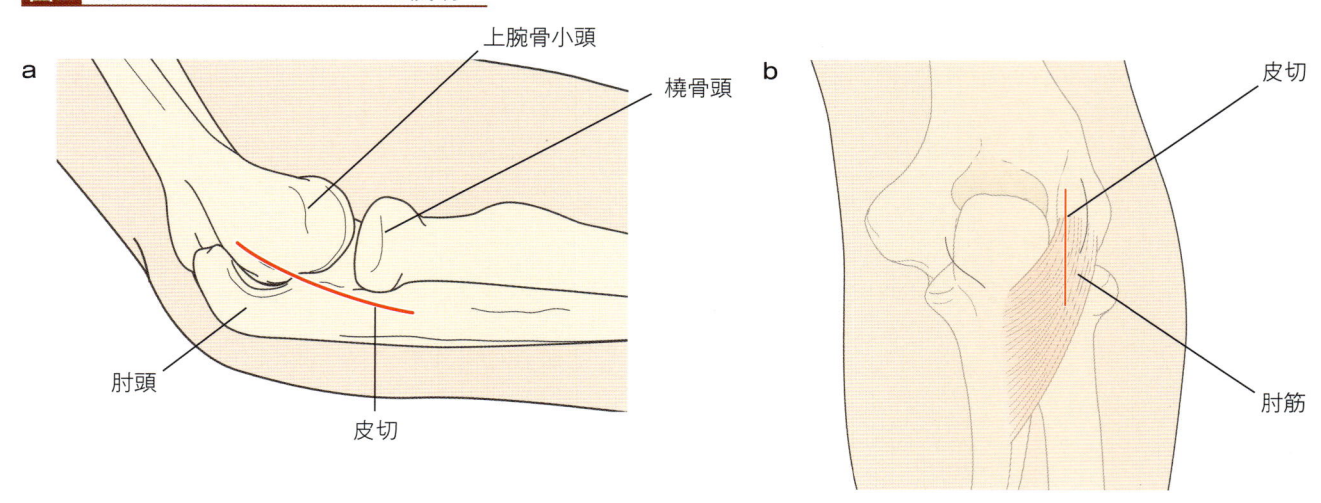

a：上腕骨小頭，橈骨頭，肘頭，皮切
b：皮切，肘筋

図3 肘筋のsplit[5]

肘筋を線維方向にsplit
肘筋

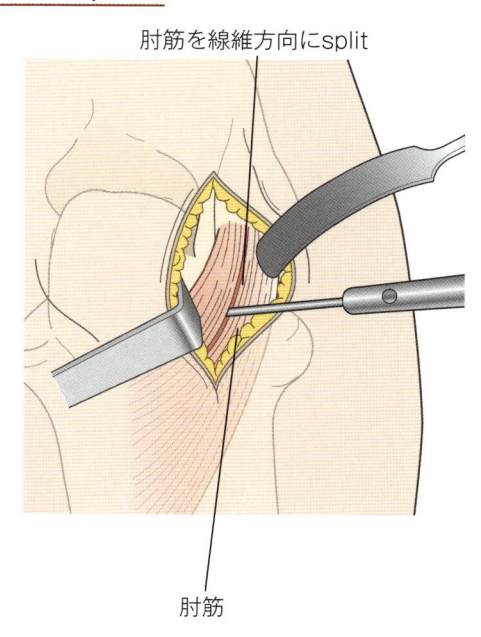

図4 病巣部の展開と線維性組織の切除（切除後）[5]

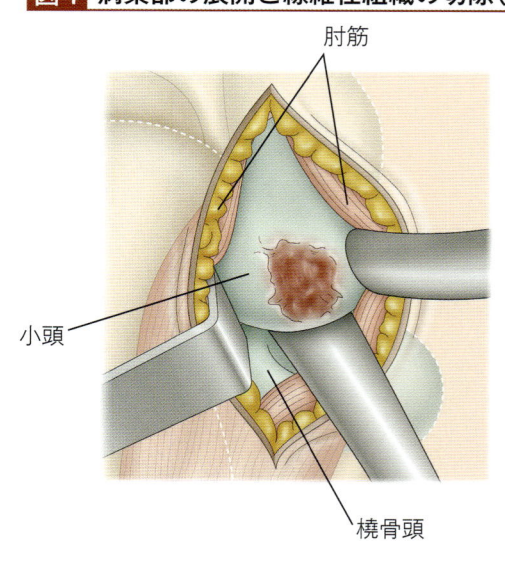

肘筋
小頭
橈骨頭

移植する骨軟骨柱の本数の決定

著者は，ドナー膝への影響を考慮し比較的小さな3.5mm径の骨軟骨柱を中心に移植している。したがって，このサイズのドリルガイドを用いて病巣部に移植する骨軟骨柱の位置と本数を決める。

骨軟骨柱の採取

原則として罹患肘と対側の膝に対し外側傍膝蓋骨アプローチにて，大腿骨外顆の膝蓋大腿骨関節面外側部を展開する（図5）。関節面の可及的外側より，予定した本数の骨軟骨柱（3.5mm径，長さ10〜15mmを中心として）を採取する（図6）。著者は，平均して4本程度の骨軟骨柱を移植している。採取後は骨ろうを用いて採取部からの出血を防止する。

図5 膝大腿骨外顆の膝蓋大腿骨関節外側面の展開と骨軟骨柱採取[5]

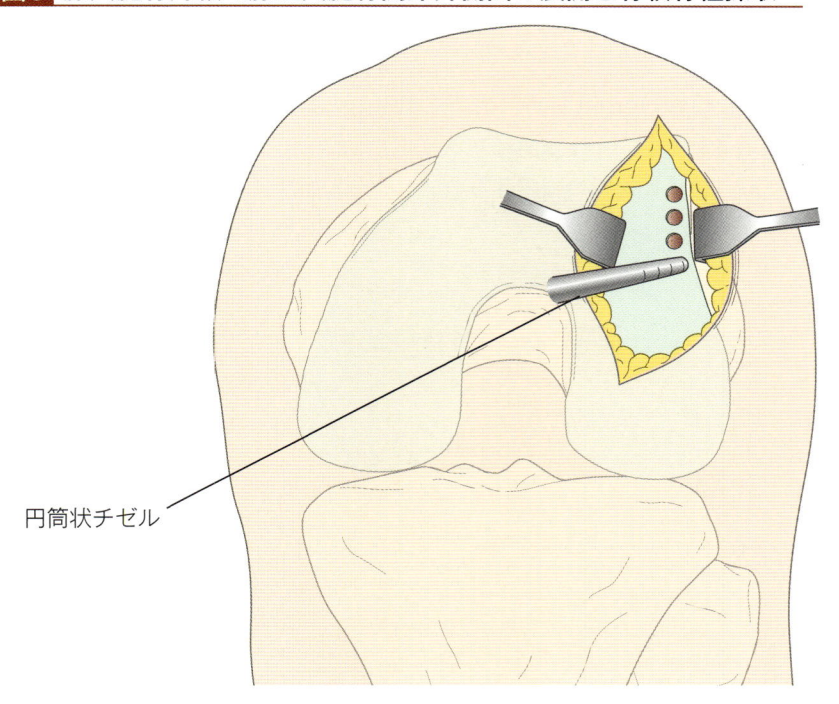

円筒状チゼル

図6 採取した骨軟骨柱[5]

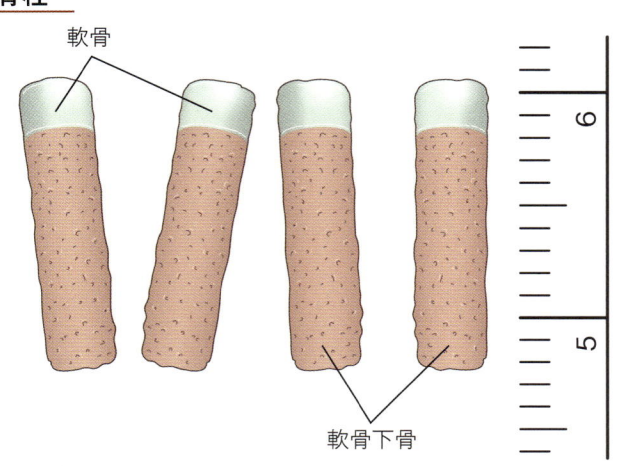

軟骨

軟骨下骨

病巣部への骨軟骨柱移植

　筆者は骨軟骨柱移植用システム（Acufexモザイクプラスティーシステム，Smith & Nephew社製）を用いて，病巣部への骨軟骨柱移植を行っている。

　まず，ドリルガイドを用いて関節面に垂直に骨孔を作製する。骨孔は移植する骨軟骨柱の長さに2mm足した深さとする（長さ10mmの骨軟骨柱であれば12mm）。作製した骨孔に，骨軟骨柱を周囲の関節面より沈み込ませないよう細心の注意を払いながら打ち込んでいく。1本目の骨軟骨柱を移植した後，移植した骨軟骨柱同士が深部で干渉しないように，移植軟骨柱と平行に骨孔を作製し上述した要領にて骨軟骨柱移植を行う（図7）。同様の操作を繰り返し，すべての骨軟骨柱の移植を終了する（図8）。最後に，周囲の関節面と移植した骨軟骨柱の関節面との適合性を確認する。

創閉鎖

　肘関節と膝関節共に創部の十分な洗浄と止血を行い，関節内にサクションドレーンを留置する。肘は肘筋筋膜，膝は関節包を縫合し，両関節共に皮下組織および皮膚縫合を行う。

外固定および後療法

　肘関節は肘上シーネによる2週間の外固定を行う。外固定除去後から自動可動域訓練を行う。その後は，競技種目およびレベルに応じた後療法を行う。膝関節はサクションドレーン抜去後より部分荷重歩行を許可し，術後7〜10日目より局所の腫脹等を確認しつつ全荷重歩行を許可する。

図7 病巣部への移植した骨軟骨柱

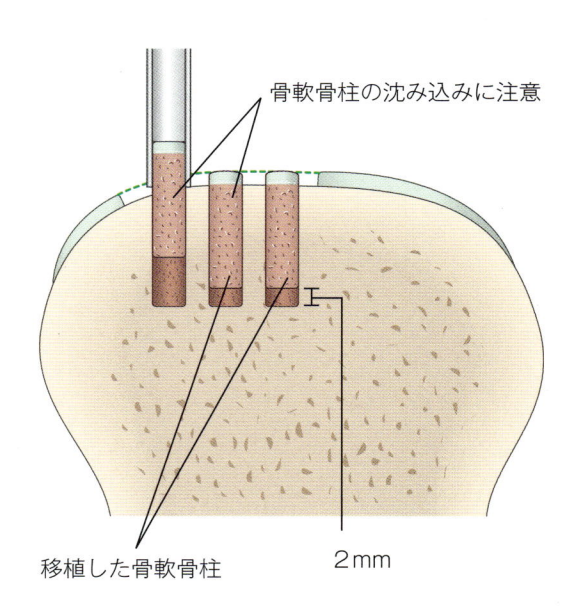

図8 骨軟骨柱移植操作完了後の関節面[5]

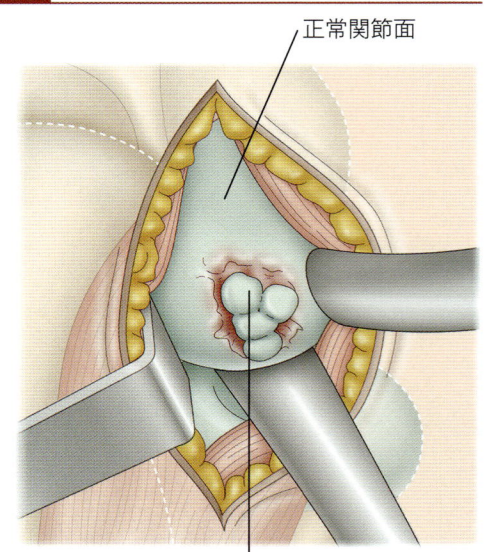

コツとピットフォール

- 骨軟骨柱の打ち込みの際，周囲関節面からの沈み込みを防ぎ，関節面を同じ高さにする必要がある．これに対する有効な方法として，著者は打ち込みの最後には図9のように径の大きな打ち込器を用いて骨軟骨柱を打ち込むようにしている．また，最初の骨軟骨柱の打ち込みは周囲関節面と接する辺縁部より行い，決して中央からは行わないことが重要である．
- 移植する骨軟骨柱同士の間隙を少し離し，お互い平行に打ち込むようにする．これにより，隣接する骨軟骨柱にドリルガイドや移植柱がぶつかり，移植柱が折れて沈み込むことを防止する．
- 円筒状チゼルで骨軟骨柱を採取する際は，チゼルを決して回転させず，左右前後方向に抵抗感がなくなるまで動かす．これにより移植柱の折損が防止できる．
- ドナー膝の術後水腫の軽減のためには採取部からの出血を予防することが重要である．著者は，出血予防のため骨軟骨欠損部には骨ろうを充填している．

図9 骨軟骨柱の沈み込みを予防するためのコツ

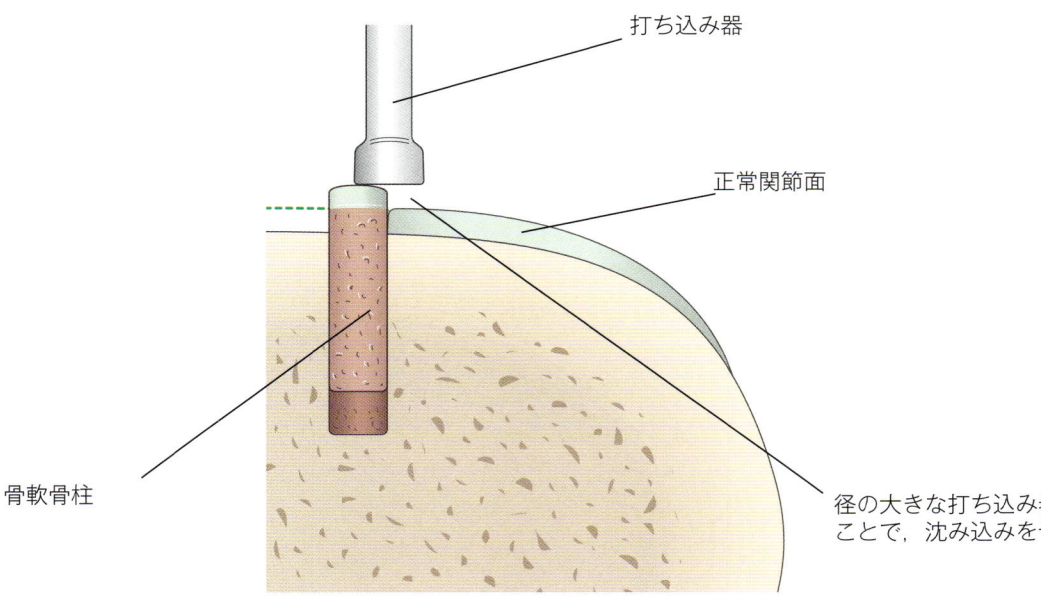

打ち込み器
正常関節面
骨軟骨柱
径の大きな打ち込み器で骨軟骨柱を打ち込むことで，沈み込みを予防できる

文献

1) Iwasaki N, Kato H, Ishikawa J, et al. Autologous osteochondral mosaicplasty for osteochondritis dissecans of the elbow in teenage athletes. J Bone Joint Surg Am 2009; 91: 2359-66.
2) Ovesen J, Olsen BS, Johannsen HV. The clinical outcomes of mosaicplasty in the treatment of osteochondritis dissecans of the distal humeral capitellum of young atheletes. J Shoulder Elbow Surg 2011; 20: 813-8.
3) 三浪三千男, 中下 健, 石井清一, ほか. 肘関節に発生した離断性骨軟骨炎25例の検討. 臨整外 1979; 14: 805-10.
4) De Smet AA, Ilahi OA, Graf BK. Reassessment of the MRI criteria for stability of osteochondritis dissecans in the knee and ankle. Skeletal Radiol 1996; 25: 159-63.
5) Iwasaki N, Kato H, Ishikawa J, et al. Autologous osteochondral mosaicplasty for osteochondritis dissecans of the elbow in teenage athletes. J Bone Joint Surg Am 2010; 92 Suppl 1 Pt 2: 208-16.

II 肘関節疾患の治療

離断性骨軟骨炎（上腕骨小頭）
肋骨肋軟骨移植術を用いた関節形成術

佐藤 和毅
慶應義塾大学医学部整形外科学講師

術前準備

上腕骨小頭離断性骨軟骨炎治療の実際

　上腕骨小頭離断性骨軟骨炎は病期や小頭関節面の状態に応じて，また患者の年齢や競技レベルを考慮して治療法を選択する。初期例に対しては，投球制限，投球禁止のほか，投球フォーム指導，コンディショニング，ストレッチングなどの保存療法を行う。保存療法の詳細は他書をご参考頂きたい。

　一般に，進行期（三浪分類の遊離期やICRS分類 stage III，IV）の症例に対しては，遊離した骨軟骨片に対する処置が必要になる。すなわち，関節軟骨および軟骨下骨がhealthyな状態であれば離断部を掻爬した後に骨釘などにより再接合を行う。一方，再接合が困難な場合には遊離片を摘出するが，その結果生じた骨軟骨欠損の治療がしばしば問題になる。小さな骨軟骨欠損は放置しても問題はないと考えられるが，比較的大きな骨軟骨欠損は，関節面の不適合や関節不安定性の原因となり，関節可動域制限や運動時痛をきたす。この病態は将来的な関節症性変化にもつながる。従って，関節面のある程度大きな欠損に対しては解剖学的修復が必須である。

　上腕骨小頭離断性骨軟骨炎進行例の骨軟骨欠損に対して，著者が行っている肋骨肋軟骨移行部をドナーとする骨軟骨移植術による関節形成術について詳述する。

上腕骨小頭離断性骨軟骨炎の病期分類

　単純X線像に基づく三浪分類は簡便であり，わが国で広く用いられており，おおまかな治療方針決定には有効と考える（図1）。しかし，本分類は，病態，特に離断した骨軟骨片の詳細な状態を反映するものではない。MRI所見による病期分類の試みもあるが現時点で有用な分類はない。現在のところ，病巣の詳細を反映し，治療方針決定に結びつく有用な術前病期分類は存在しない。関節鏡視下所見に基づくInternational Cartilage Repair SocietyによるICRS OCD分類（図2）は病巣部の状態をより正確に反映する。

図1 三浪分類[1]

a：透亮期
上腕骨小頭に不規則な骨梁の希薄あるいは透亮像を認める。
b：分離期
病巣部と母床の間に透明帯を認め，母床側は硬化像を呈する。
c：遊離期
病巣部に遊離が発生する。

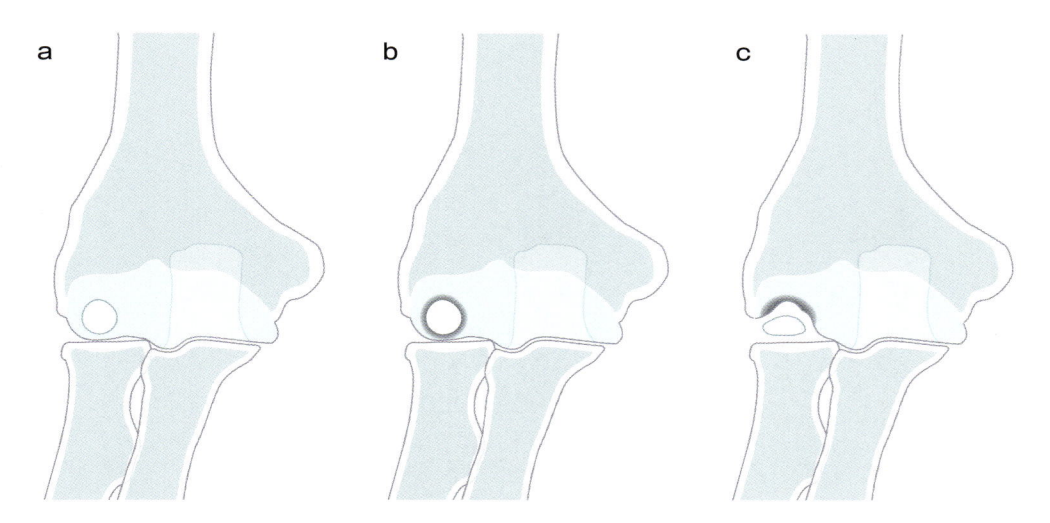

図2 ICRS OCD分類[2]

	ICRS分類
OCD I	Stable lesion with a continuous but softened area covered by intact cartilage. 正常軟骨に覆われた柔らかい部分があるが，連続性で安定した病変
OCD II	Lesions with partial discontinuity that are stable when probed. 部分的に不連続があるが，プロービングでは安定した病変
OCD III	Lesions with a complete discontinuity that are not yet dislocated ("dead in situ"). 完全に不連続だが，まだ転位していない病変
OCD IV	Empty defects as well as defects with a dislocated fragment or a loose fragment within the bed. 転位した骨軟骨片や遊離体がある骨軟骨欠損

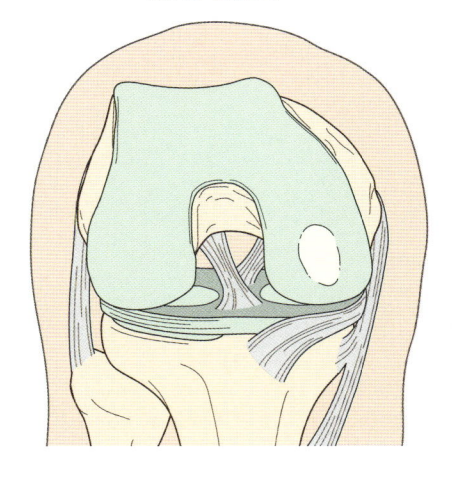

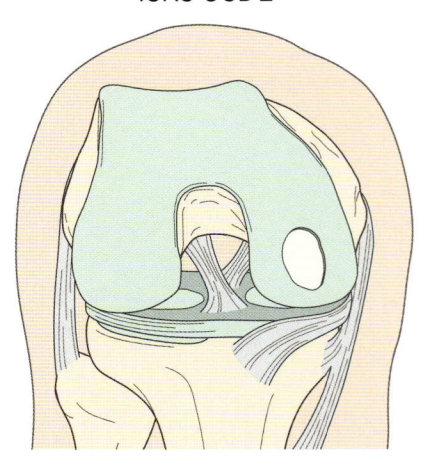

ICRS OCD I

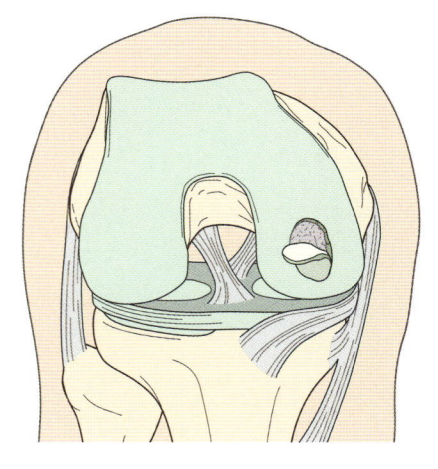

ICRS OCD II

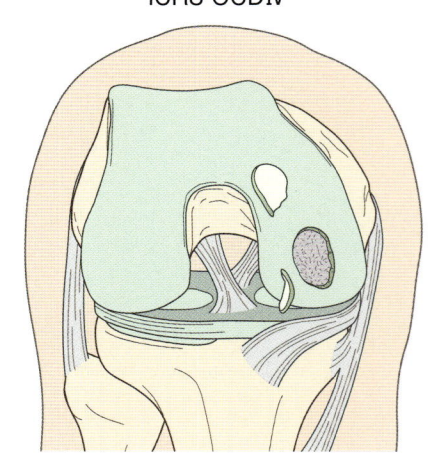

ICRS OCD III

ICRS OCD IV

適応

　肋骨肋軟骨移植術による関節形成術の適応は，関節面の比較的大きな欠損を有する上腕骨小頭離断性骨軟骨炎進行例である．

　上述のように，上腕骨小頭離断性骨軟骨炎における腕橈関節面の状態を術前に正確に診断することはしばしば困難である．病巣部の骨軟骨が遊離した状態，すなわち単純X線による三浪分類の遊離期や関節鏡所見に基づくICRS OCD分類stage Ⅳであっても生着する可能性が高いと判断すれば病巣を新鮮化した上で骨釘などにより遊離片の固定を行う．著者は，遊離片の軟骨が良好であり，かつ遊離片がhealthyな骨性部分を多く含むことを遊離片生着の判断基準としている．一方，ICRS OCD分類stage Ⅲであっても遊離片が良好な軟骨下骨をほとんど含まない例や軟骨変性が著しい例では生着は困難と判断し，摘出する．

　遊離片摘出後の小さな骨軟骨欠損（特に中央型と呼ばれる小頭中央部の欠損）は線維軟骨ではあるがある程度は自然修復し，関節機能に大きな障害をきたすことはほとんどないと考えられる．厳密な線引きは難しいが，病巣が小頭中央に局在する例（中央限局型）では直径1cm程度までは関節面再建は不要と考える．一方，小頭外側縁が欠損する外側型骨軟骨欠損では，腕橈関節の適合不良や外反不安定性をきたす例が多く，より小さな欠損に対しても修復が必要であり，骨軟骨移植術による関節形成術を行うべきである．

術前準備

　上腕骨小頭離断性骨軟骨炎進行例に対する最終的な術式は，関節鏡所見や展開時の所見により決定するべきである．著者は，上腕骨小頭離断性骨軟骨炎の観血的治療（関節鏡視下手術を含む）の際には，肋骨肋軟骨移植術の準備のほか，骨釘移植術などにも対応できる準備をして手術に臨んでいる．

手術手技

体位

　全身麻酔下に仰臥位で手術を行う．関節形成術に先駆けて関節鏡視を行う場合(著者は側臥位で行う)は，体位変換が必要となる．駆血帯を使用し，手台上で操作を行う(図3)．

図3 体位
駆血帯を使用し，患肢肩関節を軽度外転位にし，手台上で手術操作を行う．

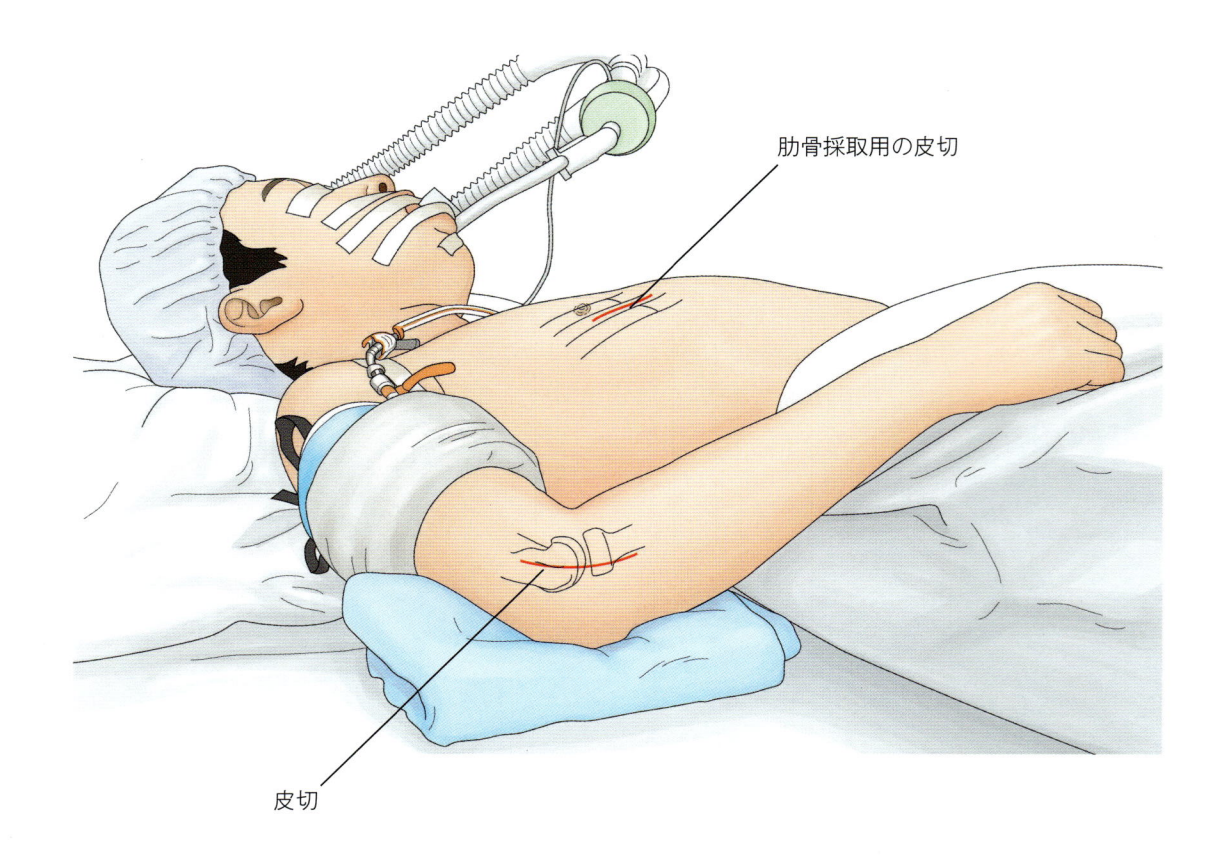

肋骨採取用の皮切

皮切

皮切およびアプローチ

病巣が小頭中央部に限局している例(中央限局型)に対しては，Shimadaらが報告した肘関節深屈曲位での関節後方アプローチは非常に有用である[1]。このアプローチの弱点は小頭外側の処置が困難なことである。本関節形成術適応症例の多くが外側広範型や大きな病巣を有する中央型であることから，著者は肘関節外側アプローチがより有用であると考える。以下，外側アプローチについて述べる。

Kocher外側アプローチを利用する。腕橈関節を中心に約5cmの弓状切開を加える。尺側手根伸筋と肘筋の間より進入し(図4)，関節包と輪状靱帯を軸方向に切開して腕橈関節に達する(図5)。

この段階で骨軟骨損傷の程度・範囲，遊離片再固定の可否を注意深く検討し，最終的な術式を決定する。遊離片摘出や接合(骨釘移植術)を施行する場合は，この切開で術野を確保できるが，関節形成術(肋骨肋軟骨移植術)を行う場合は，病巣の範囲などに応じて切開を近位側に延長する(図6)。関節包，外側靱帯，伸筋群付着部の一部をメスで上腕骨外側上顆から丁寧に剥離することにより，視野を確保する。伸筋群付着部の剥離は必要最小限にする。肘関節内反ストレスにより滑車部までを術野とすることができる。

図4 Kocher J approach

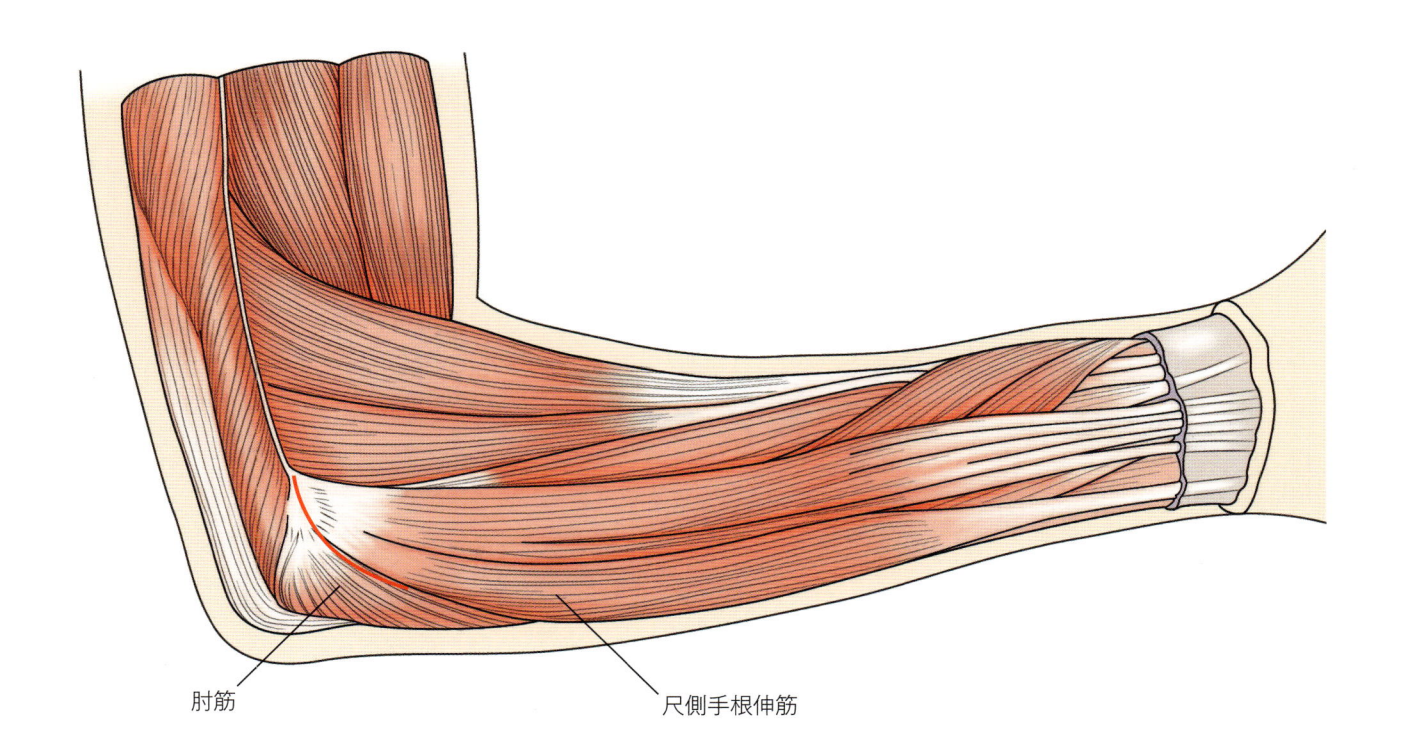

肘筋　　尺側手根伸筋

図5 腕橈関節の展開

関節包と輪状靱帯を切開して腕橈関節を展開した。小頭および橈骨頭関節面を観察可能である。

a

関節包　　輪状靱帯

b

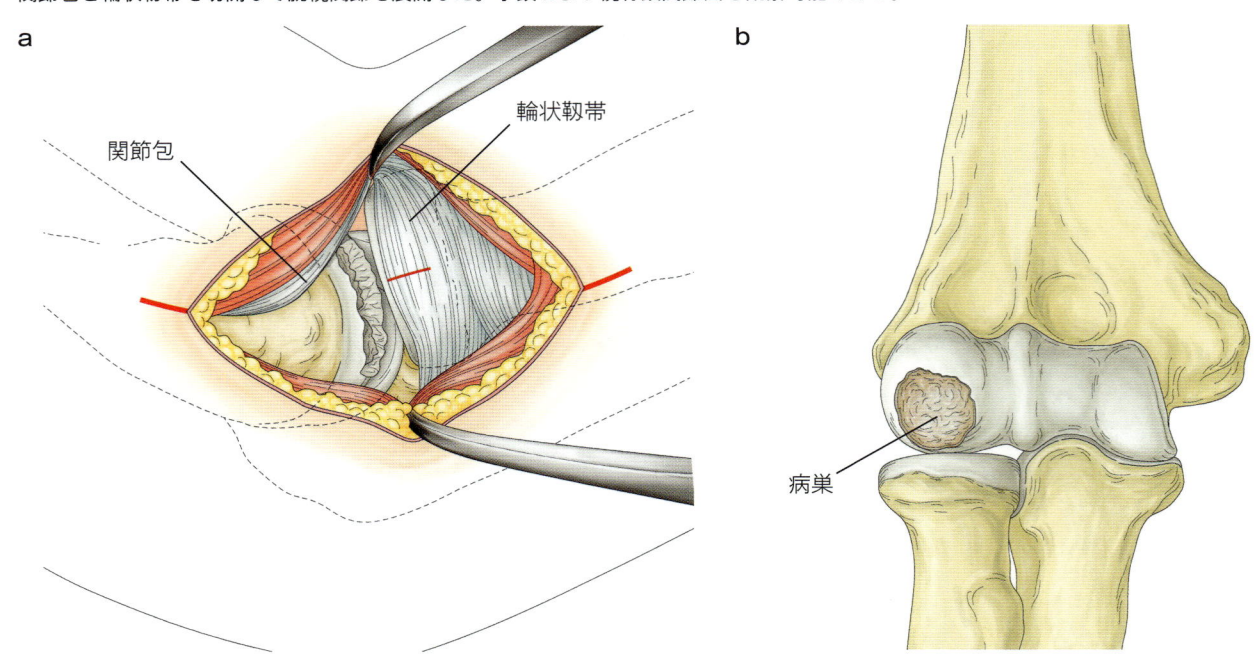

病巣

図6 病巣部の確認

関節包，外側靱帯，伸筋群付着部の一部をメスで上腕骨外側上顆から丁寧に剥離し，肘内反ストレスを加えると滑車部までを視野に入れることができる。

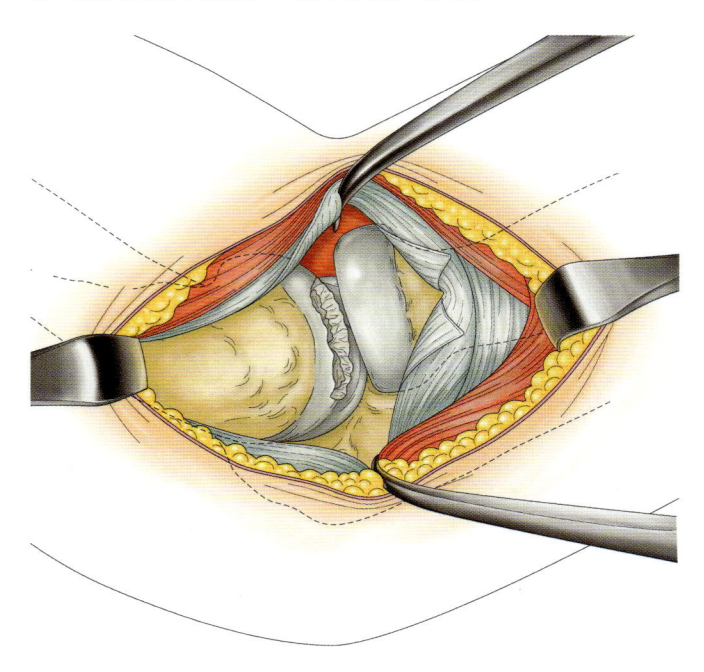

病巣掻爬・移植母床の作製

術野確保のために増生した滑膜を切除し，遊離片を摘出した後に移植母床を作製する。関節軟骨を可能な限り温存すると同時に，移植する骨軟骨片の個数，向きなどをイメージしながら移植母床をデザインする。欠損部の瘢痕組織をメスや鋭匙で切除・掻爬し，幅3〜5mm程度のノミやエアードリルなどを使い軟骨下骨を深部に向かって掘削する（図7）。

詳細を後述するが，小頭外側壁を可能な限り温存することが重要である。移植する骨軟骨片は骨性部（肋骨部）で母床と癒合するので，十分な固定性を獲得するためには移植片の骨性部はある程度の大きさが必要である。著者は，関節面からの深さを20mm程度確保するようにしている。

図7 移植母床の作製
小頭外側壁を可能な限り温存しながら，移植母床を作製する。

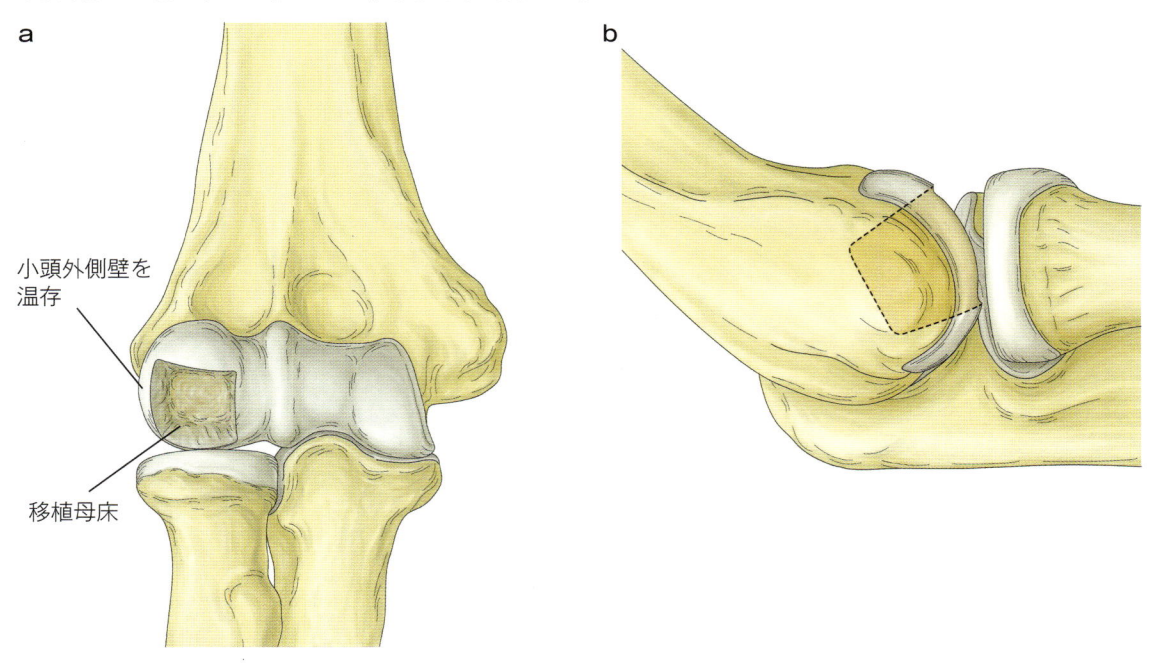

a

小頭外側壁を温存
移植母床

b

🌙 肋骨肋軟骨片の採取

　採取する骨軟骨片の数は小頭関節面欠損の大きさにより決まる。著者は通常，第5あるいは第6肋骨肋軟骨移行部より骨軟骨片を採取している。上位肋骨は手術痕，すなわち整容的な理由から，下位肋骨では肋軟骨の横断面が扁平化することから第4〜7肋骨が採取に適当と考えられる。一般的に，乳頭高位が第4/5肋間で，第5，6肋骨では乳頭よりも2〜3cm正中寄りが肋骨肋軟骨移行部であることを参考に皮切をデザインする（図8）。肋骨肋軟骨移行部は，軽度の隆起として触知可能なこともある。採取する骨軟骨片が1片の場合，第5あるいは6肋骨肋軟骨移行部直上に約5cmの横皮切を置くが，採取する骨軟骨片が2片の場合には第5/6肋間に6〜7cmの皮切を加える。皮膚，皮下組織を切開した段階で肋骨肋軟骨移行部の小隆起を触知する。その直上で筋膜を切開し，大胸筋を線維方向に鈍的に剥離して肋骨肋軟骨移行部に達する。肋骨肋軟骨移行部を中心に，骨膜・軟骨膜を長軸正中上に切開する（図9）。軟骨膜は薄いので，肋軟骨に切り込まないように留意する。薄い膜に浅く切開線を入れる感覚である。切開部分を中心に，エレバトリウムや肋骨剥離子などを使い，骨膜・軟骨膜を肋骨後面まで全周性に剥離する（図10）。胸腔内に穿孔しないように十分な注意が必要である。肋骨側の骨膜剥離は比較的容易であるが，軟骨膜の剥離は一部，メスなどを使い鋭的に剥離する必要があるため，まず，肋骨側を全周性に剥離した後に，弯曲の肋骨剥離子を使用して肋軟骨側に剥離を進める。

　剥離終了後，胸腔側を筋鉤などで保護しながら，肋骨はボーンソー，肋軟骨はメスを用いて，骨軟骨片を採取する。採取後は採取部に生理食塩水を満たし，胸膜穿孔がないことを確認した後に骨膜・軟骨膜，次いで胸筋・皮下・皮膚を追層縫合する。

図8 肋骨採取の皮切
採取する骨軟骨片が1片の場合は第5あるいは6肋骨肋軟骨移行部直上に約5cmの横皮切を置く。2片の場合は第5/6肋間に6〜7cmの皮切を加える。

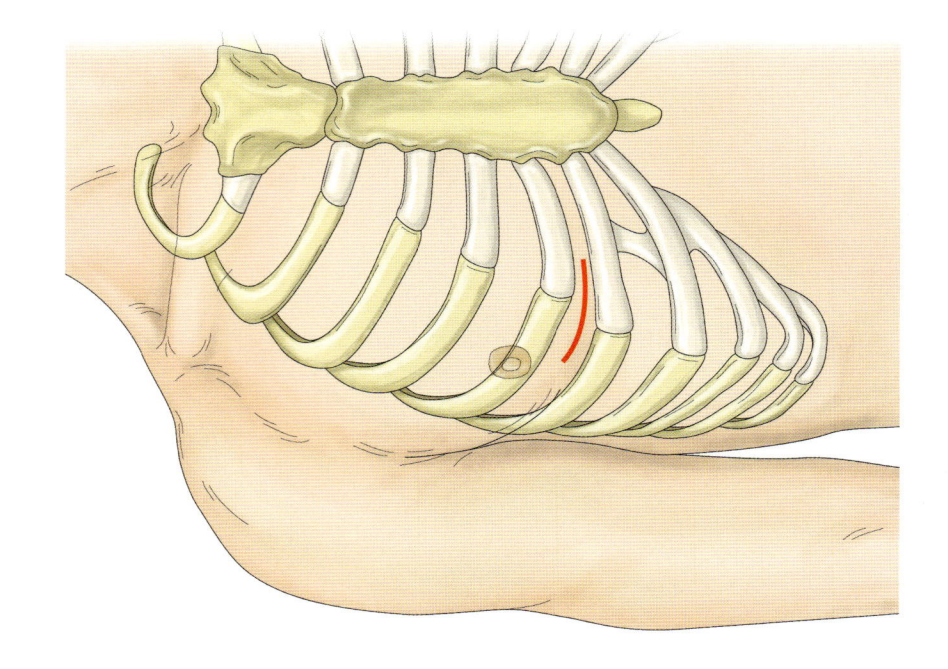

肋骨肋軟骨移植術を用いた関節形成術

図9 骨膜・軟骨膜の切開
肋骨肋軟骨移行部を中心にメスで骨膜・軟骨膜を長軸正中上に切開する。

骨膜
軟骨膜
肋骨肋軟骨移行部

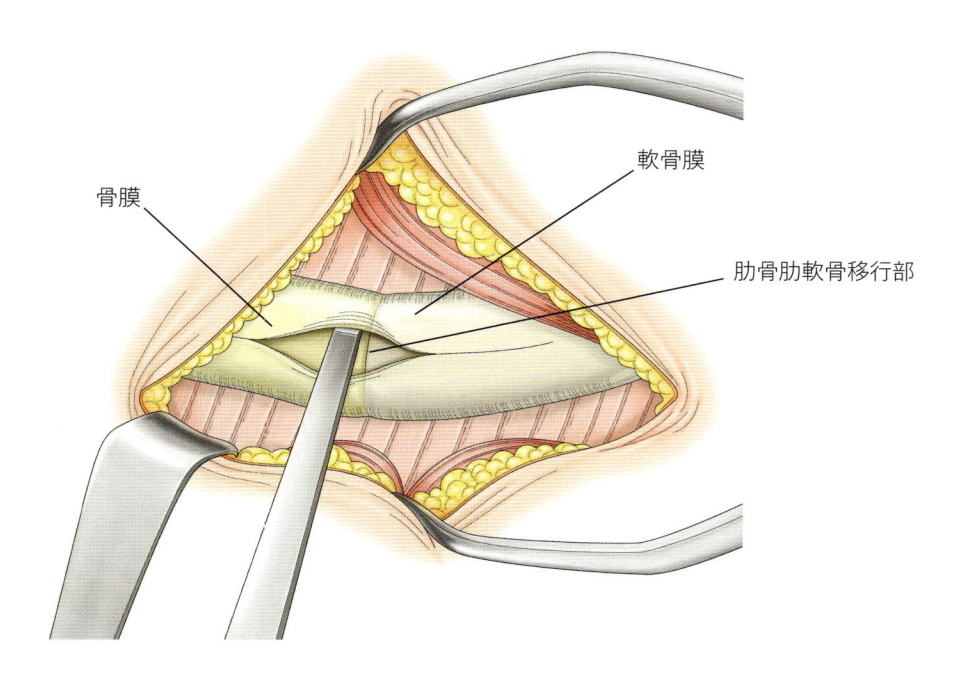

図10 骨膜・軟骨膜の全周剥離
a：肋骨剥離子
b：エレバトリウムや肋骨剥離子などを使い，骨膜・軟骨膜を肋骨後面まで全周性に剥離する。後面の剥離には曲がり剥離子が有用である。

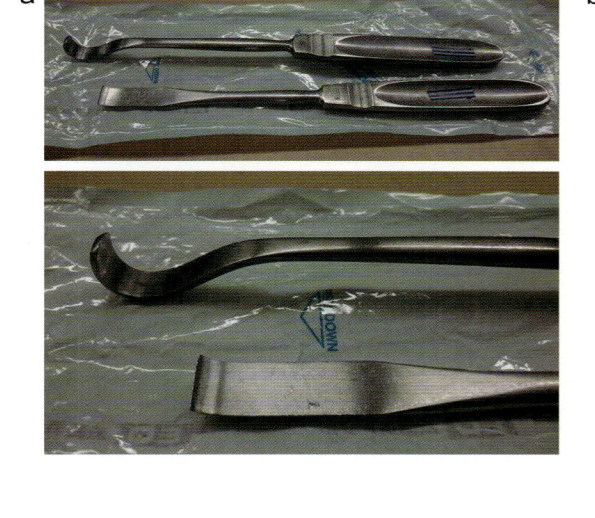

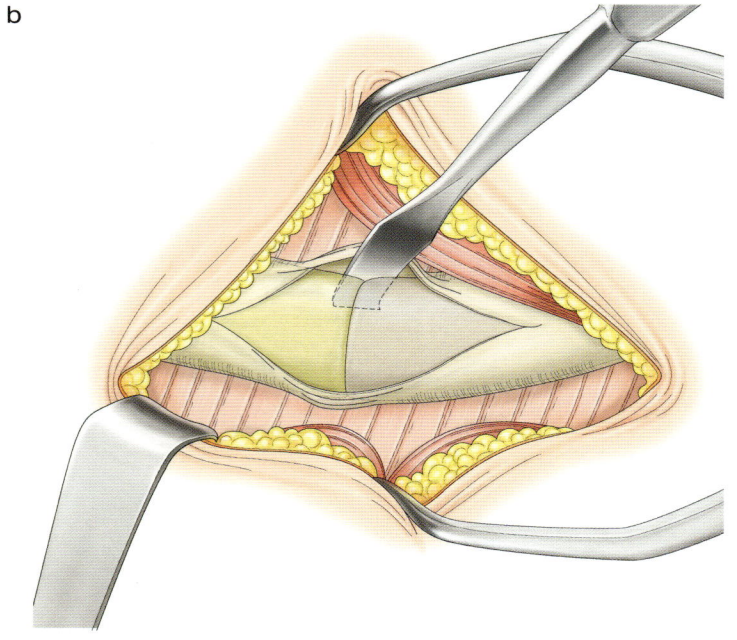

a

b

移植片のトリミング

採取した肋骨肋軟骨片を移植母床に適合するようにトリミングする。最初に母床の深さ，大きさに応じて移植片の骨部分をボーンソー，Luerなどで形成する。球状の小頭関節面に対して，移行部がほぼ平面状である骨軟骨片を移植するので，移植片軟骨部分が一部厚くなることは避けられないが，肋軟骨部が必要以上に厚くならないように留意する。

肋軟骨部の形成は，周囲の小頭関節や対向する橈骨頭関節面に整合するようにメスを使って丁寧にトリミングする（図11）。

図11 移植骨のトリミングと骨移植
a：採取した肋骨肋軟骨片
b：母床に合わせ移植片の組み合わせ，挿入方向をデザインする。
c：移植後

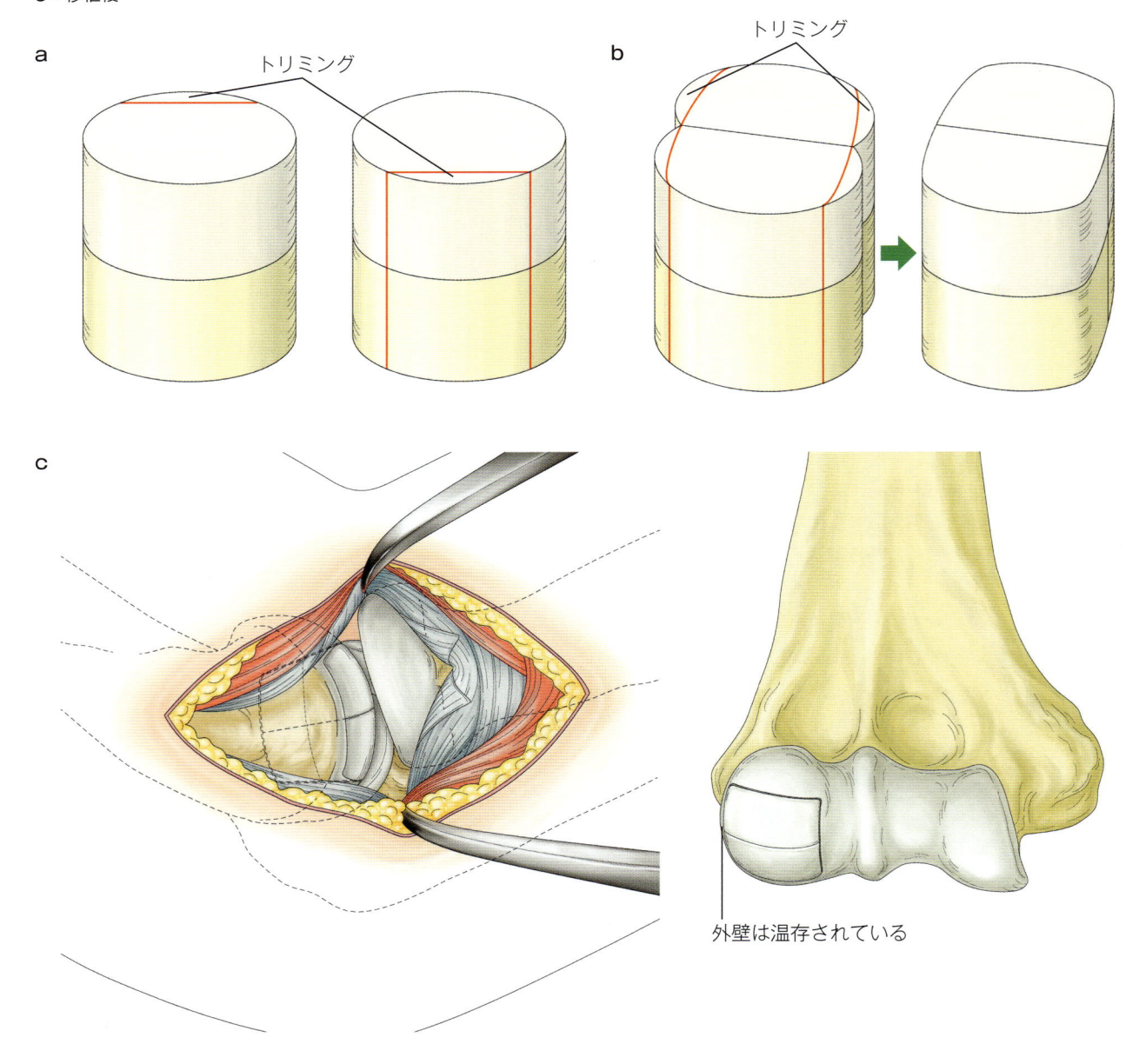

小頭外側壁の処置

これまでの治療で，術後経過観察中に移植片の軟骨部分のみが脱落した3例を経験した。いずれも広範囲の骨軟骨欠損を肋骨肋軟骨移植片2つで再建した症例であり，術後ハードな競技生活（野球）に復帰したという共通点がある。脱落した軟骨組織に明らかな壊死像を認めないことから，構造的に脆弱な肋骨肋軟骨移行部に過度のストレスがかかり，骨軟骨移行部で軟骨が剥脱したものと推察した。移植片の骨軟骨移行部に骨性支持（小頭外側壁）があるか否かで成績に差が生じた可能性が考えられ，脱落例を経験した後は骨軟骨移行部が母床の壁に隠れるように移植を行っている（図12）。

図12 移植片軟骨部の脱落例

移植母床作製時に小頭蓋側壁を温存できなかった。移植片の骨軟骨移行部が露出し，骨性支持（小頭外側壁）がない。投球再開後（関節形成術後2年）で上方の移植片軟骨部が脱落した。構造的に脆弱な肋骨肋軟骨移行部に過度のストレスがかかり，骨軟骨移行部で軟骨が剥脱したと考えられる。

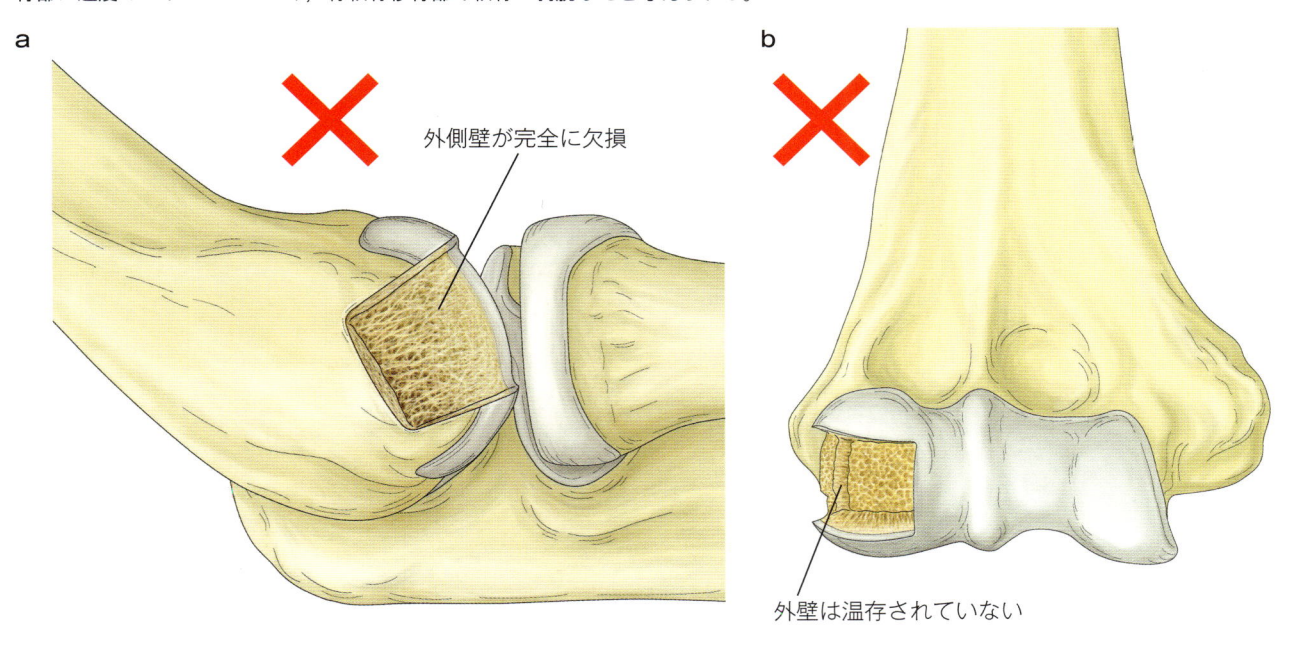

a　外側壁が完全に欠損

b　外壁は温存されていない

移植片の固定

小頭外側から1.2mm径Kirschner鋼線を1,2本刺入して移植片を固定する。実際には，移植片軟骨部分のおおまかなトリミングをした後に，移植片の固定を行い，その後に，精密なトリミングを行うのがよいと思われる。肘関節の他動屈曲・伸展および前腕回内外が良好であることを確認し，形成を終了する。

創の洗浄後，切開した関節包・外側側副靱帯および輪状靱帯を縫合し，次いで伸筋群付着部の縫合を行う。展開時の伸筋付着部剥離が広範である場合には，上腕骨外側の稜部に骨孔を開けて縫合する。筋膜，皮下，皮膚を追層縫合し，上腕から手のギプスシーネ固定を行い，手術を終了する。

後療法

上腕から手(MP関節を含まない)のギプスシーネ固定を1～2週間行い，その後，肘関節可動域訓練を開始する。術後4カ月より真下投げ，シャドウピッチング，5カ月より軽いキャッチボールを始め，6カ月頃より全力投球を許可する。

文献

1) 三浪三千男，ほか．肘関節に発生した離断性骨軟骨炎25例の検討．臨整外1979; 14: 805-10.
2) Brittberg M, et al. Evaluation of cartilage injuries and repair. J Bone Joint Surg Am 2003; 85 (Suppl 2): 58-69.
3) Shimada K et al. Reconstruction with an osteochondral autograft for advanced osteochondritis dissecans of the elbow. Clin Orthop Relat Res 2005; 435: 140-7.
4) Oka Y et al. Treatment of severe osteochondritis dissecans of the elbow using osteochondral grafts from a rib. J Bone Joint Surg Br 2001; 83: 738-9.
5) Sato K et al. Two cases with osteochondritis dissecans of the capitulum humeri, treated with costal osteochondral graft transplantation. J Shoulder Elbow Surg 2003; 12: 403-7.
6) Sato K et al. Costal osteochondral grafts for osteochondritis dissecans of the capitulum humeri. Tech Hand Upper Extrem Surg 2008; 12: 85-91.
7) Sato K et al. An Experimental Study on Costal Osteochondral Graft. Osteoarthritis Cartilage 2012; 20: 172-83.

II 肘関節疾患の治療

肘頭骨端離開・疲労骨折

古島 弘三
慶友整形外科病院慶友スポーツ医学センターセンター長
伊藤 恵康
慶友整形外科病院院長

術前準備

肘頭疲労骨折

　肘頭の疲労骨折は野球肘障害のなかでも発生頻度が少なく見逃されることも多い。また，難治性であり治療法としてもまだ確立されたものはない。そのうえ，その診断や治療についての報告は症例報告にとどまり，今までまとまった報告はほとんどなかった。肘頭疲労骨折の最初の報告は，1946年にWaris[1]によるやり投げ選手に発生した症例であった。以後，野球や体操競技など，肘関節にストレスのかかるスポーツを中心に報告されている。
　疲労骨折は発生のメカニズムを理解することによって予防や治療に役立つ。過去の知見と自験例から著者らは疲労骨折の形態を分類し，年齢や合併障害の観点からその受傷機序を解明した[2]。

肘頭疲労骨折の分類 図1[2]

1987～2012年（26年間）：200例（平均16.1歳：13～27歳）

　骨端線が未閉鎖である肘頭骨端線閉鎖遅延または骨端線閉鎖不全は若年型，骨端線が閉鎖している疲労骨折は成人型としている。

　A：Physeal type
　B：Classical type
　C：Transitional type
　D：Sclerotic type
　E：Distal type

の主に5つのtypeに分類することが可能であった。Physeal typeは若年型，Transitional typeは若年型から成人型の移行期であり，その他は成人型である。

外側上顆炎手術法

解剖

外側上顆は伸筋群の起始部であり，上方より腕橈骨筋・長橈側手根伸筋(extensor carpi radialis longus muscle；ECRL)・ECRB・総指伸筋(extensor digitorum communis；EDC)・尺側手根伸筋・肘筋が付着している[16), 17)]（図1）。外側上顆炎の手術では，特にECRL・ECRB・EDCの解剖学的位置を熟知することが重要で，前腕近位1/3ではECRLはECRBの直上に位置し，ECRBを覆うように走行している[17)〜19)]。ECRB腱とEDC腱は，共に外側上顆の前方縁より起こり共同腱とも呼ばれる。Smithらは新鮮屍体7例を用いた検討より，鏡視下での観察ではECRB-EDC共同腱の起始部は容易に確認できるものの，各々の腱起始部の同定はできないと報告した[18)]。また，ECRL・ECRB・EDCの各々の腱の幅を計測し，それぞれの平均は36.2mm，11mm，16mmであったとしている。Cohenらは，正常な新鮮屍体20例の解剖を行い，ECRBとEDCは腕橈関節レベルでは区別が可能としているが[19)]，実際の直視下手術においては腱の変性のため区別しづらいことも少なくない。

著者らも手術時の指標として，屍体標本20例20肘を用いてECRB腱の形態や走行について検討した[20)]。腕橈関節レベルでのECRB腱の平均計測値は，幅10.7mm，厚さ7.2mm，橈骨頭からECRB腱前縁までの長さが3.1mmであり，ECRB腱と橈骨長軸のなす角度は5.8°であった（図2）。また腕橈関節滑膜ひだの存在率・形態についても検討したところ，滑膜ひだは全例に認め，やや後方に厚い傾向であった（図3）。難治例の鏡視下手術の検討により，高率に腕橈関節外側滑膜ひだを合併していることが指摘されてきたが[4)〜10)]，解剖体での検討ではほぼ全例に滑膜ひだを認めるとの報告も多く，臨床症状との関与はいまだ詳細不明である。

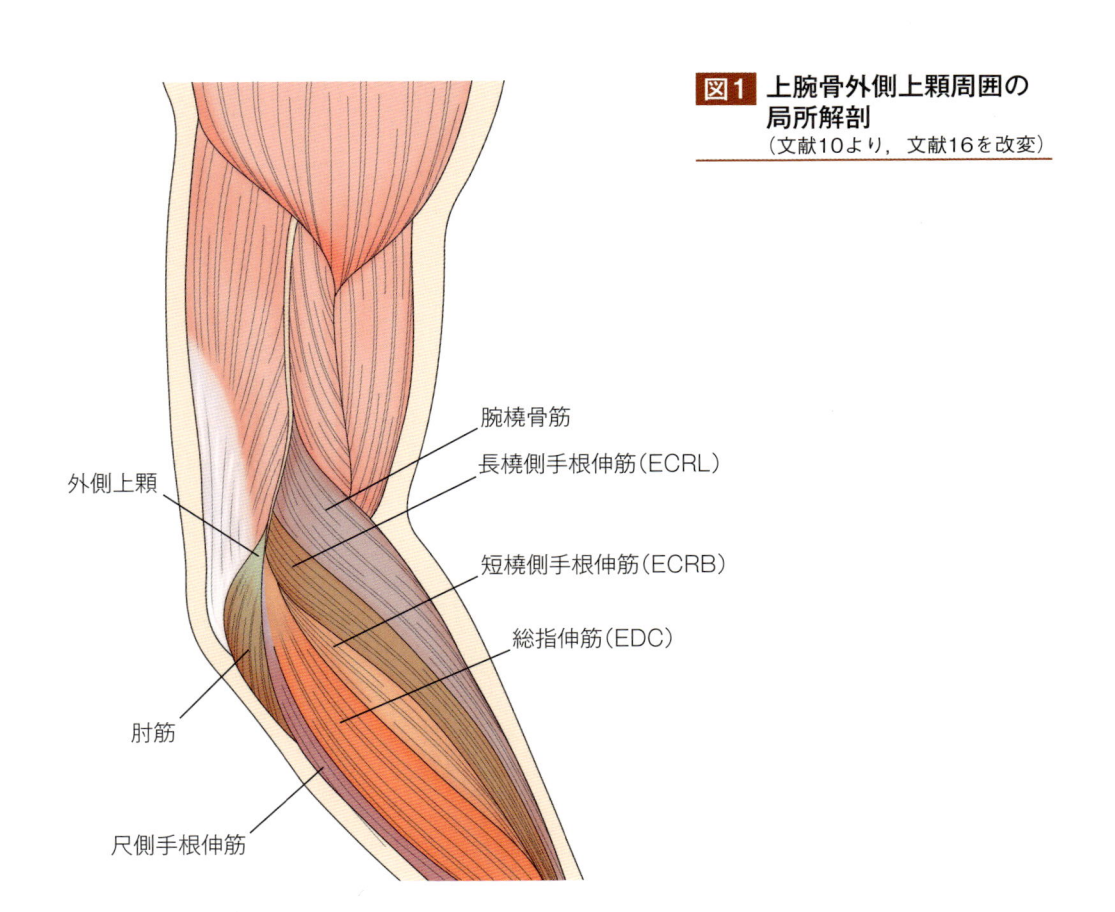

図1 上腕骨外側上顆周囲の局所解剖
（文献10より，文献16を改変）

外側上顆／腕橈骨筋／長橈側手根伸筋(ECRL)／短橈側手根伸筋(ECRB)／総指伸筋(EDC)／肘筋／尺側手根伸筋

図2 腕橈関節レベルでのECRB腱の形態[10), 20)]

①ECRB腱の全幅
②橈骨頭上縁よりECRB腱前縁までの距離

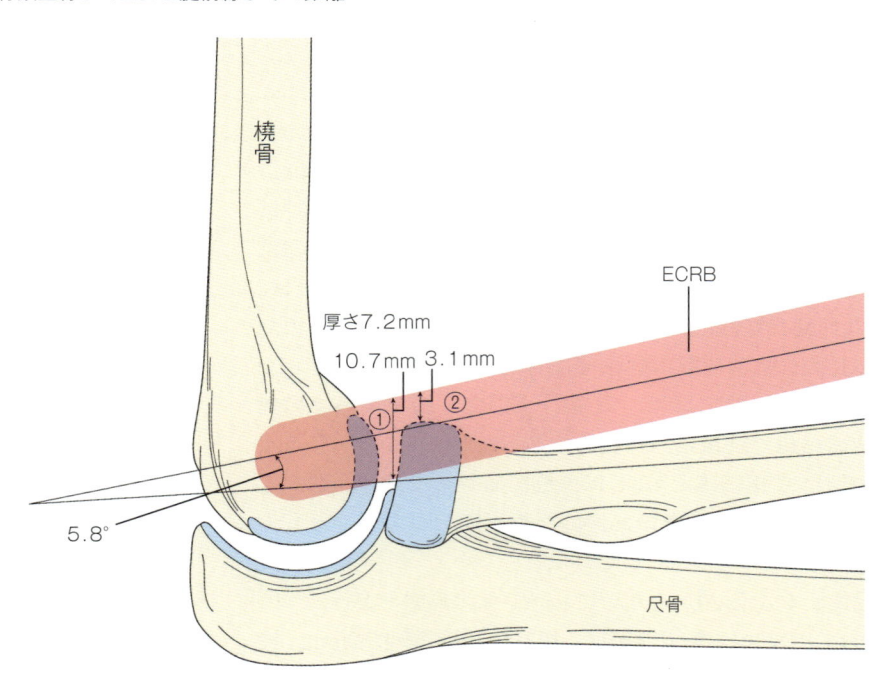

橈骨
ECRB
厚さ7.2mm
10.7mm　3.1mm
5.8°
尺骨

図3 腕橈関節滑膜ひだの形態[20)]

橈骨頭関節面を近位側より観察した際の平均的な滑膜ひだが覆う様子を示す。

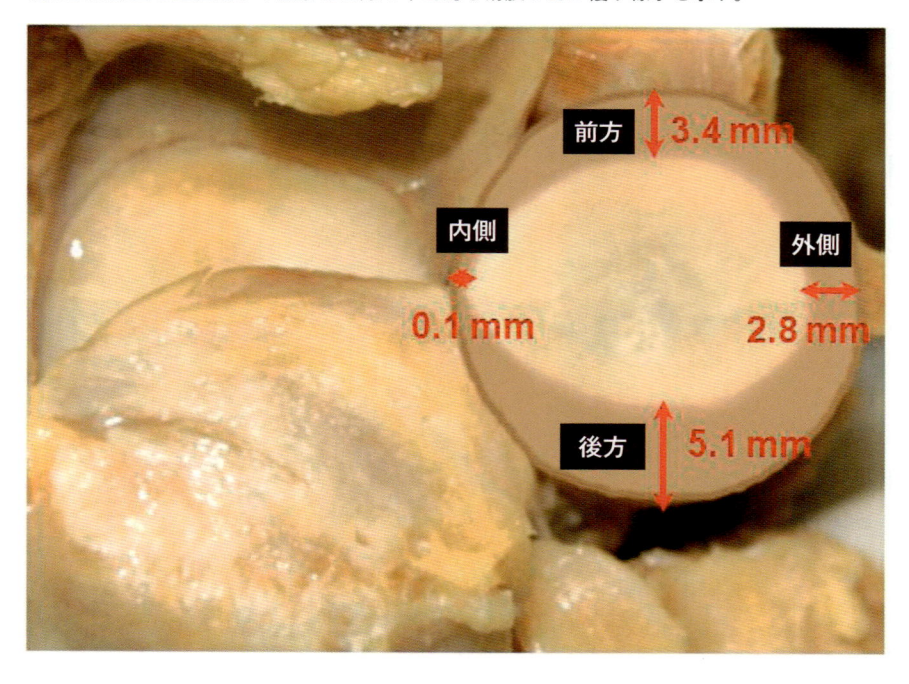

前方 3.4 mm
内側 0.1 mm
外側 2.8 mm
後方 5.1 mm

診断

問診
　肘外側部の疼痛の訴えが多いが，肘後方および前腕部まで及ぶこともある．物を把持する際の痛みがほとんどだが，自発痛・夜間痛も少なからず認められる．

触診
　外側上顆部のECRB腱起始部に限局した圧痛を認める．実際には腕橈関節の最上縁部付近に強い圧痛をみる．また，滑膜ひだが関与している際は腕橈関節全周にわたってび慢性の圧痛をみることがあり，その際は回内・外動作でのクリックの有無を注意深く観察する．橈骨神経管症候群との鑑別が問題となることがあるが，圧痛部位がやや末梢・前方で知覚障害を伴うことも多い．

疼痛誘発試験
　肘伸展位での，以下の各動作による外側上顆部の疼痛を観察する
- Thomsen test：抵抗下の手関節背屈動作
- Middle finger test：抵抗下の中指伸展動作
- Chair test：イス挙上動作
- Grip test：強いグリップ動作

画像診断
- 単純X線：伸筋群起始部の石灰化を認めることがあるが，294例の検討では石灰化を含めた異常所見は16%にしか観察されなかったと報告されている[21]．次のMRI検査とともに，肘離断性骨軟骨炎，Panner病，関節症変化など関節内骨病変を注意深く鑑別する．
- MRI：伸筋群起始部での浮腫や肥厚が約90%の患者で観察され，最も有用な画像診断と考えられる．Potterらは，ECRB腱起始部でのT2強調像の限局性高信号領域が活動性肉芽であることを明らかにした[22]．また，難治例では腕橈関節部での滑膜ひだや関節内水腫が観察されることもある（図4）．

適応

　6カ月以上の保存療法を行っても症状の改善が得られず，日常生活において支障を訴える症例は手術療法を考慮する．

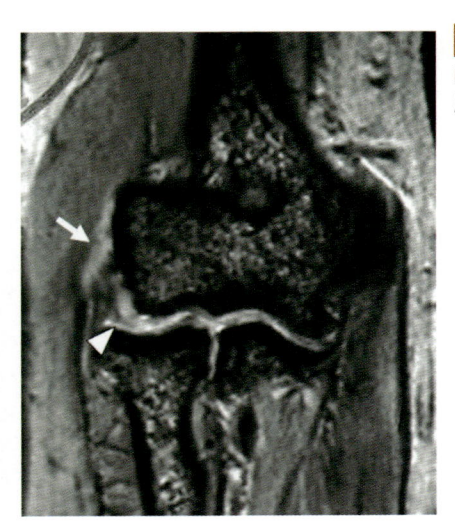

図4 MRI T2強調像
ECRB腱起始部の活動性肉芽を示唆する高信号変化（矢印），腕橈関節部での滑膜ひだ（矢頭印），および関節内水腫を示す．

手術手技

皮切およびアプローチ

　全身麻酔あるいは伝達麻酔下に空気駆血帯を使用する。橈骨頭上縁をメルクマールとして，上腕骨外側上顆の約1横指上方から橈骨頭上縁を通る2～3cmの斜切開を加え，外側前腕皮神経に注意しながら前腕筋膜を展開する（図5）。ECRLとEDCの筋間は注意深く観察すると確認できることもあるが，不明瞭な際は橈骨頭上縁のレベルで筋肉を線維方向へ縦割して深層を展開してもよい（図6）。

図5 皮切
上腕骨外側上顆の約1横指上方から橈骨頭上縁を通る2～3cmの斜切開を加える。

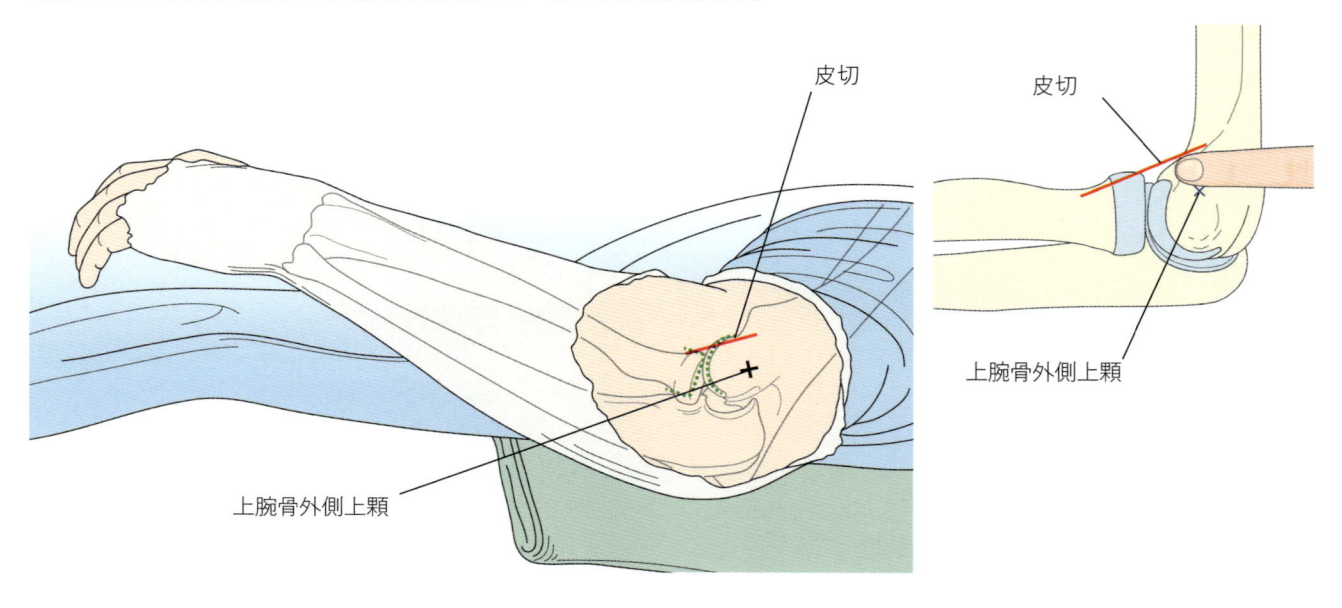

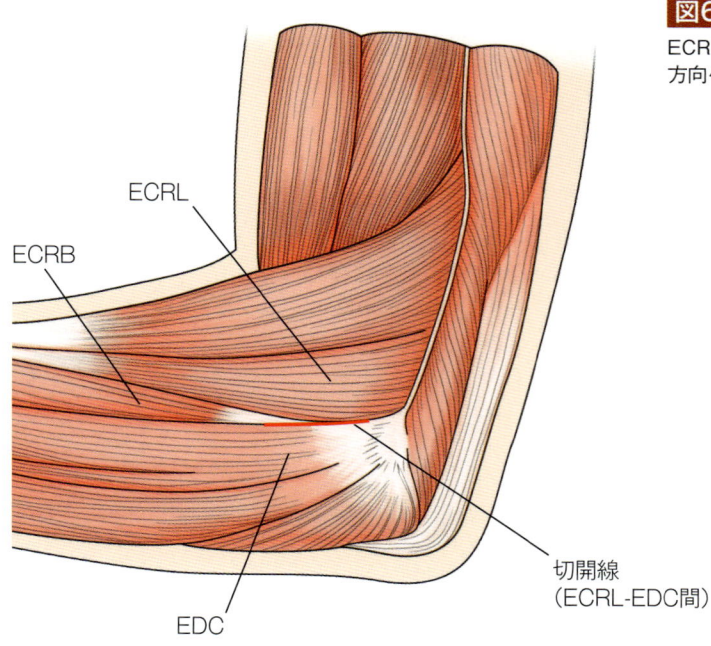

皮切
皮切
上腕骨外側上顆
上腕骨外側上顆

図6 浅層の展開
ECRLとEDCの筋間が不明瞭な際は，橈骨頭上縁レベルで筋肉を線維方向へ縦割して深層を展開する。

ECRL
ECRB
EDC
切開線（ECRL-EDC間）

ECRB腱起始部の同定と切除

常に橈骨頭上縁を触知しながら展開していくと，関節包と一体となったECRB腱起始部が同定される．ときとして変性断裂した腱起始部が認められることもあるが，関節包と一体化して腱成分が明らかでないことも少なくない（図7）．橈骨頭上縁レベルを中心として，ECRB腱起始部を関節包ごと約1cm四方切除する（図8）．さらに関節切開されたスペースから，輪状靱帯近位1/3〜1/2の1/4周程度を確認できる範囲で同時に切除することも重要で，この操作で前腕回内外時のECRB-EDC共同腱起始部を含めた外側関節包の緊張が明らかに低下することが確認できる（図9）．橈骨頭外側中央より下方には外側側副靱帯が走行しているので[18]，ECRB腱起始部の切除幅が大きくならないように注意する．

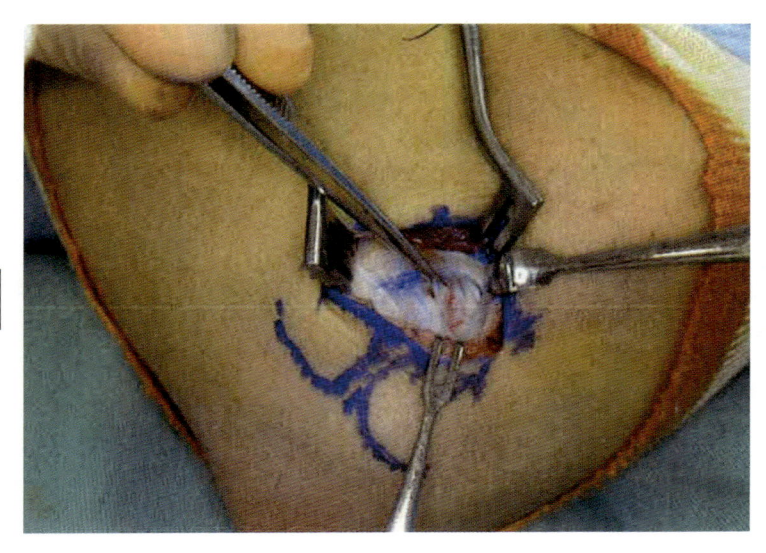

図7 ECRB腱起始部の同定（左肘外側）[29]
ECRB腱起始部の変性・血管増生と一部断裂を認める．

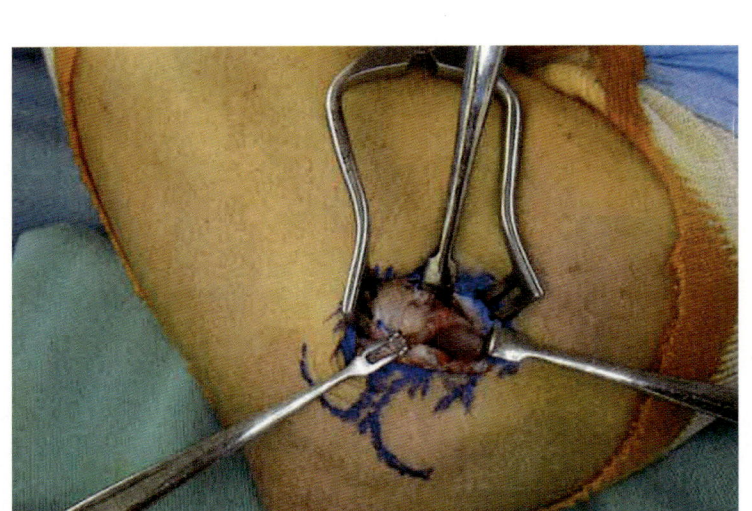

図8 ECRB腱起始部の切除（左肘外側，図7と同一症例）[29]
橈骨頭上縁レベルで関節包ごと約1cm四方を切除する．

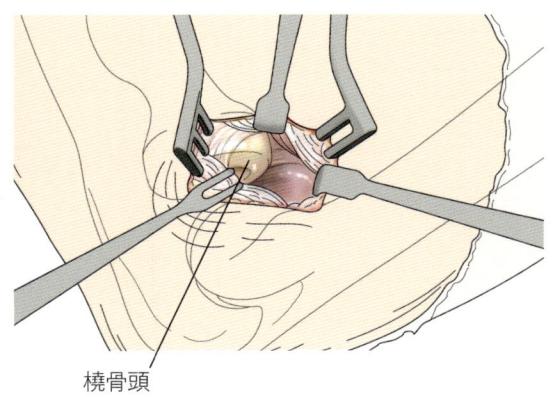

橈骨頭

図9 輪状靱帯近位1/3～1/2の切除（右肘外側）

変性部の切除に加えて，前腕回内・外時の外側関節包の緊張が低下するまで輪状靱帯の一部を切除する。

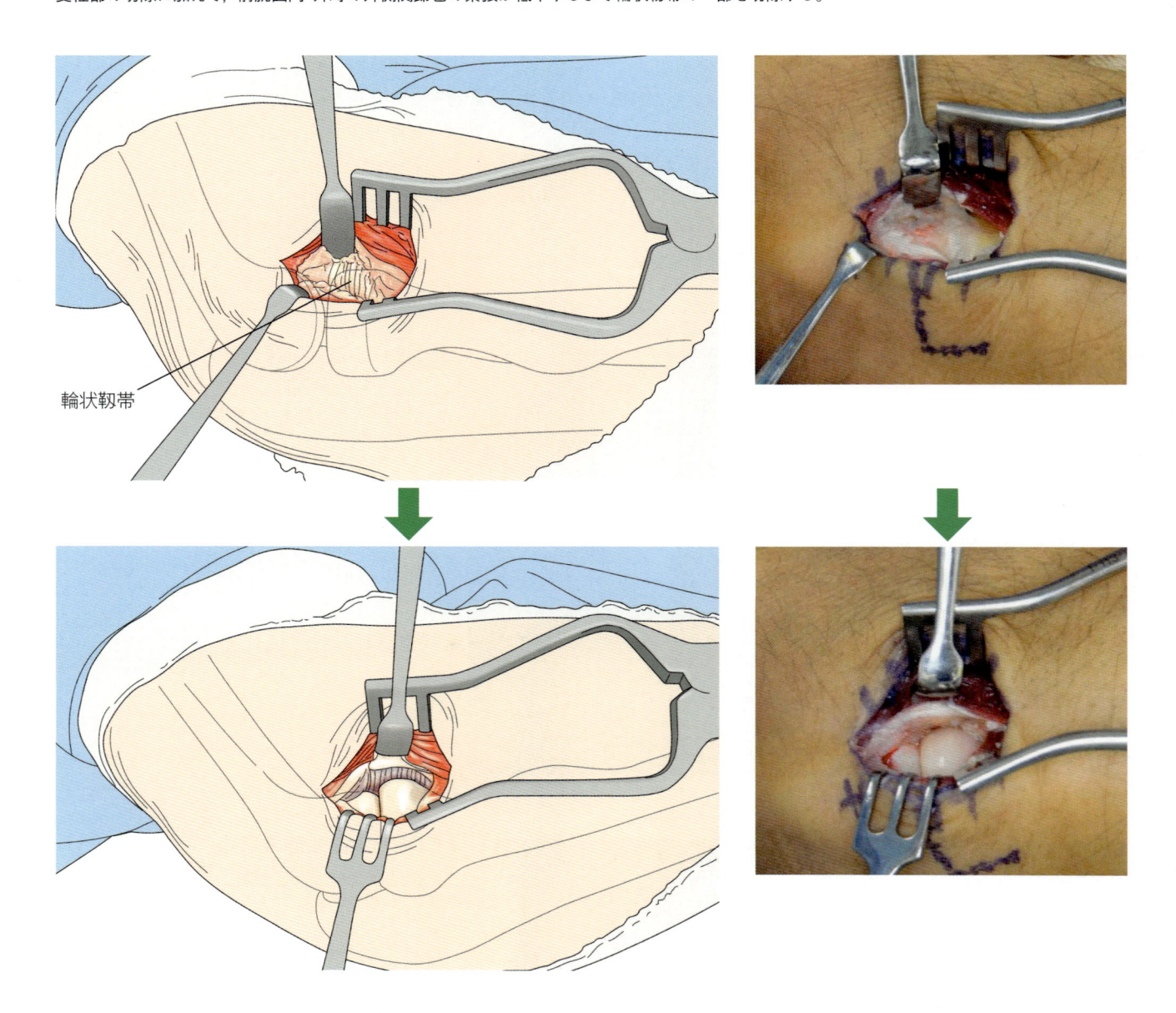

輪状靱帯

Anatomical KeyShot

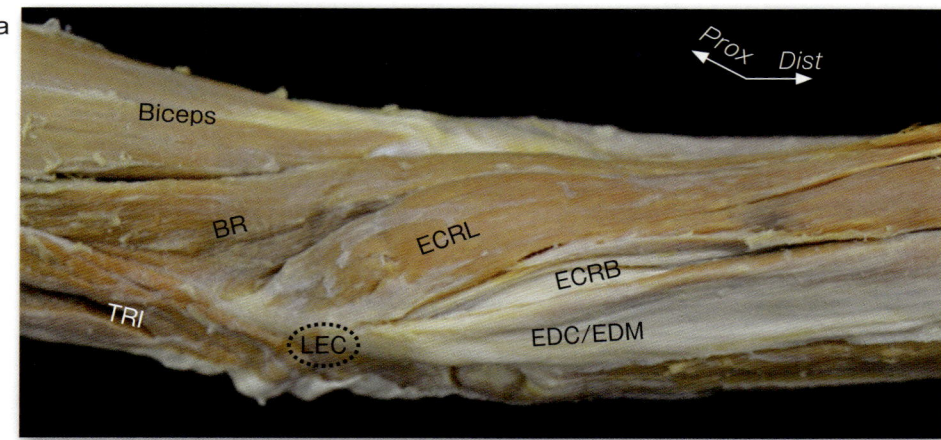

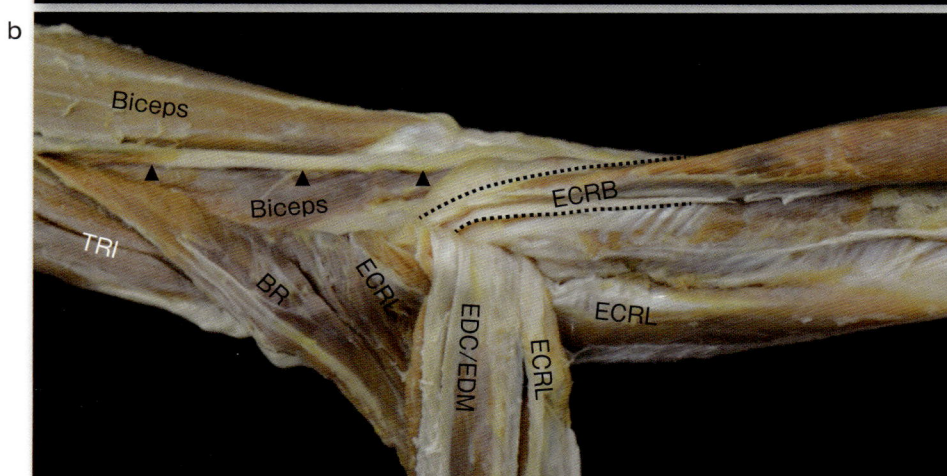

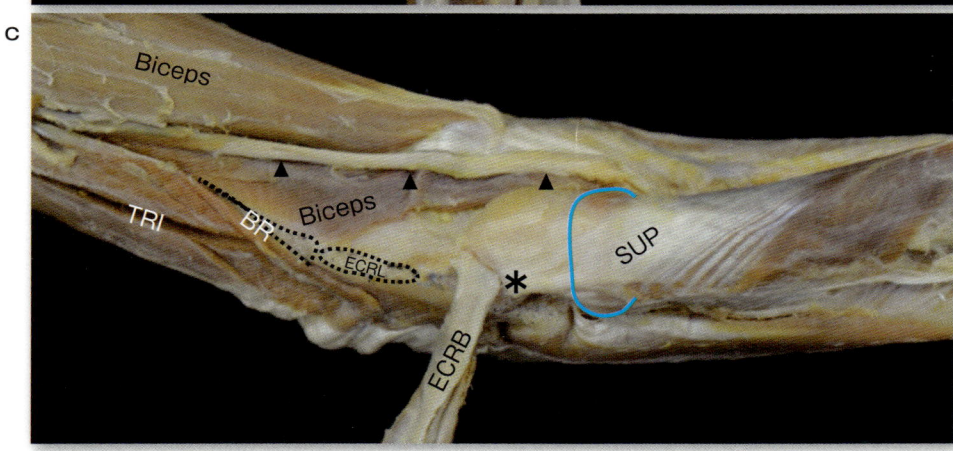

浅層伸筋群の起始部と深層構造の解剖

右肘を皮膚を取り除いて，外側より観察する。

a：短橈側手根伸筋の起始部
短橈側手根伸筋（ECRB）は外側上顆（LEC）において，長橈側手根伸筋（ECRL）と総指伸筋・小指伸筋（EDC/EDM）の深層より起始している。

b：腕橈骨筋（BR），ECRL，EDC/EDM，尺側手根伸筋（ECU）を近位方向に剥離翻転
ECRB の起始部は他の伸筋群と異なり，筋成分をほとんど含まない幅の狭い腱成分のみで構成されている。

c：BR，ECRL，EDC/EDM，ECU を起始部より切離し，ECRB を近位方向へ剥離翻転
ECRB の深層では回外筋（SUP）が ECRB の起始部遠位背側より関節包と相まって複合体を形成している（＊）。青線により橈骨頭の位置を示す。

ANC：肘筋，TRI：上腕三頭筋，**黒矢頭**：橈骨神経

滑膜ひだの確認と掻爬

　前腕を回内・外させながら切除したスペースより関節内を観察し，関節内に挟まり込む滑膜ひだがある際には追加切除する。また同時に，上腕骨小頭ならびに橈骨頭関節面の軟骨損傷の有無や，前腕回内外時の橈骨頭の外側突出の変化も注意深く観察する（図10）。小Luerを用いてECRB腱起始部の掻爬を行うが，上腕骨側の骨掻爬・ドリリングは原則として行っていない。

図10 関節内の確認（右肘外側）
関節内に挟まり込む滑膜ひだが確認されれば追加切除する。そのほか軟骨損傷の有無や前腕回内外時の橈骨頭形態変化を注意深く観察する。

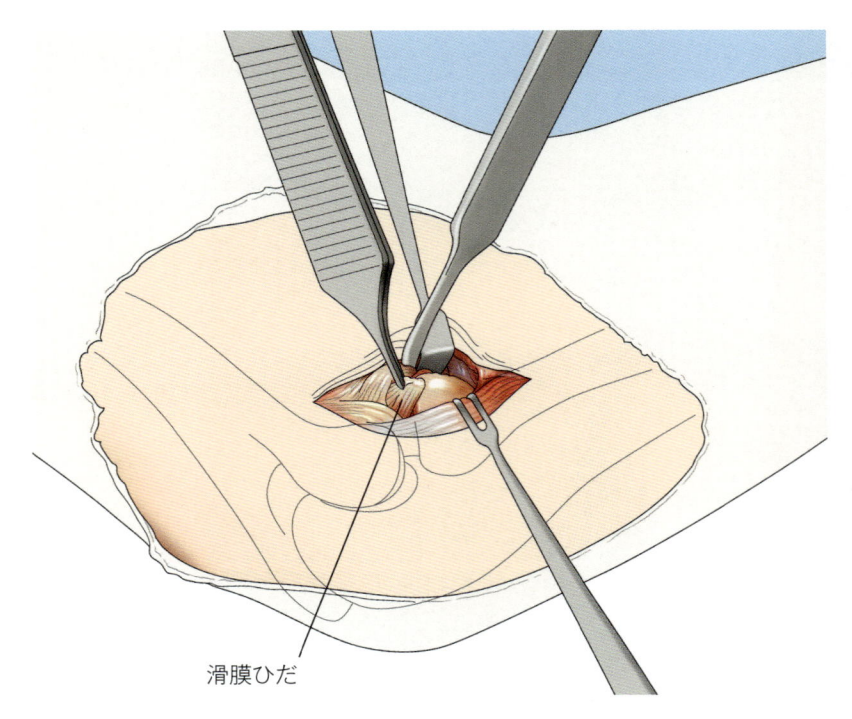

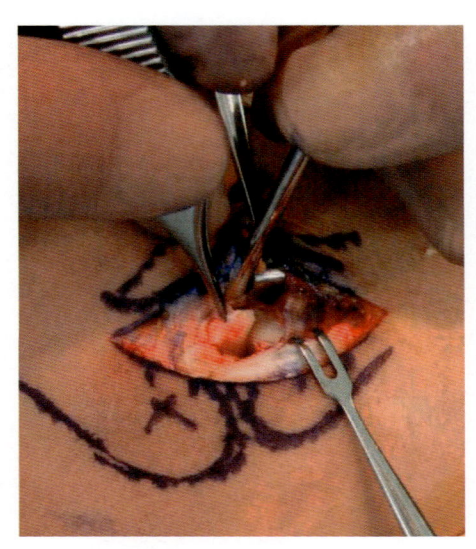

滑膜ひだ

創閉鎖

十分に洗浄した後にドレーンを関節内に留置し，切除した関節包はそのままとして切離した表層の筋間・筋膜を吸収糸で丁寧に修復する．その後に皮下縫合・皮膚縫合し圧迫固定を行い，前腕回内外中間位・肘90°屈曲位で上腕より手関節までシーネ固定し手術終了する．手術創が瘢痕となりやすいので，皮下・皮膚縫合は注意して行う．

外固定および後療法

術後2～3日目にドレーンを除去して，抜糸までの2週間程度はシーネ固定を継続する．抜糸後は三角巾固定として，徐々に可動域・筋力訓練を開始する．術後1カ月頃より日常軽作業を許可し，激しい作業やスポーツへの本格的な復帰は術後2カ月過ぎを目安にリハビリテーションを継続する．

コツとピットフォール

皮切の長さ

最少侵襲手術として2～3cmの小皮切にて行っているが，ECRLとEDCの筋間ならびにECRB腱起始部の同定は意外と難しいので，慣れるまでは小皮切にこだわらずに大きく展開したほうがよい．

輪状靱帯部分切除

ECRB腱起始部の完全切除に加えて，外上方1/4周程度の輪状靱帯近位1/3～1/2を同時に切除することが本手術のポイントとなる．ECRB-EDC共同腱起始部を含めた外側関節包の緊張が明らかに低下するまで切除を加える．

外側支持機構の温存

外側側副靱帯が橈骨頭外側中央より下方に走行しているため，ECRB腱起始部を含めた関節包の切除幅が大きくならないように注意する．

血腫予防

関節切開手術であるために，必ずドレーンを留置して術後の血腫形成を予防する．

鏡視下法との成績比較[23), 24)] 表1, 2

　手術症例を，①鏡視下にECRB腱起始部の病巣切除を施行した鏡視下群（12例），②5～6cmの皮切で病巣切除を行い，あわせて上腕骨側の骨掻爬とドリリングを十分に行った直視下A群（11例），さらに今回紹介した，③皮切2～3cmと最少侵襲で病巣切除のみを行い，骨掻爬とドリリングを施行しなかった直視下B群（17例）の3群に分け術後成績を検討した。

　術後JOAスコアは鏡視下群82.2点，直視下A群89.9点，直視下B群82.2点と各群ともにほぼ同程度の良好な改善を認めた。仕事復帰期間に関しては，直視下B群の1例で術後皮下血腫のために復職が遷延したにもかかわらず，直視下A群と比較して47.6日から36.8日と約11日間の短縮を認め，鏡視下群と比較しても遜色ない結果であった。鏡視下群2例（17％）で術後再発を認め直視下での追加手術を要したが，直視下群での再発は認めていない。

　以上，今回紹介した最少侵襲での外側上顆炎直視下手術は，確実な病巣部の掻爬に加えて輪状靭帯の切離や関節内の処置も同時に可能で，さらに重篤な合併症の発生もなく術後成績も良好であり，広く推奨できる手術法と考えられる。

表1 手術症例内訳

	鏡視下群	直視下A群	直視下B群
症例数	12例（男8例・女4例）	11例（男3例・女8例）	17例（男6例・女11例）
平均年齢	46.2歳	49.1歳	45.2歳
罹病期間	31.7カ月	19.7カ月	30.6カ月
経過観察	16.6カ月	14.8カ月	15.5カ月

表2 術後成績

	鏡視下群	直視下A群	直視下B群
JOA score	術前33.1→術後82.2点	術前29.2→術後89.9点	術前26.9→術後82.2点
仕事復帰	30.1日	47.6日	36.8日（14～90日）
術後合併症	なし	なし	1例（血腫）
再発例	2例 → 直視下手術	なし	なし

内側上顆炎手術法

診断と適応

内側上顆炎の発症は外側上顆炎と比して少なく，その頻度は1：10程度とする報告もある[25]。診断は，内側上顆前方の比較的浅層部に限局した圧痛を認めるため比較的容易である。鑑別が問題となる内側側副靱帯損傷では，圧痛部位が内側上顆前方のやや深層部にあり，外反ストレスにて疼痛や不安定性を認める。また肘部管症候群では，尺骨神経上に圧痛を認め知覚障害や筋力低下を伴うが，両者が合併することも多く注意深く観察する[26]。疼痛誘発手技として，肘伸展位での手関節屈曲運動（wrist flexion test）や抵抗下での前腕回内運動（resisted pronation test）にて内側上顆部に疼痛を生じる。手術の適応は外側上顆炎同様に，6カ月以上の保存療法を行っても症状の改善が得られず，日常生活において支障を訴える症例には手術療法を考慮する。

手術手技

内側上顆直上より遠位方向へ5～6cmの斜切開を加え内側前腕皮神経に注意しながら展開し，筋膜切離し前腕回内屈筋群を線維方向へ縦割して内側上顆付着部を露出する。この際に，腱の変性や瘢痕組織を認めることもあるが，異常所見が観察されないことも多い（図11）。病巣部の切除を行い，さらに付着部の骨掻爬に加えて数カ所のドリリングも行う（図12）。ドレーンを挿入した後に，切離した筋間と筋膜を吸収糸で丁寧に縫合し，圧迫固定を行い上腕よりシーネ固定し手術を終了する。術後は外側上顆炎術後リハビリテーションと同様に進めていく。

図11 変性部の確認（左肘内側）
前腕回内屈筋群を線維方向へ縦割して内側上顆付着部を展開する。

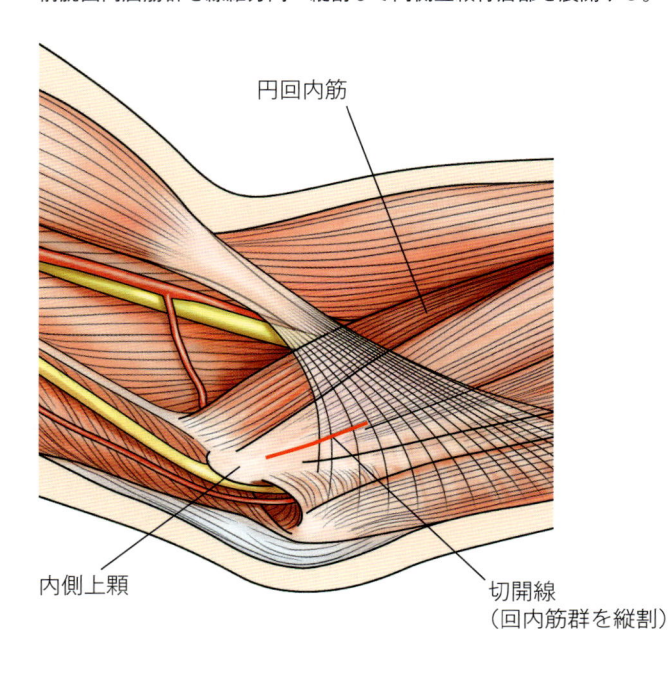

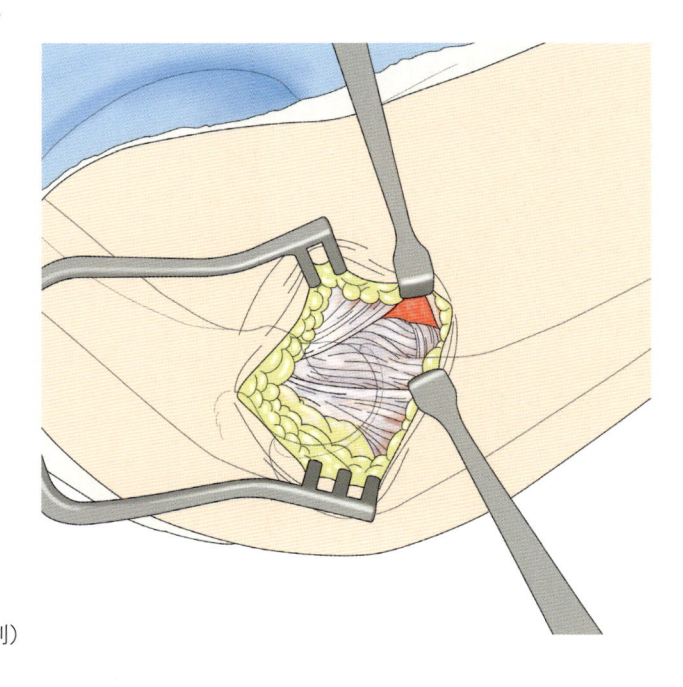

図12 付着部の骨掻爬ならびにドリリング(左肘内側)

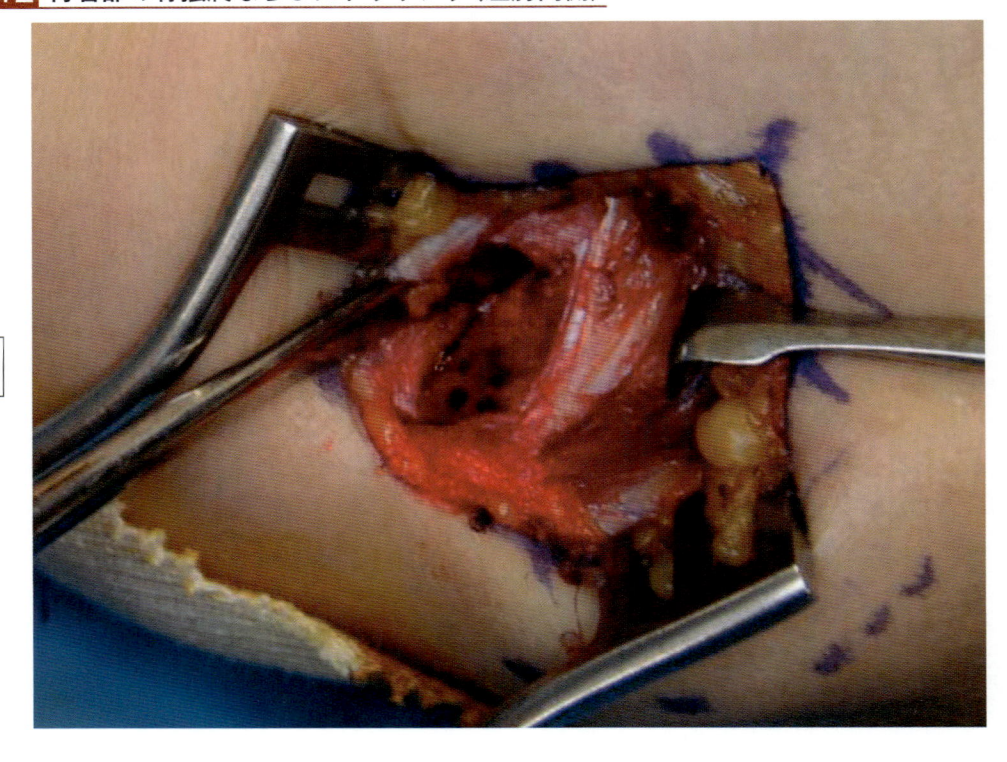

近位 / 遠位

手術成績

　内側上顆炎の手術成績について述べた報告は少ないが，Gabelや西尾らは93％(14例中13例)，古月らは100％(3例中3例)でgood以上の成績が得られたと報告した[26)〜28)]。これまでに著者が施行した内側上顆炎手術は10例で，その内訳・手術成績は下記の通りである(**表3，4**)。外側上顆炎手術症例と比較して術後の疼痛がやや遷延する印象も持っているが，これまでの報告同様にほぼ満足できる結果は得られており，保存療法無効の難治例に対しては十分な説明の下に試みてよい手術と考えている。

表3 手術症例内訳

性別	男4例，女6例
平均年齢	51.5歳(25〜70歳)
罹患側	右7例，左3例
罹病期間	27.4カ月(5カ月〜10年)
原因	スポーツ4例，労務3例，誘因なし3例
術前合併疾患	肘部管症候群2例　豆状三角関節症1例
術後経過観察期間	16.3カ月(3カ月〜2.5年)

表4 術後結果

術前MRI検査 (重複あり)	屈筋腱起始部の高信号　8例 石灰沈着　　　　　　　2例 所見なし　　　　　　　2例
手術所見	軽度の変性　　　　1例 一部線維化　　　　3例 肉眼的所見なし　　6例
病理所見	慢性炎症および線維化所見　6例/6例
術後VAS / JOA score	1.4 / 92.8
Nirschl score	Excellent　8例，Good　1例，Fair　1例

文献

1) Nirschl RP, Pettrone FA. Tennis elbow: The surgical treatment of lateral epicondylitis. J Bone Joint Surg Am 1979; 61: 832-9.
2) Grifka J, Boenke S, Krämer J. Endoscopic therapy in epicondylitis radialis humeri. Arthroscopy 1995; 11: 743-8.
3) Baker CL Jr, Baker CL 3rd: Long-term follow-up of arthroscopic treatment of lateral epicondylitis. Am J Sports Med 2008 36; 254-60.
4) Wada T, Moriya T, Iba K, et al. Functional outcomes after arthroscopic treatment of lateral epicondylitis. J Orthop Sci 2009; 14: 167-74.
5) 新井 猛, 安藤 亮, 里見嘉昭, ほか. 肘外側部痛症候群に対する関節鏡視下手術の治療成績. 日手会誌 2009; 25: 644-6.
6) 副島 修. 上腕骨外側上顆炎の診断と治療. MB Orthop 2009; 22: 67-72.
7) 副島 修. 上腕骨外側上顆炎の治療. MB Orthop 2011; 24: 35-40.
8) 副島 修, 西尾謙吾. 上腕骨外側上顆炎の解剖学的検討と鏡視下手術. 整・災外 2011; 54: 29-33.
9) 副島 修. 関節鏡の適応と基本手技. 肘関節. 関節外科 2011; 30: 303-8.
10) 副島 修. 上腕骨外側上顆炎の鏡視下手術. 整形外科 2011; 62: 782-6.
11) Szabo SJ, Savoie FH 3rd, Field LD, et al. Tendinosis of the extensor carpi radialis brevis: An evaluation of three methods of operative treatment. J Shoulder Elbow Surg 2006; 15: 721-7.
12) Lo MY, Safran MR: Surgical treatment of lateral epicondylitis: a systematic review. Clin Orthop Relat Res 2007; 463: 98-106.
13) Dunkow PD, Jatti M, Muddu BN. A comparison of open and percutaneous techniques in the surgical treatment of tennis elbow. J Bone Joint Surg Br 2004; 86: 701-4.
14) Peart RE, Strickler SS, Schweitzer KM Jr: Lateral epicondylitis: a comparative study of open and arthroscopic lateral release. Am J Orthop 2004; 33: 565-7.
15) 岩本良太, 副島 修. 上腕骨外側上顆炎に対する手術療法（Nirschl変法）の成績. 日手会誌 2014; 30: 1040-3.
16) Tubiana R, Masquelet AC, McCullough CJ (ed). Elbow: Lateral approaches. Atlas of Surgical Exposures of the Upper and Lower Extremities. London: Martin Dunitz; 2000. 56.
17) Nimura A, Fujishiro H, Wakabayashi Y, et al. Joint capsule attachment to the extensor carpi radialis brevis origin: An anatomical study with possible implications regarding the etiology of lateral epicondylitis. J Hand Surg 2014; 39: 219-25.
18) Smith AM, Castle JA, Ruch DS: Arthroscopic resection of the common extensor origin: Anatomic considerations. J Shoulder Elbow Surg 2003; 12: 375-9.
19) Cohen MS, Romeo AA, Hennigan SP, et al. Anatomical relationships of the extensor tendon origins and implications for arthroscopic treatment. J Shoulder Elbow Surg 2008; 17: 954-60.
20) 中川広志, 副島 修, 柳 志津, ほか. 上腕骨外側上顆炎に対する鏡視下手術のための解剖学的検討. 日肘会誌 2008; 15: 75-7.
21) Pomerance, J. Radiographic analysis of lateral epicondylitis. J Shoulder Elbow Surg 2002; 11: 156-7.
22) Potter, HG, et al. Lateral epicondylitis: Correlation of MR imaging, surgical, and histological pathologic findings. Radiology 1995; 196: 43-6.
23) 副島 修. 上腕骨外側上顆炎に対する手術療法-直視下手術vs. 鏡視下手術-（シンポジウム24：上腕骨外側上顆炎の病態と治療）. 第86回日本整形外科学会学術総会. 広島. 2013. 05. 23-26.
24) Soejima O, Iwamoto R, Matsunaga A. Surgical treatment of lateral epicondylitis; Results of arthroscopic versus open procedures. 19th Annual Congress of the Federation of the European Societies for Surgery of the Hand (FESSH). Paris, France. 2014.06.18-21.
25) O'Dwyer KJ, et al: Medial epicondylitis of the elbow. Int Orthop 1995; 19: 69-71.
26) Gabel GT, et al: Operative treatment of medial epicondylitis. Influence of concomitant ulnar neuropathy at the elbow. J Bone Joint Surg Am 1995; 77: 1065-9.
27) 西尾泰彦, ほか. 上腕骨内上顆炎の手術治療. 日肘会誌 2001; 8: 31-2.
28) 古月顕宗, サッチャイソラマン, 高須 誠, ほか. 上腕骨内上顆炎の治療経験. 日肘会誌 2004; 11: 145-6.
29) 副島 修. 難治性テニス肘の直視下手術. 臨整外 2015; 50: 323-7.

II 肘関節疾患の治療

上腕骨外側上顆炎（内側上顆炎）
テニス肘の鏡視下手術

佐々木 浩一
麻生整形外科病院

和田 卓郎
済生会小樽病院副院長

術前準備

上腕骨外側上顆炎（テニス肘）には保存療法が有効である。しかし，5～10%での患者では症状が慢性化し，手術が治療の選択肢となる。ここでは当科で行っている鏡視下手術の手技を解説する。

適応，タイミング

保存療法を6カ月以上行っても症状が改善せず，症状が強く仕事や日常生活に支障がある患者が手術適応である。特に，①T2強調MRIでECRB腱起始部に高信号，②強い安静時痛，③wrist extension testで疼痛誘発と同時に手関節伸展力低下，④握力低下，⑤有痛性軋音，のある患者がよい適応である。⑤は滑膜ひだが存在する可能性がある。

術前説明

関節鏡手術に伴う一般的なリスクの説明に加え，期待される治療結果，術後経過に関する説明を行う。患者は鏡視下手術に対して過度の期待を持ちがちである。術後，疼痛が完全消失し，速やかにスポーツや就労復帰できると考えている患者が多い。以下の点を十分に説明する必要がある。①術後，安静時痛は速やかに改善する。しかし，運動時痛の改善には術後3カ月程度を要する。②90%患者で症状改善が期待できるが，疼痛が完全消失するのは50%程度である。

術前の確認

疼痛部位の確認

圧痛点は特に重要である。圧痛点は上腕骨外側上顆に存在するが，上腕骨外側上顆以外すなわち腕橈関節や肘頭の外側にも存在することがある。また疼痛が誘発される肢位，肘関節外側のクリックの有無を確認する。これらは，鏡視所見が病的意義を持つか否かの判断指標となる。

画像の確認 図1

MRI T2強調像ではECRB腱起始部の高信号域は80～90%の症例で認められる[1]。腕頭関節前方または後方の滑膜ひだの存在を確認する。CT関節造影は，関節包断裂の術前診断に有用である[2]。

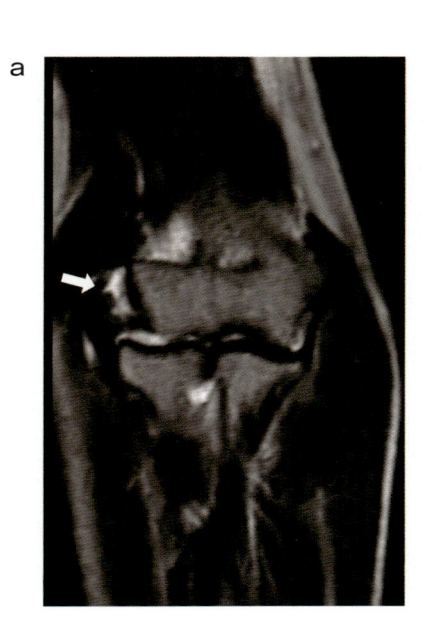

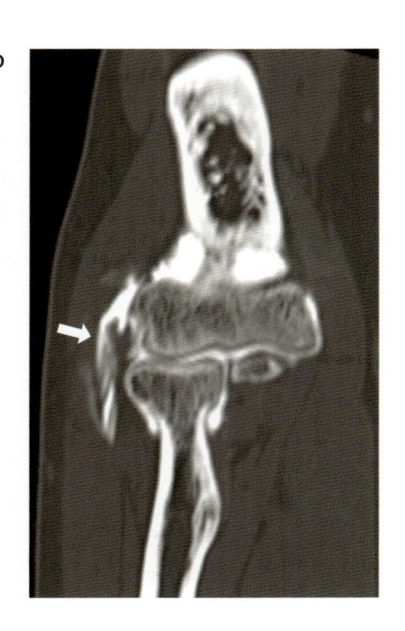

図1 画像診断
a：MRI T2強調像。
ECRB付着部の高信号域(矢印)を認める。
b：CT関節造影。
関節包外へ造影剤の漏出(矢印)を認める。

手術器械，用意する器械

肘関節鏡
4.0mm径，30°斜視鏡を用いる．70°斜視鏡を適宜用いる．術者は患者の腹側に立って，手術を行うことになるので，患者の背側に関節鏡モニターを設置する．

持続灌流システム
関節包を常にふくらませ，視野を確保するために有用である．著者らはAccess®(Smith & Nephew)を用い，灌流圧を35mmHgに設定している．高い圧を加えると，短時間で軟部組織が腫脹し視野の確保が困難になる．

スイッチングロッド
ポータルを入れ替える際に有用である．

シェーバー
軟部組織用のfull-radius cutterを用いるとよい．Bepa™，Valcun™などのradiofrequent abrader(RF)，パンチ類も用意する．

術前計画
まず，前方関節腔を鏡視し病的なECRB腱起始部を切除する．腕頭関節にインピンジする滑膜ひだがあれば，これを切除する．続いて，腕頭関節後方を鏡視し，後方滑膜ひだを切除する．

麻酔
全身麻酔で行う．ポータルの皮下にロピバカインを浸潤させ局所麻酔を行う．術後疼痛緩和に関して，腋窩神経ブロック併用の有用性は見出せなかった[3]．

体位

　著者らは側臥位で手術を行っている。支持器を用いて，骨盤を固定し，健側の腋窩に枕をいれ，腋窩神経を圧迫しないように注意する（図2）。次に，アームホルダーを設置し，アームホルダー上に上腕をのせ，上腕に薄めのターニケットを装着する。肘関節が屈曲位となるように前腕を下垂させる。健側上肢は，肩関節を挙上させ，さらにアームホルダーの支持器が肘屈曲の障害にならないように調整する。患側の上体をやや前傾させるように，手術台を回旋させる。これにより肘関節が90°～100°屈曲位となる。支持器で胸骨を支持するとよい。

　メイヨー架台を骨盤の位置に設置する。関節鏡操作の際の障害となるため，あまり頭側に近づけないようにする。

ポータル

以下に述べるポータルを用いて手術を行っている。

図2 体位

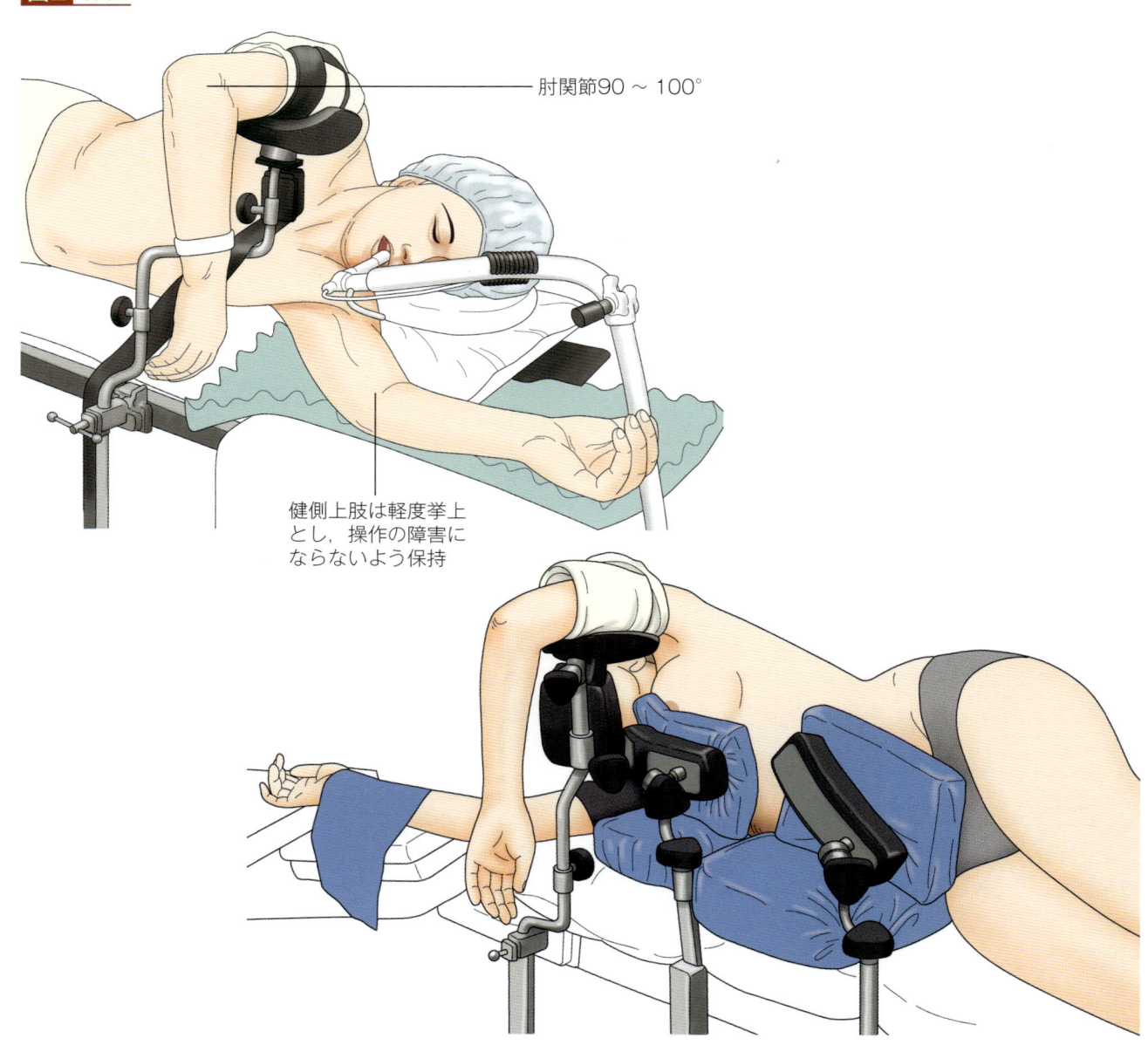

肘関節90～100°

健側上肢は軽度挙上とし，操作の障害にならないよう保持

Anatomical KeyShot

肘頭，尺骨神経，内側上顆，外側上顆，橈骨頭，内側筋間中隔と，ポータルとの位置関係を示す。

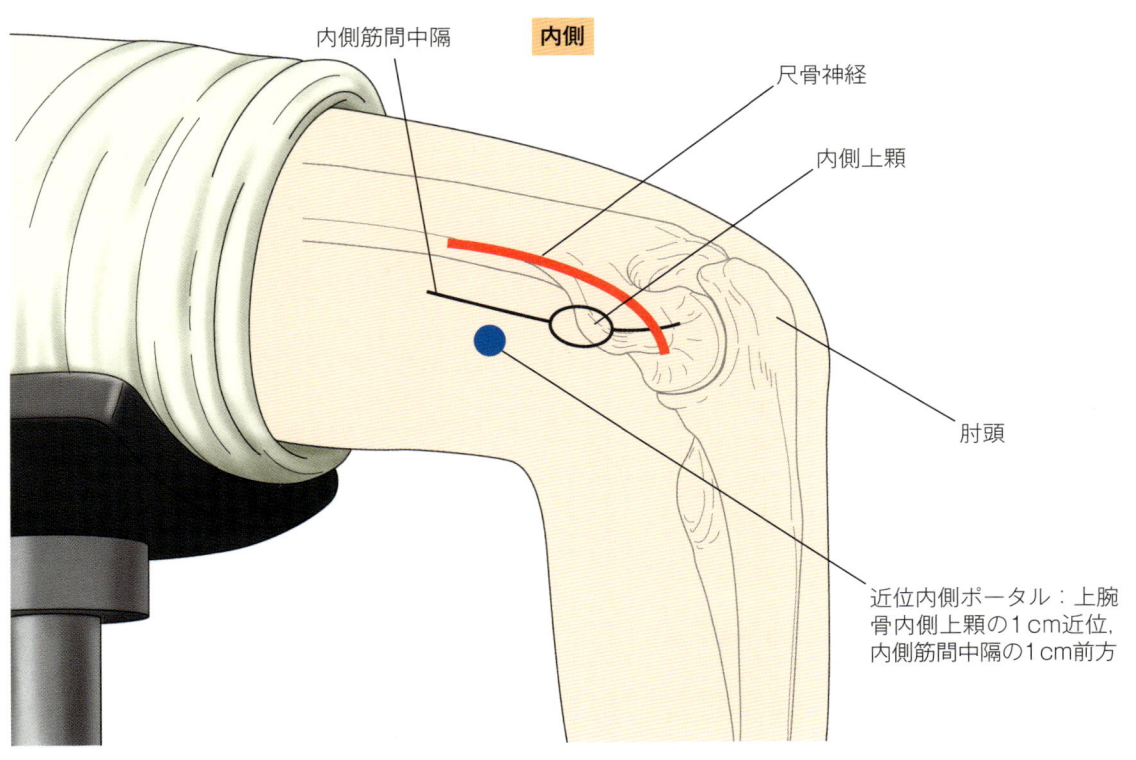

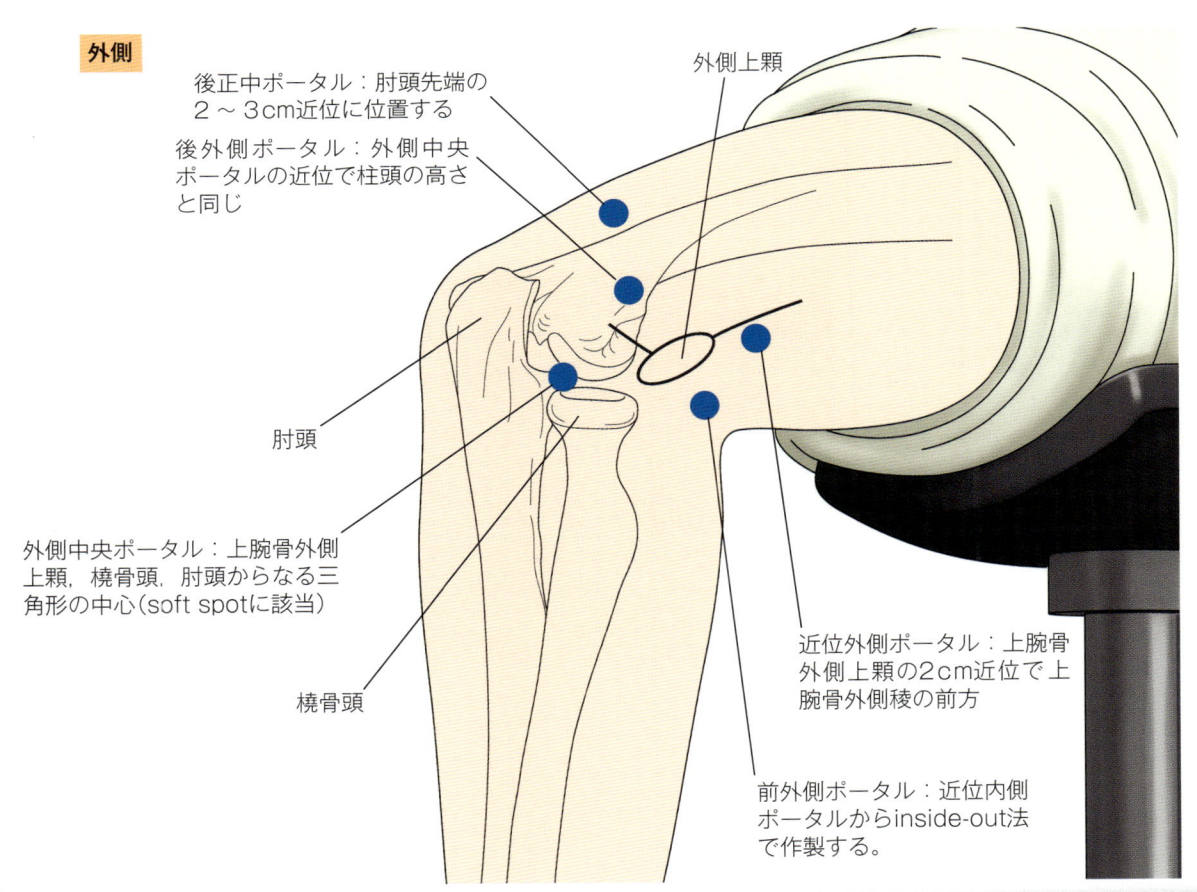

内側

- 内側筋間中隔
- 尺骨神経
- 内側上顆
- 肘頭
- 近位内側ポータル：上腕骨内側上顆の1cm近位，内側筋間中隔の1cm前方

外側

- 後正中ポータル：肘頭先端の2～3cm近位に位置する
- 後外側ポータル：外側中央ポータルの近位で柱頭の高さと同じ
- 外側上顆
- 肘頭
- 外側中央ポータル：上腕骨外側上顆，橈骨頭，肘頭からなる三角形の中心（soft spotに該当）
- 橈骨頭
- 近位外側ポータル：上腕骨外側上顆の2cm近位で上腕骨外側稜の前方
- 前外側ポータル：近位内側ポータルからinside-out法で作製する。

前方ポータル

・近位内側ポータル(proximal medial portal)

　肘関節鏡を挿入するprimary portalである。上腕骨内側上顆の1cm近位，内側筋間中隔の1cm前方に作製する。近傍には尺骨神経が走行する。術前に肘屈曲に伴う尺骨神経前方亜脱臼の有無を確認しておく。

・前外側ポータル(antero lateral portal)

　Proximal medial portalからinside-out法で作製する。

・近位外側ポータル(proximal lateral portal)

　上腕骨外側上顆の2cm近位で上腕骨外側稜の前方に位置する。Outside-in法でこのポータルを作製する。Antero lateral portalおよびproximal lateral portalの外側ポータルは主としてworking portalとして使用する。

後方ポータル

・外側中央ポータル(mid-lateral portal)

　Soft spotに相当する。上腕骨外側上顆，橈骨頭，肘頭からなる三角形の中心のことである。腕橈関節後方の主たるworking portalである。

・後外側ポータル(posterolateral portal)

　Soft spotを近位に延長とした線上で，肘頭先端の高さに位置するポータルである。

・後正中ポータル(postero central portal)

　肘頭先端の2〜3cm近位に位置するポータルである。肘頭窩，肘頭，上腕骨滑車を観察し操作する際に用いる。

　関節鏡のポータルとランドマークを肘関節に油性ペンでマークしておく(図3a)。

ドレーピング，手術器械の設置

　できるだけ簡素化し，手術操作を妨げないようにする。前腕に滅菌した弾力包帯を巻き，灌流液の軟部組織への漏出による前腕の腫脹を防止する(図3b)。関節鏡一式(関節鏡，光源，吸引，ベーパー)を設置する。

　関節鏡やシェーバーのコードがからまると術中ストレスになる。助手，器械出し看護師はコードが絡まないよう常に留意する。

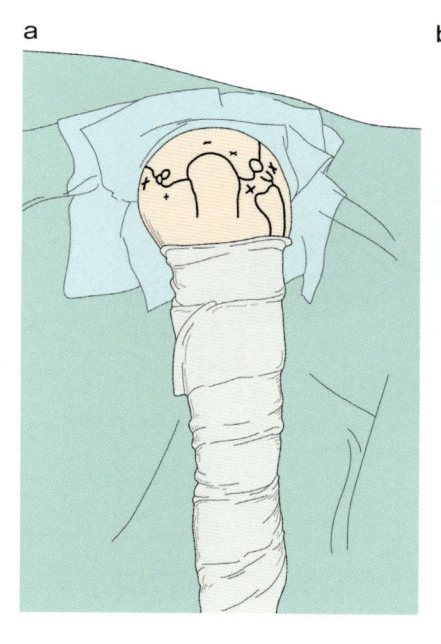

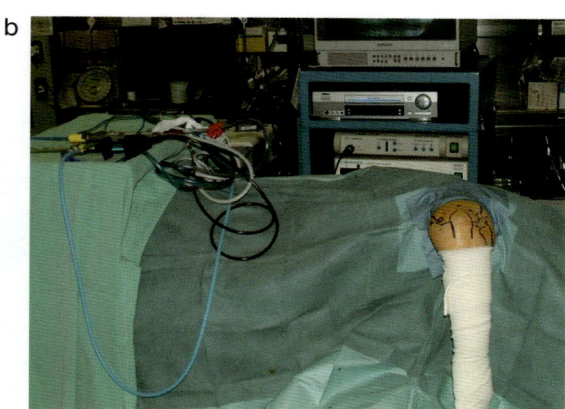

図3 マーキングおよびドレーピング
a：マーキング
b：ドレーピング

手術手技

前方関節腔への関節鏡の刺入と病態の観察

Soft spotから腕橈関節後方に向けて18G針を刺入し，生食水を15〜20mL注入し関節包を十分にふくらませる。関節内に正確に生食が注入されると肘関節が軽度伸展する。

まず，近位内側ポータルに皮切を加え，モスキート鉗子で軟部組織を剥離した後に関節鏡を刺入する。鈍鋭棒を挿入した外套管の先端を上腕骨前方の骨膜に当て，その後橈骨頭方向へすべらせるようにして関節包内へ刺入するとよい（図4）。

関節鏡を挿入し，ECRB腱起始部を含む腕橈関節前方を観察する。前方関節腔内での鏡視所見は，①外側関節包およびECRB腱起始部の変性および断裂[4]，②腕橈関節に陥入する滑膜ひだ[5]，③腕橈関節の軟骨損傷[6]などの所見の有無を確認する。

続いてoutside-in法で近位外側，inside-out法で前外側ポータルを作製する。

図4 前外側ポータルの作製
近位内側ポータルよりinside-out法にて前外側ポータルを作製する。関節内を鏡視し，適切な位置を確認して関節鏡を進め，鋭棒に入れ替えて作製する。

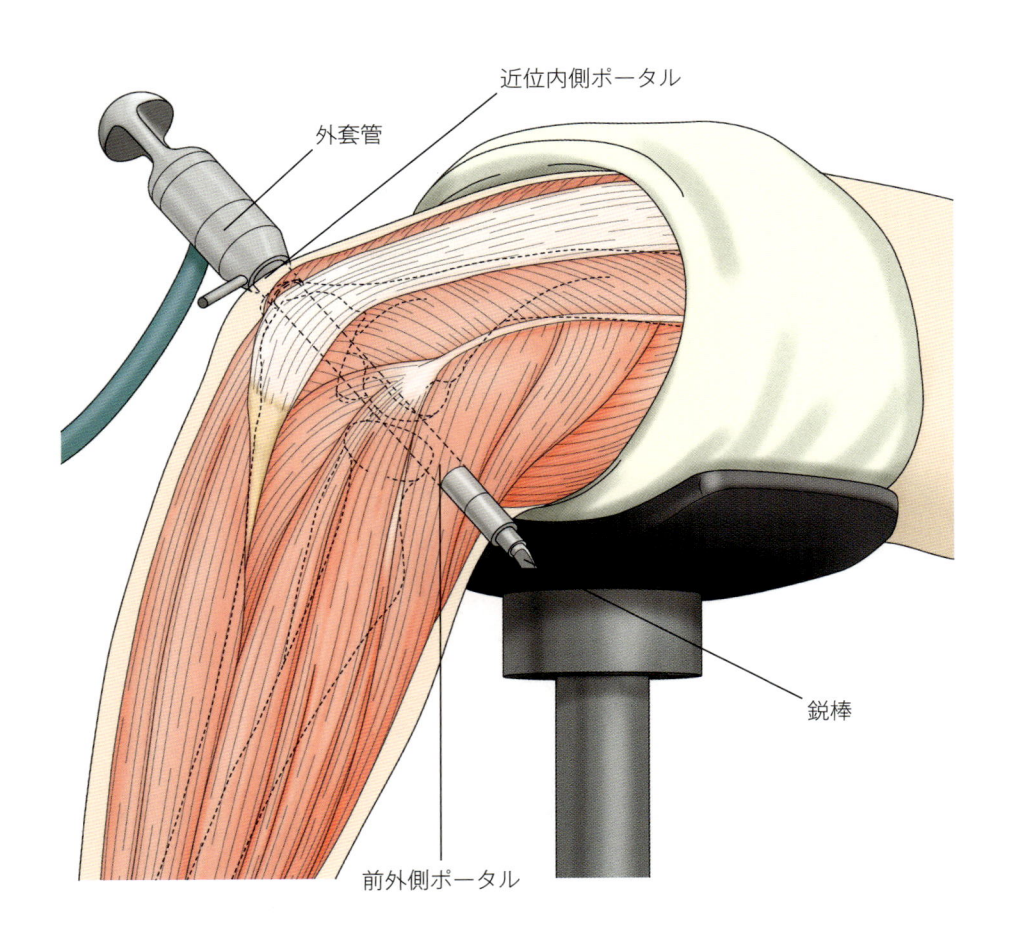

前方関節腔の処置 図7, 8

　肘関節外側では，関節内から関節外に向かい，関節包，ECRB，ECRLの順に層状構造をなしている[7]。

　近位外側，または前外側ポータルからシェーバーや，鉗子類を挿入して病的関節包，ECRB腱を切離する（図5）。ECRB腱が切離されると筋成分からなるECRLが露出する（図6）。

　正常組織と病的組織の判別は難しい。著者らはシェーバー（full-radius cutter）で切除可能な腱組織は病的と考えている。また，病変の切除は上腕骨外側上顆の前方で，橈骨頭の最大横径より前方で行うようにすれば，肘関節の安定性に重要な外側尺側側副靱帯の損傷を回避できる。

　滑膜ひだが腕橈関節にインピンジする例では，滑膜ひだの切除を行う。前方関節包に近接して走行する後骨間神経を損傷しないよう留意する（図8c, d）。

　術中は特に関節軟骨を損傷しないように細心の注意を払うことが大切である。

図5 前方関節腔の処置のコツ
関節包のふくらみが悪く十分に視野ができない場合，プローベをレトラクターとして用いるとよい。助手が前方関節腔を持ち上げるようにさせた状態で操作する。

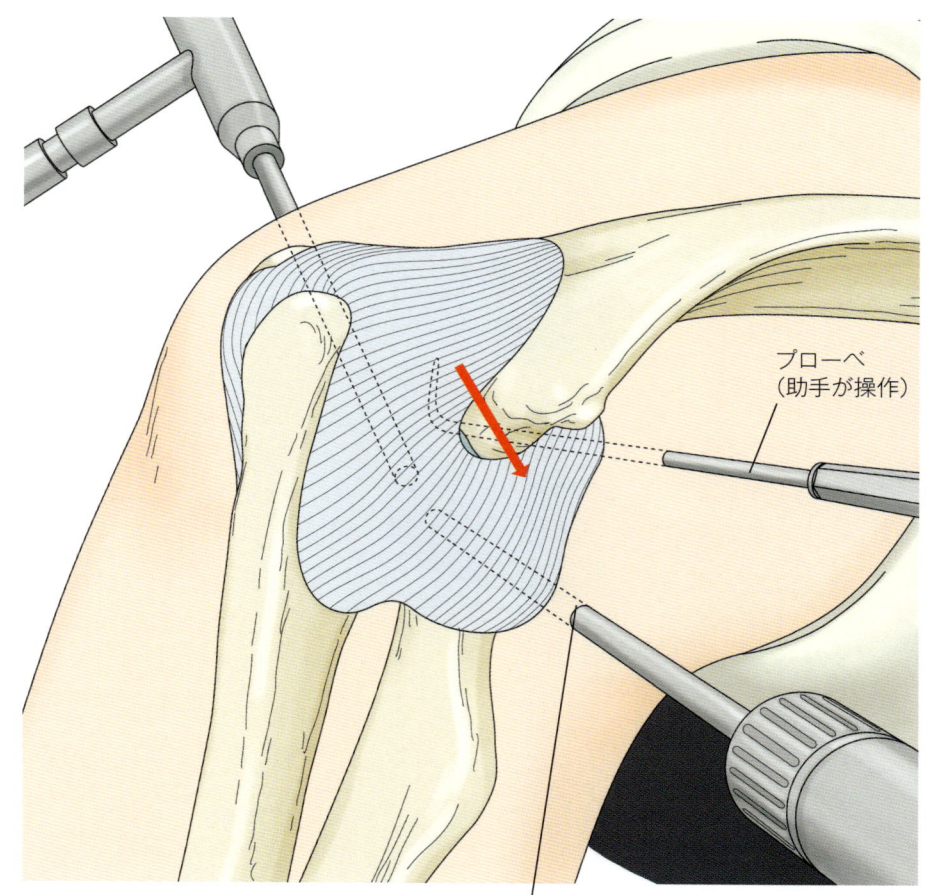

プローベ（助手が操作）

近位内側ポータル

図6 前方関節腔の処置

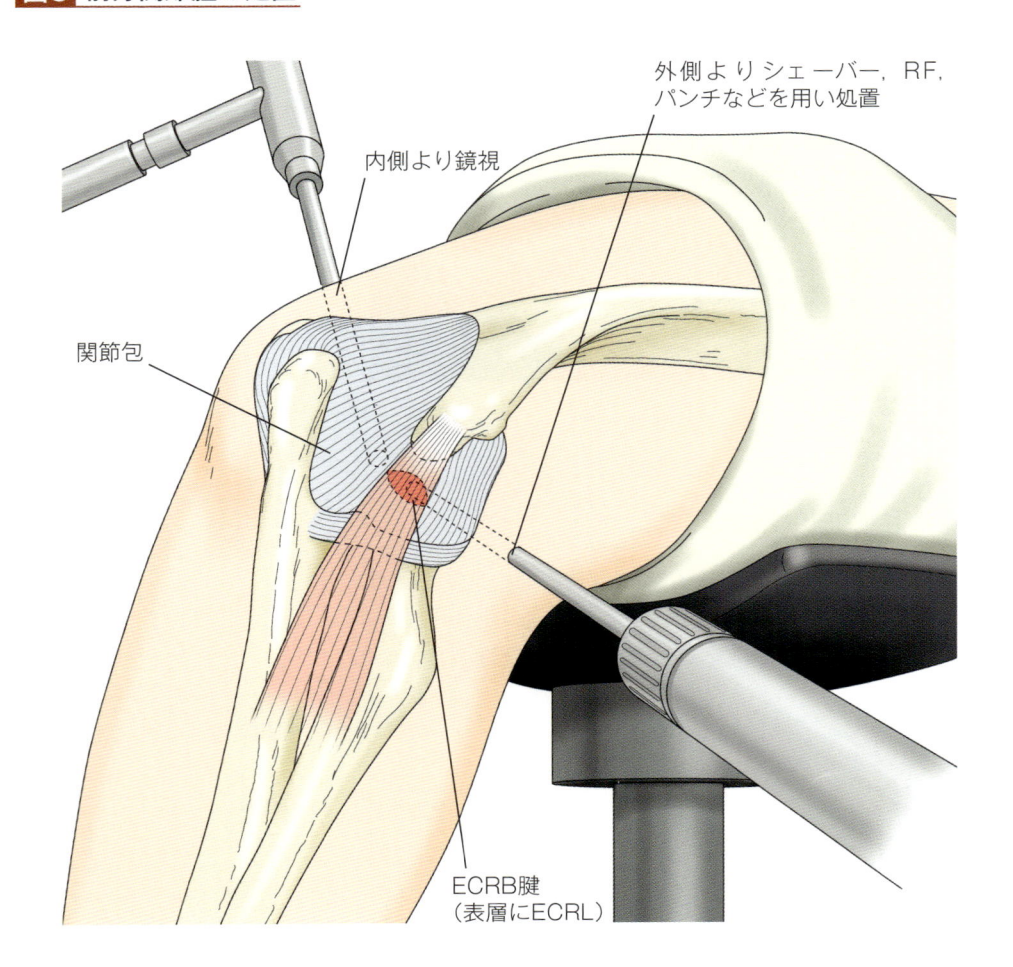

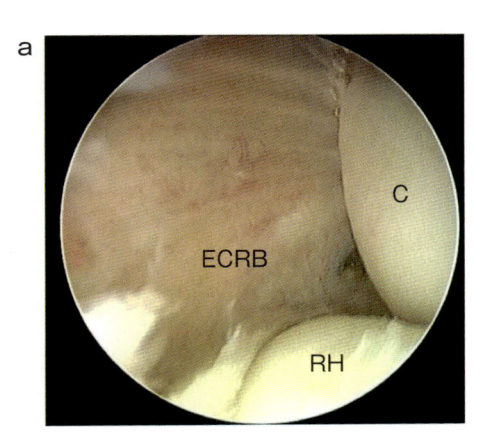

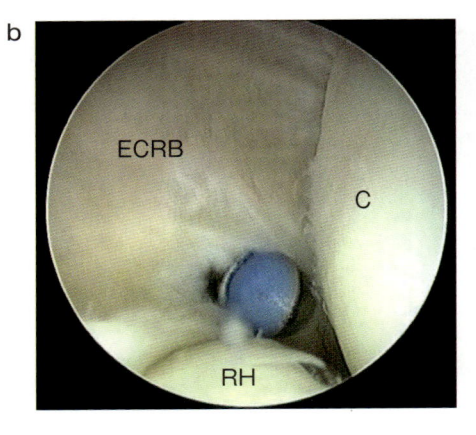

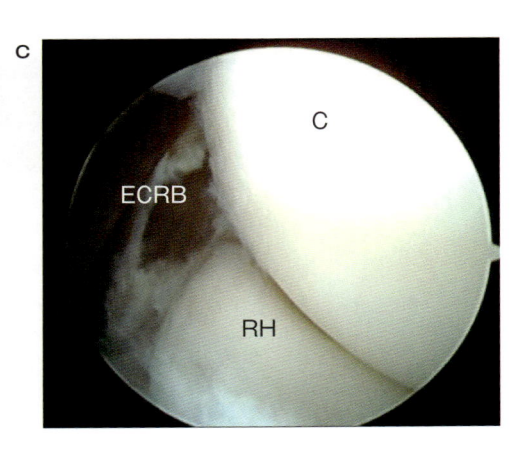

- 内側より鏡視
- 外側よりシェーバー，RF，パンチなどを用い処置
- 関節包
- ECRB腱（表層にECRL）

図7 前方関節包の観察

a：ECRB起始部の病的組織の観察
b：病的組織の切除
c：病的組織の切除後
C：上腕骨小頭
RH：橈骨頭
SF：滑膜ひだ

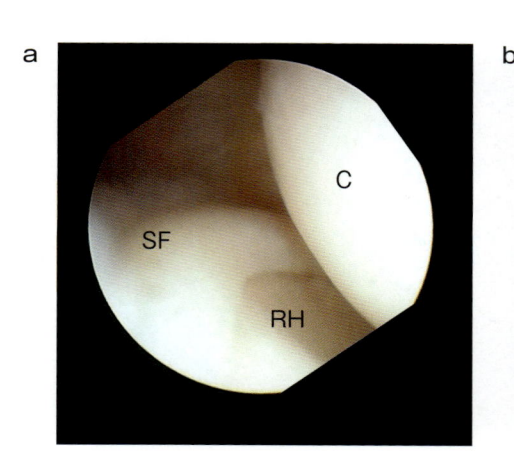

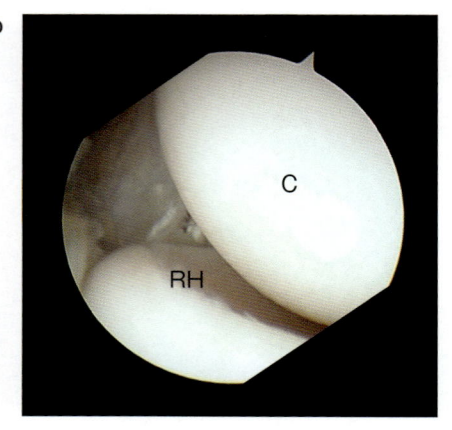

図8 前方関節包の観察
a：腕橈関節滑膜ひだ
b：腕橈関節滑膜ひだの切除後
C：上腕骨小頭
RH：橈骨頭
SF：滑膜ひだ

腕橈関節後方滑膜ひだの切除 図9, 10

　後外側ポータルより鏡視し，前腕を回内・外することにより，橈骨頭の位置を認識できる。滑膜ひだが存在する場合には，soft spotからシェーバーやパンチなどを挿入し切除する（図10）。腕橈関節，近位橈尺関節に陥頓する滑膜ひだが切除されたことを確認する。

図9 後方関節腔の処置
後外側ポータルより鏡視し，外側中央ポータルよりパンチなどの器具を挿入して滑膜ひだを処置する。

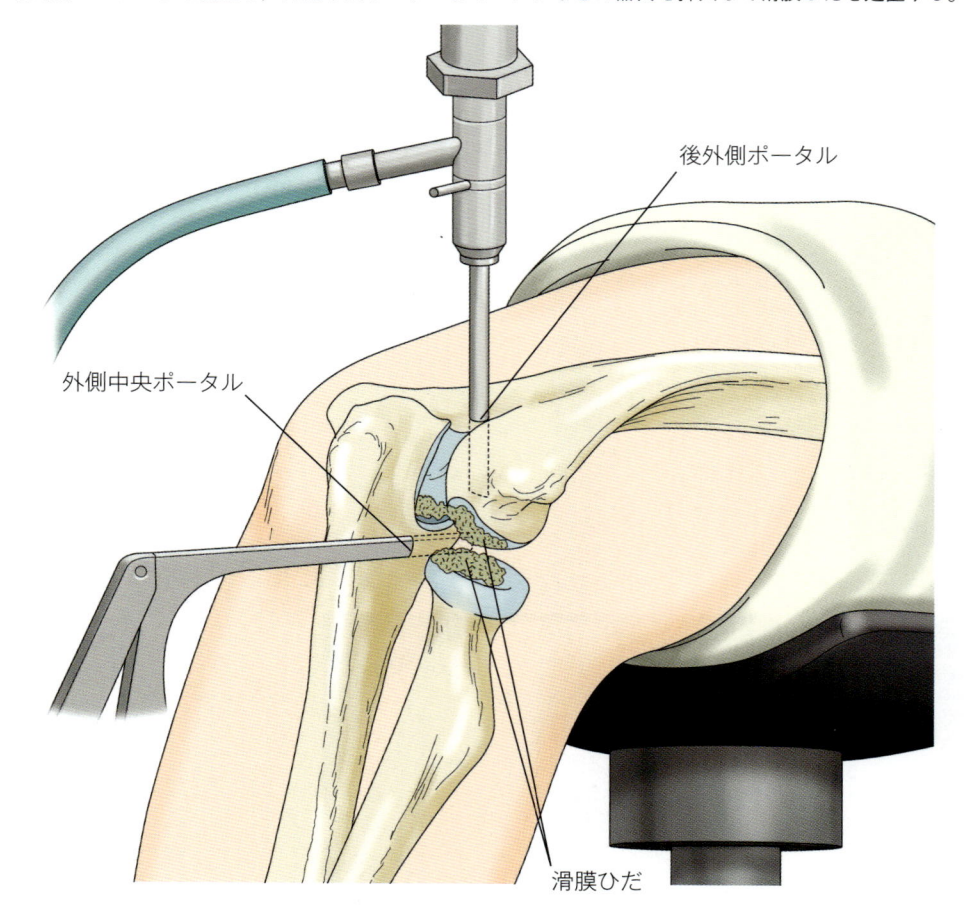

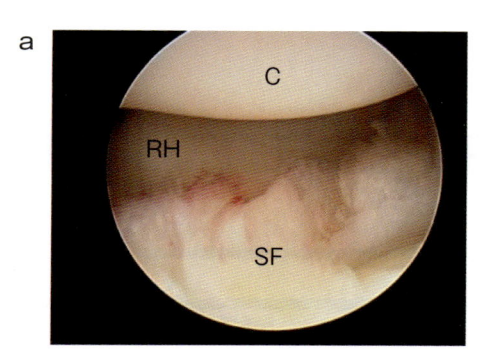

図10 後方鏡視像
a：腕橈関節滑膜ひだ
b：滑膜ひだの処置
c：滑膜ひだの切除後
C：上腕骨小頭
RH：橈骨頭
SF：滑膜ひだ

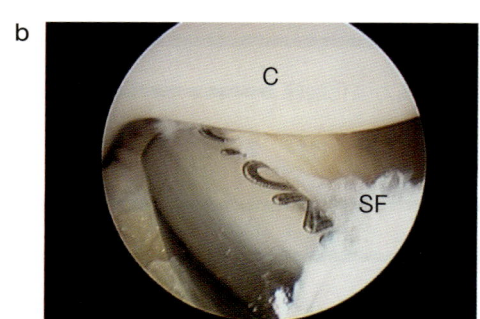

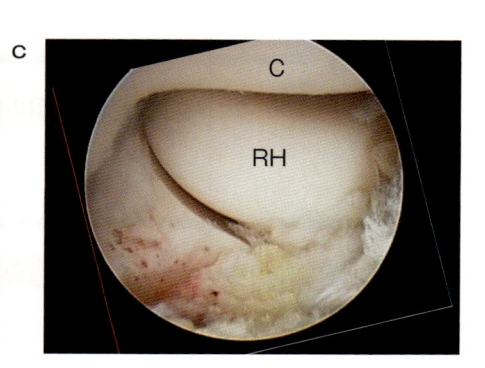

閉創

術後は関節内ドレーンを留置しない．ポータルの皮切をナイロン糸で縫合する．関節の腫脹のため後方ポータルの縫合部の皮膚の緊張が強いことがあり，縫合には注意を要する．患部の固定は弾力包帯のみとし，外固定を行わない．

後療法

当院のテニス肘鏡視下手術後のリハビリテーションプロトコールを示した（図11）[8]．術翌日または翌々日より訓練を開始する．炎症期に相当する術後2週まで，愛護的な肘関節，前腕および手関節の自動運動訓練を行う．以降は，肘関節と手関節の他動運動訓練，前腕伸筋群および屈筋群のストレッチングとマイルドな握力強化訓練を追加する．前腕伸筋群のストレッチングは，ECRBが最大伸張される肘伸展位，前腕回内位，手関節屈曲・尺屈位で実施し，疼痛が出現する場合はその強さや肢位を調整する．術後4週より，手関節伸筋群の段階的な筋力強化訓練を開始する．物理療法では，抜糸後から渦流浴および超音波療法を行う．

ADLや仕事での手の使用では，痛みの出現しない範囲にとどめるように指導する．術後4週までは軽作業までに制限し，術後4週以降は徐々に負荷が大きい作業を許可する．ADLや仕事で物を把持する際，前腕回内位での手関節伸展動作や肘関節内反が強制される動作を避け，手関節屈筋群を使用した代償動作を行う．また術後1カ月間は，強力な把持動作を避けるようにする．復職は，デスクワークなどの軽作業が主体の場合では，退院後に許可し，重労働従事者の復職は術後1カ月以降を目安としている．

II 肘関節疾患の治療

人工肘関節（TEA）
TEA 総論

稲垣 克記
昭和大学医学部整形外科学主任教授

人工肘関節の進歩と概念

近年，人工肘関節の進歩にはめざましいものがある。これはバイオメカニクスをはじめとした基礎的な問題が解決されてきた医学の進歩によるものが大きい。人工肘関節置換術（TEA）の目標は下肢の人工関節と同様，①無痛性の獲得（痛みがゼロになる），②可動域の改善（口に手が届くようになるなど日常生活上の改善），③支持性（安定性）の獲得であり，④同時に結果として変形の矯正も期待できることである。

TEAは主に関節リウマチ，骨折・偽関節などの外傷後の関節症や変形，1次性または2次性の変形性関節症の患者にきわめて有用であるが，肘関節多数回手術後の不安定症，脱臼例や関節拘縮，強直例でも有用であり手術により日常生活上不自由となった患者にきわめて満足する結果が得られる。

近年，人工肘関節のデザインはこの目標にかなうような機種となり長期成績においても優れた成績が得られるようになり人工股関節（THA）や人工膝関節（TKA）の成績にかなり高い率で近づき成功を収めている[1),2)]。これは1980年代から肘関節の機能解剖学やバイオメカニクスをはじめとした基礎医学の進歩の賜物といえるであろう[3)～8)]。人工肘関節デザインは近年Linked type（結合型）とUnlinked type（非結合型）に分類され，基礎疾患や年齢，骨質，骨欠損の程度，靱帯バランス，関節安定性等患者の肘関節の状態により機種や手術手技をはじめとした治療戦略が選択できるようになった。

現在，全世界で最も信頼され広く使用されているデザインの代表はLinked typeでは米国Mayo Clinicで開発されたCoonrad-Morrey人工肘関節であり[2),9),10)]（図1），Unlinked typeではKudo Elbowである[11)～13)]（図2）。この2つのデザインの機種を選択する限り患者の90％は15年以上の長期成績に耐えて最も安定した成績が得られ，THAやTKAの長期成績に劣らない満足した結果が得られる。

わが国では多くの人工肘関節機種が使用されているがまだそのほとんどは長期成績が得られていない。ここでは上記2機種の特徴を今までの基礎研究の視点から解説し，インプラントの選択と手術適応およびTEAの長期成績につき述べる。

人工肘関節開発の背景

実際に臨床応用されている人工肘関節を凍結新鮮屍体に手術を行い3次元electromagnetic tracking deviceを用いEurolian角をコンピューター解析し3次元空間内をtracking計測することにより，運動の3次元軌跡いわゆるkinematicsと人工肘関節の安定度そして筋力が加わったもとでの生理学的な内反や外反ストレス下の安定性，靱帯や骨が欠損した際の不安定性と脱臼の有無などが理解できるようになった[3),4),14)～18)]。これらの研究により各インプラントの利点と欠点や限界が理解でき，TEA術後のloosening（弛み）やポリエチレンのwear（磨耗），ひいては長期成績をある程度まで推測することが可能となった。また一方では4-Axis machineを用いて4方向の軸方向にトルクを加えながら不安定性を計測す

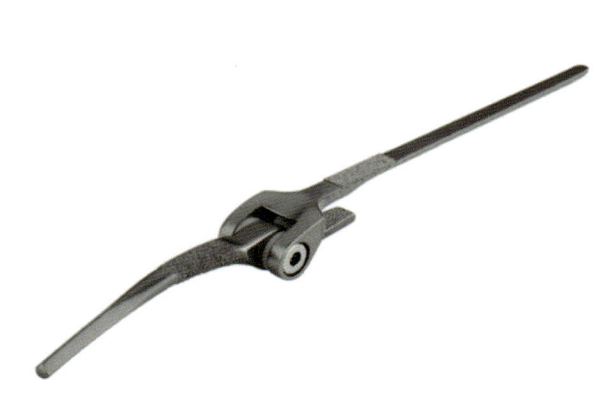

図1 Coonrad-Morrey 人工肘関節インプラント（Linked type）

内外反に各5°生理的なlaxityを有するloose hinge型のLinked type（結合型）である。上腕骨側近位前方にAnterior Flangeを有しここに骨移植をすることで繰り返しの回旋力に対応するデザインである。

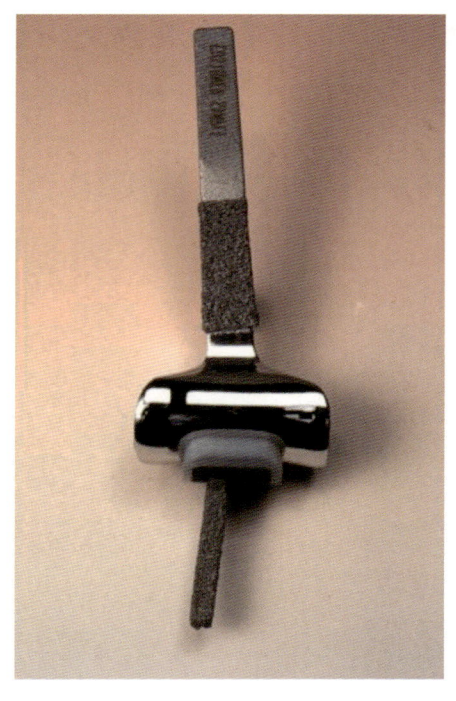

図2 Kudo型人工肘関節インプラント（表面置換型）

関節摺動面がサドル型で尺骨はtrochlea notchのないデザインである。上腕骨，尺骨両コンポーネントともステムを有し，square cutデザインでストレート形状である。上腕骨側はセメントレス対応可能でステム近位にポーラスコーティングされており近位固定型となっている。

る研究が行われ，"intrinsic stability"いわゆるインプラント内の安定性を評価することが可能となった[19]。

　これらは主として表面置換型インプラントに対して行われ，拘束性が強ければ自由度がない分，関節面に負荷がかかりステムと骨のinterfaceに早期に弛みが生じる率が高く，拘束性が小さければ自由度が大きい分，eccentric motionや脱臼の危惧が生じる事になる[1]。わが国においても長期成績という点で最も信頼度の高いCoonrad-Morrey（図1）とKudo type（図2）の2機種のインプラントが使用される頻度が高いが，人工関節のインプラントの選択や設置にあたってはこれら各デザインのバイオメカニカルな特徴と長所と短所およびバランスを十分鑑み，手術の計画を立てなければならない[1,20]。

　表面置換型Kudo typeはサドル型の関節面であり（図1），Linked typeのCoonrad-Morreyは円柱型の関節面であるが（図2），この2機種は大きさと形状は異なるものの，各々類似したデザインコンセプトを有する。すなわち，回旋安定性に強く骨軸と垂直方向の内外方向への自由度により軟部組織に手からの繰り返しの軸圧を分散する機構を有する。いずれの機種も臨床上長期で最も安定した成績が得られているのも理解できる。

人工肘関節の適応

1機種のインプラントですべての病態の肘関節を再建しうると考えるべきではない。この点が唯一THAやTKAと異なるところである。デザインコンセプト，機種の選定，手術アプローチをはじめ肘関節の病態に合わせて最適の人工肘関節を選択すべきである。

TEAの最も適応となる疾患は関節リウマチ（RA）であるが一般にTEAの適応は60歳以降のRA患者で，X線上Larsen Grade Ⅲ以上であり一側の上腕骨顆部の高さが1/3以上残っているもの，痛みの強い不安定肘，肘拘縮を伴う関節破壊例，脱臼例，強直例である。すなわち関節破壊の強い例，肘関節拘縮や不安定性が著しく機能障害が高度な肘がTEAの適応となる。表面置換型の機種はステム基部がcondylar moldという固定法で回旋に耐えうる機構を有している。そのため肘関節の上腕骨遠位顆部の片方が残っていなければこの機種による手術は不可能である。変形の強いRA例や不安定性の強いムチランス例では表面置換型の適応は少なくLinked typeの適応となる。

一方，RA以外でもTEAは適応となることがあり，外傷後の強い不安定性を伴うalignment不良例に対し，救済手術としてTEAが行われることがある。外傷後の高度不安定肘や伸展位での高度拘縮例・強直例，変形性肘関節症には，Linked typeが選択されるべきである[1),9),10),20)]。

機種の選択と手術アプローチ

手術手技は一般的にはMayo approachまたはCampbellの後方アプローチで進入する。Kudo typeは関節臼動面が馬蹄形でtrochlea notchのないデザインであるため，尺骨コンポーネントが内外側に自由にshiftするので内側の靱帯を切っても問題が起きない。むしろ拘縮に陥っている内側側副靱帯を完全に解離し関節面中央にバランスよく設置することがeccentric motionの予防に大切であり，真のKudo人工肘関節置換術といえる。

Kudo typeはintrinsic stabilityの研究においても回旋トルクの点からも最もバランスがとれている優れたデザインである[9)]。過去の報告によればKudo Type3は術後長期成績（16年）で94%のsurvival rateが得られ，Type5では上腕骨側はセメントレス使用となって2014年現在，最長20年の安定した成績が得られている[11)〜13)]。Kudo型は手術手技上，インプラントの正しい設置と内外バランスという点でやや熟練を要するが，これらが正しく行われれば最低15年は特に問題なく経過するデザインである。上腕骨側はセメントレスなので術後約6カ月でspot weldsがステムと上腕骨の間のインターフェイスに認められる。107例の自験例でもspot weldsが認められた症例でその後にlooseningを生じた症例は認めていない。

人工肘関節の問題点

RA肘に対するTEAの利点は，痛みなく支持性と可動性の両者を同時に獲得できることである。特に100%の除痛と早期より確実な関節可動域の改善が得られるという点が優れている[1)]。

RA肘に対するTEAのタイミングは尺骨切痕の厚みが側面像で7mm以上，Larsen Grade Ⅲ以上，特に表面置換型ではⅣからⅤに移行する時期を逃さないことが重要である。主として痛みを有する肘拘縮例が適応となるが，側方動揺性を有する症例のうち，肘関節可動域が良好のためTEAのタイミングを逸してしまうことがあるので注意を要する。ムチランス型になると骨質はstove pipe型となり手術手技や骨セメント技術が問題となる。RA肘においてはその自然経過をふまえTEAの適応と手術タイミングを図る必要がある。

表面置換型のUnlinked TEAでは術後の脱臼とeccentric motionが最も問題となる[1),9),21)]。単純X線正面像で関節面に対し尺骨関節面画傾斜していないか，上腕骨軸と尺骨軸が一致しているか，上腕骨側はセメントレスかセメント固定か，セメントは均一にステム周囲に

満たされているか，骨粗鬆症や骨質の問題，stove pipe型か否か，ステムの髄腔占拠率，尺骨コンポーネントが尻上がりに設置されていないかなどを術前術中に十分注意しなければならない。

また今後，長期成績を鑑みた場合に，尺骨側はlong stemであるべきかshort stemで十分か，尺骨コンポーネントの尻上がり設置はどこまで許容されるか，上腕骨側はセメントレス，またはセメント固定によるステム−骨間の界面固定性と長期成績などの報告を待ちたい。

今後の展望

安定した長期成績を得るためには手術技術の進歩はもちろんのこと，バイオメカニクスを基盤とした基礎研究に立脚した科学に裏付けられた人工肘関節置換術が期待される。

文献

1) Inagaki K. Current concepts of elbow-joint disorders and their treatment. J Ortho Sci 2013; 18: 1-7.
2) Sanchez-Sotelo J, Morrey BF. Total elbow arthroplasty. J Am Acad Orthop Surg 2011; 19: 121-5.
3) An KN, Morrey BF. Biomechanics of the elbow. In Morrey BF (ed). The Elbow and Its Disorders. Ed 2. Philadelphia, W B Saunders Co 1993; 53-73.
4) Inagaki K, O'Driscoll SW, Neal PG, Uchiyama E, Morrey BF and An KN: Importance of a radial head component in Sorbie unlinked total elbow arthroplasty. Clin.Orthop. Relat. Res, 2002; 400: 123-31.
5) Dee R. Total replacement arthroplasty of the elbow for rheumatoid arthritis. J Bone Joint Surg Br 1972; 54: 88-95.
6) Evans BG, Daniels AU, Serbousek JC. A comparison of the mechanical designs of articulating total elbow prosthesis. Clin Materials 1988; 3: 235-48.
7) Levy RN, Volz RG, Kaufer H, et al. Progress in arthritis surgery. Clin Orthop 1985; 200: 299-321.
8) Lowe LW, Miller AJ, Allum RL, et al. The development of an unconstrained elbow arthroplasty. J Bone Joint Surg Br 1984; 66: 243-7.
9) Morrey BF, Brian RS, Dobyns JH, et al. Total elbow arthroplasty. A five year experience at the Mayo clinic. J Bone Joint Surg Am 1981; 63: 1050-63.
10) Gill DR and Morrey BF. The Coonrad-Morrey total elbow arthroplasty in patients who have rheumatoid arthritis. J Bone Joint Surg Am 1998; 80: 1327-35.
11) Kudo H, Iwano K, Watanabe S. Total replacement of the rheumatoid elbow with a hingeless prosthesis. J Bone Joint Surg Am 1980; 62: 277-85.
12) Kudo H, Iwano K. Total elbow arthroplasty with a non-constrained surface replacement prosthesis in patients who have rheumatoid arthritis. J Bone Joint Surg Am 1990; 72: 355-62.
13) Kudo H, Iwano K, Nishino J. Total elbow arthroplasty with use of a nonconstrained humeral component inserted without cement in patients who have rheumatoid arthritis. J Bone Joint Surg Am 1999; 81: 1268-80.
14) Ewald FC, Simmonds ED, Sullivan JA, et al. Capitellocondylar total elbow replacement in rheumatoid arthritis. J Bone Joint Surg Am 1993; 75: 498-507.
15) Weiland AJ, Weiss AC, Wills RP, et al. Capitellocondylar total elbow replacement.: a long-term follow-up study. J Bone Joint Surg Am 1989; 71: 217-22.
16) Souter WA. Arthroplasty of the elbow: with particular reference to metalic hinge arthroplasty in rheumatoid patients. Orthop Clin North America 1973; 4: 395-413.
17) King GJ, Itoi E, Niebur GL, Morrey BF, An KN : Motion and laxity of the capitellocondylar total elbow prosthesis. J Bone Joint Surg Am 1994; 76: 1000-8.
18) O'Driscoll SW, An KN, Korinek S, Morrey BF: Kinematics of semi-constrained total elbow arthroplasty. J Bone Joint Surg Br 1992; 74: 297-9.
19) 稲垣克記, 宮岡英世, KN An, et al. BF Morrey表面置換型人工肘関節のIntrinsic Stability, 日肘会誌 2004; 11: 9-10.
20) 稲垣克記, 宮岡英世. 工藤洋手関節と肘関節-手術療法はどこまで進んだか-(分担執筆) 落合直之編. Kudo type 5人工肘関節置換術. 新OS NOW 23. 東京; メジカルビュー社: 2004, 78-83.

II 肘関節疾患の治療

人工肘関節（TEA）
Unlinked type 人工肘関節

池上 博泰
東邦大学医療センター大橋病院整形外科教授

　人工肘関節全置換術（TEA）は，肘関節リウマチ（関節破壊を伴うような肘関節痛や手が顔に届かないような可動域制限のある例），高齢者の変形性肘関節症（著明な疼痛や顔に手が届かないような可動域性制限のある例），リウマチ患者や高齢者の軟骨破壊の著明な上腕骨遠位端骨折に対して，機能再建と除痛に関してきわめて有用な方法である．現在，使用されている人工肘関節は連結型（Linked）と非連結型（Unlinked）の2種類があり，ここでは非連結型について述べる．

術前準備

適応と限界

　非連結型人工肘関節は骨切除量が少ないという利点があるが，術後の関節不安定性，脱臼などのリスクがある．従って上腕骨の両側顆の骨破壊が著明な不安定肘や長期間脱臼位に放置されていた肘では，術後不安定性や脱臼を生じる可能性が高く，連結型人工肘関節の適応と考える（図1）。
　また，同じ非連結型人工肘関節といっても，機種によってそれぞれ特徴がある．橈骨頭のある機種とない機種があり，セメントを使用する機種使用しない機種がある（図2）。また腕尺関節の関節面の拘束性も機種によって異なり，術中の内側側副靱帯の処置もその拘束性に応じて切離したほうがいい場合と延長して再建したほうがいい場合がある．ここでは，著者が実際に使用しているK-NOW人工肘関節のsurface typeを例にして述べる．

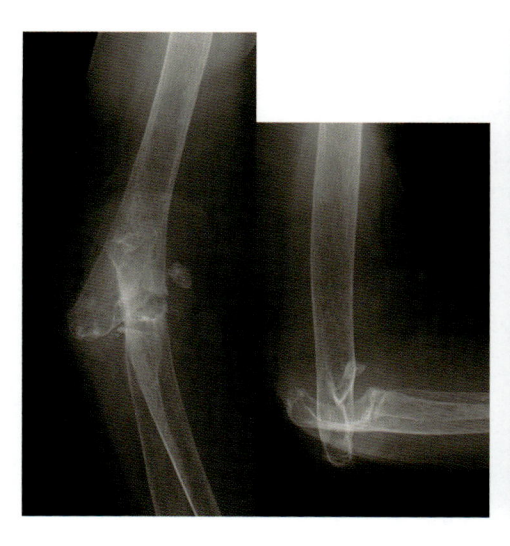

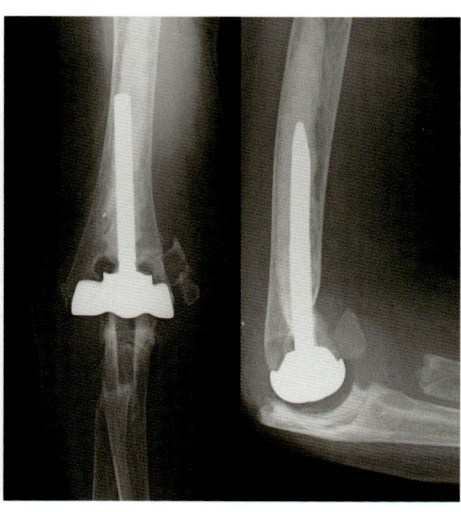

図1 適応
上腕骨の両側顆の骨破壊が著明な不安定肘では，術後不安定性や脱臼を生じる可能性が高く，連結型人工肘関節の適応である。

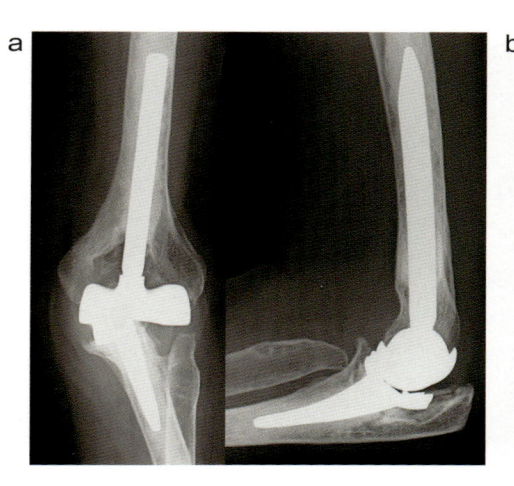

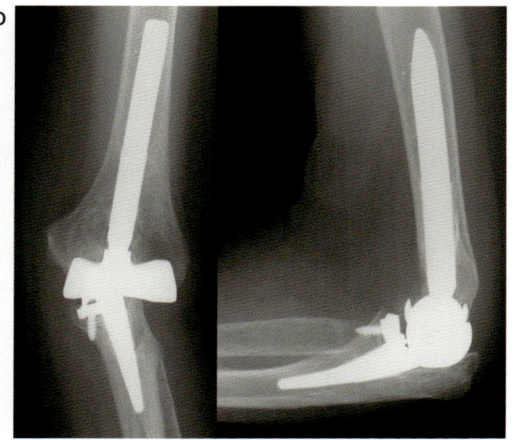

図2 非連結型人工肘関節
非連結型人工肘関節のなかには，セメントを使用する機種(a)，使用しない機種(b)がある。

術前計画の再チェック

関節可動域(肘関節の屈曲・伸展のみならず，回内・外)の計測，尺骨神経麻痺の有無，疼痛の局在，画像所見による肘関節の評価および術前計画を行う。特に，上腕骨ステムの刺入部位と方向，尺骨ステムの刺入部位と方向，骨移植の必要性を検討する。

薬剤投与を再チェック

肘関節リウマチ例では，周術期におけるリウマチ薬剤などの投与および休薬の必要性を検討し，ステロイド内服例では減量や手術日のステロイドカバーなどについて検討する。

合併症，感染の有無を再チェック

全身状態を評価して，合併症や感染巣の有無をチェックする。感染巣を認める場合はその治療を優先する。

麻酔，体位を再チェック

特に骨移植や肘関節前方の処置を必要としない場合には，患側上の側臥位で手術を行っている(骨移植や肘関節の前方の展開が必要な場合には仰臥位で行い，患肢を胸の上に乗せて肘の後方が上に向くようにしている)。駆血帯は上腕のできるだけ近位部に装着する。

手術機械を再チェック

ボーンソー，サージエアトーム，人工肘関節の手術器械をチェックする。

手術手技

K-NOW人工肘関節の開発コンセプトとその特徴

K-NOW人工肘関節の開発コンセプトは，
1. 日本人の肘関節にあった解剖学的デザインの採用（特にその髄腔形状）
2. さまざまな大きさの肘関節に対応可能なmodular system（このmodular systemの採用によって再置換術の際にはその侵襲を最小限にすることが可能となった）
3. 術中にLinked typeかUn-linked typeが選択可能となるシステム
4. 術中にセメント固定かセメントレス固定が選択可能

などである。

具体的には，上腕骨のステムを軽度後方凸に弯曲したことで高い髄腔占拠率を達成し，尺骨コンポーネントを段付き形状の骨接合面とすることで最小限の骨切除量と尺骨関節面の方向の視認容易性を獲得した（段差なしのコンポーネントもある）。

各コンポーネントを上腕骨ステム，上腕側関節面，尺骨関節面のポリエチレン，尺骨ステムの4つに分けて種々のサイズを組み合わせるmodular systemによって種々の大きさの肘関節に対応可能となった。

原則として骨切除量の少ないUnlinked typeを用いているが，不安定性が著明な肘関節や解剖学的な位置関係が著しく破綻している肘関節には，スナップインでLinked typeとなる関節面を用いている（図1）。

セメント固定かセメントレス固定かは，個々の症例によって使い分けているが，原則として65歳以下ではセメントレス固定を用いている（図2）。これは再置換術を行う際に，セメントを抜去するのに難渋することがあるからである。特に尺骨コンポーネントがセメント固定されている例ではセメント除去後の尺骨骨皮質が薄くなってしまい骨折を生じる危険がある。

皮切

海外では肘頭を中心とした後方正中縦切開を用いる報告が多い。しかし，著者は肘をついた際に手術創が直接当たらないように，肘頭部の中枢と遠位で外側に寄った皮切を用いている。皮膚の薄い肘関節リウマチ例では，上腕三頭筋の筋膜直上まで皮切を行い，皮膚と皮下組織を剥離しないように注意することが大切である。

尺骨神経の剥離と前方への移動

上腕三頭筋の内側縁で内側上顆の2～3横指中枢で尺骨神経を同定し，その中枢と遠位部で神経を剥離する。この際，三頭筋側から神経へ入る血管を可能な限り温存している（時に三頭筋の筋肉の一部を血管とともに尺骨神経側につける）。遠位へ進み，肘部管を開放して（尺側手根屈筋＜FCU＞の内側上顆と肘頭付着部の間の筋膜を浅層，深層とも切離するが，FCUに入る筋枝は損傷しないように注意する），前方移行できるように十分遠位まで剥離する。尺骨神経の滑走床は尺骨神経側につけて十分剥離して，内側上顆の前方に位置するようにしておく。また前方に移行した尺骨神経が深層から圧迫されないように，内側筋間中隔は内側上顆のすぐ中枢部で切離している。

コツとピットフォール

剥離展開した尺骨神経には，血管テープやペンローズドレーンをかけたりはしない。術中に不用意に引っ張られたり緊張がかかるおそれがある。術中は，常に内側上顆よりも前方に位置するように注意を払い，愛護的に扱う。

筋膜・腱膜の切開，関節の展開

原則としてCampbellの後方進入法を用いている（図3a）。肘頭の外側と遠位部の尺骨の骨稜の外縁に沿って筋膜を切り，その下層にある肘筋や前腕伸筋の筋線維を尺骨から剥離する（肘筋は感染した場合や再置換術の際に筋皮弁として有用であるので，丁寧に剥離する）。尺骨への付着部で輪状靱帯と関節包を切離して橈骨頭を展開する（この際前腕を回内位にして後骨間神経が前方に位置するようにしておく）。橈骨頭は頸部で上腕二頭筋結節より中枢で骨切りして切除する。肘頭外側の筋膜の切開線をさらに近位方向に延長する。これは三頭筋腱膜にV字形の弁を作製するための外側切開線となる。

次に内側の腱膜にも斜めにV字弁の内側切開線を加える。内側頭，長頭を切離することになる（特に内側頭の筋内腱は重要なので，後で修復しやすいように鋭的に切離する，図3b）。腱膜弁を作製する際には，その下に付いている筋線維はメスで腱膜弁より分けて下層に残すようにする。三頭筋腱膜弁は，その付着部ぎりぎりまで肘頭先端から剥離して肘頭の背側へと反転する。

関節の展開に際し，内側側副靱帯の最も強靱な部分であるanterior bundleを尺骨神経に注意しながら切離する。この靱帯を切離すると関節の拘縮が取れて，関節を脱臼させることが可能となる。内側側副靱帯の切離は関節を脱臼させて展開をよくし，手術操作を容易にするための処置であり，また拘縮のある肘では術後の可動域をよくするための重要な処置である。肘関節を屈曲，回外を強制しながら脱臼させる。この際，術前から肘関節拘縮が著明な例では上腕骨前方の関節包を骨膜ごと剥離する操作，および尺骨鉤状突起の前方に付着している関節包および上腕筋を十分に剥離するとより容易に脱臼させることができる。

コツとピットフォール

上腕骨の後面だけでなく前面の骨膜も十分に剥離し，さらに尺骨鉤状突起基部に付着する関節包，上腕筋を尺骨より剥離して，広い視野と尺骨肘頭の十分な可動性を得ておくことが，インプラント挿入のための手技を容易にする。

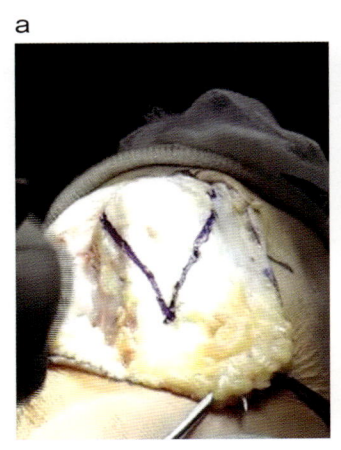

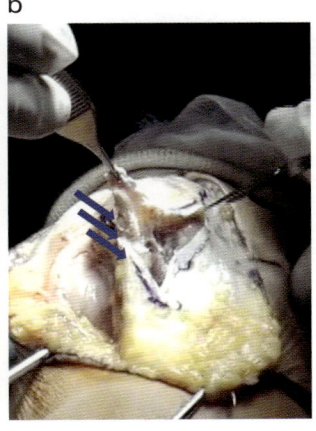

図3 皮切

a：原則としてCampbellの後方進入法を用いている．
b：内側頭の筋内腱（青矢印）は重要なので，後で修復しやすいように鋭的に切離する．

以下，手術中の写真はすべて左肘関節で，写真上は前腕骨，写真下は上腕骨側である。定性や脱臼を生じる可能性が高く，連結型人工肘関節の適応である。

尺骨側の骨切除

鉤状突起，肘頭先端の過剰な骨棘を切除する．肘頭先端は三頭筋腱膜付着部を損傷しないように保護しながら，骨棘を含めて付着部の中枢まで切除する．また前述したように鉤状突起の前方に付着している関節包，上腕筋腱を十分に剥離するが，骨棘は屈曲制限にならなければあまり多くを切除していない．尺骨の関節面（trochlear notch）は尺骨骨髄腔の長軸とは平行ではないこと，外側の半分が内側の半分に比して高くなっていることに十分注意しておく（図4）．サージエアートームを用いて尺骨の髄腔に貫通する長方形の穴を開けて，尺骨髄腔内をラスピングする（図5）．尺骨関節面内側の骨棘があればこれを切除する．段差付きあるいは平坦なリーマーを用いて，尺骨関節面の骨軟骨を削る．この際，肘頭の骨を多く削るようにして鉤状突起を薄くしすぎないように注意する（図6）．

コツとピットフォール

尺骨の髄腔は外側に偏在しており，尺骨の関節面（trochlear notch）は尺骨骨髄腔の長軸とは平行ではないことに注意する．この角度は個人差が大きいので，術前計画でしっかりと計測しておく（図4のX°）．尺骨の長軸の方向は背側の骨稜を指で触れることによって確認することができる．

図4 髄腔の偏在

尺骨の髄腔は外側に偏在しており，尺骨の関節面（trochlear notch）は尺骨骨髄腔の長軸とは平行ではないことに注意する．このX°は個人差が大きいので，術前計画でしっかりと計測しておく

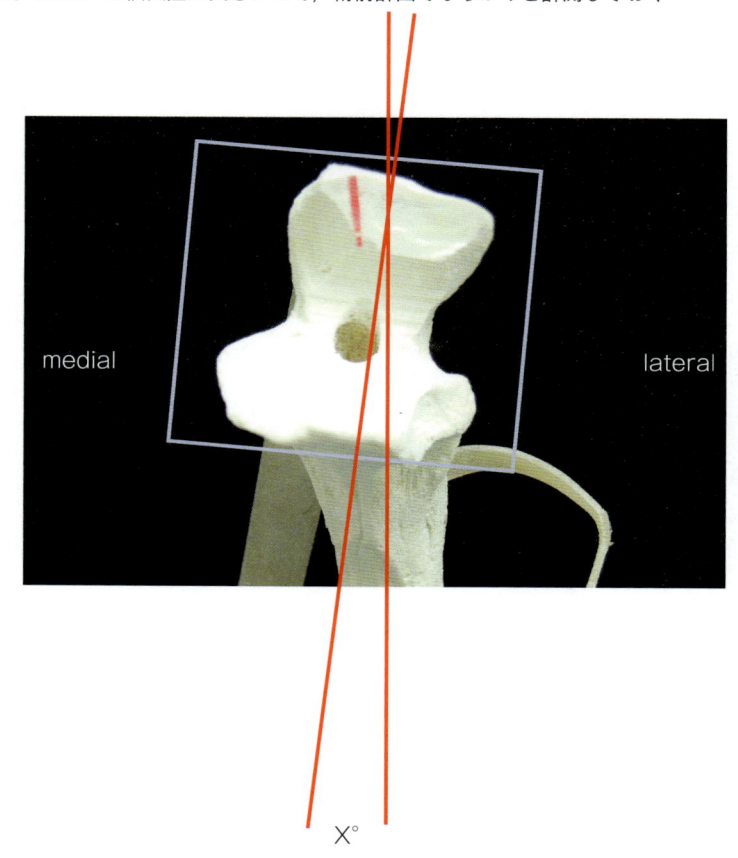

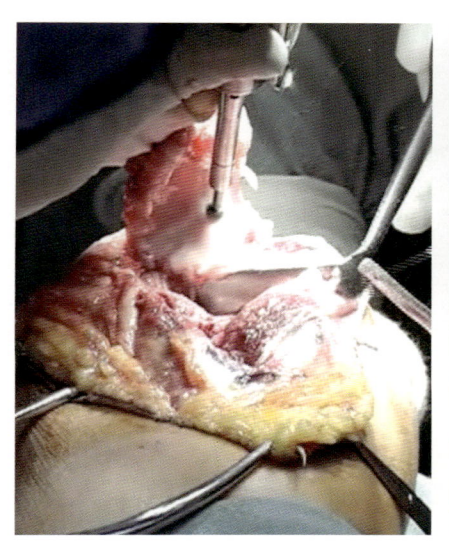

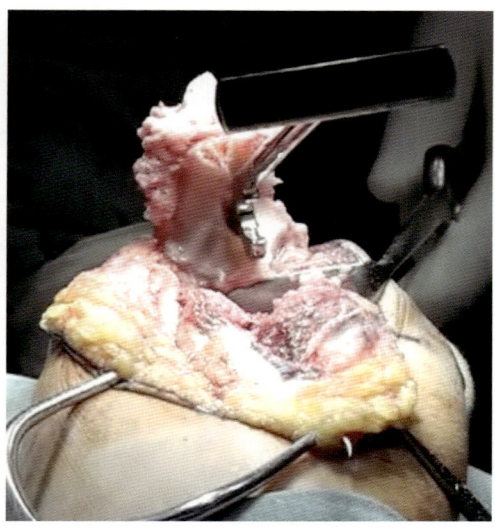

Unlinked type 人工肘関節

図5 ラスピング
サージエアートームを用いて尺骨の髄腔に貫通する穴を開けて，尺骨髄腔内をラスピングする。

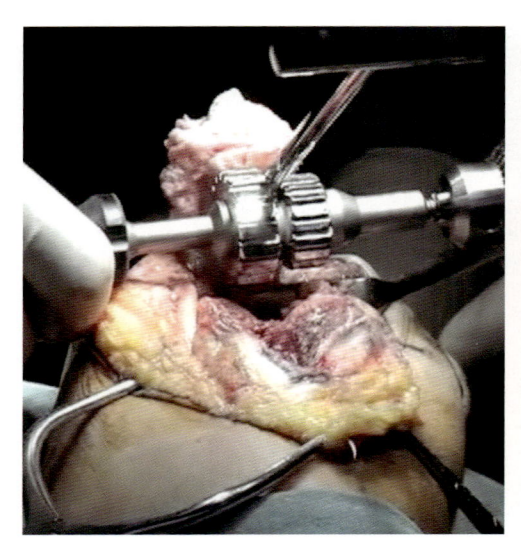

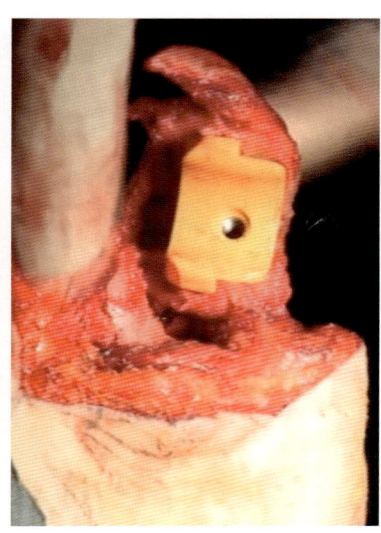

図6 トライアル挿入
リーマーを用いて，尺骨関節面の骨軟骨を削る。この際，肘頭の骨を多く削るようにして鉤状突起を薄くしすぎないように注意する。右はトライアルを挿入したところ。

上腕骨側の骨切除

　術前計画で予定している部位（その多くは小頭滑車間溝）にサージエアートームを用いて骨孔を作成する。後方凸にカーブしたガイドピンを挿入して上腕骨骨髄腔の方向を確認する。骨孔を中心にして音叉形ノミで上腕骨遠位部の骨切除を行う。この部位を通して上腕骨用のラスプで上腕骨骨髄腔に細い径から徐々に太い径のものを打ち込んでいく。この際，上腕骨インプラントのステムが後方凸にカーブしているために，刺入孔はやや前方気味で上腕骨骨髄腔の背側をラスピングするイメージで，打ち込んでいくとよい（図7）。
　上腕骨のラスピングにカッティングガイドを装着して，上腕骨遠位部の骨切除を行う。カッティングガイドを装着すると外反位は自ずと決定されるが，回旋方向は術野で決める。この際に，骨破壊が軽度であれば上腕骨滑車や小頭を参考に決定する。破壊が高度な例では，上腕骨の内側上顆と外側上顆を結んだ線よりもやや外側が前方に出た部位を通る線が屈曲・伸展の回旋軸であることをイメージしておくとよい。
　カッティングガイドにそって骨切り後にトライアルの上腕骨インプラント（トライアルステムと関節面をスクリューで結合したもの）を挿入する（図8）。

図7 上腕骨インプラントの打ち込み

上腕骨インプラントのステムが後方凸にカーブしているために，刺入孔はやや前方気味で上腕骨骨髄腔の背側をラスピングするイメージで，打ち込んでいく。

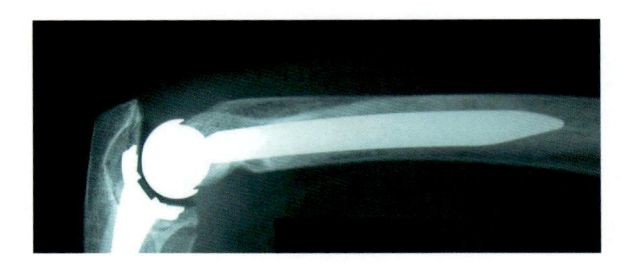

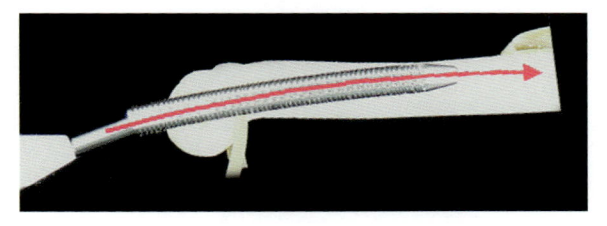

図8 打ち込みおよび骨切り

a：上腕骨用のラスプで上腕骨骨髄腔に細い径から徐々に太い径のものを打ち込んでいく。
b：カッティングガイドに沿って骨切りする。
c：トライアルの上腕骨インプラント（トライアルステムと関節面をスクリューで結合したもの）を挿入する。

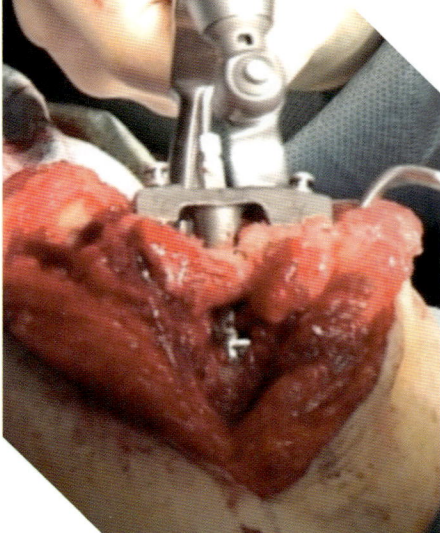

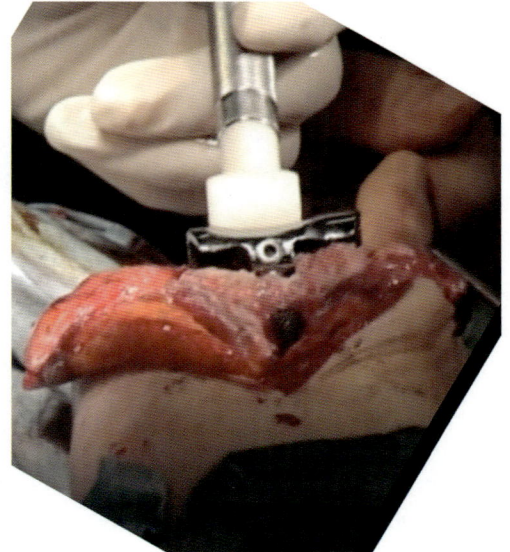

トライアルでの整復と人工関節のサイズの最終決定

両方のトライアルを挿入し，肘関節を整復後，前腕を回外させながら屈曲，回内させながら伸展させてトラッキングの確認を行い，関節面の適合性と安定性を調べる．さらに可動域を計測して屈曲制限および伸展制限の角度を評価する．通常，屈曲角度は問題なく，伸展制限が生じる場合が多い．30°以上の伸展制限があれば，上腕骨遠位の骨切除を追加して，上腕骨ステムをより中枢に打ち込む（図6, 8）．

コツとピットフォール

内側側副靱帯の切離が不十分だったり，尺骨側のコンポーネントの回旋アライメントが適正でないと，屈曲時に関節面の外側開きやエッジローディングが起こる．これらはポリエチレンの異常な摩耗や術後の腕尺関節の脱臼へとつながるので十分に注意を払う．

コンポーネントの固定

十分に術野を洗浄して，実際にインプラントを挿入する．セメントを用いるかどうかは症例によって異なるが，通常，上腕骨側はセメントを用いていない．尺骨側も原則65歳以下であれば，セメントを用いていない．

インプラントはまず，上腕骨側から挿入する．トライアルを挿入した角度，深度を再現するように，注意深く挿入する．トライアル時に骨欠損があると判断された場合には，切除した海綿骨を適宜骨移植する．

上腕骨インプラント挿入後に尺骨インプラントを挿入する．こちらもトライアルを挿入した角度，深度を再現するように行う．さらにセメントを用いない場合には，スクリュー2本で固定を行う（図9）．

図9 尺骨インプラントの固定

尺骨インプラントを挿入する．トライアルを挿入した角度，深度を再現するように行い，スクリュー2本で固定を行う．その後にポリエチレンインサートを挿入する．

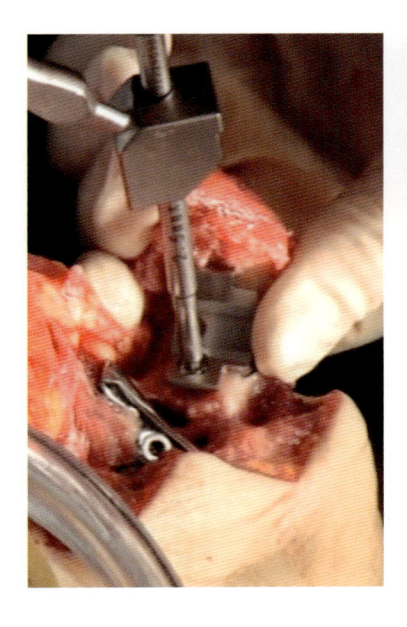

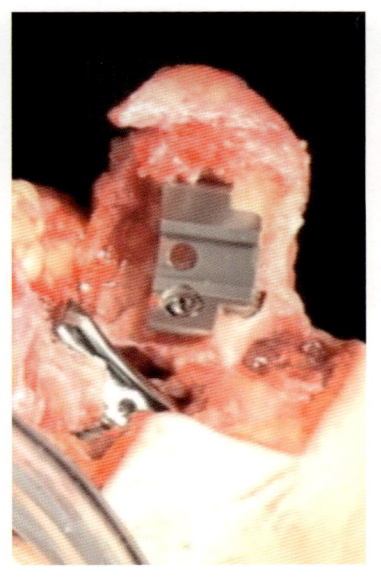

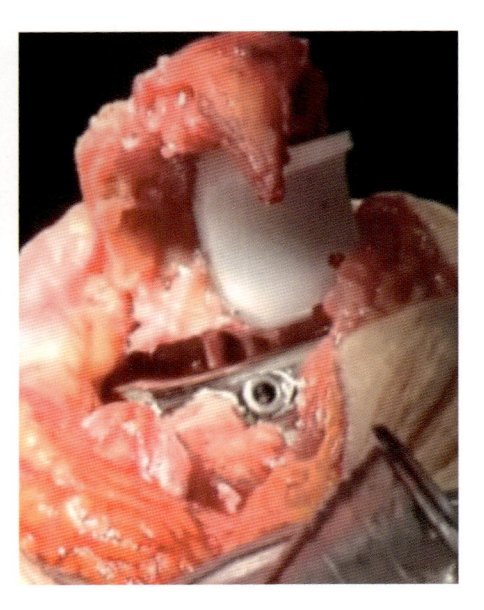

関節包，背側筋膜，三頭筋腱膜の縫合

内側・外側の関節包を4-0ナイロン糸で縫合する。この際には，肘関節の屈曲・伸展の回旋中心を意識して縫合を行う。内外側に2～3針かけた後，他動的に屈曲・伸展をさせて，腕尺関節の適合性を確認する。縫合糸の位置が悪い例や腕尺関節の不適合がある場合には4-0ナイロン糸は断裂する（図10）。

ここで特に問題がなければ，90°屈曲位で腱膜弁の下の筋層を縫合する。次いで肘頭背側，外側の筋膜を縫合する。この外側の筋膜の適切な緊張が得られるように確実に縫合することが，術後の脱臼を防ぐ重要なポイントである。術前，肘関節の伸展拘縮が著明な場合には，三頭筋腱をV-Y式に1～2cm延長して縫合することもある。

コツとピットフォール

V字形の筋膜弁の内側の縫合をする場合には，内側頭の筋内腱（図3右の青矢印）の断端同士を丁寧に合わせて確実に縫合することが大切である。また，緊張が強い場合には，肘関節をやや伸転位にして縫合するとよい。

図10 挿入後の確認

内外側に2～3針かけた後，他動的に屈曲・伸展をさせて，腕尺関節の適合性を確認する。
屈曲時（a）に関節面の外側聞きやエッジローディングが起きないかを，伸展時（b）には関節の安定性を確認する。

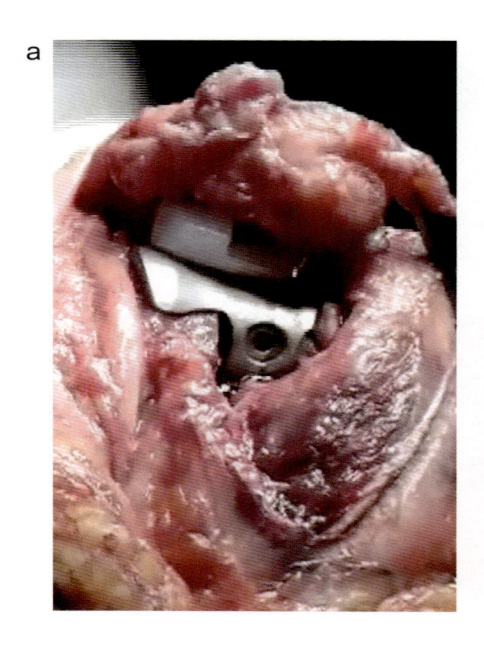

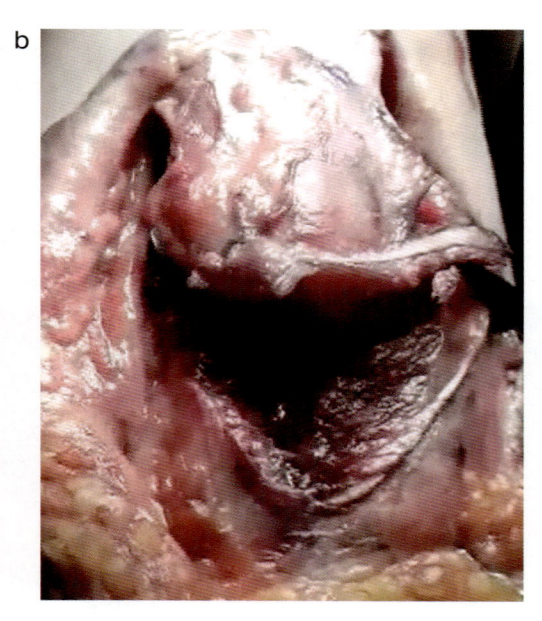

尺骨神経前方移行

前方に容易に移動できるように剥離した尺骨神経が，内側上顆の前方の位置にしっかりと保持されるように，皮下脂肪組織内を分離して尺骨神経を保持できるような空隙を作製する。さらに尺骨神経が元の位置に戻らないように皮下脂肪組織を内側上顆中枢に縫合して，脂肪組織で尺骨神経を取り囲むようにする。肘関節の屈曲・伸展を他動的に行い尺骨神経が圧迫されていないことを確認する。

閉創

皮膚を縫合する前に，外側の皮下から肘関節後方に閉鎖式吸引ドレーンの管を1本留置する。

後療法

術後の外固定は通常は肘関節90°屈曲位で回内外中間位にして，キャストシーネ固定を行っている。症例によっては（日本舞踊等で肘関節の完全伸展を希望している例では）伸展位でキャストシーネ固定を行うこともある。術後5日～1週のシーネ固定を続け，その後は自動での肘関節の屈曲伸展運動および回内・外運動を開始する。術後2～3週までは夜間のみキャストシーネ固定を行っている。

文献

1) 丹治　敦，池上博泰，高山真一郎，ほか．人工肘関節の形状決定に関する基礎研究：正常日本人遠位上腕骨骨髄腔の形態分析．日整会誌 2003; 77(8): S1029.
2) 丹治　敦，池上博泰，高山真一郎，ほか．関節リウマチ患者における上腕骨骨髄腔の形状について．日本肘関節研究会雑誌 2003; 10(1): 87-8.
3) 丹治　敦，池上博泰，中村俊康，ほか．人工肘関節の形状決定に関する基礎研究：正常日本人遠位上腕骨骨髄腔の形態分析（第2報）．日整会誌 2004; 78(8): S904.
4) 丹治　敦，池上博泰，中村俊康，ほか．人工肘関節の形状決定に関する基礎研究：正常日本人遠位上腕骨骨髄腔の形態分析（第3報）．日整会誌 2005; 79(8): S821.
5) 丹治　敦，池上博泰，中道憲明，ほか．正常日本人近位尺骨骨髄腔の形態分析（第1報）．日本肘関節学会雑誌 2006; 13(1): S50.
6) 丹治　敦，池上博泰，中村俊康，ほか．当科における人工肘関節置換術の成績：長期経過例について．関東整災誌 2006; 37(4): 155.
7) 丹治　敦，池上博泰，中村俊康，ほか．正常日本人近位尺骨骨髄腔の形態分析（第2報）．日整会誌 2006; 80(8): S876.
8) 丹治　敦，中村俊康，高山真一郎，ほか．人工肘関節の形状決定に関する基礎研究：正常日本人遠位上腕骨骨髄腔の形態分析（第4報）．日整会誌 2007; 81(8): S1051.
9) 丹治　敦，池上博泰，中村俊康，ほか．人工肘関節開発のための基礎研究：尺骨の関節面と髄腔軸の角度について．日本肘関節学会雑誌 2008; 15(1): S19.

II 肘関節疾患の治療

人工肘関節（TEA）
Linked type 人工肘関節

稲垣 克記
昭和大学医学部整形外科学主任教授

術前準備

Linked type 人工肘関節の歴史

　人工肘関節置換術（TEA）はLinked type（結合型）とUnlinked type（非結合型）に分類され，表面置換型はUnlinked typeの範疇に，半拘束型はLinked typeの範疇に入る。TEAは基礎疾患やインプラントデザイン，骨質，インプラント設置法，靱帯バランス，セメント使用の有無により治療戦略が異なる。1980年代後半からインプラントデザインとキネマティクスを中心とした機種の安定性に関する研究が米国Mayo Clinicを中心に盛んに行われるようになり，特に関節リウマチ（RA）に対しTHA，TKAと同様に行われるようになった[1)～4)]。しかし実際にTEAの成績が安定し国際的に信頼すべき治療法となったのは1990年に入り，Mayo Clinicにおいて開発されたCoonrad型が改良を重ね内反と外反に5°の自由度をもたせ，また上腕骨コンポーネントは遠位部前方にanterior flangeを設けこの間に骨移植をすることで回旋防止と後方sinkingを抑える効果を目的としたCoonrad-Morreyデザインとなってからである[3)～8)]。関節摺動面はpin within a pinメカニズムとなり尺骨側ステムの素材もプレコーティングからプラズマスプレイコーティングに改良され，関節摺動面の素材もチタン合金からコバルトクロム合金となり，2010年米国AAOS会議においてMayo Clinicからこの機種の1,000例の術後25年の良好な成績が報告された[6)]。Coonrad-Morreyインプラントは，回旋に対する拘束性の高さと内外側への自由度という面で優れたデザインといえる。現在，この機種は長期成績において安定した結果を有し，世界で最も信頼され広く使用されている。
　ここではこの機種の特徴を今までの基礎研究の視点から解説し，インプラントの選択と手術適応および手術のタイミング，手術手技と長期成績につき述べた。

人工肘関節のバイオメカニクス

　3次元空間内trackingにより得られたLinked type人工肘関節のKinematicsと筋力が加わったもとでの内・外反ストレス下の安定性では他のインプラントに比べ最も生理的な安定性がCoonrad-Morrey人工肘関節インプラントで得られた[5)]。これらの研究によりTEA術後のloosening（弛み）やポリエチレンのwear（磨耗），ひいては長期成績をある程度まで推測することが可能となった。
　Sorbie-Questor unlinked typeのように橈骨頭コンポーネントをもつ人工肘関節デザインでは橈骨頭コンポーネントを置くスペースの分，尺骨コンポーネントの内外への自由度がなくなり不安定性も強くなる必然性が生じる。しかし，0～30°までの伸展位における安定性は橈骨頭コンポーネントを有するデザインのみに得られるものであり，Kinematics上ダイナミックな安定化効果が特徴である[4)]。Coonrad-Morrey TEAにおいても橈骨頭が

正常近い状態で残っていればあえて切除する必要はない。

適応

　表面置換型の機種はステム基部が上腕骨遠位にcondylar moldという固定法で回旋に耐えうる機構を有している。そのため肘関節の上腕骨遠位顆部の片方が残っていなければこの機種による手術は不可能である。よって両顆部欠損例にLinked typeは適応となる。変形の強いRA例や不安定性の強いムチランス型でも表面置換型の適応は少なくLinked typeの適応となる。

　一方，RA以外でもTEAは適応となることがあり，外傷後の強い不安定性を伴うアライメント不良例に対し，救済手術としてTEAが行われることがある。外傷後の高度不安定肘や伸展位での高度拘縮例・強直例にはLinked typeが選択されるべきである。上腕骨遠位端骨折，偽関節，変形性肘関節症にも適応となる[7)～9)]。

手術手技

皮切

　まず十分に尺骨神経を剥離展開する（図1a）。上腕三頭筋の肘頭停止部を15番メスにてSharpy線維部にて切離する（図1b）。

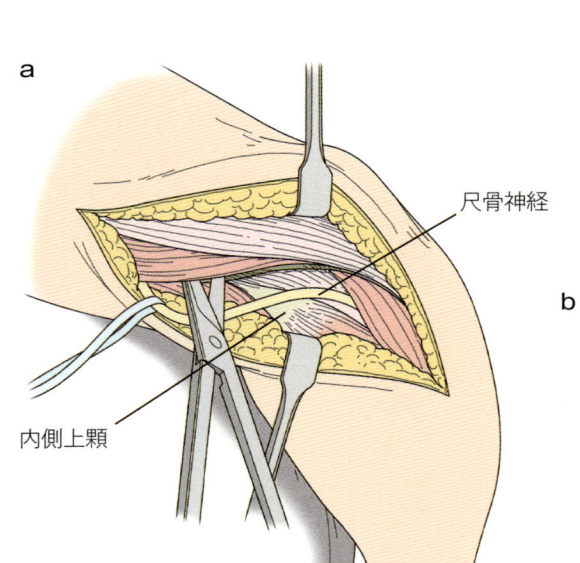

図1 皮切
a：後方アプローチ
十分に尺骨神経を剥離・展開する。
b：上腕三頭筋の切離
上腕三頭筋の肘頭停止部を15番メスにてSharpy線維部にて切離する。

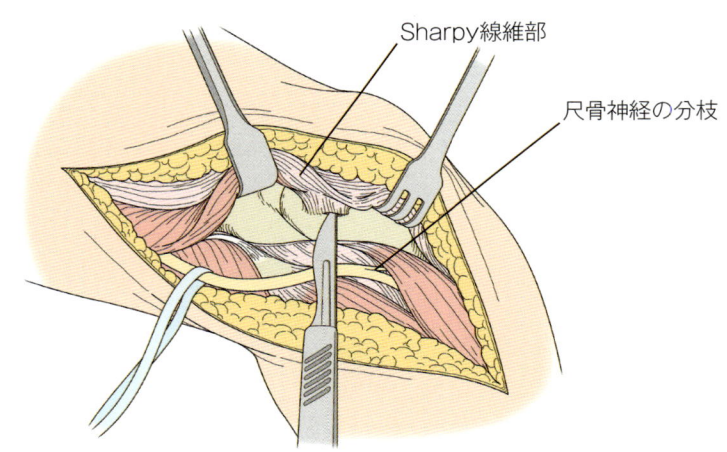

上腕骨髄腔の開窓および骨切り

スターターリーマーにて髄腔をリーミングしたのちにカッティングガイドを装着し，上腕骨遠位の骨切りを行う（図2）。

サージエアトーム／バーにて45°の角度でtrochlea nocthの底部を開窓する（図3）。

図2 上腕骨髄腔の開窓と骨切り

スターターリーマーにて髄腔をリーミングしたのちに（a），カッティングガイドを装着し上腕骨遠位の骨切りを行う（b）。

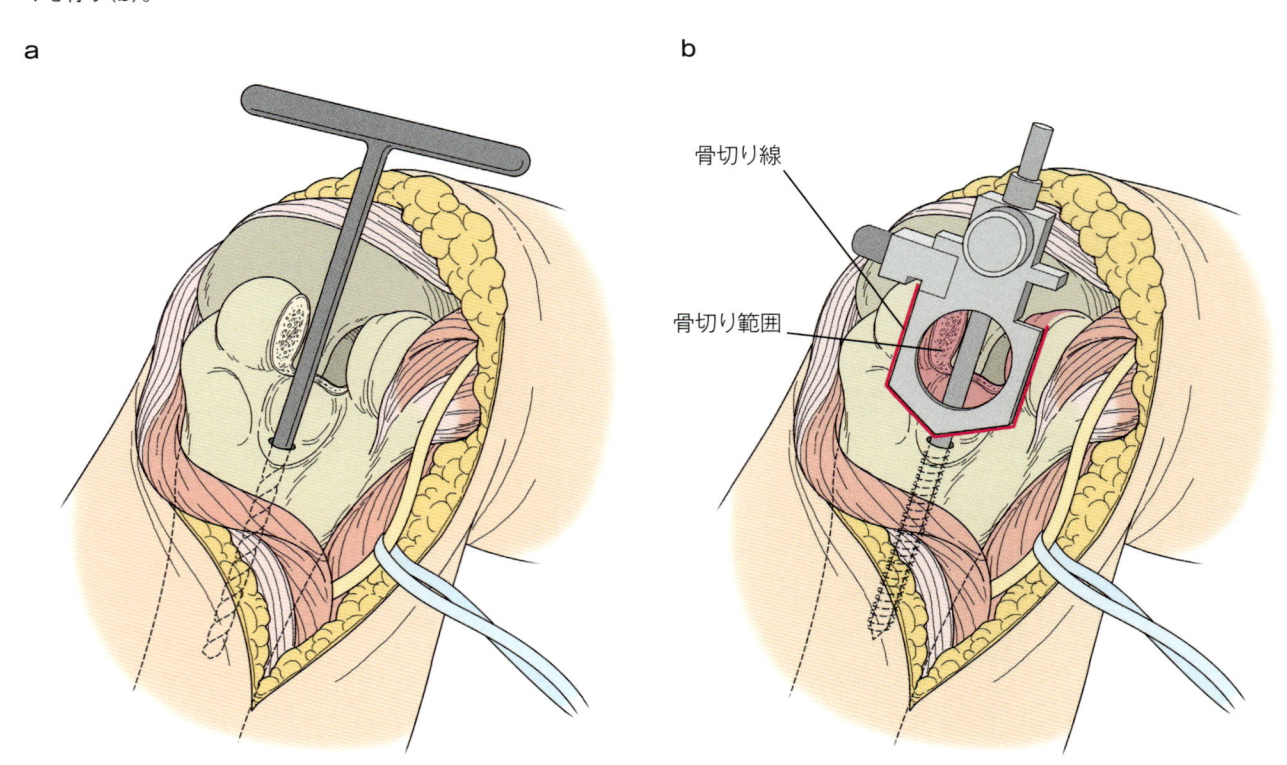

a

b

骨切り線
骨切り範囲

図3 尺骨髄腔の開窓

サージエアトーム／バーにて45°の角度でtrochlea nocthの底部を開窓する。

a

45°

b

トライアル

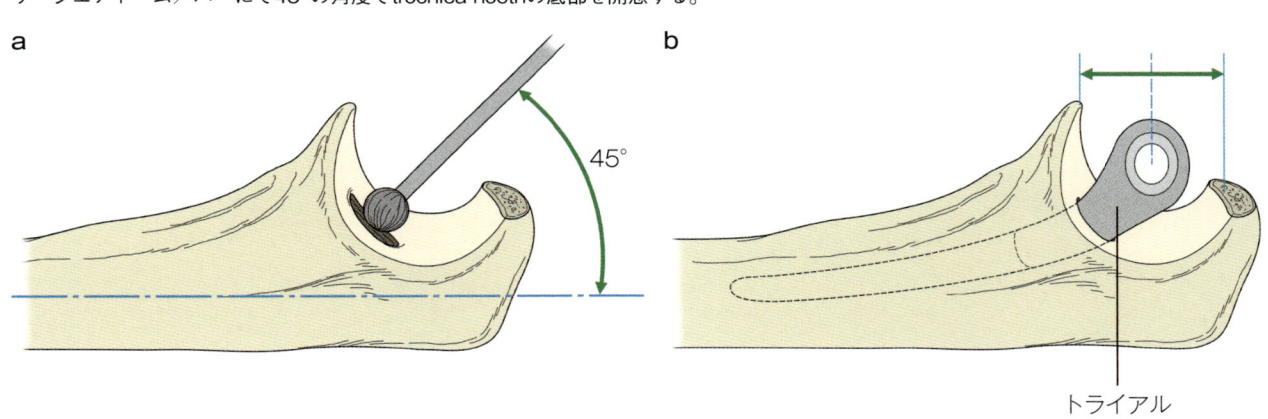

セメントテクニックおよびカップリング

先端をトライアルと同じ長さに切ってセメンティング操作を行う(図4)。上腕骨コンポーネントと尺骨コンポーネントをpin within a pinメカニズムで結合(カップリング)する(図5)。

図4 セメントテクニック
トライアルと同じ長さに切ってセメンティング操作を行う。

a

b

トライアル

上腕骨コンポーネント

セメント

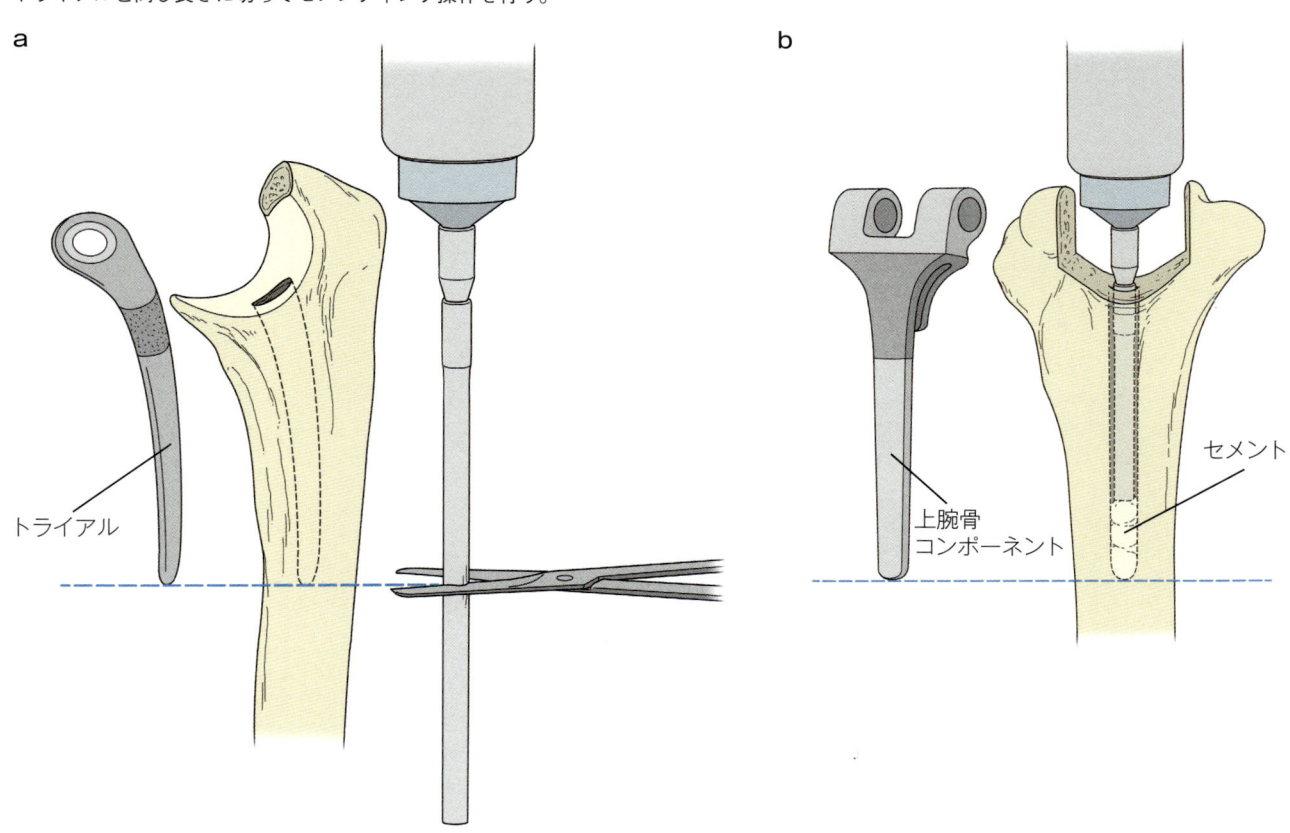

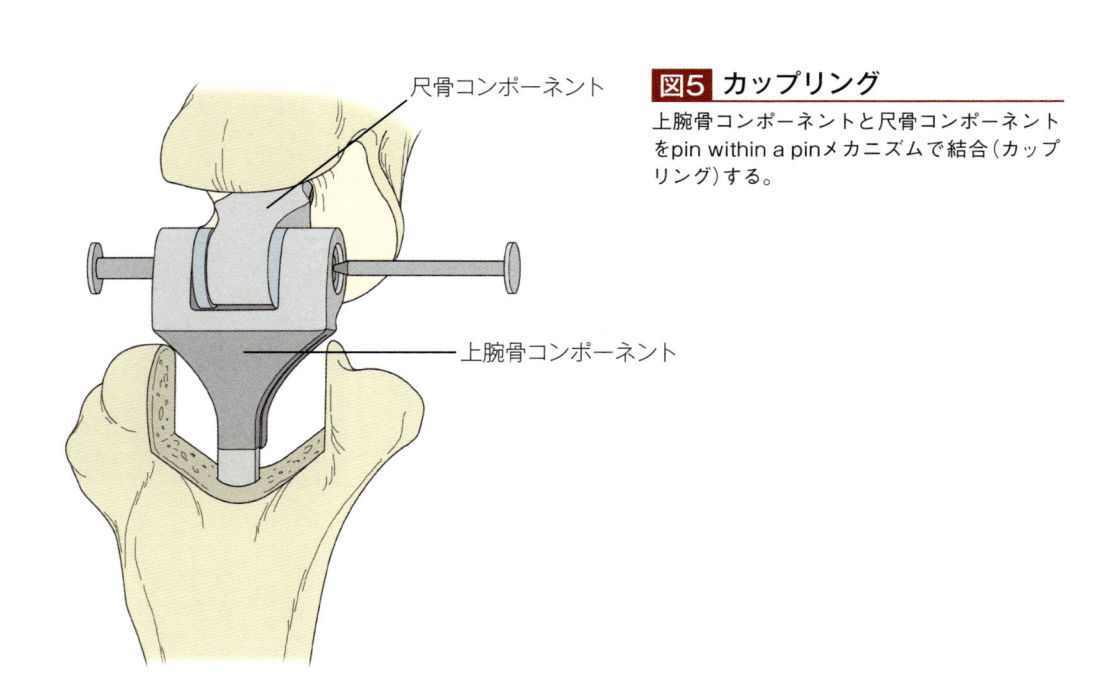

図5 カップリング
上腕骨コンポーネントと尺骨コンポーネントをpin within a pinメカニズムで結合(カップリング)する。

尺骨コンポーネント

上腕骨コンポーネント

骨移植およびインプラント挿入

前方フランジへの骨移植を行う．次いでインプラントを挿入し，打ち込みを行う（図6）．

閉創

上腕三頭筋を肘頭背側へ縫合する（図7）．最後に必ず尺骨神経の皮下前方移行を行う（図8）．

図6 骨移植およびインプラント挿入
a：前方フランジへの骨移植
b：コンポーネントを打ち込み

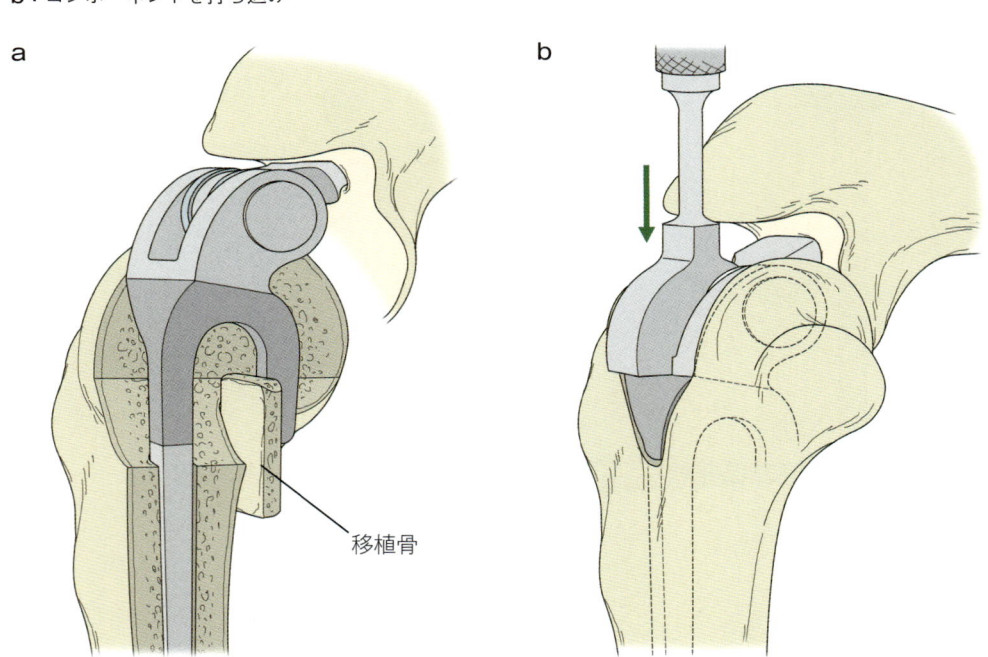

移植骨

図7 上腕三頭筋の縫合
上腕三頭筋を肘頭背側へ縫合する．

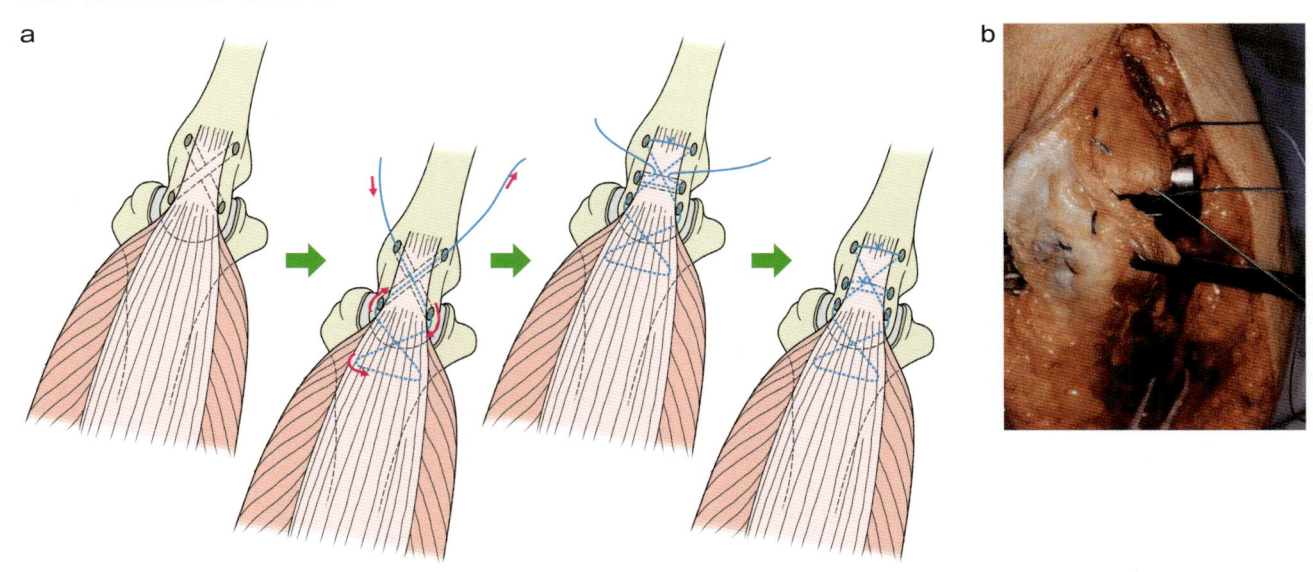

図8 尺骨神経の皮下前方移行

最後に必ず尺骨神経の皮下前方移行を行う。

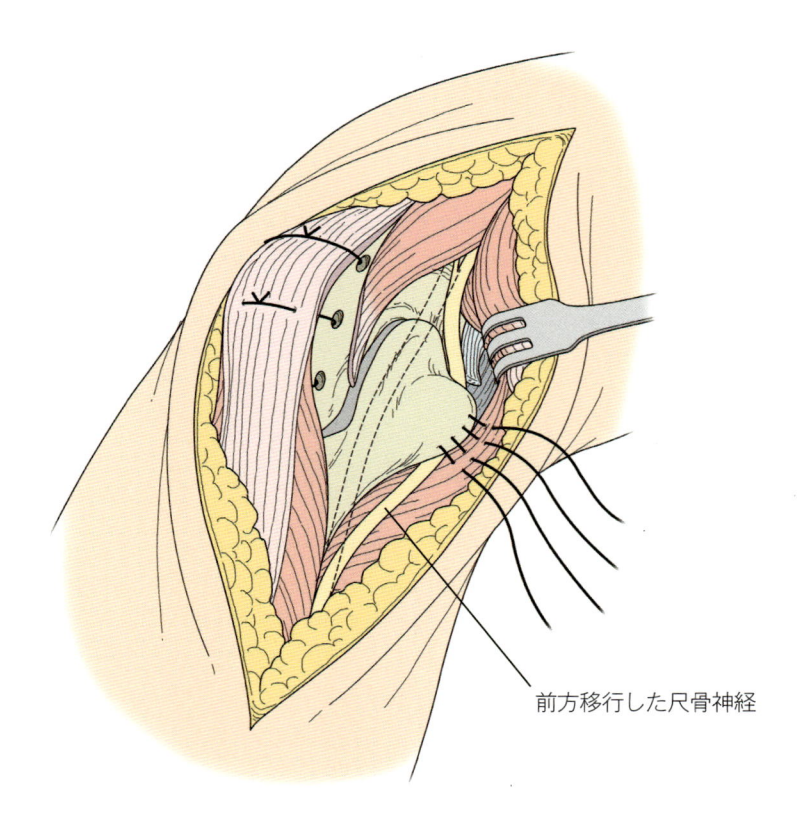

前方移行した尺骨神経

長期成績

米国Mayo ClinicからのによればCoonrad-Morrey人工肘関節927例の術後10～15年の長期成績はRAでは97%の患者に痛みがなくなり肘関節可動域は28～131°を約束された。10～15年のインプラント生存率は93%で患者満足度は86%であった。現在長期成績に関し，この機種を凌駕する人工肘関節インプラントは存在しない。しかしながら，今後はポリエチレン摩耗[11]への対策が問題となるであろう。

文献

1) Morrey BF, Bryan RS, Dobyns JH, et al. Total elbow arthroplasty. A five-year experience at the Mayo Clinic. J Bone Joint Surg Am 1981; 63: 1050-63.
2) Morrey BF and Adams RA. Semiconstrained arthroplasty for the treatment of rheumatoid arthritis of the elbow. J Bone Joint Surg Am 1992; 74: 479-90.
3) Inagaki K. Current concepts of elbow-joint disorders and their treatment. J Orthop Sci 2013; 18: 1-7.
4) Inagaki K, O'Driscoll SW, Neal PG, et al. Importance of a radial head component in Sorbie unlinked total elbow arthroplasty. Clin. Orthop 2002; 400: 123-31.
5) O'Driscoll SW, An KN, Korinek S, et al. Kinematics of semi-constrained total elbow arthroplasty. J Bone Joint Surg Br 1992; 74: 297-9.
6) Gill DR and Morrey BF. The Coonrad-Morrey total elbow arthroplasty in patients who have rheumatoid arthritis. J Bone Joint Surg Am 1998; 80:1327-35.
7) Sanchez-Sotelo J, Morrey BF. Total elbow arthroplasty. J Am Acad Orthop Surg 2011; 19: 121-5.
8) Morrey BF, Schneeberger AG. Total elbow arthroplasty for posttraumatic arthrosis. Instr. Course Lect 2009; 58: 495-504.
9) Lapner M, King GJ. Elbow arthroplasty for distal humeral fractures. Instr Course Lect. 2014; 63: 15-26.
10) Morrey BF. Semiconstrained total elbow replacement. In Morrey BF (ed). Master Techniques in Orthopaedic Surgery, The Elbow. Philadelphia, Raven Press, Ltd., New York 1994; 231-55.
11) Lee BP, Adams RA, Morrey BF. Polyethylene wear after total elbow arthroplasty. J Bone Joint Surg Am 2005; 87: 1080-7.

II 肘関節疾患の治療

肘関節部の末梢神経障害
特発性前骨間神経麻痺，特発性後骨間神経麻痺

越智 健介　慶應義塾大学医学部整形外科学
堀内 行雄　川崎市病院事業管理者，川崎市立川崎病院整形外科
田崎 憲一　荻窪病院整形外科・手外科センター顧問

術前準備

神経束のくびれ [1]〜[7]

　近年，特発性の末梢神経麻痺の責任神経束に「くびれ」"hour-glass like constriction"が存在したとの報告が本邦を中心に散見されている。神経束の「くびれ」は神経外組織による絞扼や圧迫要因がないという点で，従来の絞扼性神経障害とは大きく異なっている。また「くびれ」は若年層に多く生じていること，「くびれ」近位の神経束腫大化は時間依存的に生じるのではない，という点でも従来の絞扼性神経障害とはまったく異なる病態と考えられる。

　神経束の「くびれ」は，特発性前骨間神経麻痺(spontaneous anterior interosseous nerve palsy；sAIN麻痺)および特発性後骨間神経麻痺(spontaneous posterior interosseous nerve palsy；sPIN麻痺)にほぼ限定されて報告されてきた。また合計で100症例以上の報告があるものの，いまだにその病態ならびに治療法は不明である。ここでは現時点における著者らの理解を概説しつつ，その手術療法について紹介する。

特発性前骨間神経麻痺，特発性後骨間神経麻痺とは [1]〜[5]

　前骨間神経は正中神経の分枝であり，長母指屈筋，深指屈筋(示指，ときに中指)，方形回内筋を支配することが多い。従ってこの神経が麻痺に陥れば，典型的には母指IP関節および示指DIP関節の屈曲が不能となり，母示指間で丸を作らせると変形した形になる，いわゆるtear drop signを呈する。

　後骨間神経は橈骨神経の分枝であり，総指伸筋(extensor digitorum communis；EDC)，長母指伸筋(extensor pollicis longus muscle；EPL)などの指伸筋群を支配することが多い。従ってこの神経が麻痺に陥ると，典型的には指の伸展が不能になり，手首は背屈可能であるが指の伸展が不能なdrop finger deformityを呈する。

　非外傷性前骨間神経麻痺/後骨間神経麻痺の原因としては占拠性病変(ガングリオンなど)や絞扼性神経障害，回内筋症候群，橈骨神経管症候群などが知られているが，いまだにその原因が不明な一群を著者らはsAIN麻痺/sPIN麻痺としてとらえている。また特発性の両麻痺における麻痺筋の分布は解剖学的に説明できないことも多いことから，sAIN麻痺はAIN麻痺を主病像とする特発性正中神経麻痺，sPIN麻痺はPIN麻痺を主病像とする特発性橈骨神経麻痺，と考えたほうがよいであろう。

　sAIN麻痺/sPIN麻痺の臨床的特徴としては，①誘因なく，突然発症する，②発症前に患肢を酷使していることが多い，③麻痺発症前後に1〜2週間程度の激痛が患肢に生じていることが多い，④麻痺は一過性で自然に回復することが多い，などが挙げられる。その臨床的特徴ならびにその多くが自然回復することから，sAIN麻痺/sPIN麻痺をneuralgic amyotrophy(NA)の一亜型とする報告もあるが，最近では神経束の「くびれ」もその病態として想定されるようになってきた。

sAIN麻痺/sPIN麻痺においてみられる神経束の「くびれ」[1)~5)]

sAIN麻痺/sPIN麻痺に対して神経束間剥離術が適応されるようになるにつれて，その責任神経束に「くびれ」がみられたとの報告が多くなってきた。「くびれ」は神経束単位で生じているものであり，少数の症例を除いて神経本幹はくびれていない。これまでの報告には「くびれ」が1つだけ存在したとするものもあれば，単一の神経束に多発，あるいは複数の神経束に多発していたとのものもある。多発例は発症後早期に神経剥離術を施行した例に多いことから，「くびれ」はその経過とともに漸減する可能性もある。非常に興味深いことに，「くびれ」の発生高位はsAINPでは内側上顆の近位0~6cmに，sPINPでは回外筋入口部の近位1~3cmに集中して報告されている。これは「くびれ」のなんらかの病態を反映していると考えられるが，詳細はいまだに不明である。いずれにせよ，神経束間剥離術を行う際にはこの高位を中心に行う必要がある。

sAIN麻痺/sPIN麻痺の治療[1), 4), 5), 7), 8)]

sAIN麻痺/sPIN麻痺ともに自然回復する症例が多いため，発症後早期は保存療法の適応となる。しかしながら自然回復しない症例が一定頻度でみられるため，それら保存療法不応例に対する治療法が問題となる。

sAIN麻痺/sPIN麻痺がNAであるとの前提で，保存療法のみで治療した場合の回復率（MMT：4以上）はsAIN麻痺で約90%（発症後平均4年），sPIN麻痺で73%（発症後1年）と報告されている。これに対して近年，発症後一定期間の保存療法に反応しない症例に対しては手術を考慮する傾向にある。術式としては切除縫合術よりも神経束間剥離術が推奨されている。発症後3カ月以上経過しても回復徴候のない症例に対して神経束間剥離術を施行した場合の回復率（MMT：4以上，術後約1年）はsAIN麻痺で83~100%，sPIN麻痺で86~100%とされている。特にsAIN麻痺では保存療法例に比べて神経束間剥離術実施例の最終筋力は有意に良好と報告されており，一定期間回復徴候のみられない症例に対して神経束間剥離術を推奨する1つの根拠となっている。とはいえ，報告されている回復率には一見，保存療法と神経束間剥離術の間に大差がないため，sAIN麻痺/sPIN麻痺の治療方針はいまだに一定の見解が得られていない。

しかしながら回復徴候が一定期間みられない症例に対する保存療法の成績は，本当に良好なのであろうか？　著者らはこの点を検証するため，上記の報告などから，発症後1カ月以内に回復徴候のみられない症例における保存療法の成績を類推した。その結果はsAIN麻痺でおおよそ73%（発症後4年），sPIN麻痺でおおよそ41~71%（発症後3年）と推測された。発症後3カ月以内に回復徴候のみられない症例の保存療法の成績はデータ不足で類推不能であったが，この成績よりも悪いことは想像に難くない。あくまで類推の域を出ないが，報告された神経束間剥離術の治療成績が基本的に発症後3カ月以上経過しても回復兆候がない症例を対象としていることを考えると，発症後一定期間経過しても回復徴候のない症例に限った場合は，神経束間剥離術のほうが最終成績は優れている可能性が高い。

「くびれ」とは？　—「くびれ」を定義する[4)~6)]

sAIN麻痺/sPIN麻痺においてみられる「くびれ」や神経束の形態異常は，実に多彩である。そのため，たとえ同じ神経束の狭小化であっても観察する術者によってそれを「くびれ」"あり"と判断する者もいれば，「くびれ」"なし"と判断する者もいることが十分に予想される。実際に著者らが行った文献調査においても，sAIN麻痺における「くびれ」の発生頻度は0~100%と著しい違いがみられた。このような状況下では有用な議論を積

Anatomical KeyShot

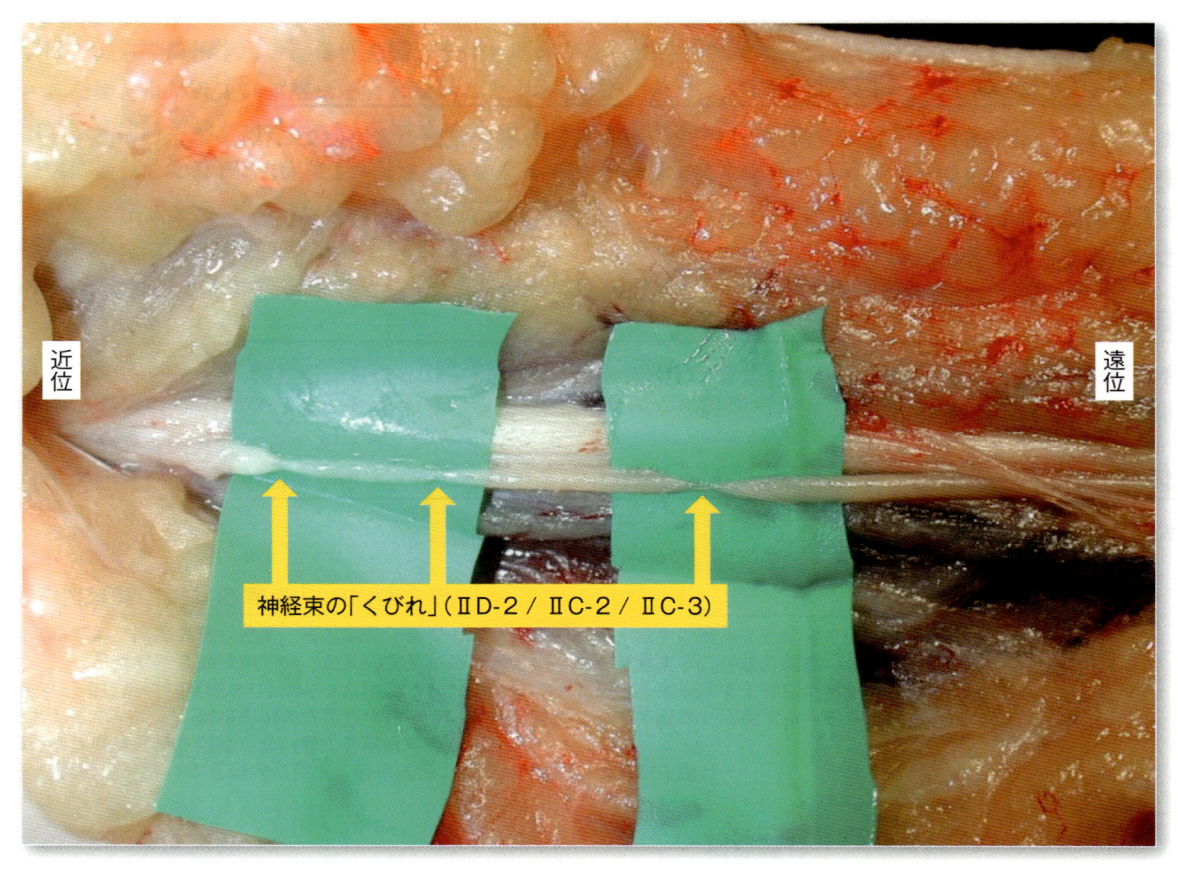

近位 遠位

神経束の「くびれ」(ⅡD-2／ⅡC-2／ⅡC-3)

(ⅡD-2／ⅡC-2／ⅡC-3)
　sAIN麻痺においてみられた神経束の「くびれ」の1例。最遠位の「くびれ」には，ちぎれんばかりの著しい狭小化がみられた。本例でも「くびれ」部の切除は行わずに神経束間剥離術のみに止めたが，術後7カ月で完全回復している。著しい「くびれ」に対しても神経束の切除縫合術は不要で，神経束間剥離術のみで十分であることを示唆する1例である。

手術手技

皮切・展開 9), 12)

手術高位における正中神経の走行

　上腕部で上腕二頭筋腱や上腕動脈と伴走した正中神経は肘関節高位で上腕二頭筋腱膜の下を通り，続いて円回内筋二頭間，浅指屈筋腱弓の下を通過する（図3）。通常，主要な筋枝は肘皮線よりも遠位で分枝しており，円回内筋枝は内側上顆より約3〜6cm遠位で，橈側手根屈筋枝は約6〜7cm遠位で，浅指屈筋枝は約3〜13cmで，いずれも尺側から運動枝を分枝するとされる。AINは約5〜8cm遠位で，橈側あるいは後方から分枝するとされている。

図3 正中神経の解剖
a：正中神経の走行
b：術野の実際
通常，主要な筋枝は肘皮線よりも遠位で分枝している。AINのみ橈側あるいは後方から分枝し，その他の運動枝は尺側から分枝する。

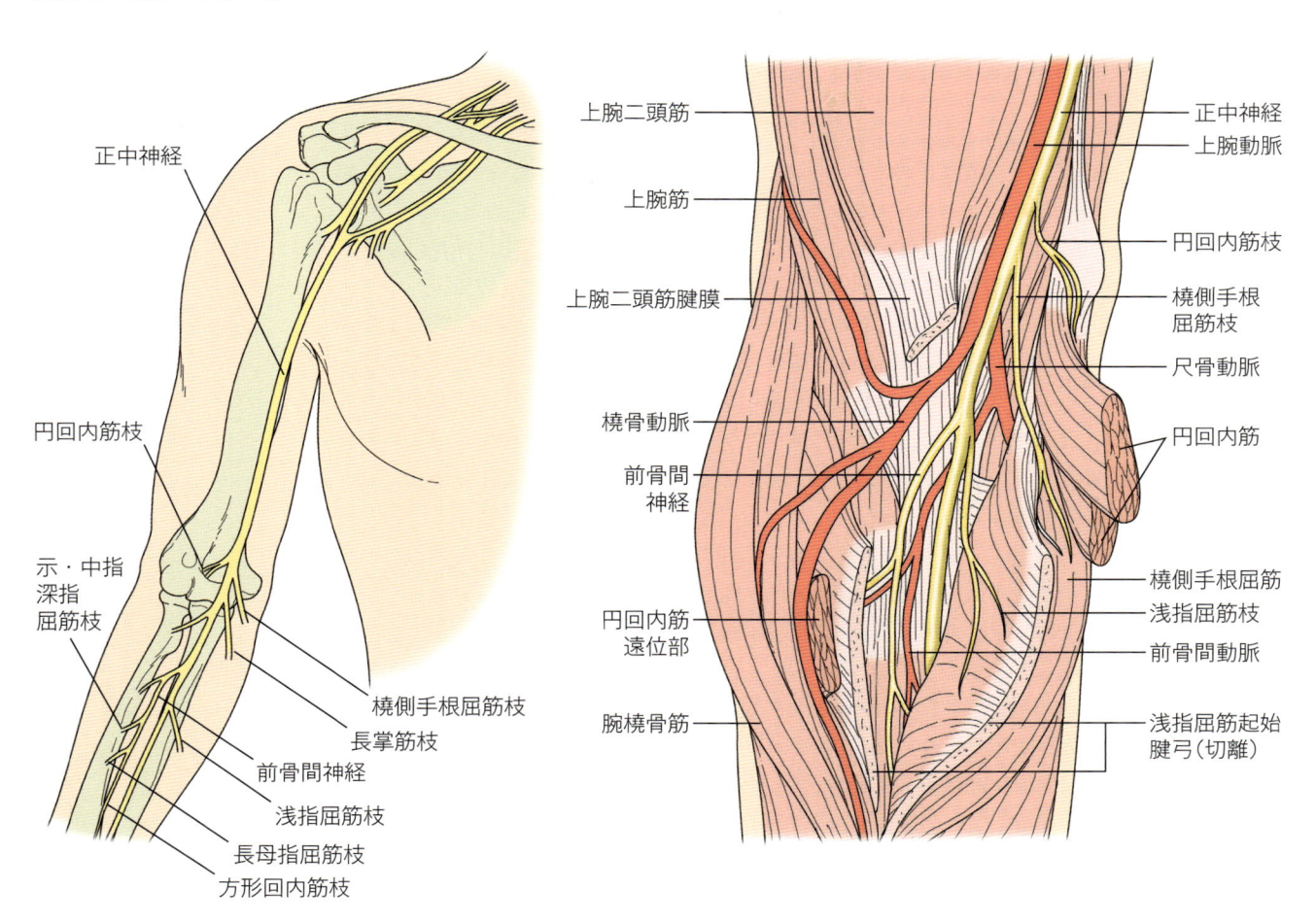

sAIN麻痺に対する皮切と展開

・通常皮切法[1), 8)]

　従来，肘上から肘下にまで及ぶ広範囲の皮切による神経束間剥離術が実施されてきた。本法には前腕における絞扼因子の確認ならびに開放ができる点，AIN枝ならびに正中神経本幹の中のAIN成分を確実に同定できるという利点がある。

　肘皮線部を横切るS状皮切を用いる（図4a）。筋膜の層で展開し，術野を広げる。正中神経を上腕二頭筋腱膜の近位で同定確保し（図4b），中枢と末梢へそれぞれ神経外剥離を行う（図4c）。AIN枝以外の運動枝は尺側から分枝するため，剥離は正中神経の橈側で進める。円回内筋尺骨頭の腱性起始部を切離して剥離を進めるが，この高位の正中神経の走行には破格が多いことが知られている。正中神経は円回内筋二頭間を貫通していることが多いものの，円回内筋尺骨頭の深部を通過することもあれば，円回内筋上腕頭の中を貫通する場合もある（図4d）。従って上記のように近位から遠位へ正中神経に沿って剥離を進めるのがよい。

　絞扼因子として知られる上腕二頭筋腱膜，円回内筋上腕頭，円回内筋尺骨頭，浅指屈筋腱弓，長母指屈筋副頭（Gantzer筋），橈側手根屈筋腱副腱などにおけるAINの狭窄や偽性神経腫がみられた場合は，絞扼性神経障害ありと判断する。血管による絞扼性神経障害の報告もあるが，この点に関しては血栓や血管の硬化などがない場合や偽性神経腫を伴わない場合は否定的に考えている。AIN枝とAIN成分を中心に，神経上膜や神経周膜の色調変化や浮腫，硬化を指標にしながら愛護的に徹底的な神経束間剥離術を行う。また円回内筋枝や橈側手根屈筋枝にくびれを生じていることもあるので，これらの運動枝も確認する。

・肘上小皮切法[8), 9), 13)]

　肘上から肘下にまで及ぶ皮切は，醜悪な手術瘢痕を残しやすいことが知られている[13)]。また，sAIN麻痺における神経束の「くびれ」は内側上顆の近位0～6cmに集中して報告されている[2)]。そこでわれわれは，前腕部での絞扼性神経障害が否定的な症例に対しては肘上に限局した約5cmの皮切で神経束間剥離術を行っている（図5a，b）。著者らが考える肘上小皮切の適応を示す（図6）。

　自験25例（肘上小皮切11例，通常皮切14例）の検討では，両者の成績に有意差はなかった。このことから，絞扼性神経障害の可能性が否定的な症例では神経束間剥離術は肘上のみで十分であり，特に女性においては整容的なアプローチとして推奨されてもよいと考えている。ただし，展開範囲を超えて神経上膜や神経周膜神経周膜の浮腫が広がる症例では「くびれ」が展開範囲外にあることも想定されるため，皮切延長の可能性も念頭において小皮切をデザインする必要がある。

　本法を実施するためには，丁寧な診察により症例を適切に選ぶことが重要である。まずはSpinnerの徴候やpronator compression test，Tinel徴候，圧痛部位などを詳しく調べることで，絞扼性神経障害の可能性を詳細に検討する。絞扼性神経障害が否定的な症例では，次に肘上のどこにTinel徴候や圧痛点が存在しているかを丁寧に調べてマーキングし，その部位を中心として正中神経に沿った小皮切で正中神経を展開する（図5a）。肘皮線近くに圧痛点やTinel徴候が限局している症例では，肘皮線に沿った皮切で正中神経を展開している（図5b）。絞扼性神経障害の可能性が高い症例では，通常皮切法を選択する。

　本法では正中神経本幹内のAIN成分を解剖学的に正確に同定することは不可能であるため，同高位におけるトポグラムを参考に神経束間剥離術を実施する（図5c）。AIN成分は通常，深部尺側に存在する。また「くびれ」を伴う部位には神経上膜や神経周膜の色調変化や浮腫状変化，硬化などを伴うことが多いため，丁寧な視診や触診をしながらの徹底的な神経束間剥離術が特に重要となる。また展開部位より近位あるいは遠位に神経上膜や神経周膜の色調変化や浮腫状変化，硬化があるかの視診や触診も重要である。そのような変化があった場合は皮切を延長し，徹底的な神経束間剥離術の実施範囲を拡大する（図6）。

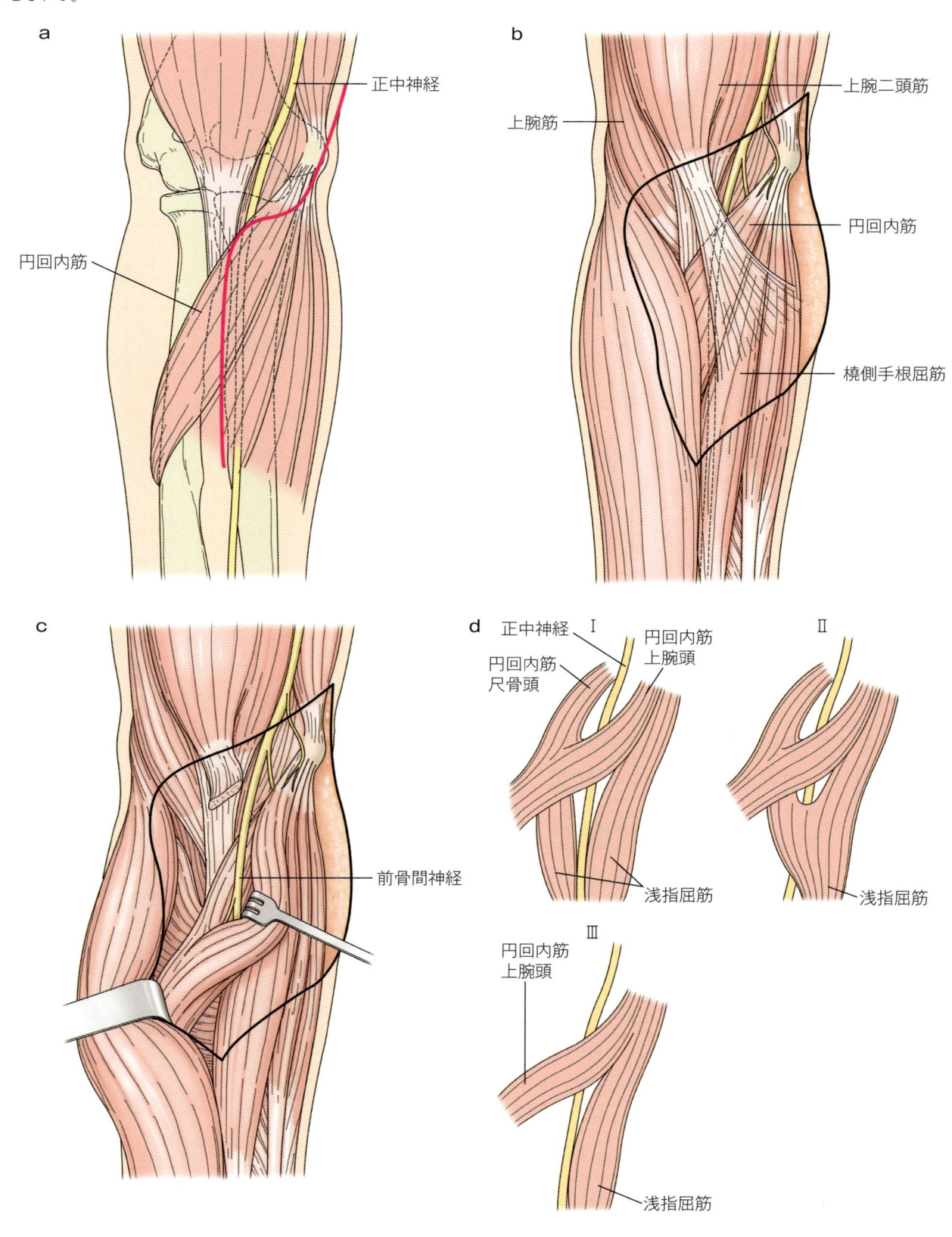

図4 sAIN麻痺に対する通常のアプローチ

a：通常皮切
上腕部では正中神経に沿い，肘皮線を通ってS状の皮切で前腕部まで展開する。
b：正中神経を上腕二頭筋腱膜の近位で同定確保し，中枢と末梢へそれぞれ神経外剥離を行う。
c：AIN枝以外の運動枝は尺側から分枝するため，剥離は正中神経の橈側で進める。円回内筋総屈筋群起始部には解剖学的バリエーションが多いため，近位から遠位へと剥離を進めるのがよい。
d：円回内筋総屈筋群起始部の解剖学的バリエーション
Dellonらによって報告された，円回内筋総屈筋群起始部の解剖学的バリエーション。Ⅰが最も多く，Ⅲはまれとされる。

図5 sAIN麻痺に対する小皮切法

a：圧痛点を中心として正中神経に沿った小皮切で正中神経を展開する。
b：肘皮線近くの症例では，肘皮線に沿った皮切で正中神経を展開する。
c：正中神経トポグラム

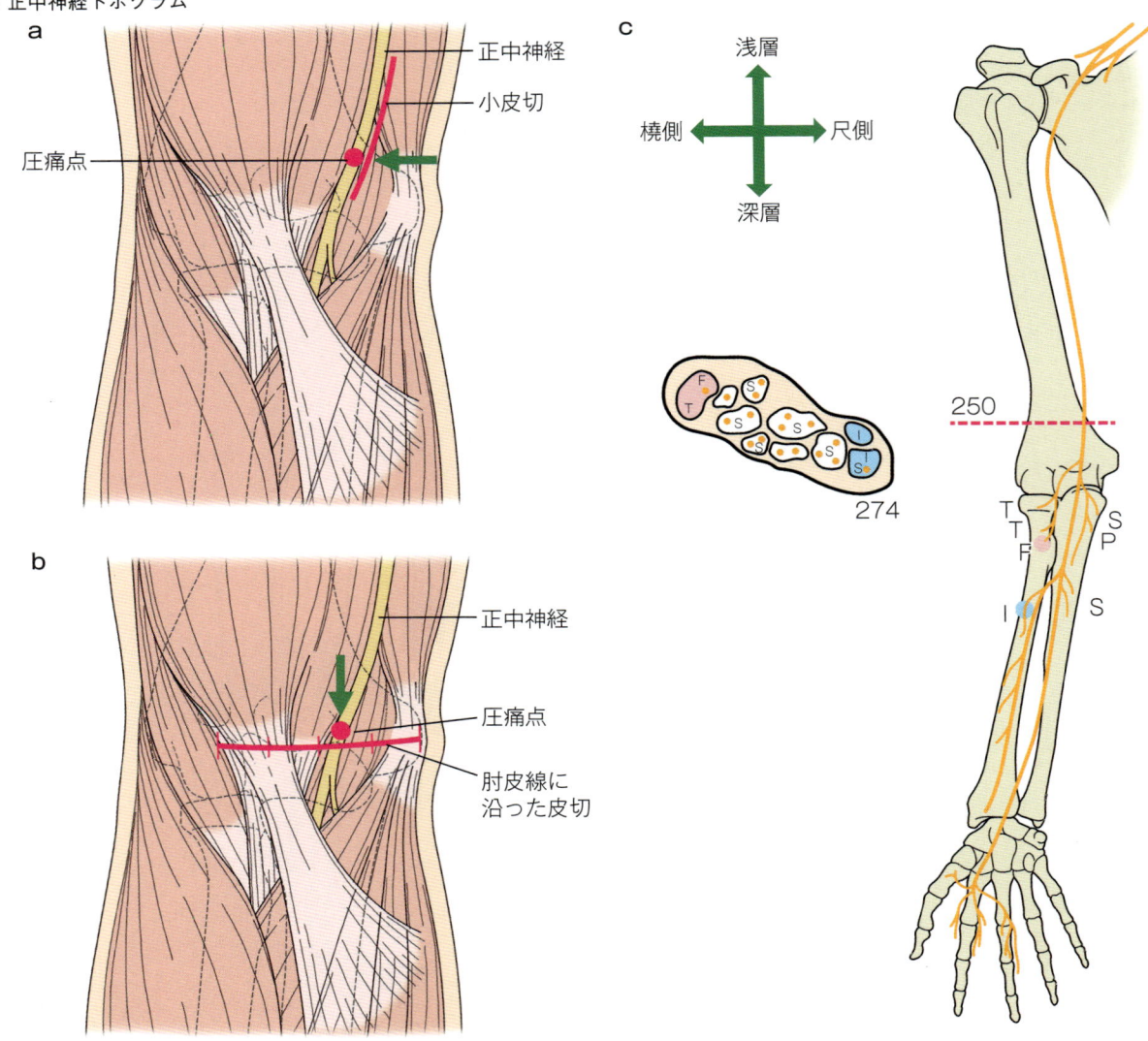

図6 sAIN麻痺に対する著者らの治療方針

臨床所見に応じて，通常皮切法と肘上小皮切法を使い分けている。神経上膜や神経周膜の色調変化や浮腫，硬化が術野を超えて広がっている場合には，肘上小皮切法から通常皮切法に適宜変更する。

```
                    sAIN 麻痺
                       │
     ・臨床的・電気生理学的にsAIN麻痺と診断
     ・発症後，3カ月以上経ても回復徴候がない
     ・保存療法と手術療法の両者を説明して，手術療法に同意
                       │
                   手術療法を選択
                    ╱        ╲
   ・肘上の正中神経の走行に一致した，    ・正中神経の走行に一致した，左右差
     左右差のある圧痛・違和感              のある圧痛・違和感が肘下にも
   ・Spinnerの絞扼点にTinel徴候            ・Spinnerの絞扼点にTinel徴候を
     を認めない                              認める
         │                                      │
         ▼      神経上膜の色調変化や              ▼
   肘上小皮切による    浮腫，硬化が術野を超える    上腕～前腕に至る
   限局的神経束間剥離術 ─────────────────→  広範囲神経束間剥離術
              肘上小皮切で剥離不可能
```

手術高位における橈骨神経の走行

橈骨神経は上腕近位1/3で後上腕皮神経と上腕三頭筋枝を出した後，上腕骨の橈骨神経溝に沿って上腕深動脈とともに上腕三頭筋外側頭の前方を内側から外側に向けて回旋しながら遠位に向かう（図7）。上腕中央部で後前腕皮神経を分枝した後に外側筋間中隔を貫き，上腕骨外側上顆の約10cm近位で前方コンパートメントに出現する。上腕筋と腕橈骨筋の間をさらに下降しながらこれらへの筋枝，ならびに腕橈骨筋枝と長橈側手根伸筋枝，短橈側手根伸筋枝を出した後，外側上顆の前方で浅枝とPINに分枝することが多い。

橈骨神経ならびにPIN，その周囲組織には多くの解剖学的破格が報告されており，以下に代表的なものを列記する。

1) 長橈側手根伸筋がPIN支配であることがある．
2) 短橈側手根伸筋の過半数は浅枝支配であるが，PINと浅枝の分岐部あるいはPINから分枝していることがある．
3) 1/4ほどの症例でPINが骨に接して走行することがある．
4) PINからの回外筋枝は通常回外筋内で分枝するがFrohse腱弓より近位で分枝することがある．
5) Frohse腱弓全体が線維性アーチとなっているのは30%ほどにすぎない．
6) 短橈側手根伸筋の内側縁深部が腱様構造となってPINを圧迫することがある．
7) 浅枝が腕橈骨筋の表層を走行することがある．
8) 回外筋浅頭が欠損した結果PINが回外筋表層を走行することがある．
9) 深枝が欠損して橈骨神経本幹が直接PINに移行することがある．
10) 上腕筋と腕橈骨筋の分離が不完全であることがある．

などである。

図7 橈骨神経の解剖

a：橈骨神経の走行
b：術野の実際

腕橈骨筋を橈側によけると，橈骨神経浅枝が現れる。浅枝を近位に追跡するとPINとの分岐部が現れるので，この部でPINを同定する。PINの表層には血管網があるので，注意して処理する。PINは遠位でFrohse腱弓の下に入っていく。
橈骨神経ならびにPIN，その周囲組織には多くの解剖学的破格が報告されていることに留意する。

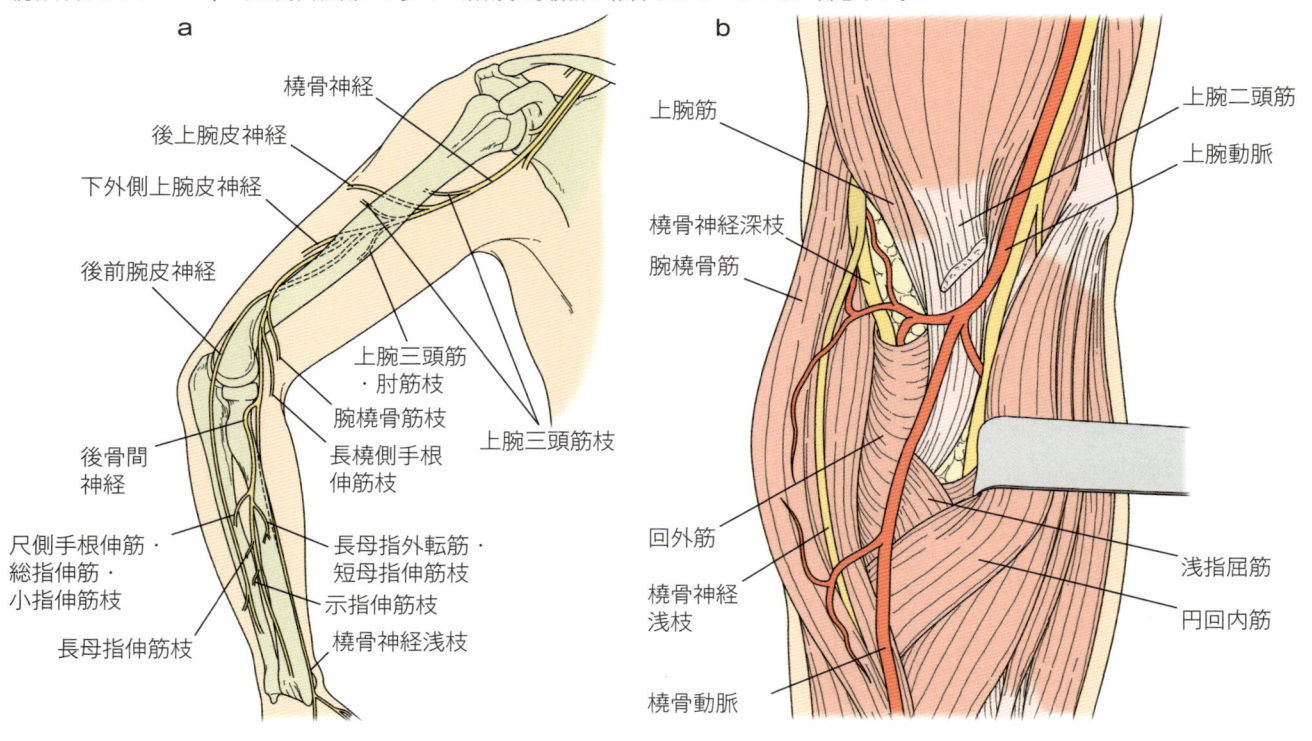

sPIN麻痺に対する皮切と展開

　上腕から前腕にかけて展開する場合は，上腕筋と腕橈骨筋間で始まり，腕橈骨筋と円回内筋間に至る皮切で展開する（図8a）。PINにおける神経束の「くびれ」は，Frohse腱弓の近位1〜3cmに集中的に報告されていることから[2]，術前の丁寧な診察により上腕部の展開が不要な可能性があると判断した場合には，腕橈骨筋内側縁に沿った肘下約5cmの皮切から始めてもよい。この場合はsAIN麻痺の小皮切法と同様，神経上膜や神経周膜の色調変化や浮腫状変化が上腕部にまで及んでいる可能性を考慮して皮切をデザインする。

　上腕を含めて展開する場合，まずは上腕筋と腕橈骨筋の間の筋膜を切開して（図8b）橈骨神経本幹を同定した後に近位と遠位方向に神経外剥離を進め，いわゆる橈骨神経管を開放する（図8c）。臨床的には典型的なsPIN麻痺であった症例の橈骨神経自体が橈骨神経溝高位でくびれていたとの報告もあるため，上腕中枢にTinel様徴候や圧痛があった場合や神経上膜や神経周膜の色調変化や浮腫がみられた場合は，より近位へ剥離を進める。

　遠位方向への神経外剥離では，まずは腕橈骨筋を橈側によけて橈骨神経浅枝とPINとの分岐部を確認する（図5c）。分岐後のPINの上層には橈側反回動脈などの血管網があるので，これを結紮切離して剥離を進める（図4b）。PINをさらに遠位に追跡し，Frohse腱弓ならびに回外筋を切離する。Frohse腱弓高位におけるPINの狭窄や偽性神経腫がみられた場合は，絞扼性神経障害ありと判断する。同定したPINならびに橈骨神経本幹に，徹底的な神経束間剥離術を行う。

　肘下小皮切で始める場合も，腕橈骨筋を橈側によけると橈骨神経浅枝が確認されるのが通常である。橈骨神経浅枝とPINの分岐部を確認することでPINを同定してもよいし，そのまま深部に進入してPINを直接同定してもよい。神経上膜や神経周膜の色調変化や浮腫状変化，硬化などを指標にしながらPINに徹底的な神経束間剥離術を行う。

図8 sPIN麻痺に対するアプローチ

a：sPIN麻痺の皮切
上腕筋と腕橈骨筋間で始まり，遠位は腕橈骨筋と円回内筋間に至る皮切。肘下の小皮切で始める場合は，腕橈骨筋内側に沿った約5cmの部を用いればよい。
b：上腕筋と腕橈骨筋の間の筋膜を切開し，橈骨神経本幹を同定した後に近位と遠位方向に神経外剥離を進める。肘下小皮切で始める場合は，腕橈骨筋を橈側によけて橈骨神経浅枝を確認する。
c：橈骨神経浅枝とPINの分岐部を確認することでPINを同定してもよいし，そのまま深部に進入してPINを直接同定してもよい。神経上膜や神経周膜の色調変化や浮腫状変化，硬化などを指標にしながらPINに徹底的な神経束間剥離術を行う。

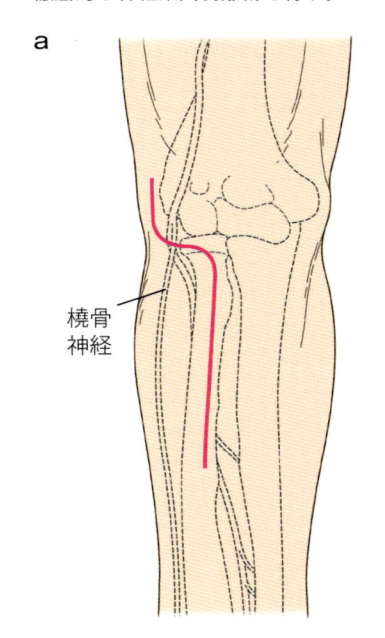

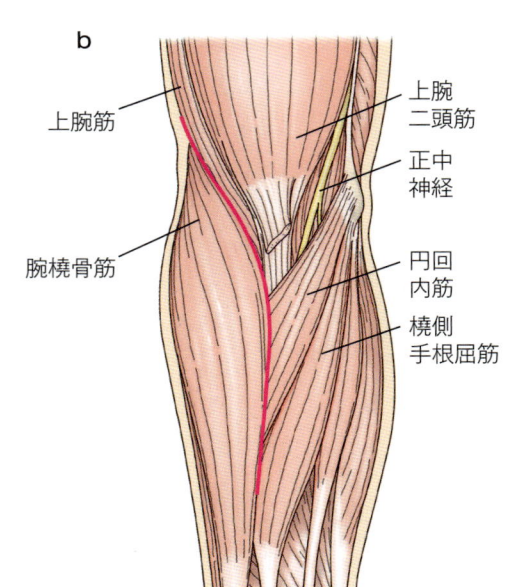

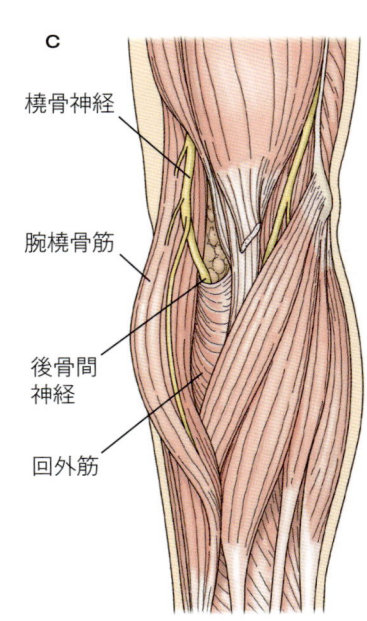

治療手技[4),6),8)]

　術前にマーキングしておいたTinel徴候や圧痛の部位，あるいは画像検査で「くびれ」様所見が得られた部位に「くびれ」がある可能性が高いことを念頭に，神経束間剥離術を行う。「くびれ」を伴う神経束の神経上膜や神経周膜には色調変化や浮腫状変化，硬化を伴うことが多いため，それらを指標に徹底的かつ愛護的に行う。「くびれ」とおぼしき部が見つかった場合は，その周辺の神経上膜（神経束間の結合組織）を愛護的に切離切除することで「くびれ」を解除する。「くびれ」直上に斜走する線維性組織があった場合は，これも切離切除して「くびれ」部の除圧をはかる。「くびれ」部における神経束の狭小化や回旋は，十分な神経上膜の除圧によって改善することが多い。「くびれ」の除圧が十分かどうか確認したい場合は，駆血帯を解除することで「くびれ」部がわずかでも膨隆することを確認する。

　著しい狭小化を伴う「（砂時計様）くびれ」（Ⅱ-(A-D)3：3/4以上の狭窄）に対して「くびれ」の切除が必要かに対しては，明確な答えはない。しかしながらちぎれんばかりの糸状の「くびれ」症例でも，十分な神経束間剥離術によって術後良好な成績が得られているため，著者らは行っていない（AKS参照）。

　神経束の「くびれ」は単一あるいは複数の神経束に多発することもある。「くびれ」が1～2個見つかった場合でも，視診と触診，徹底的な神経束間剥離術を続ける必要がある。

　神経束間剥離術終了後は十分な止血が得られていることを確認し，必要ならドレーンを留置して閉創する。

後療法

　sAIN麻痺で円回内筋の縫合を行った症例では，3週程度の外固定を行う。
　それ以外の症例では弾包固定のみとし，疼痛自制内で自動運動させている。

コツとピットフォール[1),2),4),6),8),14)]

・コツは，神経束の「くびれ」が絶対にあるはずだと信じて，愛護的で徹底的な神経束間剥離術を行うことに尽きる。著者自身も「くびれがない」と諦めかけたものの，「いや，絶対にあるはずだ」と気を取り直して神経束間剥離術を継続した結果，「くびれ」がみつかった経験がある。「くびれは絶対にある」「くびれが出てくるまで神経束間剥離術を続ける」という気構えで神経束間剥離術を行うことが，最大のコツだと考えている。
・「くびれ」を伴う神経束は，色調変化や周囲結合組織の浮腫状変化を伴うことが多い。また，「くびれ」部周囲は触診で硬化していることが多い。このような部位を中心に，神経束間剥離術を行う。
・「くびれ」はsAIN麻痺では内側上顆近位0～6cmに，sPIN麻痺ではFrohse腱弓の近位1～3cmに集中して報告されていることを念頭に置く。
・「くびれ」の定義の項に記載したように，50歳以上の自験症例では「くびれ」の頻度は低かった。徹底的な神経束間剥離術でも「くびれ」がみつからなかった場合は，年齢的な要素も考慮する必要があろう。
・特に不全麻痺例では，術後に麻痺症状の悪化が生じることは避けなければならない。手術用顕微鏡の下，マイクロサージャリー用の器材を用いて愛護的な手術操作を心がける。器具はマイクロ用鑷子やマイクロ用ハサミ，尖刃など，各自が使い慣れたものを用いればよい。
・神経確保に用いる各種テープも愛護的に牽引し，神経に対する不要な刺激は与えないようにする。
・神経鉤で神経をよける際も，常に意識して愛護的によける。
・肉眼的にあるいは触診上まったく異常のない神経束には，不要な操作を加えない。

- Ⅲ型の神経束形態異常は神経束自体が脆弱である。Perineural windowを生じるリスクがあるため，メスによる剥離は控える。
- 万が一神経束にperineural windowを作ってしまった場合は，そのwindowに沿って神経周膜を長軸方向に愛護的に切離する。生じたwindowを3mm程度に拡大させることで，神経内膜組織の嵌頓状態を改善させるためである。
- 術後血腫は術前の麻痺症状を悪化させる可能性がある。血管の処理には十分に注意し，術後血腫を予防する。

sAIN麻痺やsPIN麻痺に対する腱移行術[4),9),11)]

　sAIN麻痺やsPIN麻痺には自然回復あるいは神経束間剥離術による回復の可能性があるため，腱移行実施に際しては麻痺筋腱を切離しない術式を選択することが重要である。

　著者らはsAIN麻痺における長母指屈筋麻痺に対しては腕橈骨筋や麻痺のない浅指屈筋（中指や環指）の移行を，深指屈筋（示指）麻痺に対しては深指屈筋（中指）との側側縫合や麻痺していない浅指屈筋（環指）の腱移行などを行うことが多い。

　sPIN麻痺における総指伸筋麻痺に対しては，Riordan-津下変法に準じて橈側手根屈筋を移行している。長母指伸筋麻痺に対しては，以下のような独自の変法を用いている。

　まずはCamitz法による母指対立再建術と同様に，PL腱と手掌腱膜を連続して採取する。PL腱を延長することで，非切離EPL腱に対してもPL腱が容易に移行可能となるからである。次に末梢を切離したPL腱-手掌腱膜を第1コンパートメント遠位で長母指外転筋腱および短母指伸筋腱の下をくぐらせて，この2腱と平行とした後に，母指中手骨レベルで非切離EPL腱に編み込み縫合する。

　本術式の短期成績は良好であるうえに，原理的には従来のEPL-PL腱移行と同一であるため，従来法と同様の良好な長期成績が期待できる。本法はsPIN麻痺における母指伸展機能再建術，特に神経束間剥離術と腱移行術を一期的に施行する際には推奨してよい方法であると考えている。

今後の展望[5)]

　sAIN麻痺/sPIN麻痺は発症頻度が低いこともあり，その自然経過や治療方針などに不明なことが多い。これらを解明するためには，前向き多施設共同研究が不可欠であろう。そこで2011年，わが国におけるsAIN麻痺ならびにsPIN麻痺の病態や治療法を明らかにする目的で，前向き多施設共同研究(interosseous nerve palsy study Japan: iNPS-JAPAN；アドバイザー：浜松医科大学・長野昭名誉教授，代表研究者：信州大・加藤博之教授，川崎市立川崎病院・堀内行雄川崎市病院事業管理者，事務局：慶應義塾大学整形外科・越智健介)が始動し，全国50施設以上のご協力のもと，現在進行中である。今後，sAIN麻痺/sPIN麻痺の病態や自然経過，推奨すべき治療体系などがiNPS-JAPANによってより高いレベルで解明されることが期待される。

文献

1) Nagano A. Spontaneous anterior interosseous nerve palsy. J Bone Joint Surg Br 2003; 85: 313-8.
2) 田崎憲一, 堀内行雄, 矢部　裕. 末梢神経のくびれ. Orthopaedics 2002; 15: 43-8.
3) Yasunaga H, Shiroishi T, Ohta K, et al. Fascicular torsion in the median nerve within the distal third of the upper arm: three cases of nontraumatic anterior interosseous nerve palsy. J Hand Surg Am 2003; 28: 206-11.
4) Ochi K, Horiuchi Y, Tazaki K, et al. Surgical treatment of spontaneous posterior interosseous nerve palsy: a retrospective study of 50 cases. J Bone Joint Surg Br 2011; 93: 217-22.
5) 越智健介, 堀内行雄, 田崎憲一. くびれを伴う末梢神経障害　特発性前骨間神経麻痺, 特発性後骨間神経麻痺を中心に. Bone Joint Nerve 2013; 3: 233-9.
6) Ochi K, Horiuchi Y, Tazaki K, et al. Fascicular constrictions in patients with spontaneous palsy of the anterior interosseous nerve and the posterior interosseous nerve. J Plast Surg Hand Surg 2012; 46: 19-24.
7) 山本真一, 田尻康人, 三上容司, ほか. 特発性前骨間神経麻痺の手術適応. 日手会誌 2010; 26: 76-8.
8) Ochi K, Horiuchi Y, Tazaki K, et al. Surgical treatment of spontaneous anterior interosseous nerve palsy: a comparison between minimal incision surgery and wide incision surgery. J Plast Surg Hand Surg 2013; 47: 213-8.
9) Spinner M. Injuries to the Major Branches of Peripheral Nerves of the Forearm. (W. B. Saunders Company, Philadelphia, 1978).
10) Ochi K, Horiuchi Y, Tazaki K, et al. Slow progression predicts poor prognoses in patients with spontaneous posterior interosseous nerve palsy. J Plast Surg Hand Surg 2013; 47: 493-7.
11) Ochi K, Horiuchi Y, Matsumura T, et al. A Modification of the Palmaris Longus-to-Extensor Pollicis Longus Transfer for Radial Nerve Palsy. J Hand Surg Am 2012; 37: 2357-61.
12) 長野　昭 (編集). 整形外科手術のための解剖学　上肢. 東京: メジカルビュー社; 2000.
13) Tamura K. The funicular pattern of Japanese peripheral nerves. Nihon Geka Hokan 1969; 38: 35-58.
14) 高山真一郎, 杉本義久, 岡崎真人, ほか. Perineurial window. Orthopaedics 2002; 15: 36-41.

II 肘関節疾患の治療

肘関節部の末梢神経障害
橈骨神経管症候群

橋詰 博行
笠岡第一病院院長，手外科・上肢外科センター

術前準備

　橈骨神経深枝の絞扼により運動麻痺ではなく，肘関節外側の疼痛をきたす[1), 8), 10)]病態が，橈骨神経管症候群[2)]（radial tunnel syndrome[9)]；RTS，橈骨管症候群とも呼ぶ）である。橈骨神経管は，後面は腕橈関節の関節包と回外筋筋層，前外面は長・短橈側手根伸筋と腕橈骨筋，内面は上腕二頭筋腱と上腕筋に囲まれた橈骨神経の走行路を指す。すなわち，腕橈関節前面部から始まり，橈骨前面に沿って橈骨神経が走行し，同神経がFrohseのアーケード[13)]から回外筋の浅層・深層間に入り，同筋の遠位を貫通して背面に出るまでの間である（図1）。

　回外筋を出た後は，指伸筋，小指伸筋および尺側手根伸筋への筋枝と，長母指外転筋，短母指伸筋，長母指伸筋および示指伸筋への筋枝に分かれる（図2）。

　RTSは，この橈骨神経管内で橈骨神経深枝麻痺[4)]と同様に回外筋入口（Frohseのアーケード），回外筋遠位出口腱様縁，ガングリオン[3)]，線維性のバンドおよび橈側反回動静脈など比較的軽微な圧迫原因により発症するが，同様な肘外側の疼痛をきたす上腕骨外側上顆炎などとの鑑別が重要となる[6), 7)]。

図1 橈骨神経管の位置と橈骨神経（右前腕）
（図からは指伸筋・小指伸筋を除いている）

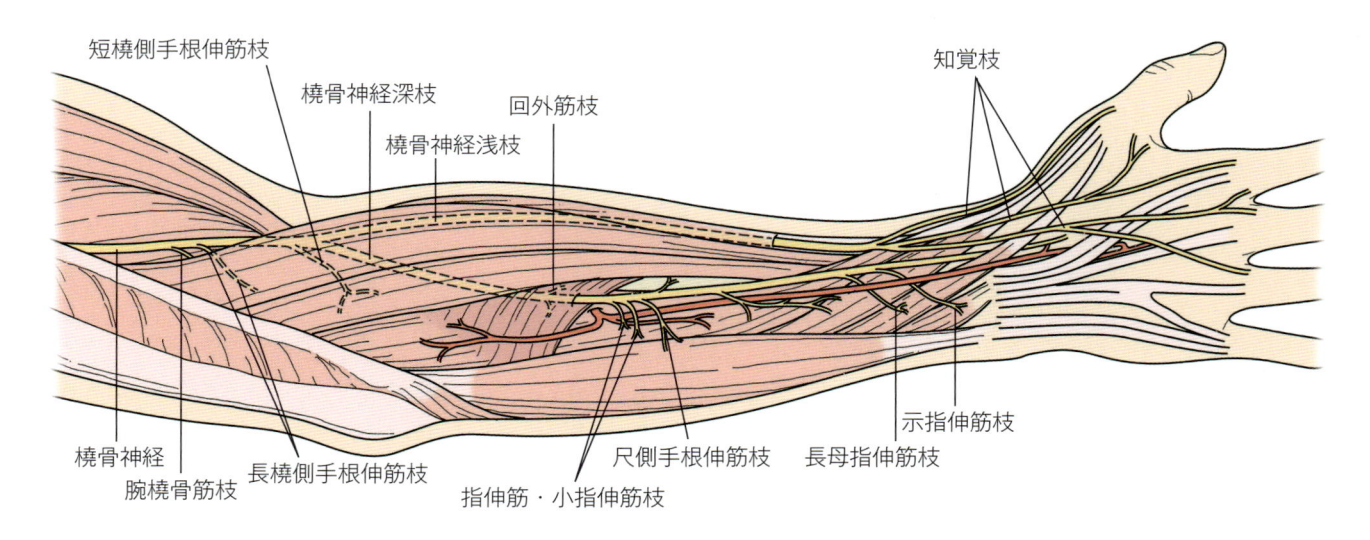

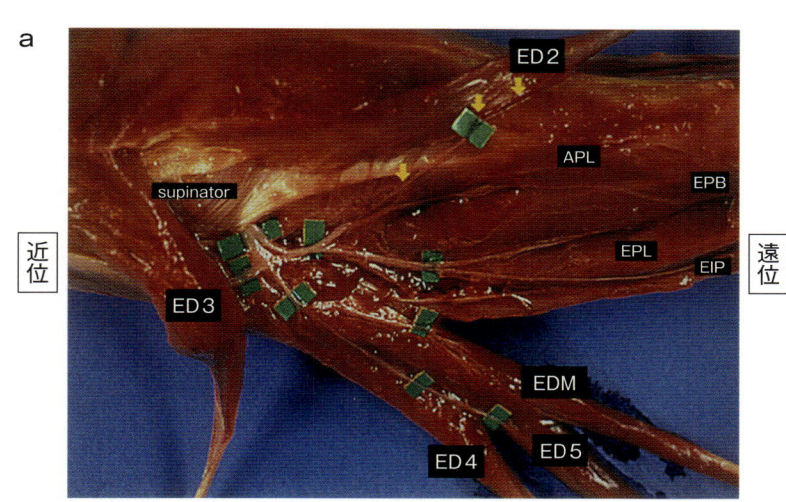

橈骨神経管症候群

図2 解剖（右前腕）
a：回外筋出口より遠位の支配筋
b：前腕後外側の深部構造
supinator：回外筋
ED（extensor digitorum）：指伸筋
EDM（extensor digiti minimi）：小指伸筋
APL（abductor pollicis longus）：短母指外転筋
EPL（extensor pollicis longus）：長母指伸筋
EPB（extensor pollicis brevis）：短母指伸筋
EIP（extensor indicis <proprius>）：示指伸筋

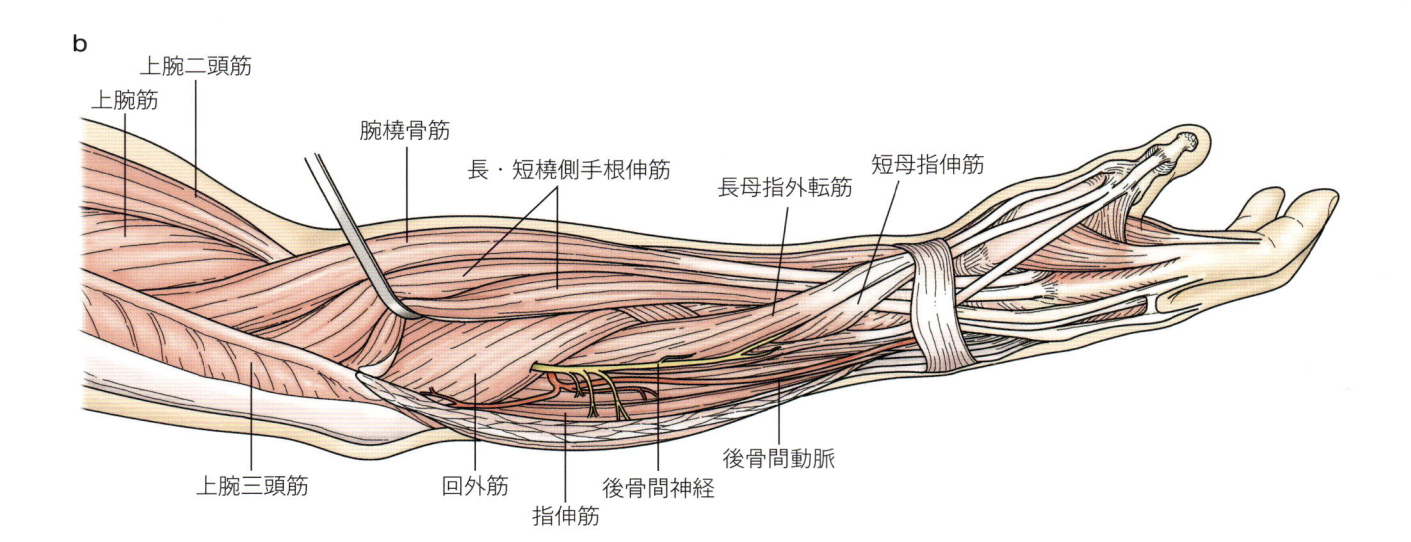

診断

RTSの診断基準[2]は，
1) 橈骨神経管，特にFrohseのアーケードに健側に比し強い圧痛がある，
2) 橈骨神経深枝ブロックにより一時的に疼痛が消失する，
3) 保存療法で疼痛の改善をみない，
4) 軽度ながら橈骨神経浅枝領域に知覚鈍麻を認める，
5) 筋電図で長橈側手根伸筋が比較的正常であるのに比し，短橈側手根伸筋，指伸筋に神経原性変化がある，

の5項目のうち3項目を満たすこととしている。上腕骨外側上顆炎が伸筋腱群の外側上顆付着部に圧痛があるのに比べ，RTSにおける圧痛点は橈骨神経管入口，出口および外側上顆より2cm末梢の3点(critical three points)[7]である(図3)。

適応

日常生活を制限する疼痛が持続し，3カ月以上の保存療法で症状が改善しないか，軽減しても容易に再発を繰り返すものを手術適応とする。超音波やMRIなどで占拠性病変の存在が明らかになれば早期の手術適応となる。

手術療法は神経を展開して，回外筋の線維性筋膜下を橈骨神経深枝が通過する絞扼部の筋膜を切離し，ガングリオンなどの占拠性病変があればそれを摘出し，神経剥離を加えて周囲との癒着を除く。

図3 橈骨神経管症候群の圧痛点と皮切の位置

前方アプローチは回外筋入口(EN)を中心に腕橈骨筋内縁に沿った前方弓状切開で進入する。橈骨神経深枝の回内筋出口(EX)は上腕骨外側上顆(LE)とLister結節(LT)を結ぶ線分のほぼ近位1/3に存在することを目安に，LEとEXを含む長後外側弓状切開で展開する。

EN(entrance of supinator)：回外筋入口(Frohseのアーケード)
EX(exit of supinator)：回外筋出口
EB(extensor carpi radialis brevis)：外側上顆より末梢に2cmのECRB上の点
LE(lateral epicondyle)：上腕骨外側上顆
LT(Lister tubercle)：Lister結節

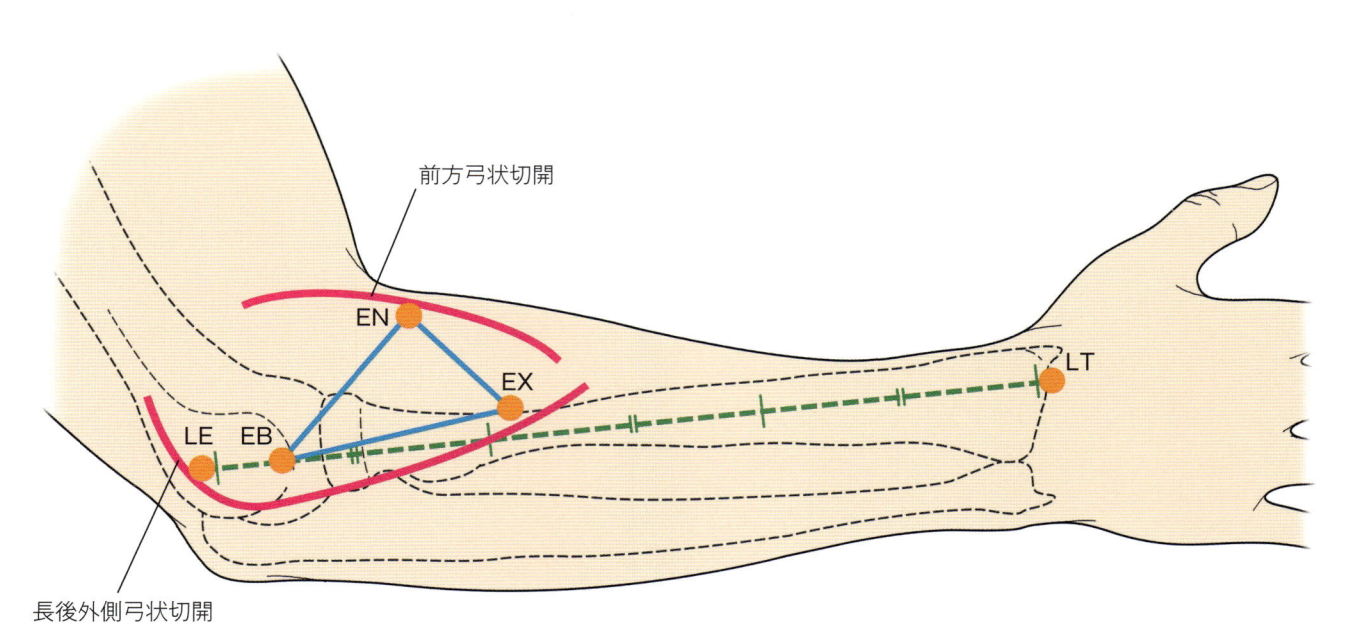

手術手技

前準備

アームテーブル，基本手外科セット，空気駆血帯，バイポーラコアグレーター，手術用ルーペや顕微鏡，神経手術セット，神経刺激装置などを準備する。

体位および麻酔

仰臥位で90°肩外転位で上肢をアームテーブルの上に乗せる。伝達麻酔あるいは全身麻酔下に手術を行う。

皮切および橈骨神経深枝展開

皮切は初期にはHenryの前方アプローチ[5]を用いていたが，double entrapment[11]の症例を経験してからは，橈骨神経管の入口と出口を同時に展開できる大きな弓状切開の長後外側弓状切開による後外側アプローチを用いることもある（図4）。どちらを選択するかは図3で示す圧痛部位による。

図4 前方および後外側アプローチ[12]

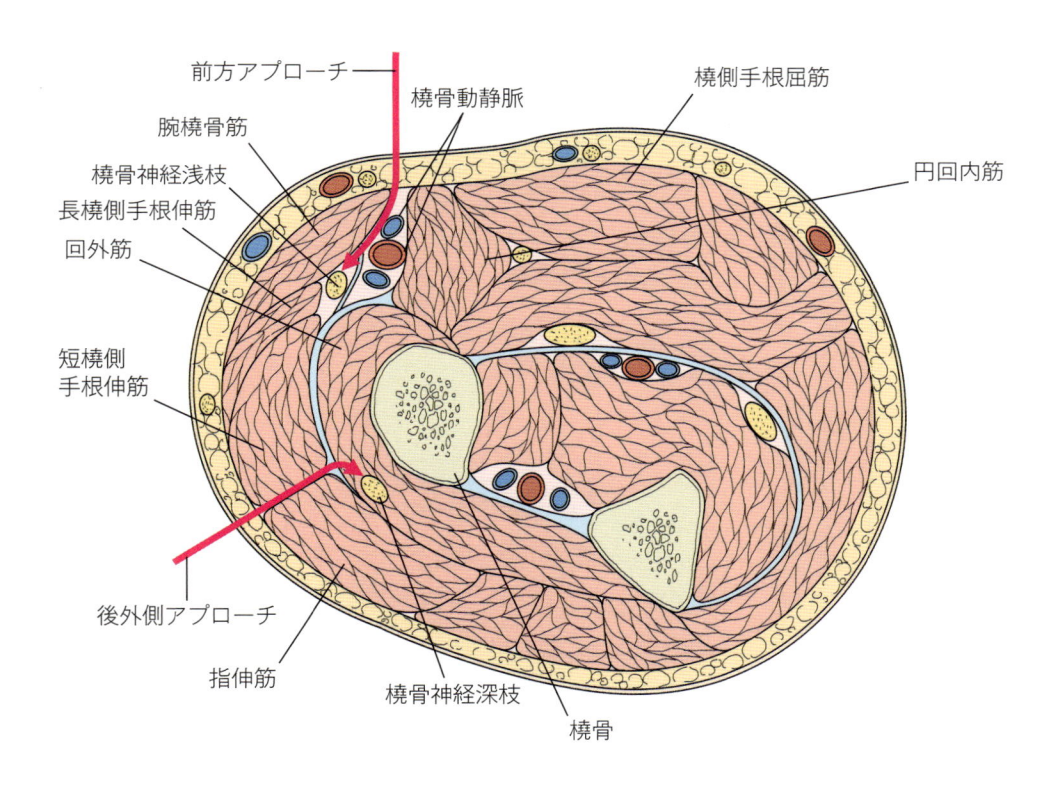

前方アプローチ

　RTSでは，Frohseのアーケードやその近位付近で絞扼されていることが多く，術前圧痛部位がFrohseのアーケードにある場合は前方アプローチで進入する（図5）。肘関節前面外側に腕橈関節を中心として，腕橈骨筋の内縁に沿う5〜7cmの前方弓状皮切（図3）を加える。

　腕橈骨筋を外側によけて展開すると橈骨神経浅枝が出現する。それを中枢へたどると浅枝と併走する深枝が腕橈骨筋と上腕筋の間に確認できる。その後，深枝を末梢にたどりながらFrohseのアーケードまで確認する。橈側反回動静脈による圧迫の状態を観察（図6），それらを結紮してさらに末梢へ進んでFrohseのアーケードを確認する。腕橈骨筋ともに長・短橈側手根伸筋の両者を外側に避け，Frohseのアーケードに橈骨神経深枝が伴走する動静脈とともに入るのを確認する。Frohseのアーケード，すなわち回外筋入口線維縁が2層になって存在していることもあり，表層の線維縁を解離したのち，さらに下層に同様の線維組織が存在しないか否か，十分な確認を行う（図7a，b）。図7cにさらに下方の線維層を解離し，神経を開放した後を示す。

　圧迫の原因を検索し，腱様あるいは膜様になった回外筋入口・出口縁，橈骨頭前面の線維性バンド，短橈側手根伸筋の腱様縁，怒張した橈側反回動静脈あるいはガングリオンや脂肪腫なども検索する。拡大鏡あるいは顕微鏡下に神経を観察すると，充血，偽神経腫形成，浮腫，神経上膜の線維化あるいは砂時計状狭窄など軽度ながらなんらかの圧迫所見が認められる。

図5　前方アプローチのシェーマ

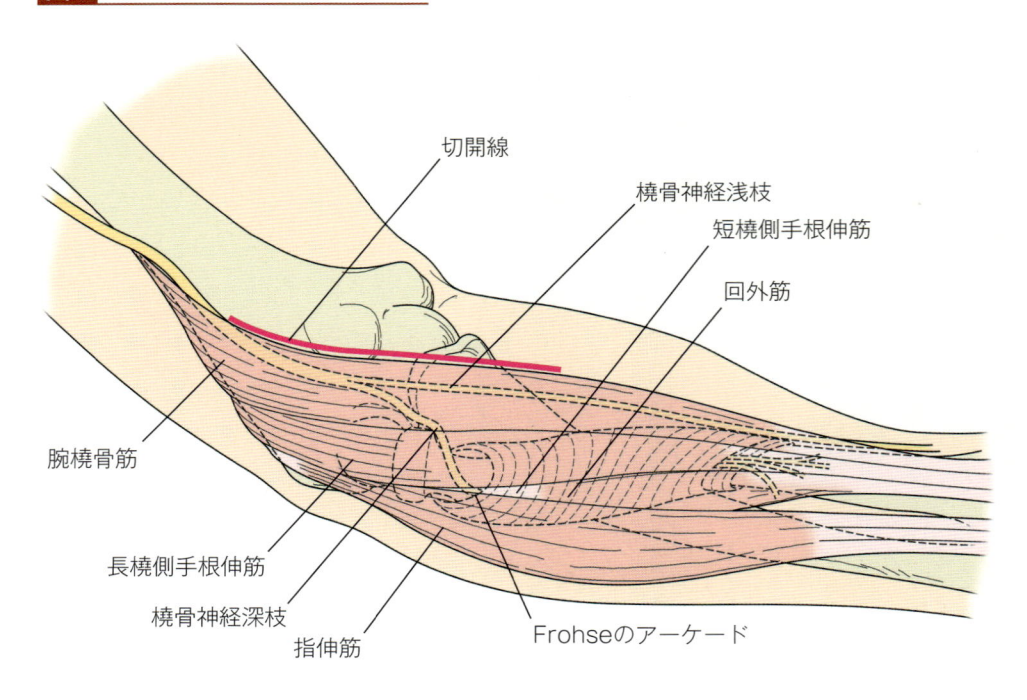

橈骨神経管症候群

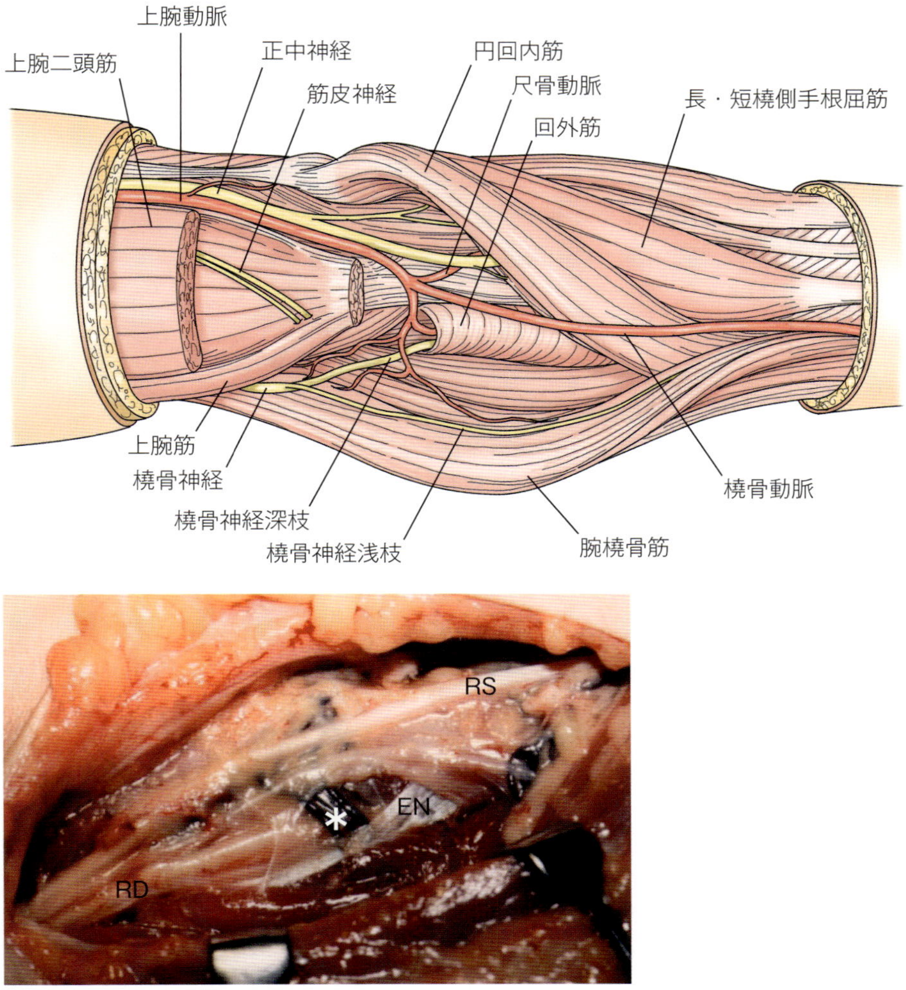

図6 深部構造

a：前方アプローチの深部構造
b：橈側反回動静脈（＊）
RS（radial nerve superficial branch）：橈骨神経浅枝
RD（radial nerve deep branch）：橈骨神経深枝
EN（entrance of supinator）：回外筋入口

a
- 上腕二頭筋
- 上腕動脈
- 正中神経
- 筋皮神経
- 円回内筋
- 尺骨動脈
- 回外筋
- 長・短橈側手根屈筋
- 上腕筋
- 橈骨神経
- 橈骨神経深枝
- 橈骨神経浅枝
- 腕橈骨筋
- 橈骨動脈

b

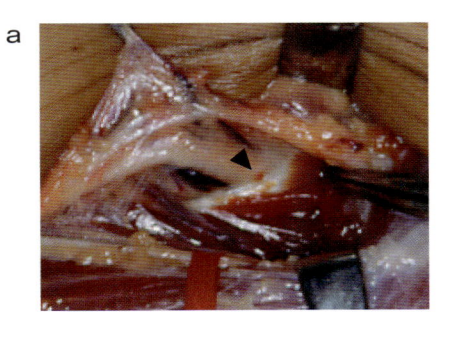

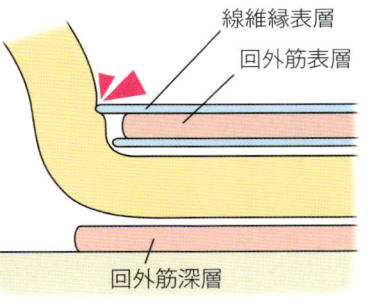

図7 Frohseのアーケード

a：Frohseのアーケードの確認：回外筋入口線維縁表層による圧迫（▲）
b：Frohseのアーケードの確認：回外筋入口線維縁深層による圧迫（▲）
c：Frohseのアーケードの確認：回外筋入口線維縁の解離後（△）

線維縁表層
回外筋表層
回外筋深層

線維縁深層

269

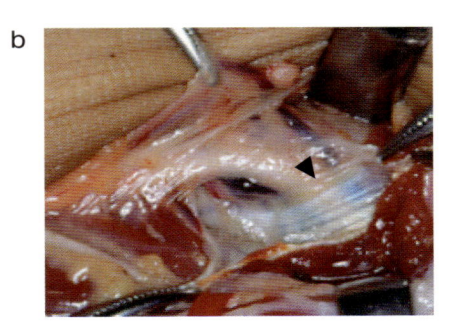

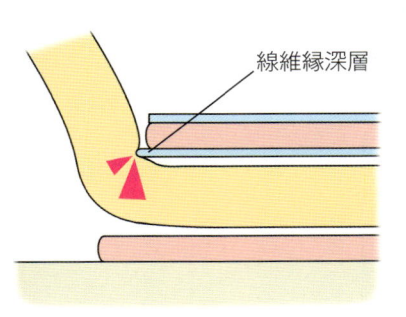

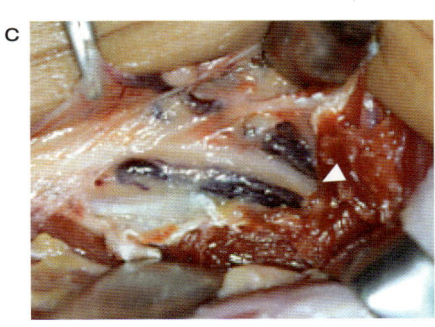

後外側アプローチ

上腕骨外側上顆と橈骨遠位端にあるLister結節を結ぶ線分の近位1/3の点に印を付ける。この部がほぼ橈骨神経の回外筋遠位出口に当たる(長後外側弓状切開，図3)。術前この部に圧痛が認められれば，Frohseのアーケードと回外筋出口を一皮切で確認できるこのアプローチを選択することとなる(長後外側弓状切開)。切開はその点と上腕骨外側上顆を結ぶ線分を近位・遠位にそれぞれ約3cm延長し，近位ではやや前方にカーブさせる(図3)。皮切は全体で約15cmとし，同一皮切で前方，後方アプローチの双方が可能となるように，皮弁として前方に広く剥離展開する。腕橈骨筋と長・短橈側手根伸筋の3筋で構成される可動の束(mobile wad of three)[5]は手術進入の重要な指標となる(図8)。

長・短橈側手根伸筋と指伸筋の間を確認してその間に存在する筋膜を分離展開する。腕橈骨筋，長・短橈側手根伸筋を前方に，指伸筋を後方によけ，近位および遠位に筋膜を分離してゆくと回外筋がほぼ全体にわたって展開され(図9a)，前方アプローチで切離したFrohseのアーケードが後外方から観察できる(図9b)。橈骨神経深枝は回外筋の出口縁より，伴走する血管とともに出現する(図9c)。この展開で回外筋への入口縁から出口縁までの全体にわたり確認できるが，回外筋の筋腹部でも線維性肥厚が強く，圧迫の可能性が考えられる場合には表層の筋膜も切離する(図9d)。

図8 mobile wad of three
腕橈骨筋と長・短橈側手根伸筋は可動する。

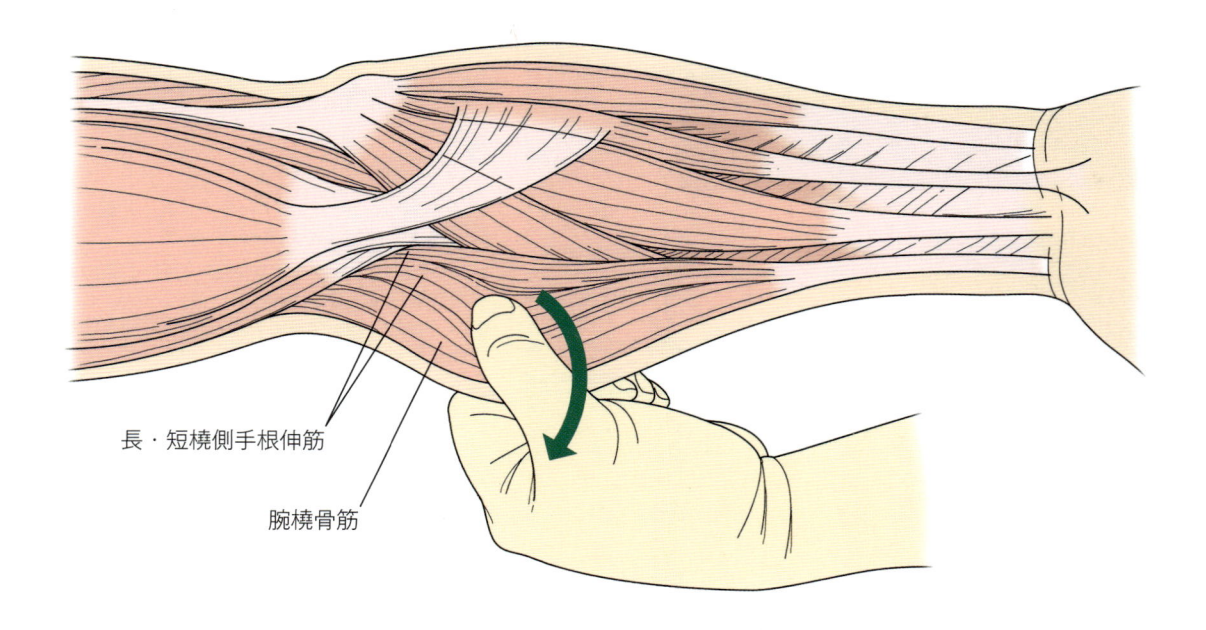

長・短橈側手根伸筋
腕橈骨筋

橈骨神経管症候群

図9 回外筋近傍の展開
a：回外筋入口・出口での二重絞扼
b：後外側アプローチによるFrohseのアーケード確認(▲)
▲は絞扼ポイント。
c：橈骨神経深枝の回外筋遠位縁よりの出口(▲)
d：表層筋膜を切離

図a ラベル：
- 橈骨神経深枝
- 橈側反回動脈
- Frohseのアーケード
- 短橈側手根伸筋
- 腕橈骨筋
- 長橈側手根伸筋
- 橈骨頭前面にある線維束
- 回外筋
- 指伸筋
- 回外筋遠位端

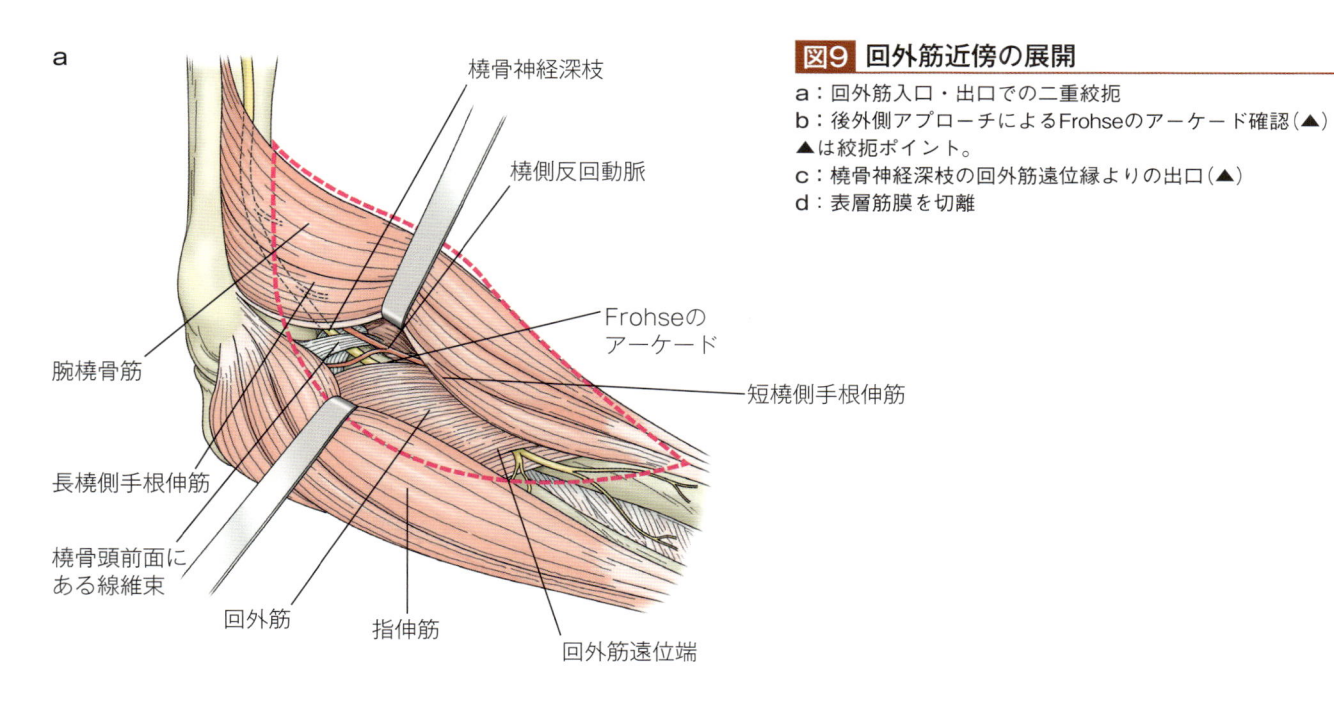

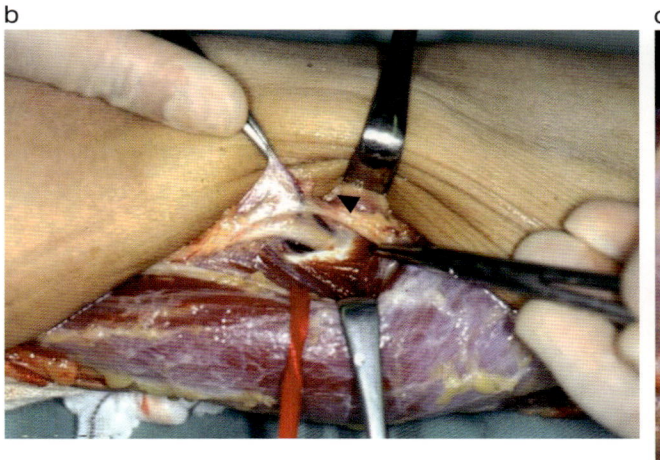

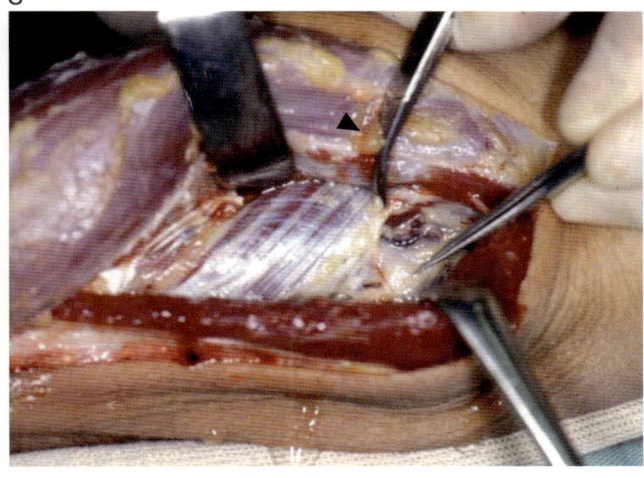

271

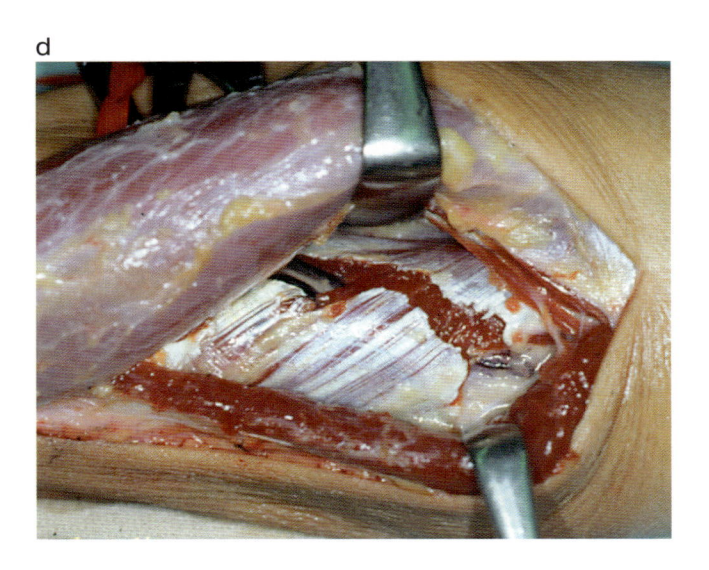

術後の肢位，外固定および治療法

術後は綿包帯および弾性包帯で上肢全体をよく圧迫して，患肢を挙上し，歩行時は三角巾を用いる。約10日で抜糸後は三角巾も用いない。特別な後療法は行わない。

手術時間，出血量

橈骨神経展開，神経剥離術で約1時間である。空気駆血帯を使用し無血野で操作するため，出血量はほとんどないが皮下から深部に至るまでバイポーラコアグレーターで丹念に止血する。

コツとピットフォール

神経絞扼部位を術前に確定することは困難であり，さらに神経の絞扼所見も比較的乏しいことが多い。そのため，絞扼部位と考えられるすべてが同時にアプローチできる皮切の選択が大切である。

Frohseのアーケードや回外筋出口など絞扼部位に当たる線維性筋膜を切離して神経への圧迫を除去するが，RTSは疼痛のみで麻痺がないため術後の麻痺などきたさないよう，神経の取り扱いには十分な注意を要する。術前画像診断でspace occupying lesionが確認されていれば，まず神経を愛護的に十分展開し，Frohseのアーケードなど絞扼部位を開放した後に腫瘍を摘出する。いずれの場合でも神経の分枝に十分注意したうえで止血を確実に行うことが大切なポイントである。

文献

1) Dawson DM et al. Radial nerve entrapment. Entrapment neuropathies, Little Brown Co. 1983. 141-68.
2) 橋詰博行，ほか．橈骨神経管症候群．日本手の外科学会雑誌 1988; 4: 929-36.
3) Hashizume H et al. Intraneural ganglion of the posterior interosseous nerve with lateral elbow pain. J Hand Surg Br 1995; 20: 649-51.
4) Hashizume H et al. Non-traumatic paralysis of the posterior interosseous nerve. J Bone Joint Surg Br 1996; 7: 771-6.
5) Henry AK. The front of the forearm. Extensile exposure 3rd ed, Churchill Livingstone. 1995. 94-111.
6) 石井清一，ほか．後骨間神経の絞扼性神経炎-上腕骨外上顆炎との関係について-．整形外科MOOK 54．肘関節の外傷と疾患，柏木大治編．東京：金原出版; 1988. 224-32.
7) 河原一仁，ほか．肘外側部痛の鑑別診断と治療．骨・関節・靱帯 2002; 15: 1019-23.
8) Kopell HP et al. Radial nerve. Peripheral entrapment neuropathies, RE Kriger Pub Co. 1976. 136-44.
9) Roles NC et al. Radial tunnel syndrome, resistant tennis elbow as a nerve entrapment. J Bone Joint Surg Br 1972; 54: 499-508.
10) Spinner M, 原 徹也監訳．橈骨神経．手の末梢神経障害．東京：南江堂; 1981. 74-141.
11) Sponseller PD et al. Double-entrapment radial tunnel syndrome. J Hand Surg 1983; 8: 420-3.
12) Tubiana R et al. An atlas of surgical exposure of the upper extremity.
13) 上羽康夫．橈骨神経．手その機能と解剖 改訂3版．金芳堂：東京; 1996. 218-24.

II 肘関節疾患の治療

肘関節部の末梢神経障害
肘部管症候群に対する血管柄温存尺骨神経皮下前方移動術

中村 恒一　北アルプス医療センターあづみ病院整形外科部長
加藤 博之　信州大学医学部整形外科教授
内山 茂晴　信州大学医学部整形外科准教授

術前情報

　肘部管症候群(Cubital tunnel syndrome；CubTS)は骨性の尺骨神経溝とこれを覆う靱帯(滑車上肘靱帯)および尺側手根屈筋の上腕頭と尺骨頭間を連結するOsborneバンド[1]により構成される肘部管において，尺骨神経が圧迫されて麻痺症状を呈する絞扼性神経障害である。原因不明の特発性，変形性肘関節症(肘OA)，肘内側ガングリオン，外反肘，内反肘に続発するもの，神経の脱臼，滑車上肘筋などの解剖学的破格筋などが原因として挙げられる。

　CubTSには複数の手術法がある。滑車上肘靱帯とOsborneバンドを切開し，除圧のみを行うOsborne法，尺骨神経を剥離し前方に移動する皮下前方移動術，屈筋回内筋群の起始部を切離し，筋層下に尺骨神経を前方移動する筋層下前方移動術(Learmonth法[2])，肘部管を開放し内側上顆を切除するKing法[3]などである。それぞれの手術法の優劣，適応は未確定である。

　わが国ではCubTS例の64％は肘OAを合併している[4]。著者らの施設でもCubTS手術患者では75％が肘OAを有していた。肘OAを合併するCubTSでは尺骨神経溝の底が骨棘などにより浅くなり，その結果肘回転中心からの距離が遠くなることにより肘屈曲時の神経の牽引作用がかかること，それに伴い，尺骨神経溝と尺骨神経との間に圧迫力が加わるとされている。従って神経を回転中心よりも前方に移動する手術は肘OA例では理にかなっている。また，肘OA例の多くは肘関節が過伸展しないため，肘伸展時に前方移動した尺骨神経に緊張がかからない。しかしながら，尺骨神経を剥離して前方に移動することはOsborne法やKing法と比較して神経血流が低下することが危惧されてきた。それに対して伴走動脈からの血管柄を温存した尺骨神経前方移動術が考案された[5]。しかし，尺骨神経前方移動術時に伴走動脈からの血管柄を温存する意義について検討した報告はわずかである。

　そこで著者らは，血管柄温存尺骨神経皮下前方移動術施行例と伴走動脈と尺骨神経との間を切離して移動する血管柄非温存例における尺骨神経の血流量を測定し比較した[6]。その結果，尺骨神経表面の血流量は，血管柄温存例のほうが非温存例に比べ有意に高値であった。しかし，非温存例においても尺骨神経の血流は28〜52％の範囲で保たれていた。また，術後1年までの尺骨神経機能の回復においても，血管柄温存例と非温存例の間には有意差を認めなかった。

　ここでは伴走動脈からの血管柄を温存した尺骨神経皮下前方移動術についてその解剖学的特徴を踏まえた手術手技について解説する。

症状

尺骨神経領域の環・小指のしびれ，感覚異常を初発症状として発症することが多い。症状は徐々に増強し，運動麻痺症状である小指球筋，骨間筋の萎縮が生じ，巧緻運動の障害，手指の脱力などを認めるようになる。

診断

視診として，進行したCubTSでは小指外転筋，第一背側骨間筋の萎縮を認める。また骨間筋筋力低下からかぎ爪指変形(claw finger deformity)を認めることもある。筋力低下は小指外転筋，骨間筋だけでなく尺側手根屈筋(flexor carpi ulnaris muscle；FCU)，小指屈筋に認めることよりGuyon管症候群との鑑別になる。

感覚障害は小指，環指尺側だけでなく，手背部尺側にも認める。Guyon管症候群との鑑別に尺骨神経背側感覚枝の障害のチェックは重要である。

肘部管においてTinel徴候を認める。手関節伸展位・肘関節最大屈曲位を1分間維持させて，環小指の疼痛やしびれが誘発されるelbow flexion test[7]が陽性となる。

電気生理学的には肘部管を挟んだ運動神経伝導速度が50m/s未満であればCubTSと診断される(American association of neuromuscular & electrodiagnostic medicine：http://www.aanem.org/Home.aspx)。

画像検査としては単純X線像により肘OAの有無，外反肘変形，内反肘変形の有無，骨性異常所見の有無を評価する。MRIやエコーにより，肘部管での尺骨神経の圧排とそれより近位での偽神経鞘腫を認めることも診断の補助になる。ガングリオンやその他肘部管内の占拠性病変を評価することができる。

分類

McGowan分類，赤堀の分類が主に用いられる。McGowan分類は運動障害による分類で，
Grade Ⅰ：筋力低下のない尺骨神経障害
Grade Ⅱ：筋萎縮のない筋力低下を有する尺骨神経障害
Grade Ⅲ：筋萎縮を有する尺骨神経障害
と評価する[8]。赤堀の分類は神経伝導検査結果と臨床所見から5つに分類される[9]。

適応

原則として肘OA，外反肘，ガングリオンなどの病変合併例を本手術の適応としている。尺骨神経支配筋の高度萎縮例に関しては術後1年までは回復を示す[10]ことから一期的な機能再建術は原則として行わない。

伴走動脈の走行[11)～13)]

3つの主要な伴走動脈が存在する。superior ulnar collateral artery(SUCA)，inferior ulnar collateral artery(IUCA)およびposterior ulnar recurrent artery(PURA)である(図1, 2)。尺骨神経との解剖学的関係についての屍体解剖研究では，これらの伴走動脈から分岐して，外径0.1～0.8mmの栄養血管柄が尺骨神経外膜内に入っている。血管柄の長さは0.5～2.5cmであり，尺骨神経外膜に進入したのち，近位と遠位方向に分かれ神経外膜内を縦走している。

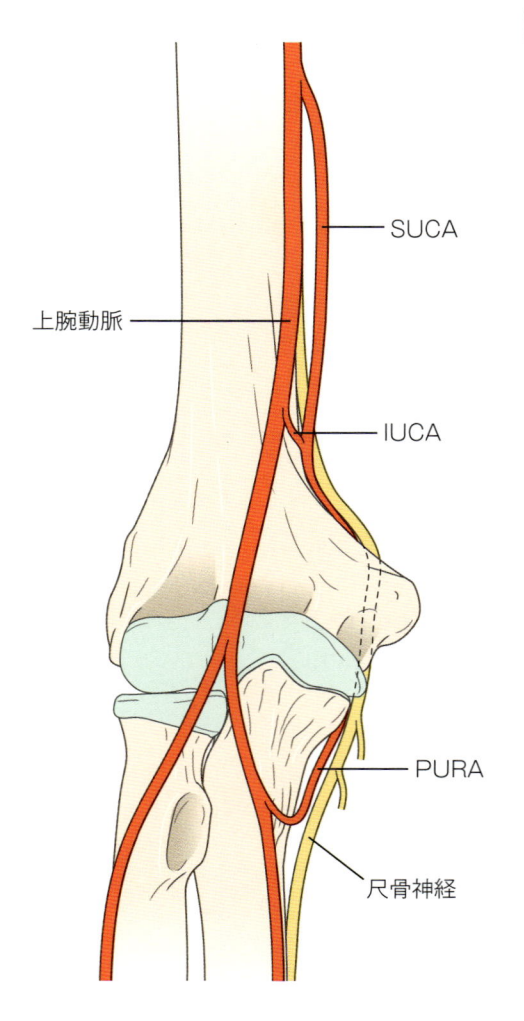

図1 尺骨神経の伴走動脈の模式図

SUCAは肘関節の17cm近位で上腕動脈から分岐しIUCAは肘関節の4cm近位で上腕動脈より分岐し，PURAは肘関節より4cm遠位で尺骨動脈より分岐する。
SUCA：superior ulnar collateral artery
IUCA：inferior ulnar collateral artery
PURA：posterior ulnar recurrent artery

　SUCAは肘関節の17cm近位で上腕動脈から分岐し，内側上腕筋膜中隔の近位部を貫き筋間中隔の後面を尺骨神経と伴に下行し上腕三頭筋に栄養血管柄を送りながら内側上顆に達する。肘部管からその近位4cmの範囲で尺骨神経に栄養血管柄(0～4，平均1.2本)を出す(図2)。IUCAは肘関節の4cm近位で上腕動脈より分岐した後，尺側へ横走して上腕内側筋間中隔の遠位部を貫いてから尺骨神経に栄養血管柄(0～2，平均0.3本)を送り上腕骨内側上顆から腕尺関節の内側に達している(図3)。PURAは肘関節より4cm遠位で尺骨動脈より分岐しFCUの両頭間を近位方向に上行し，肘部管内で尺骨神経に栄養血管柄(1～2，平均1.2本)を送りながら尺骨神経に沿って逆行性に走行し，終枝は腕尺関節から後方の関節包に達する(図4)。SUCAとPURAはほぼ全例に存在するが，IUCAは26％の例では存在しない[11]。SUCAとIUCAは上腕内側筋間中隔の後方で吻合する例が29％にみられる[11]。

　栄養血管柄を有する伴走動脈の組み合わせには個人差があり4つのパターンが報告されている(図5)[11]。

　パターンⅠ：SUCA，IUCAおよびPURAのすべての伴走動脈が栄養血管柄の起始動脈である。
　パターンⅡ：SUCAとPURAが血管柄の起始動脈である。
　パターンⅢ：IUCAとPURAが血管柄の起始動脈である。
　パターンⅣ：PURAのみが血管柄の起始動脈である。

　肘部の尺骨神経は，これら3種類の伴走動脈のいずれかから1～5本(平均2.6本)の栄養血管柄を受けている。従って，尺骨神経剥離の際にこれらの伴走動脈との関係を温存して1束にして剥離移動することで，尺骨神経への血管柄が温存されることになる。

肘部管症候群に対する血管柄温存尺骨神経皮下前方移動術

図2 尺骨神経の伴走動脈

BA：brachial artery
UN：ulnar artery
SUCA：superior ulnar collateral artery
IUCA：inferior ulnar collateral artery
PURA：posterior ulnar recurrent artery

腋窩動脈よりNeoprene latex 671A（Dupont, USA）とIndiaインク5mLの混合液を注入後2日目の白人新鮮屍体の肘部内側である。動脈はIndiaインクで黒くみえる。

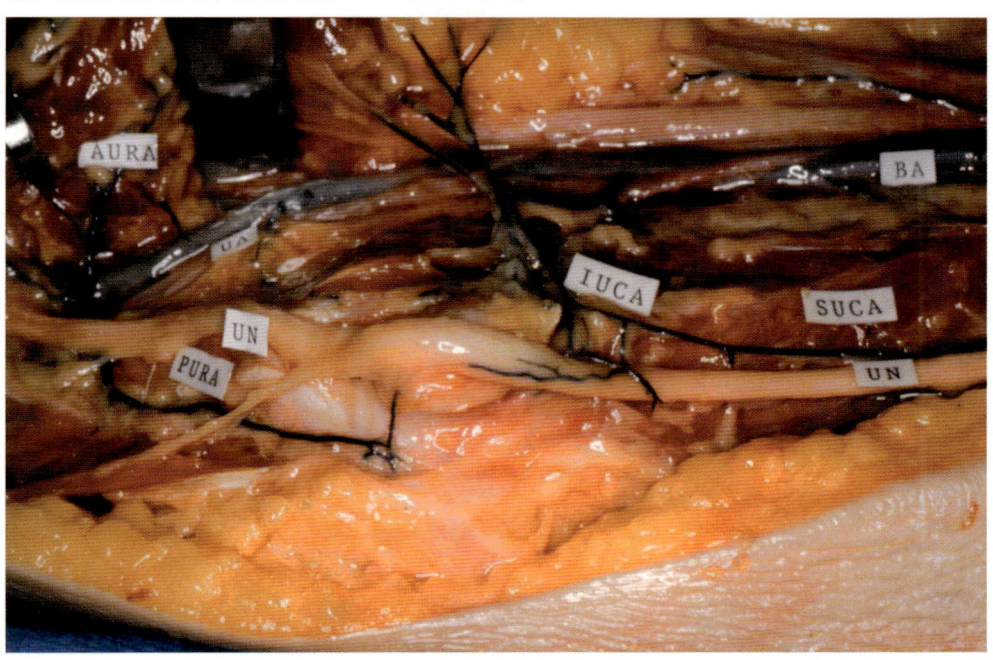

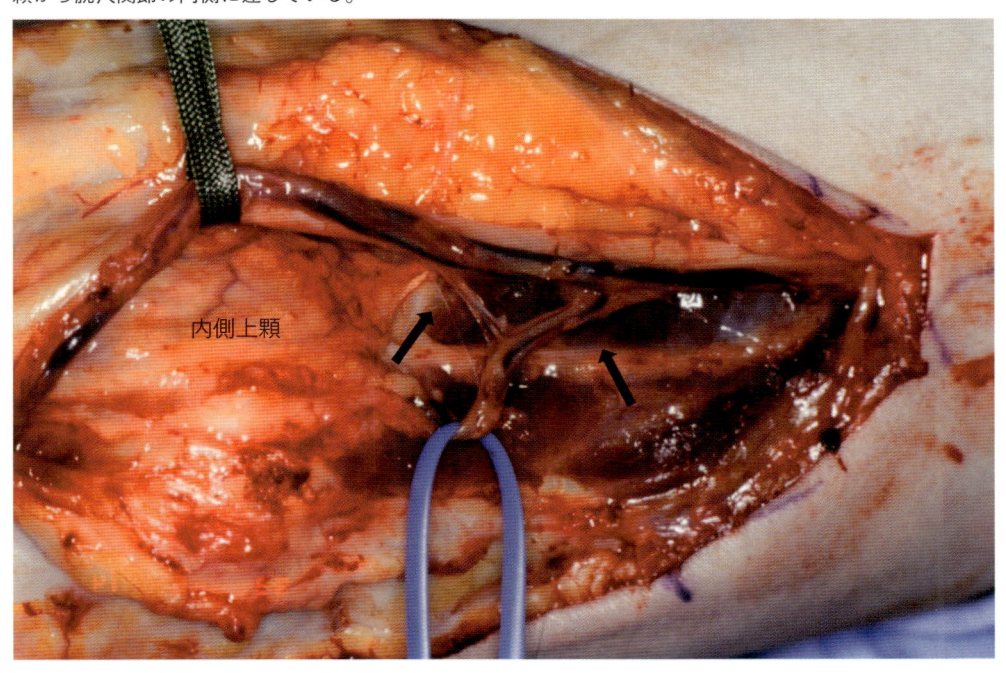

図3 IUCAと尺骨神経への栄養血管柄

図2と同条件の新鮮屍体の上腕遠位内側である。IUCAは上腕動脈より分岐した後，尺側へ横走して上腕内側筋間中隔の遠位部を貫いてから尺骨神経に栄養血管柄（この写真では2本，黒矢印）を送り上腕骨内側上顆から腕尺関節の内側に達している。

277

図4 PURAと尺骨神経への栄養血管柄

PURAは尺骨動脈より分岐しFCUの両頭間を近位方向に上行し，肘部管内で尺骨神経に栄養血管柄（この写真では1本：黒矢印）を送りながら尺骨神経に沿って逆行性に走行し，終枝は腕尺関節から後方の関節包に達する。肘部管の近位の栄養血管柄はIUCAからのものである（白矢印）。

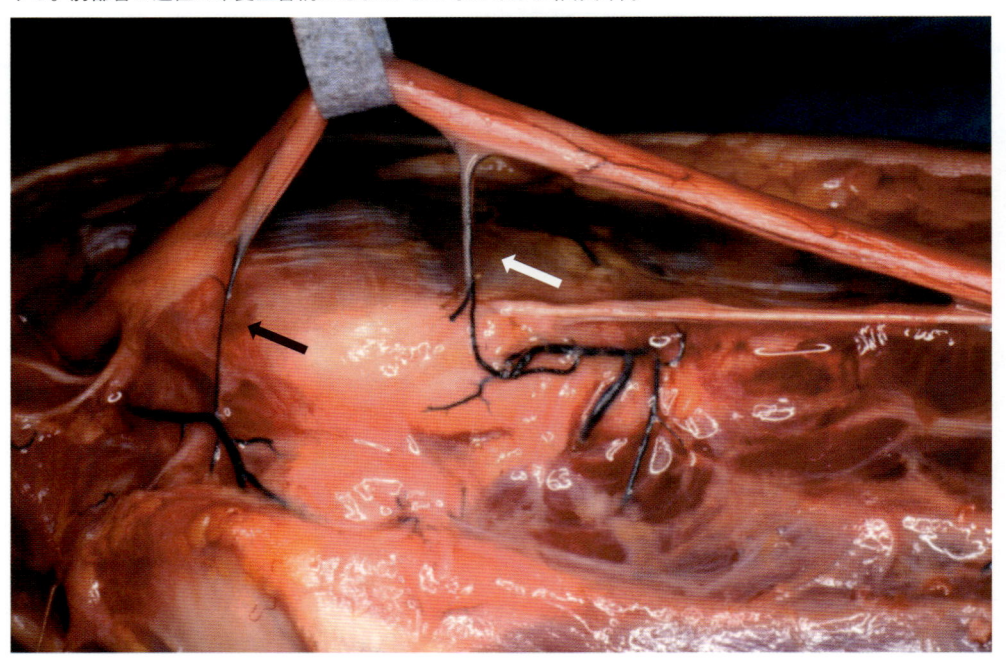

図5 栄養血管柄を有する伴走動脈の組み合わせ[11]

パターンⅠ：SUCAとIUCAは肘関節近位の上腕内側筋間中隔の後方で吻合しており同吻合動脈とPURAが栄養血管柄の起始動脈
パターンⅡ：SUCAとPURAが血管柄の起始動脈
パターンⅢ：IUCAとPURAが血管柄の起始動脈
パターンⅣ：PURAのみが血管柄の起始動脈

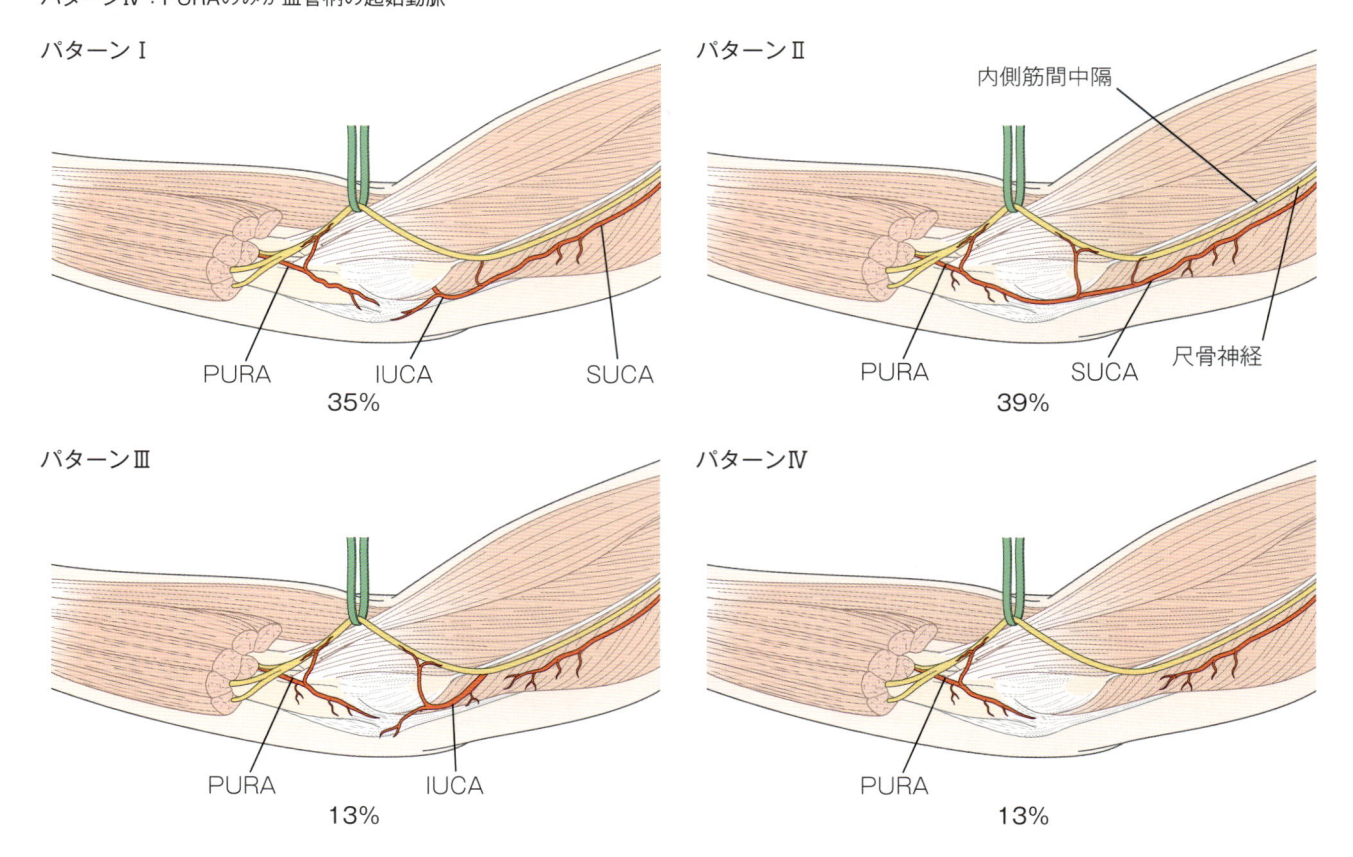

パターンⅠ　　　　　　　　　　　　　　　パターンⅡ
PURA　IUCA　SUCA　　　　　　　　　　内側筋間中隔
35%　　　　　　　　　　　　　　　　　　PURA　SUCA　尺骨神経
　　　　　　　　　　　　　　　　　　　　39%

パターンⅢ　　　　　　　　　　　　　　　パターンⅣ
PURA　IUCA　　　　　　　　　　　　　　PURA
13%　　　　　　　　　　　　　　　　　　13%

手術手技

術前準備および麻酔

　伴走動脈からの血管柄を温存する場合には，2.5〜3倍の手術用ルーペを用いることが望ましい。全身麻酔もしくは伝達麻酔で行う。上肢のできるだけ近位に滅菌した空気止血帯を巻くことで，より近位での尺骨神経の剥離が可能となる。

皮切・展開

　内側上顆後方に近位に約10cm，遠位に約5cmの皮切を加える。内側前腕皮神経は肘近位では尺側皮静脈に伴走し，内側上顆の近位と遠位で数本の後枝を分岐し[14]，肘内側から前腕内側後面の感覚を支配している。同神経後枝を損傷しないように，皮切は尺骨神経の走行のやや後方としている（図6）。

　前腕の屈筋回内筋群筋膜上に存在する内側前腕皮神経を同定し遠位に剥離して，後枝を確認する。後枝は尺骨神経の表層を横切るので十分に遠位まで剥離して保護する（図7）。

図6　皮切線と内側前腕皮神経の走行
上腕骨内側上顆後方を中心に近位に約10cm，遠位に約5cmの皮切線を置く。内側前腕皮神経を術中に損傷しないように後方よりの皮切としている。

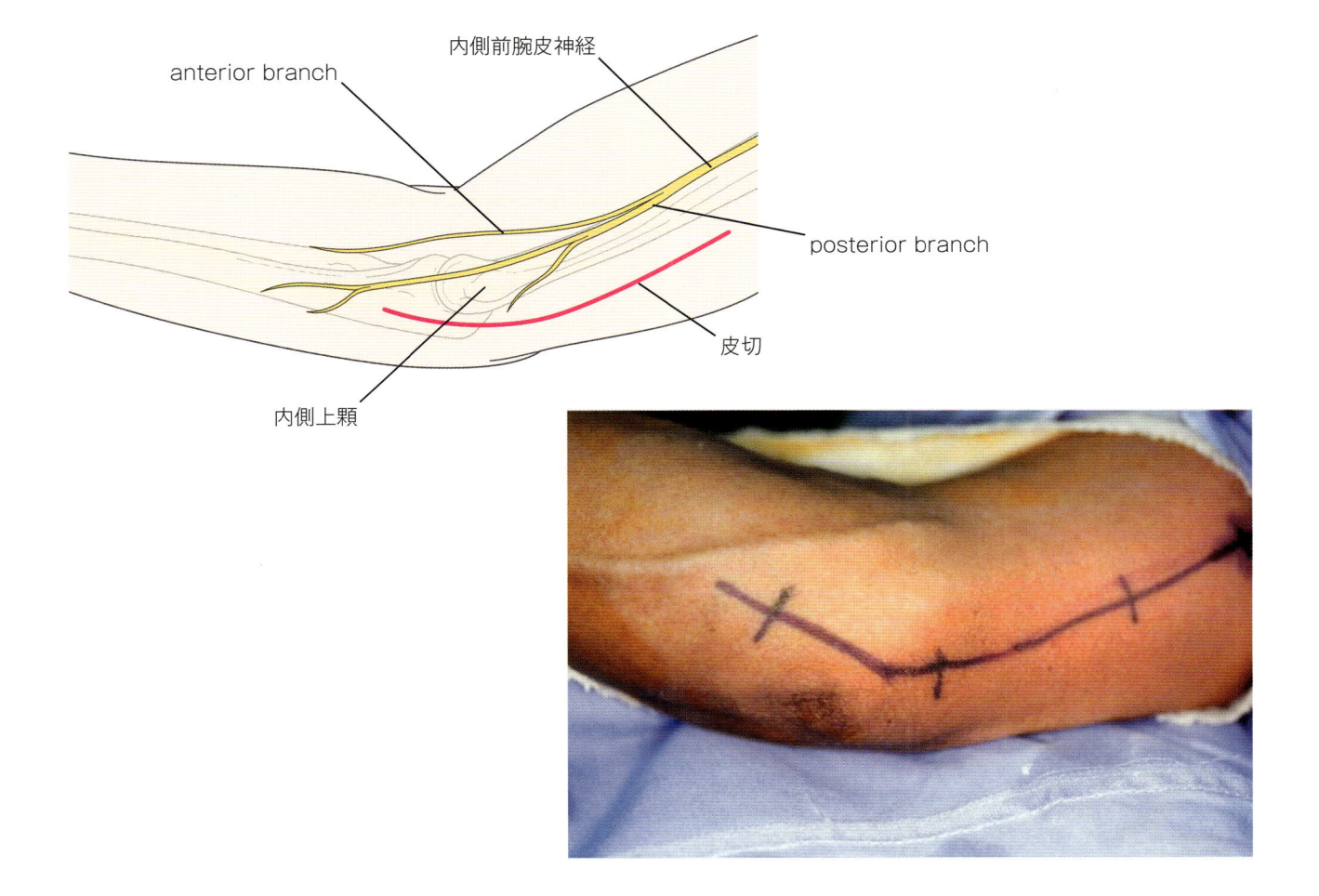

> **図7 内側前腕皮神経後枝の確認，剥離，保護**
> 前腕の屈筋回内筋群筋膜上で内側前腕皮神経を同定し遠位に剥離して，後枝（黒矢印）を確認する。後枝は尺骨神経の表層を横切るので遠位まで十分に剥離して保護する。

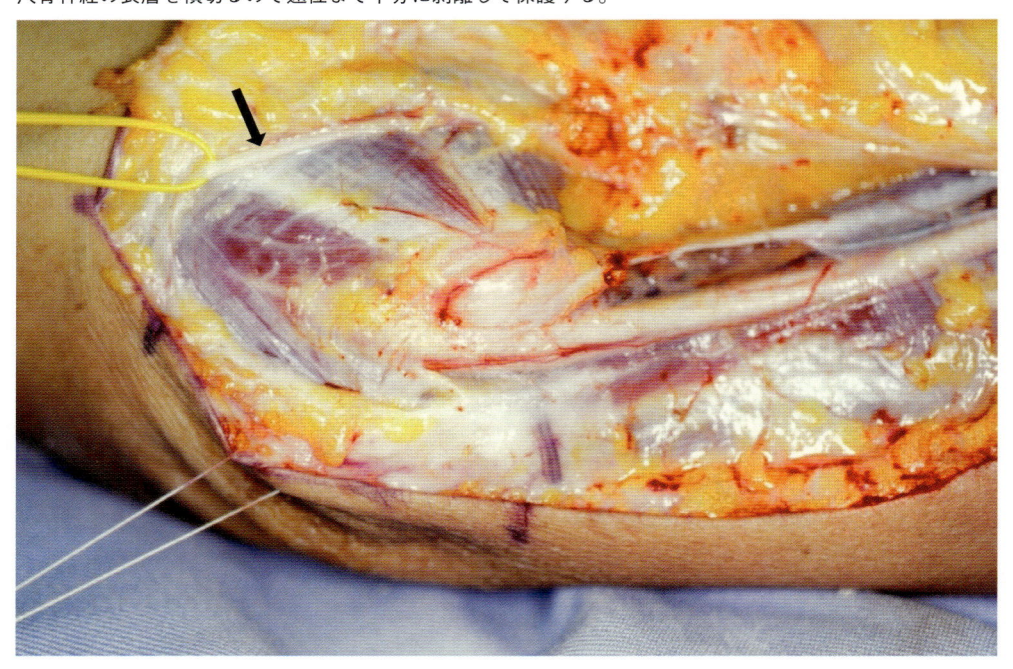

尺骨神経の同定，Struthersのアーケードの切開

内側筋間中隔の後方で尺骨神経は容易に同定することができる。尺骨神経近位部においてStruthersのアーケード[15]を切離する。Struthersのアーケードは上腕中央部から遠位1/3のレベル（内側上顆より約8cmの部位）に存在し，内側筋間中隔から上腕三頭筋の内側頭に向かい尺骨神経上を走るfibrotendinous bandである。前方移動後の絞扼の原因となることもあり，確実に切離する（図8）。

SUCAの同定と剥離

近位部において尺骨神経後方を走行するSUCAは容易に確認することができる。SUCAと尺骨神経との間は剥離することなく，1束として剥離し血管テープをかけておく（図9）。

肘部管の開放

滑車上肘靱帯，Osborneバンドおよび尺側手根屈筋深筋膜を十分に遠位まで切離し神経を開放する。肘頭内縁および上腕三頭筋に起始を有し，内側上顆に停止する破格筋である滑車上肘筋[16]を認めることもある。特に尺側手根屈筋の上腕頭と尺骨頭間において尺骨神経上を覆う薄い膜が，前方移動時に絞扼の原因となりうるので，遠位までしっかり切離して絞扼しないことを確認することが必要である（図10）。

図8 Struthersのアーケードの切開
尺骨神経近位部においてStruthersのアーケードを切離する。

- Struthersのアーケード
- 上腕三頭筋
- 尺骨神経

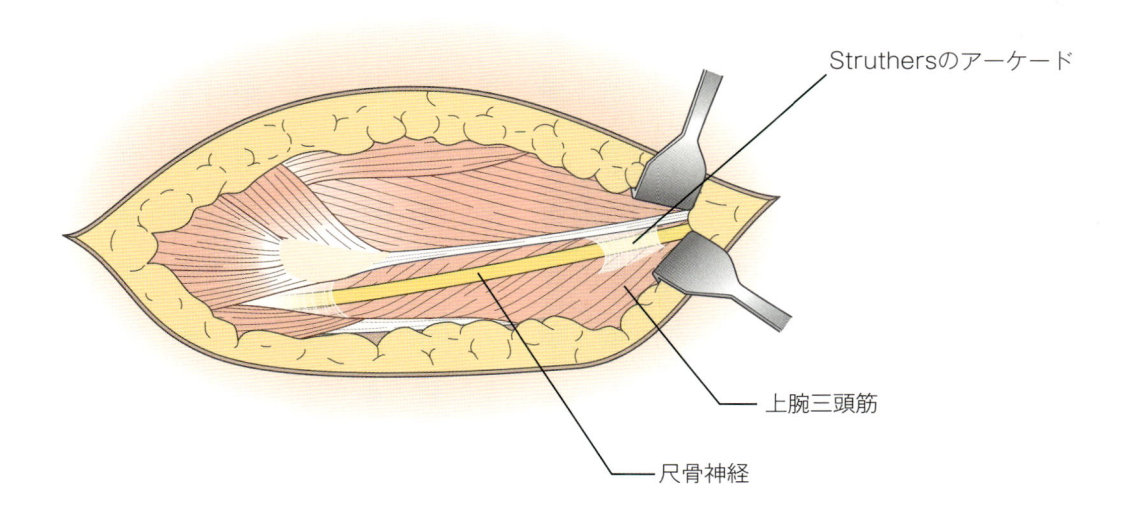

図9 SUCAの同定
SUCAと尺骨神経との間は剥離することなく，1束として血管テープをかける。

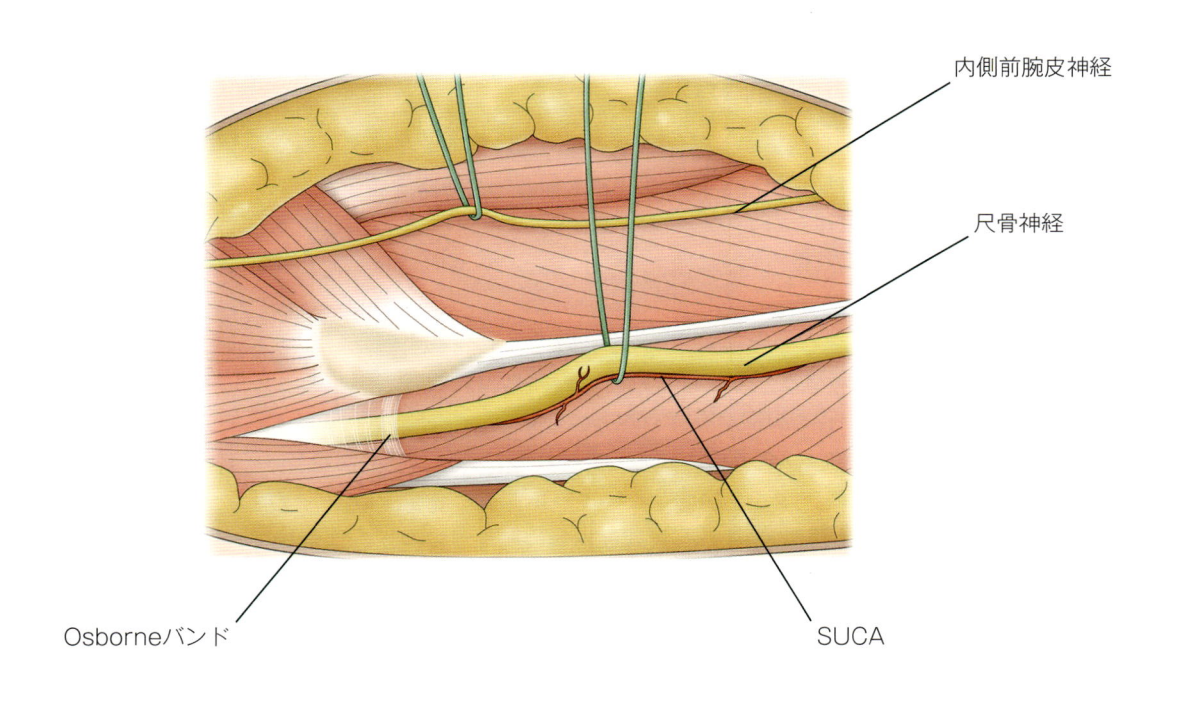

- 内側前腕皮神経
- 尺骨神経
- Osborneバンド
- SUCA

図10 肘部管の開放
a：肘部管開放前
b：肘部管開放後
尺側手根屈筋の上腕頭と尺骨頭間において尺骨神経上を覆う薄い膜（黒矢印）を展開する。尺骨神経を前方移動した際に，神経が同膜により絞扼されないように遠位まで切離する。

FCU上腕頭
FCU尺骨頭

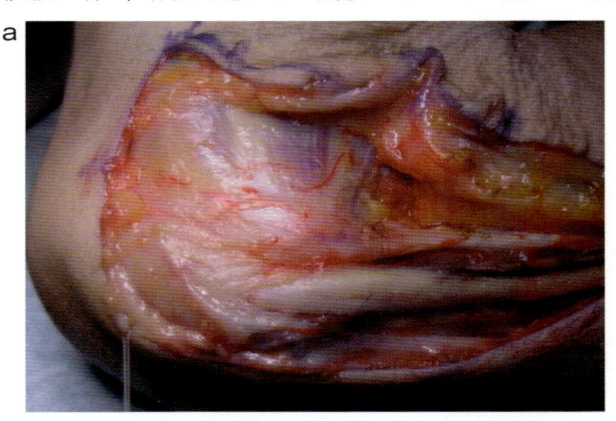

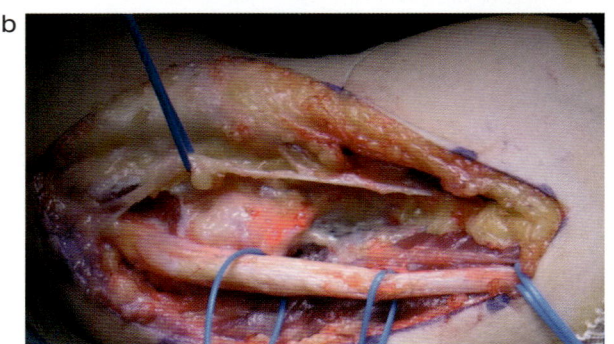

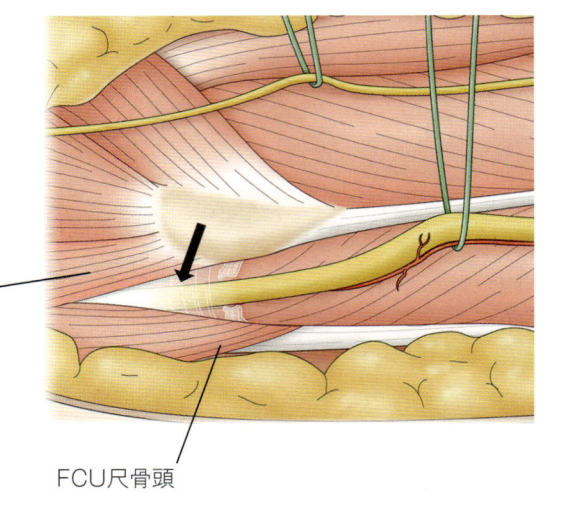

伴走動脈の剥離，神経の前方移動

　尺骨神経近位においてSUCAから後方の上腕三頭筋に向かう血管柄が存在するので，それらは凝固切離する。SUCAを遠位に追っていくと内側上顆近位で筋間中隔を貫くIUCAと吻合することが確認できる。前述したようにIUCAは存在しないこともある。伴走動脈と尺骨神経間を剥離することなく，後方に向かう枝を凝固切離して神経血管を前方に持ち上げていく（図11）。

　FCU尺骨頭に向かう尺骨神経運動枝を同定する（図12）。尺骨神経を前方に移動する場合にこの神経が緊張することがある。その場合は遠位方向に可及的に剥離するとともに，近位方向において尺骨神経本幹との間の神経剥離を進めることで緊張なく前方移動が可能となる。PURAはFCUの上腕頭，尺骨頭の間の尺骨神経の後方において同定できる。尺骨神経のFCUへの枝の剥離時にPURAを損傷しないように注意が必要である（図13）。PURAの剥離時に際してはPURAからFCUや腕尺関節内側の関節包に向かう血管枝は凝固切離する。この手術操作で凝固が不完全であると術後血腫の原因となるため慎重に行う。伴走動脈を剥離し，尺骨神経とともに前方に移動したのち，空気止血帯を開放する。目視にて伴走動脈が拍動していることを確認する。

　伴走動脈の緊張が強い場合は，伴走動脈を起始部方向の剥離をすることもあるが，それでも神経の前方移動に支障をきたすようなら凝固切離する。著者らの施設では5％においてICUAの緊張が強く，凝固切離を行っている。内側筋間中隔が前方移動した神経への圧迫を生じることがあるので切除する。移動後に尺骨神経がFCU浅筋膜上で圧迫されるようなら筋膜および一部筋組織を切除する。移動後に神経が内側上顆の後方に戻らないように，皮下組織の一部と内側上顆の筋膜を縫合する（図14）。

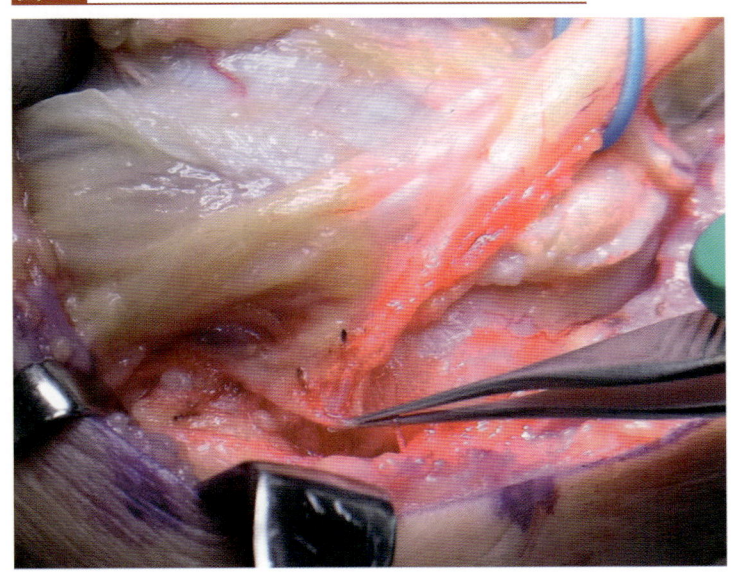

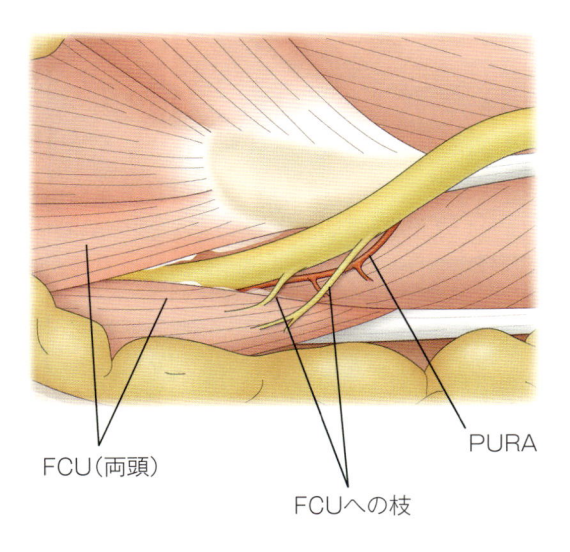

図11 IUCAの同定と剥離

SUCAを遠位に追っていくと内側上顆近位で筋間中隔を貫くIUCAと吻合することが確認できる。IUCAと尺骨神経間を剥離することなく，後方に向かう血管枝を凝固切離して神経血管束を前方に持ち上げる。

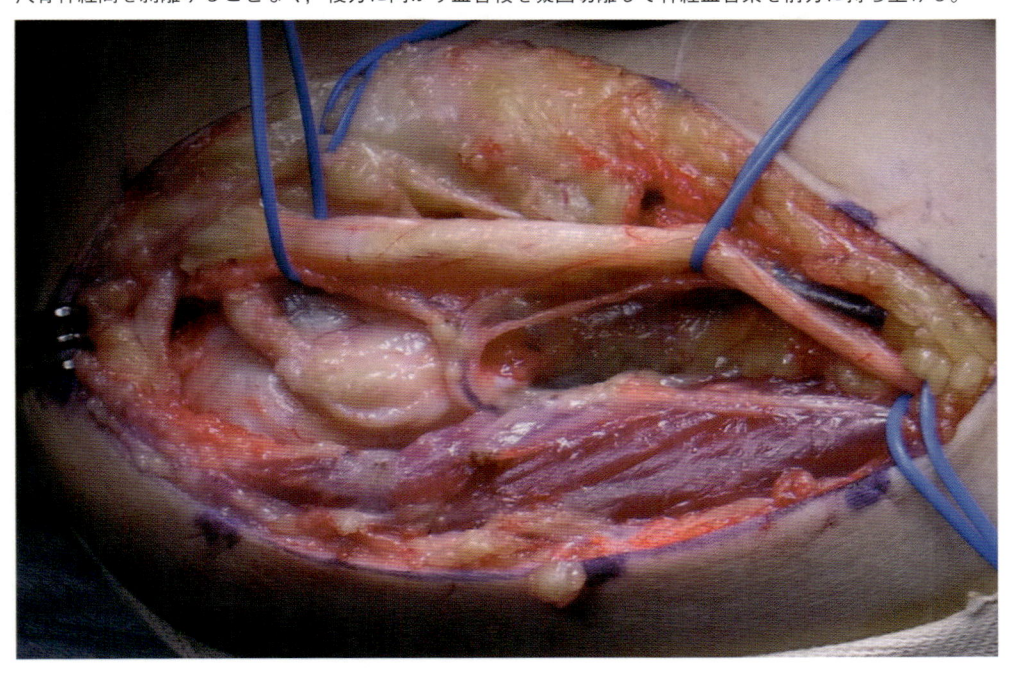

図12 尺骨神経からのFCU運動枝の同定，剥離

FCU（両頭）
FCUへの枝
PURA

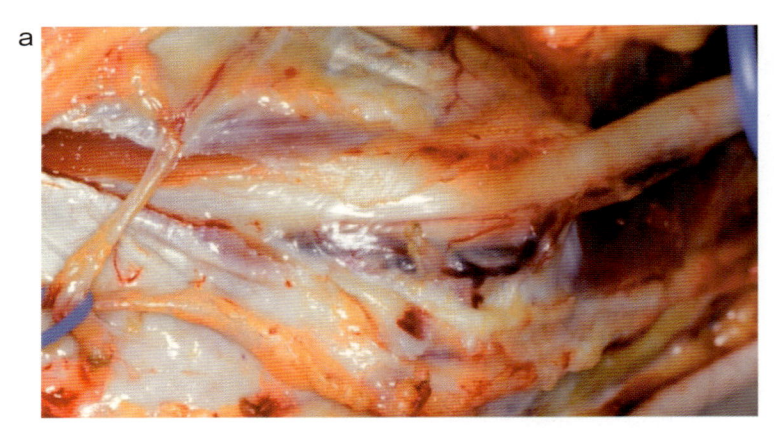

図13 PURAの同定と剥離

図2と同条件の新鮮屍体の上腕遠位内側である。
a：PURAはFCUの上腕頭，尺骨頭の間の尺骨神経の後方において同定できる。
b：PURAからFCUや腕尺関節内側の関節包に向かう血管枝は凝固切離して，尺骨神経との関係を保って剥離する。

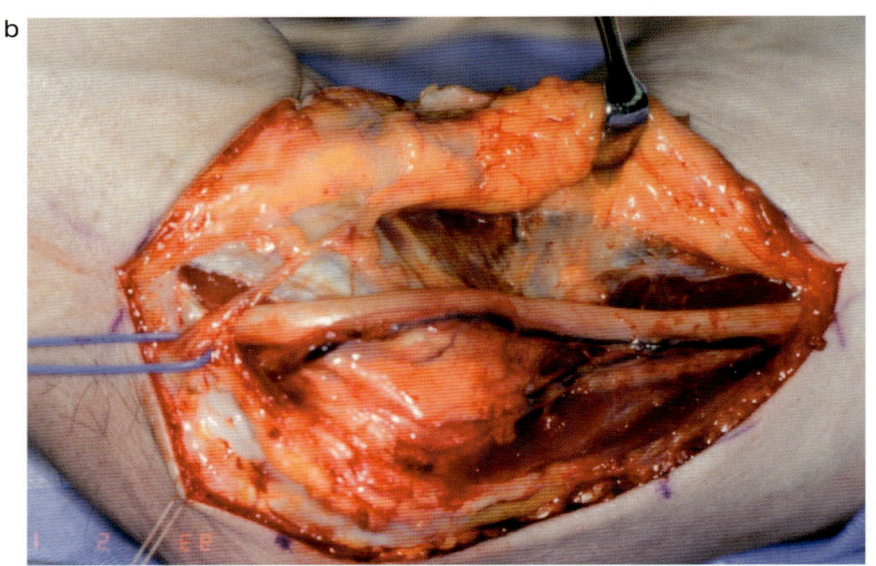

図14 FCU筋膜切除と前方移動後の処置

a：移動後に尺骨神経がFCU上腕頭の筋膜上で圧迫されるようなら筋膜および一部筋組織を切除する。
b：皮下組織の一部と内側上顆を縫合する。

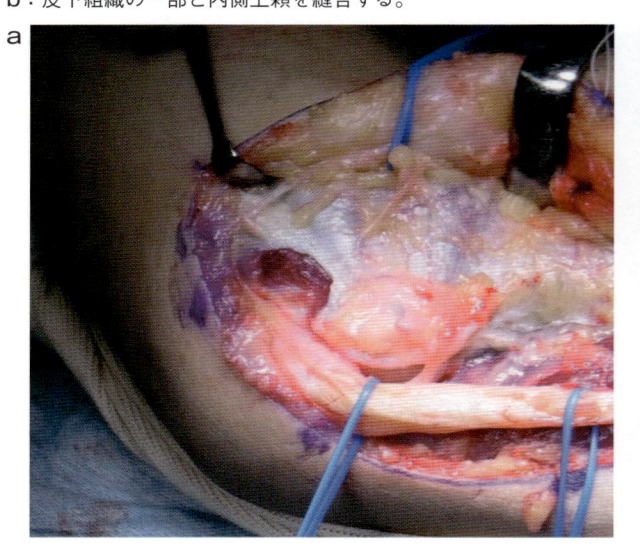

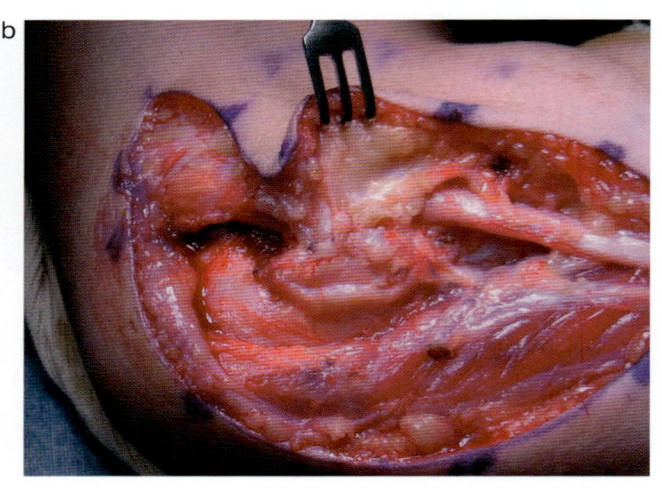

創閉鎖

肘屈曲，伸展にて尺骨神経に牽引，圧迫が加わらないことを確認した後，創部の十分な洗浄を行う。術中の血圧が低い場合は術後に血圧が戻ると出血して血腫を生じることがあり，凝固が完全と思われても注意を要する。皮下縫合，皮膚縫合を施行した後，ペンローズドレーンを2～3本皮下に留置する。肘関節90°屈曲位，前腕回内外中間位で上腕近位から前腕遠位までギプスシーネで固定する。

後療法

術後1～2日でペンローズドレーンを抜去する。ギプスシーネは術後4日ほどで除去して肘の屈曲伸展運動を徐々に開始する。

コツとピットフォール

- 適応は肘OA，外反肘，ガングリオン合併例を原則とする。
- 内側前腕皮神経後枝を確認し，十分に遠位と近位を剥離して保護する。
- 肘部管近位でSUCAとIUCAを確認して，これらと尺骨神経の間の剥離を最小限とし，1束として移動し，また肘部管内ではPURAと尺骨神経を1束として移動することにより，これらの伴走動脈から尺骨神経への栄養血管柄(1～5，平均2.6本)が温存される。
- 尺骨神経への絞扼が完全に取り除かれ，kinkingなく前方に移動することが最優先である。
- 伴走動脈から分離して尺骨神経のみを移動しても，尺骨神経血流は28～52%が保たれる。そこでIUCAの緊張が強く前方移動の障害になる場合，PURAからの出血により術後血腫の危険がある場合，もしくは尺骨神経のFCUへの枝の剥離に際してPURAが障害になるような場合には，これらの動脈からの枝を切離凝固して伴走血管柄温存にこだわらない。
- 前方移動後に空気止血帯を緩めて，凝固と止血を十分に行う。伴走動脈の枝からの出血は術後血腫を生じることがある。

文献

1) Osborne G. Compression neuritis of the ulnar nerve at the elbow. The hand 1970; 2: 10-3.
2) Leamonth J. A technique for transplanting the ulnar nerve. Surg. Gynec. Obst 1942; 75: 792-3.
3) King T. Late results of removing the medial epicondyle for traumatic ulnar neuritis. J. Bone joint surg Br 1959; 41: 51-5.
4) Kato H et al. Cubital tunnel syndrome associated with medial elbow ganglia and osteoarthritis of the elbow. J Bone Joint Surg Am 2002; 84: 1413-9.
5) 菅原　誠．肘部管症候群に対する血管柄温存尺骨神経前方移所術の実験的・臨床的研究．日本整形外科学会雑誌 1988; 62: 755-66.
6) Nakamura K et al. The effect of vascular pedicle preservation n blood flow and clinical outcome following ulnar nerve transposition. J Hand Surg Am 2014; 39: 291-302.
7) Novak CB et al. Provocative testing for cubital tunnel syndrome. J Hand Surg 1994; 19: 817-20.
8) McGowan AJ. The results of transposition of the ulnar nerve for traumatic ulnar neuritis. J Bone Joint Surg Br 1950; 32: 293-301.
9) 赤堀　治．遅発性尺骨神経麻痺の早期診断と治療．整形外科 1972; 23: 94-102.
10) 井戸芳和，ほか．肘部管症候群術後の上肢機能の長期的変化　術前重症度による相違．日本手外科学会雑誌 2014; 31: 1-2-32.
11) 加藤博之，ほか．血管柄温存尺骨神経前方移所術－第1報：屍体解剖による栄養血管柄の研究-．日本手外科学会雑誌 1993; 10: 380-5.
12) 百町貴彦，ほか．血管柄温存尺骨神経前方移所術：屍体解剖による研究と臨床手術成績．東日本臨整会誌 1994; 6: 94-7.
13) 加藤博之，ほか．血管柄温存尺骨神経前方移所術(第2報)－尺骨神経幹血流量の術中測定-．日本手外科学会雑誌 1997; 14: 607-10.
14) Lowe JB 3rd et al. The position of crossing branches of the medial anterobrahial cutaneous nerve during cubital tunnel surgery in humans. Plast. Reconstr. Surg 2004; 114: 692-6.
15) Kane E, Kaplan EB, Spinner M. Observations of the course of the ulnar nerve in the arm. Ann Chir. 27: 487-496. 1973.
16) 栗原邦弘，ほか．滑車上肘筋による肘部管症候群．整形外科 1977; 28: 1395-7.

II 肘関節疾患の治療

肘関節拘縮
内・外側進入法

堀井 恵美子
名古屋第一赤十字病院手外科部長

術前準備

　肘関節は安定性とともに可動域が必須の関節である。さまざまな原因で可動域の制限が生じた場合，可動域を再獲得することは容易ではない。十分な保存療法ののち，改善が得られなければ，手術療法が必要となる。ここでは拘縮治療における内・外側アプローチについて，その適応と実際について述べる。内・外側進入というのは，皮切のことではなく，関節へのアプローチとしての内・外側という意味である。

臨床診断

　肘関節の可動域制限を生じる疾患は関節授動術の適応となるが，外傷性拘縮と，変形性肘関節症などによって生じる拘縮とでは，根本的に授動術の適応が異なってくる。まずは，拘縮の原因を明らかにすることが重要である。熱傷・圧挫などで，皮膚および軟部組織に問題のある場合はこちらの治療が優先される場合が多い。

画像診断

　画像診断の目的は，骨性のアライメントの確認と，可動域制限の原因となる骨の変形，骨棘形成などを確認することである。外傷後の拘縮の場合は，受傷時のX線情報も有用である。

単純X線

　正面・側面の2方向撮影を基準とし，斜位像・45°接線方向撮影などを追加する。内側上顆周囲の異所性骨化は，ときに拘縮の原因の1つであり，注意が必要である。

CT

　骨の変形を評価するには3D-CT撮影が有効である。鍵となる関節面の断層写真を作製すると，骨性要素の詳細が評価可能である。関節内遊離体のある場合は，関節造影とCTの組み合わせが有効である。

適応

　適応となるのはいわゆる機能的な肘関節の可動域，伸展−30°から屈曲130°，回内・外90°を獲得できない肘関節である。可動域は比較的良好だが疼痛を伴う症例も対象となる。必要とする可動域には個人差があることも考慮に入れなければならない。また，授動術にて術中獲得した可動域は，術後のリハビリテーションによる維持が重要であり，十分な意思を持ってリハビリテーションが可能である患者が対象となる。

手術のタイミング

外傷性の場合は，骨癒合が完成しリハビリテーションがプラトーに達するのに6カ月程度は要するので，そのころに授動術の適応の有無を検討する。異所性骨化のある場合は，X線にて，骨化が安定状態となるまで待機する。

尺骨神経麻痺(障害)が明らかで,そのためリハビリテーションに支障がある場合などは，早期に神経剥離術を伴う授動術が適応となる場合もある。隣接関節(肩関節・手指)の拘縮がある場合は，その原因を明らかにして十分なリハビリテーションによる改善を獲得しておくことが望ましい。

禁忌

熱傷・開放創などで皮膚欠損・皮膚性拘縮が著明な場合は，授動術の前に軟部組織の改善が必要である。麻痺性疾患で自動運動が困難な場合は，慎重に適応を考えなければならない。

麻酔

手術は全身麻酔で行うのが一般的である。駆血帯を要すること，筋弛緩が得られたほうが広く展開できることからである。拘縮の原因病変が比較的限局している場合は，伝達麻酔での手術も可能である。

体位

皮切により体位は異なる。内・外側刺入は皮切ではなく関節へのアプローチの方法であり，後方縦皮切から展開して内・外側から関節を展開する方法や，内側あるいは外側に別皮切を作製して展開する方法とある。仰臥位・側臥位は，そのときの展開に応じて体位を考える。

肩関節の拘縮を合併する症例では,体位によっては展開が十分できない場合があるので，術前のシミュレーションが必要である。

Anatomical KeyShot

a：右肘関節腕頭関節を前方から展開，腕橈骨筋および伸筋群を翻転して神経の走行を確認する。関節包は切除してある。橈骨神経が上腕骨小頭の高さで浅枝・深枝に分岐し，深枝が回外筋の深層へと走行する。

- 腕橈骨筋
- 橈骨神経浅枝
- 橈骨神経深枝
- 回外筋

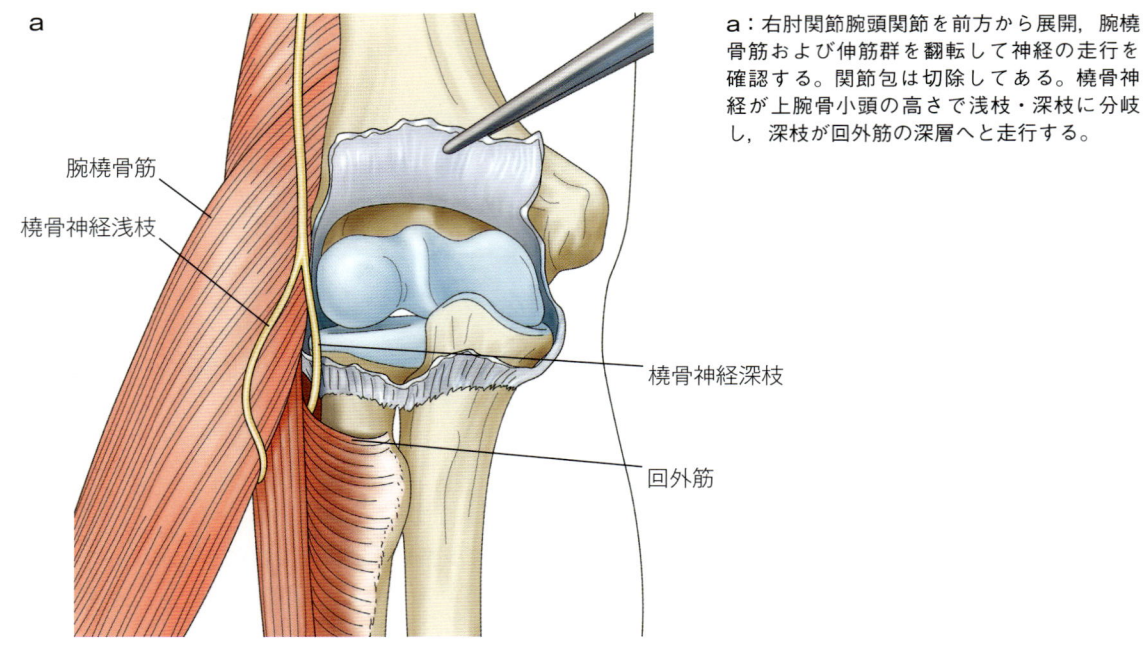

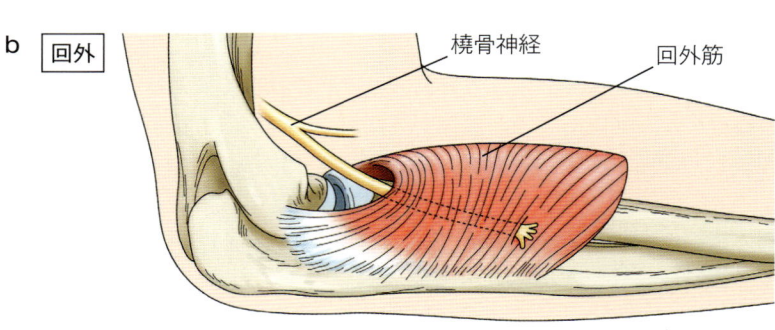

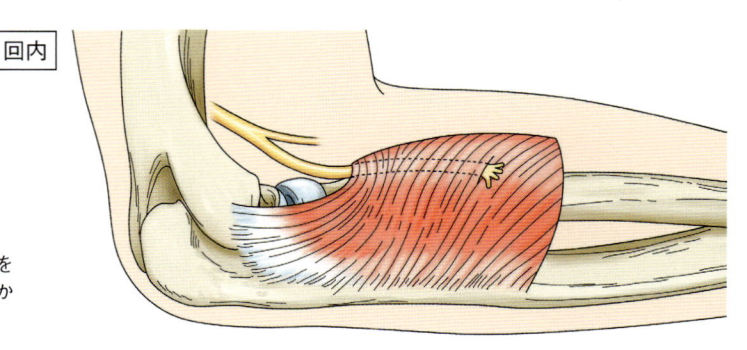

b：前腕回内・外時の橈骨神経深枝の位置を示す。回内位では橈骨神経は内側へ移動，かつ前方へと，橈骨頭より離れる。

回外 — 橈骨神経　回外筋

回内

外側アプローチにおける橈骨神経の位置をここに挙げる。橈骨神経は，上腕骨橈骨神経溝に沿って外側へ回り，筋間中隔を貫いて上腕筋と腕橈骨筋の間に沿って走行し，肘関節前方にいたる（図 **a**）。回外筋の深層を通過してふたたび前腕背側へ出て手指伸筋へと分枝する。前腕の回内・外により橈骨神経は約10mm内・外側に移動するので，可能であれば前腕回外位で操作を行えば，神経は少し関節から離れて内側に位置するのでより安全である（図 **b**）。

基本点には外側近位から伸筋群を挙上すれば橈骨神経は関節前方から離れることになり，この状態で骨に沿って関節前方を剥離すれば，橈骨神経をみることなく鉤状突起まで展開できる。深層で近位橈尺関節を大きく展開する必要のあるときは，橈骨神経深枝が回外筋の深層を掌側から背側へ走行することを熟知して，橈骨に沿って回外筋ごと遠位に剥離していくことが鍵となる。

手術手技

皮切・展開

皮切自体は，外傷後で前回の手術創がある場合は極力それを用いて展開する。後方皮切で展開の場合も，これを延長することにより，十分内・外側から肘関節の展開は可能である。

外側（橈側）よりの関節展開 図1 [1)～3)]

近位は上腕骨外側縁に沿って筋間中隔から展開する。腕橈骨筋・手根伸筋を骨から剥離展開し，腕橈関節を近位から展開する（図1a）。最も注意すべきは橈骨神経の走行である。この展開で腕頭関節前方から上腕骨滑車・鉤状突起まで展開可能である（図1b）。

外側上顆へ至ると，外側側副靱帯（lateral collateral ligament；LCL）の走行に注意して，これを温存してその前方・後方より展開する（図1c）。どこに病変の主体があるかにより，どの筋間からアプローチするかが重要となる。基本的にはMorreyらの述べるlateral columner approachを用いる。

・橈側前方

関節前方遠位へと展開が必要な場合は，肘筋の前方，短橈側手根伸筋（extensor carpi radialis brevis muscle；ECRB）と総指伸筋（extensor digitorum communis；EDC）の筋間から展開する。回外筋の深層を橈骨神経深枝が走行することに十分注意をして，骨に沿って回外筋を剥離する。回内・外拘縮が高度の場合は，近位橈尺関節周囲の剥離は特に重要である。この辺りは異所性骨化の生じやすいところでもあるので，橈骨神経深枝の走行に注意が必要である。

・橈側後方

上腕三頭筋とともに肘筋を後方へ剥離して，LCLの後方から展開する。腕橈関節後方から，肘頭橈側縁を展開できる。

外側よりの瘢痕および骨棘などの切除が終了したら，上腕骨外側縁から剥離した伸筋群は丁寧に縫着する。

術前の可動域制限が高度の場合は，尺骨神経周囲も癒着を生じて，神経自体の滑走が障害されている場合がある。このような症例では，術後の可動域改善に伴い，尺骨神経障害が顕性化する場合もある。関節解離は外側アプローチのみで行っても，尺骨神経の剥離を追加することが必要となる。

図1 外側アプローチ

a：外側の筋群とアプローチを示す。近位は上腕骨外側，筋間中隔に沿って展開し，伸筋群を上腕骨から剥離してLCL起始部に至る。遠位前方はECRBとEDCの筋間から，後方は肘筋の前方より三頭筋とともに肘筋を翻転して，橈骨頭後方から肘頭尺側を展開する。
b：近位と遠位前方に沿って筋群を翻転すると，関節前面が尺側MCLの起始部周囲を除いて展開できる。
c：外側側副靱帯を図示する。尺側成分（LUCL）を温存して，その前後の関節包および瘢痕性を切離する。
d：肘関節の外側アプローチで，展開困難な部位を図に赤で示す。

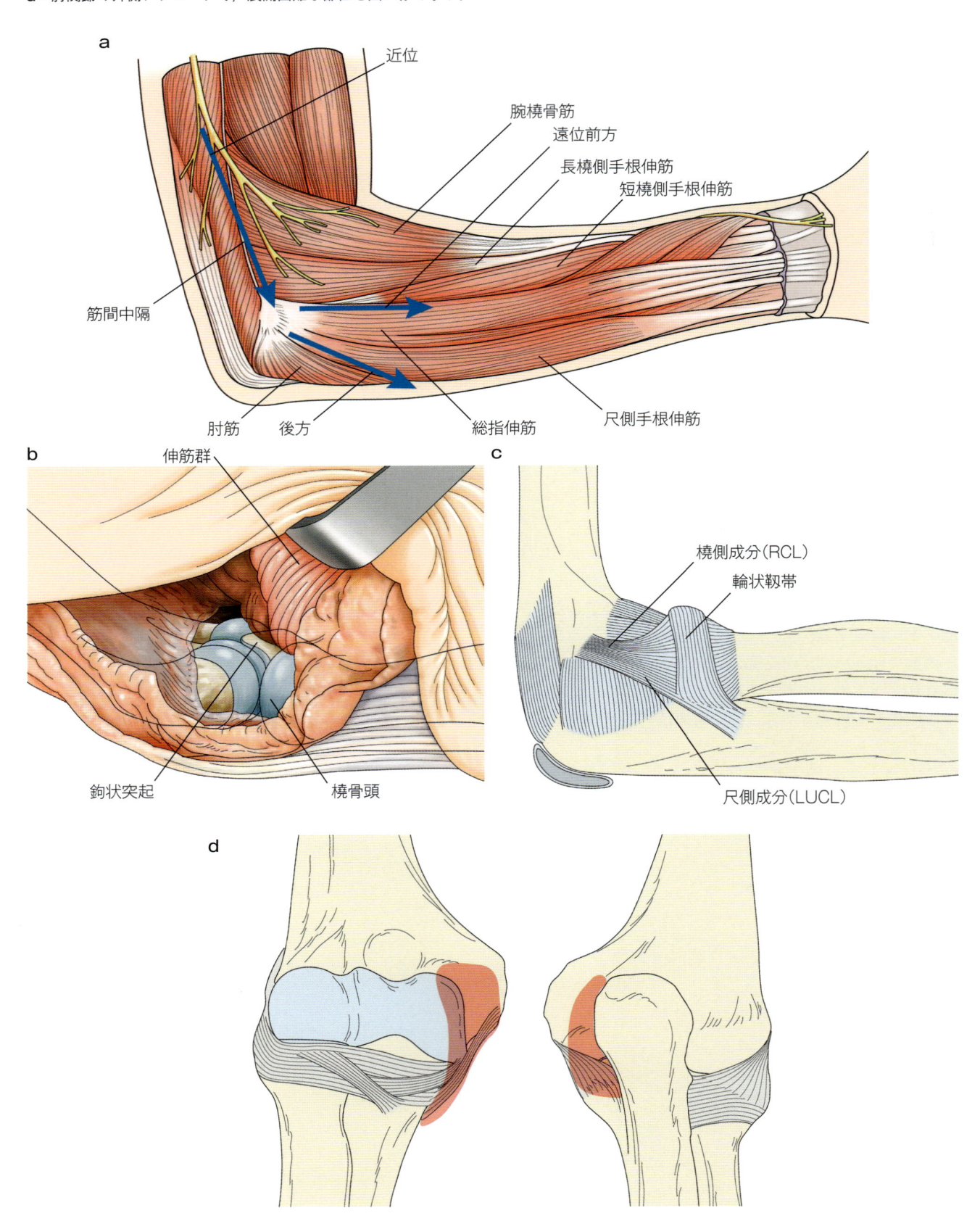

a
近位
腕橈骨筋
遠位前方
長橈側手根伸筋
短橈側手根伸筋
筋間中隔
肘筋　後方　総指伸筋　尺側手根伸筋

b
伸筋群
鉤状突起　橈骨頭

c
橈側成分（RCL）
輪状靱帯
尺側成分（LUCL）

d

内側（尺側）よりの展開 図2

尺側よりアプローチするときはまず，尺骨神経の同定剥離を行う[4), 5)]。特に外傷後で，前回手術の際に，神経移行術が施行されている場合は十分な注意が必要である。神経周囲の癒着が高度で展開が困難な場合は，より近位で神経を同定してから遠位へ剥離を進める。内上顆より遠位では筋枝などの分岐があり，神経の同定はより困難である。神経は近位遠位に十分剥離して，術中操作で牽引がかからないように注意する。また，可動域が改善すると尺骨神経へはより多くの緊張がかかるようになるので，閉創する前に可動域全域にわたり神経の滑走がスムーズであることを確認する。

・尺側前方

上腕骨滑車を含めた鉤状突起および関節前面にアプローチするには，円回内筋と橈側手根屈筋の間からアプローチする（図2a）。関節に沿って屈筋群を剥離すれば，正中神経は上腕筋の表層に位置するので，これを損傷する可能性はきわめて少ない。上腕筋に異所性骨化が生じることがまれにある。骨化層が大きい場合は切除を要するが，神経に対して十分注意をして，全切除にはこだわらないことである。この展開で鉤突窩から鉤状突起に至る骨棘および瘢痕の切除が可能である。腕橈関節前方まで展開が可能である（図2b）。

剥離終了後は，屈筋は内上顆に縫着する。

・尺側後方

肘部管の床にあたる部分は尺側側副靱帯（medial collateral ligament；MCL）の横走線維・後斜走線維である（図2c, d）。これを切離すると腕尺関節尺側にアプローチが可能である。MCL後斜走線維はしばしば関節拘縮の主因となっており，この部位の切離により屈曲可動域の獲得できることがある。ここから，肘頭尺側縁に沿って肘頭窩までアプローチができる。

さらに，尺骨滑車に沿って前方へ展開すると，MCLの前斜走線維（anterior oblique ligament；AOL），さらに鉤状突起に到達する。AOLは外傷後に骨化して拘縮の原因となっている場合があり，この場合は内上顆の起始部で切離する[6)]。

後療法

一般的には術後は圧迫包帯固定を行い，患肢を挙上する。術後の疼痛管理として，神経ブロック，頚部硬膜外ブロックなどを必要に応じて使用する。48時間後くらいに留置したドレーンを抜去し，自動および介助の他動運動を開始する。腫脹が軽減したら，速やかに早期にスプリントを用いて他動運動を積極的に行う。スプリントを処方するに当たっては，症例ごとの必要度に応じて，細かい配慮が必要である。

セラピストの介入は必須であり，特に入院リハビリテーションを継続できない場合は，自宅でのリハビリテーションのきめ細やかな指導が不可欠である。

コツとピットフォール

1) 術前に，拘縮の主因がなにかを評価する。
2) 患者自身に積極的な可動域獲得の意思がないと，術中獲得できた可動域を術後維持することは困難である。
3) 橈側アプローチでは橈骨神経の走行とLCLの温存が鍵となる。
4) 尺側アプローチでは，尺骨神経の剥離が重要である。MCLはときに切離する。
5) 術後の疼痛管理とリハビリテーション指導は必須である。

図2 内側アプローチ

a：内側の筋層と尺骨神経を示す。尺骨神経は筋間中隔の伸側に位置するので，これを同定する。筋間中隔が神経障害となりうる場合は，これを切除する。近位は筋間中隔に沿って展開し，内側上顆に至る。前方関節包の展開は，円回内筋および橈側手根屈筋の間より展開する。後方は尺側手根屈筋（flexor carpi ulnaris muscle；FCU）をスプリットして腕尺関節尺側を展開する。
b：右肘関節前方を展開する。円回内筋は翻転する。鉤状突起，鉤突窩，腕橈関節前方まで展開可能である。
c：内側側副靱帯（medial collateral ligament；MCL）を示す。後斜走線維・横走線維は切離する。場合によっては，前斜走線維（AMCL）も切離する。
d：尺骨神経の走行とAMCLを示す。MCLの後斜走線維・横走線維は切除してある。肘部管入口部の支帯を温存し，FCUをsplitして神経の走行を示す。
e：尺側アプローチで展開困難な場所を図に赤で示す。

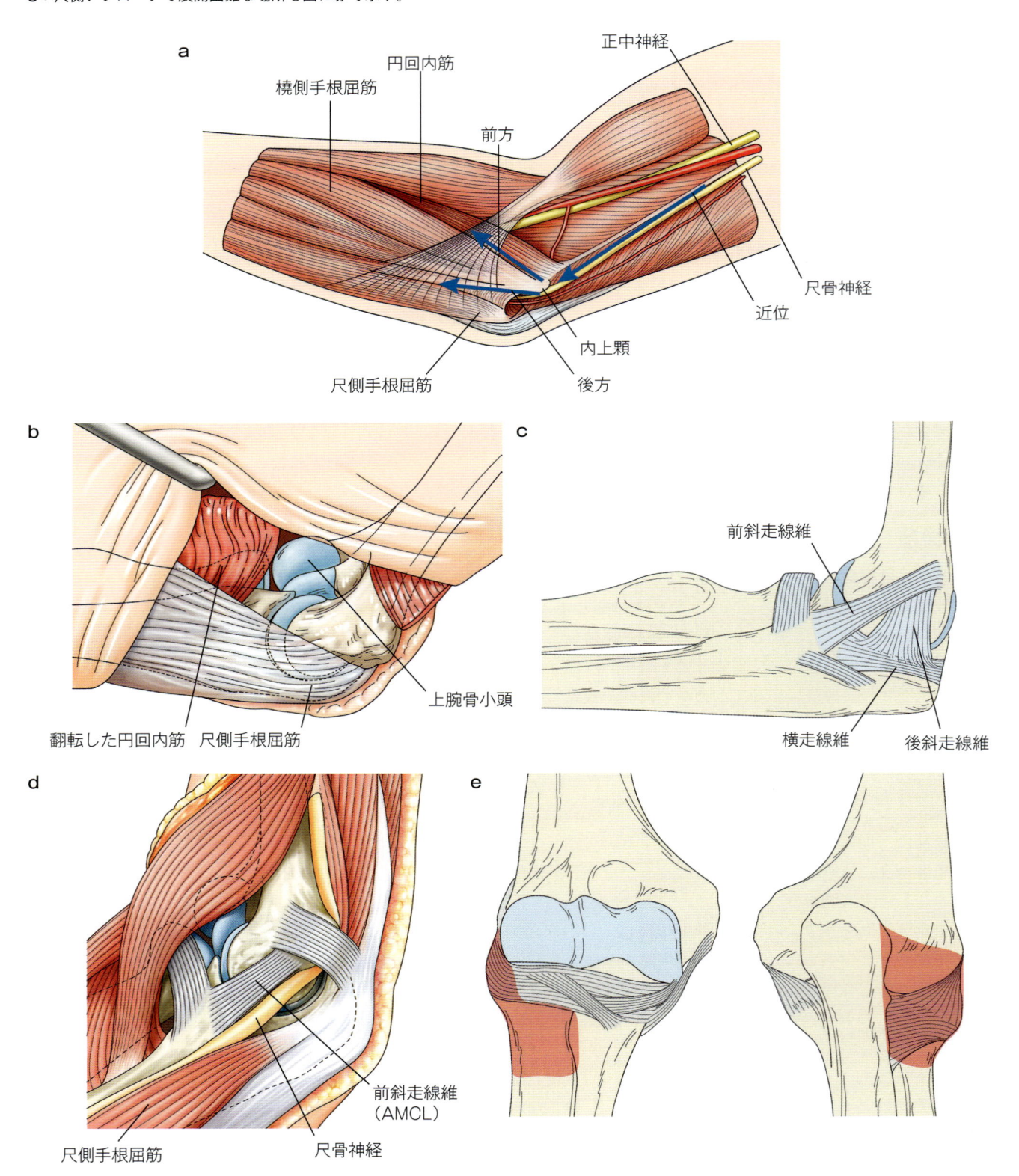

文献

1) Husband JB, Hastings H. The lateral approach for operative release of post-traumatic contracture of the elbow. J Bone Joint Surg Am 1990; 72: 1353-8.
2) Kraushaar BS, Nirschl RP, Cox W. A modified lateral approach for release of posttraumatic elbow flexion contracture. J Shoulder Elbow Surg 1999; 8: 476-80.
3) Mansat P, Morrey BF. The column procedure: a limited lateral approach for extrinsic contracture of the elbow. J Bone Joint Surg Am 1998; 80(11): 1603-15.
4) Shin R, Ring D. The ulnar nerve in elbow trauma. J Bone Joint Surg Am 2007; 89(5): 1108-16. Review. PubMed PMID: 17473151.
5) Wright TW, Glowczewskie FJ, Cowin D, et al. Ulnar nerve excursion and strain at the elbow and wrist associated with upper extremity motion. J Hand Surg Am 2001; 26(4): 655-62.
6) Ruch DS, Shen J, Chloros GD, et al. Release of the medial collateral ligament to improve flexion in post-traumatic elbow stiffness. J Bone Joint Surg Br 2008; 90(5): 614-8. PubMed PMID: 18450628.

II 肘関節疾患の治療

肘関節拘縮
津下法

兒玉 祥
広島県立障害者リハビリテーションセンター整形外科
水関 隆也
広島県立障害者リハビリテーションセンター所長

術前準備

　肘関節拘縮は外傷，変形性肘関節症，関節リウマチなどに続発する。拘縮の成因として骨棘，瘢痕形成，筋拘縮，骨折後の関節の不適合，関節周囲異所性骨化などさまざまな要素が複合して生じている。その治療ではこれらの原因をすべて解決していかなければ拘縮を解除することができない。

進入

　肘関節授動術での進入法はその拘縮の程度に応じて選択される。拘縮の原因が内側に限局している場合，内側アプローチによる内側側副靱帯周囲の瘢痕，骨化の切除を行う。このアプローチは特に拘縮の原因として多い内側側副靱帯の後線維束の切除を行いやすい。また前方進入による前方関節包の切離と鉤突窩の瘢痕切除する方法や，外側進入法，鏡視下授動術なども選択されうる。
　本項のテーマである後側方進入法（津下法）[1,2]は，元来リウマチ肘の滑膜切除のために開発された方法である。しかし，広範な展開が可能で同一皮切にて安全に関節内すべての処置が可能であるため，全周性の骨棘切除を必要とする変形性肘関節症に対する形成術[3]や，粉砕の強い脱臼骨折症例など多様な病態に対して有用な展開法である。関節授動術においても拘縮の原因が広範にわたるような重度拘縮例では本アプローチが適応できる。
　ここでは津下法による肘関節授動術の適応，手術手技，施術上の留意点について詳述する。

適応

　拘縮の原因が関節全周性，関節内外に広範にわたる重度関節拘縮が適応である。
　治療に対する患者の意欲が高いことが前提となる。術後リハビリテーションに協力が得られなければ可動域の改善が得られないばかりか，かえって術前より悪化してしまう可能性もある。
　可動域についてはADL障害が著しくなる伸展−30°，屈曲110°以上制限のある場合に適応となる。しかし，本法では伸展域の回復があまり大きくないので，伸展障害が主訴の場合は適応には慎重であるべきである。
　年齢は18〜50歳で最もよい結果が得られるとされている[4,5]。これより若年者では治療に対するモチベーションが維持できず，術後リハビリテーションを継続できない場合もある。
　関節軟骨の破壊，欠損がある症例では術後しばらくは可動域が保てたとしてもやがて関節面に癒着を来し，可動域の維持は困難である。その場合，中間挿入膜を用いた関節形成術，人工関節置換術も考慮すべきである。

手術のタイミング

関節内骨折の変形治癒や陳旧性脱臼による拘縮の場合は，時期を待っても改善することはないため，速やかに関節の適合を修復する手術を行う。

関節面の形状が正常な場合，理学療法と装具療法による保存療法にて改善が見込めなくなった時期が手術のタイミングと考える。一般的に受傷または手術から6カ月がその時期となるが，12カ月経過して可動域が改善する例もあるため経時的変化の観察が大切である。一方で，拘縮が完成して長期経過後に授動術を行っても可動域の改善は少ない[6]ことから手術時期を逸しないよう見極めも必要である。関節周囲異所性骨化がある場合，骨化が成熟した後に授動術を行うことが望ましい。骨化が成熟すると境界がはっきりするため取り残しがなく再発の可能性も少ないとされる。期間については定説が得られていないが，6カ月以上は待機する必要がある。

術前診断・準備

術前評価にて拘縮の原因を完全に把握することはできず，最終的には術中所見にて判断せざるを得ない。しかし，拘縮の発生原因により可動域制限を生じる主因を推定することはできる。

画像診断

単純X線，CTにて関節面の評価，骨棘や異所性骨化の位置を確認する。骨折術後であれば，固定材料による可動域制限の有無，骨癒合の有無について評価する。

皮膚の状態

屈曲制限が強く皮膚の緊張がある症例では，手術により屈曲域が得られても皮膚の緊張が強く皮膚壊死に陥る危険性もある。術前に皮膚のストレッチを指導するとともに，遊離植皮や皮弁を行える準備をしておく。

尺骨神経の評価

重度拘縮例では，瘢痕組織または異所性骨化により尺骨神経が絞扼されている可能性があるため，尺骨神経障害の有無を術前に把握しておく。また手術の既往があれば，前回手術にて尺骨神経の前方移動を行っているかも確認しておく。

患者説明

術後可動域獲得には長期にわたるリハビリテーションが必要であることを説明し，協力が得られることを確認する。また，術後伸展力の低下が生じうること，全可動域の獲得は期待できないことを説明する。

麻酔

麻酔は全身麻酔に術後の除痛目的で腋窩伝達麻酔を併用する。手術体位は仰臥位とし肩以遠を消毒する。駆血帯はなるべく中枢側に装着し，患肢は胸の上で保持するover the chest positionをとり，手術台の高さを肘関節後方の操作が行いやすいよう調節する。

手術手技

皮切

　原法では尺骨後方の隆線から肘筋外側縁を通り，上腕外側筋間中隔に沿って外側方を長軸に入る皮切を用いているが，著者らは内側の操作を容易にするという理由で，原法より上腕の皮切を尺側寄りとしている（図1）。

尺骨神経の同定および保護

　皮下組織を内側へ剥離し，上腕骨内顆の後方を走行する尺骨神経を同定する。栄養血管をなるべく傷つけないよう注意を払いながら神経を剥離しテープをかけ保護する。この際尺骨神経への操作が粗暴であると，術後不快なしびれが持続することになるので極力丁寧に行う（図2）。

図1 皮切
赤線：本法の皮切
黄線：原法の皮切

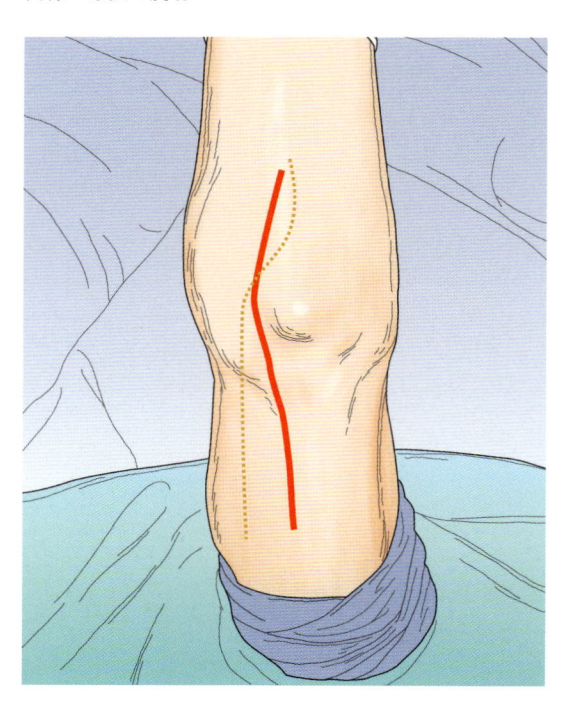

図2 尺骨神経の同定と保護
尺骨神経をテープで保護する。ペンローズドレーンのようなプラスチックテープが望ましい。

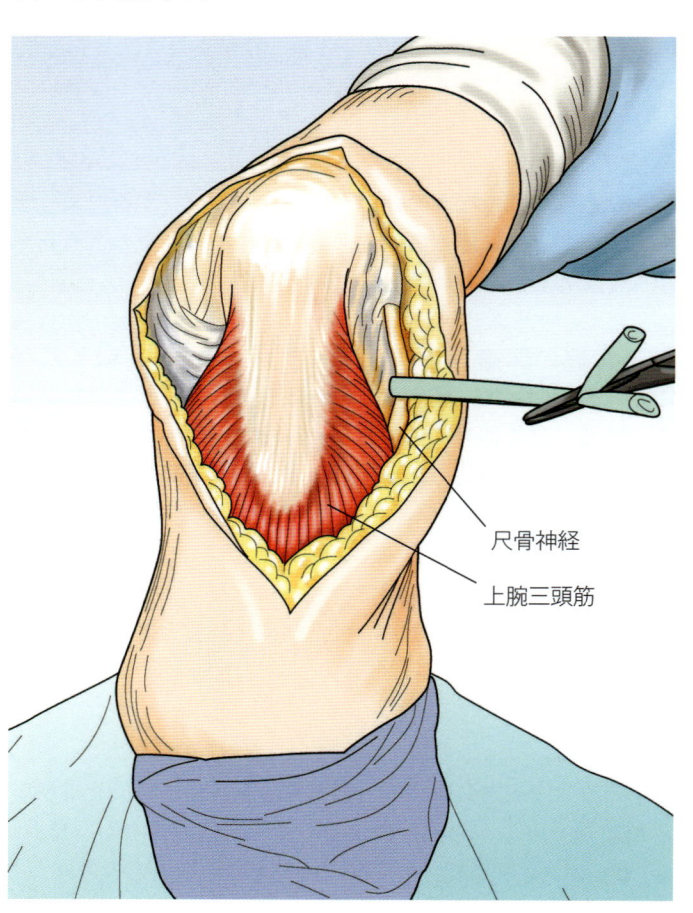

尺骨神経
上腕三頭筋

Anatomical KeyShot

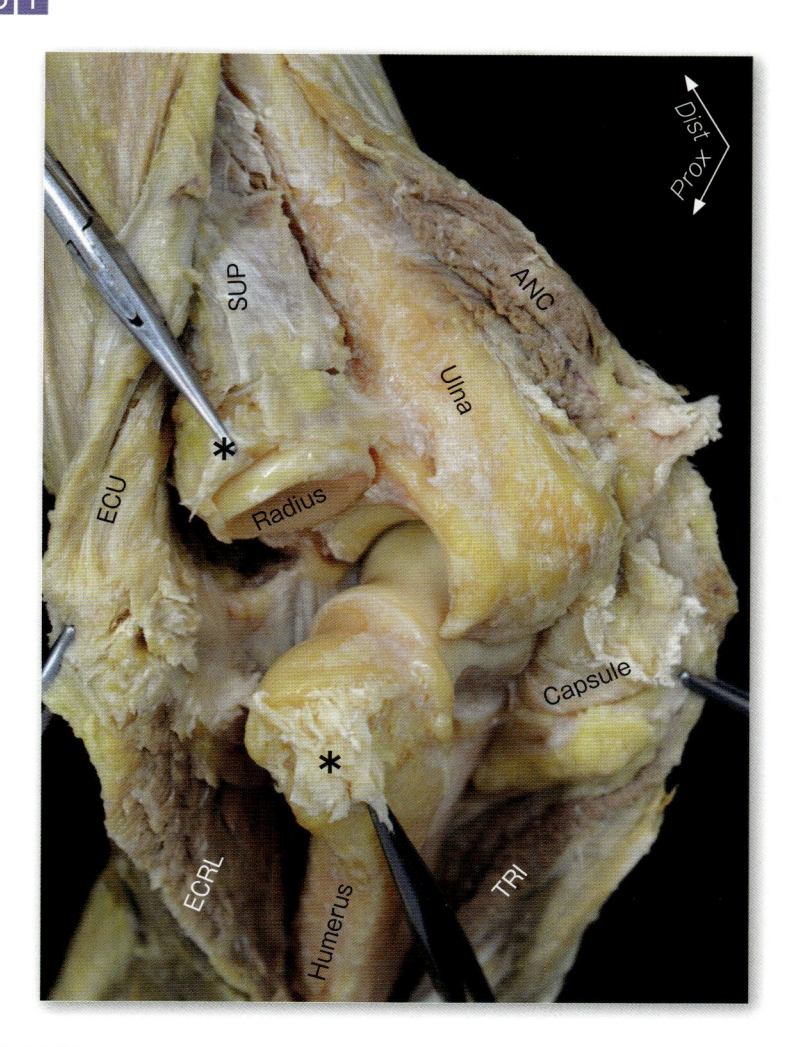

津下法による後外側進入での肘関節の全貌

　右肘を皮膚を取り除いて，後外側より観察している。上腕三頭筋（TRI）は肘筋（ANC）とともに尺骨・上腕骨より剥離して内側へ翻転している。長橈側手根伸筋（ECRL）や尺側手根伸筋（ECU）などの前腕伸筋群は上腕骨より切離して前外側へ翻転している。外側側副靱帯（＊）はZ字に切離し腕橈関節を開大している。

回外筋；SUP

肘関節外側の展開

上腕三頭筋と腕橈骨筋間より骨膜に向かい進入する。この筋間には血管が多いので丁寧な止血操作を行う。上腕骨に達すると骨膜下に腕橈骨筋，橈側手根伸筋を剥離し外側から前方を展開する。末梢では肘筋と尺側手根伸筋の間から線維走行に沿って尺骨後縁に至る切開を加える（図3）。肘筋を上腕三頭筋と連続させたまま骨膜下に剥離する。この操作までで外側側副靱帯の外観が把握できる。外側側副靱帯を切離するが，後の一次縫合に備えた縫い代を残し，一塊としてZ字状に切開する（図4）。最近は外側側副靱帯を骨膜下に一塊として剥離することも多い。

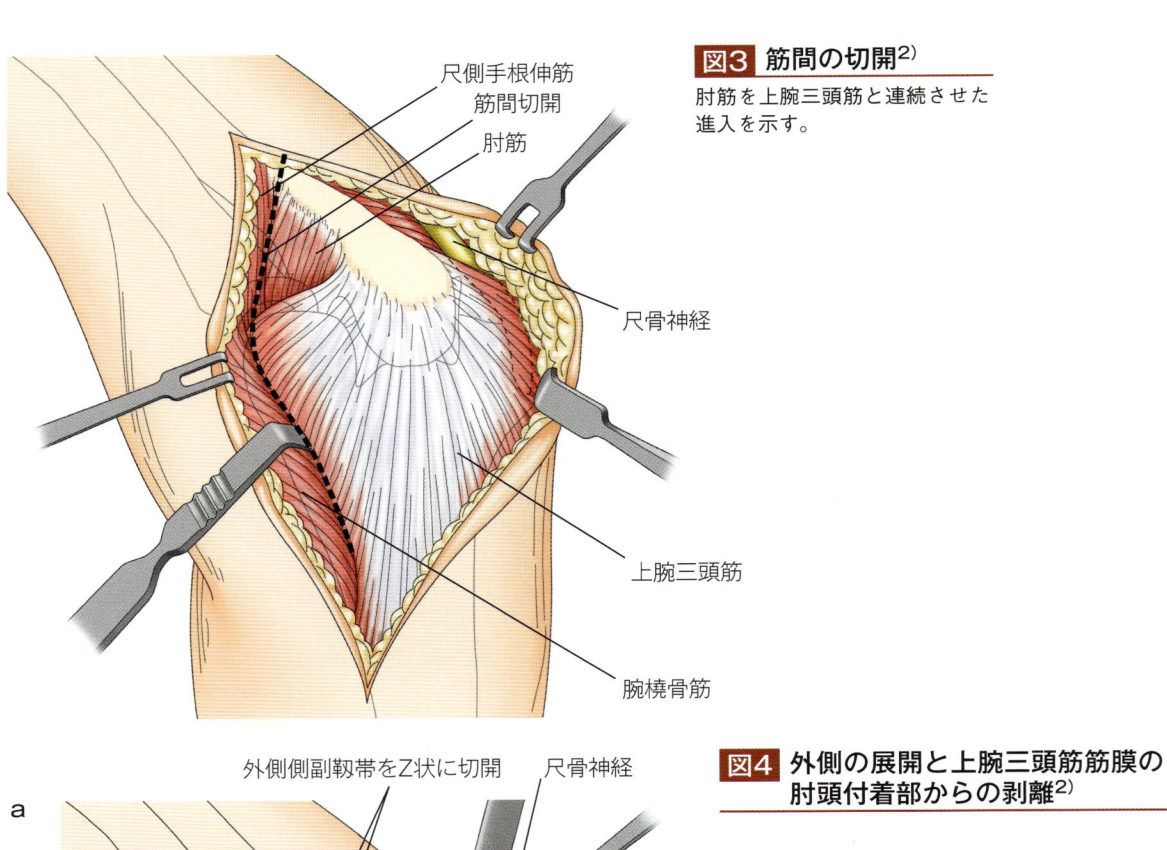

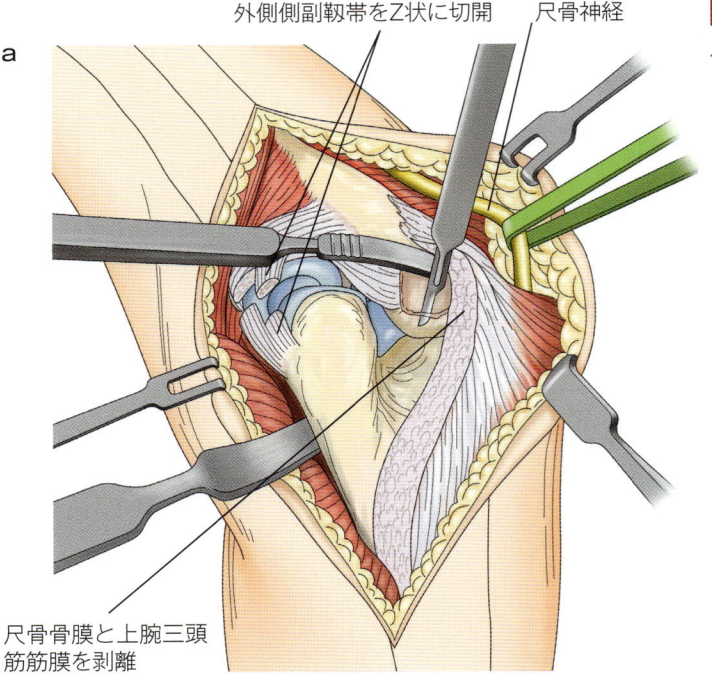

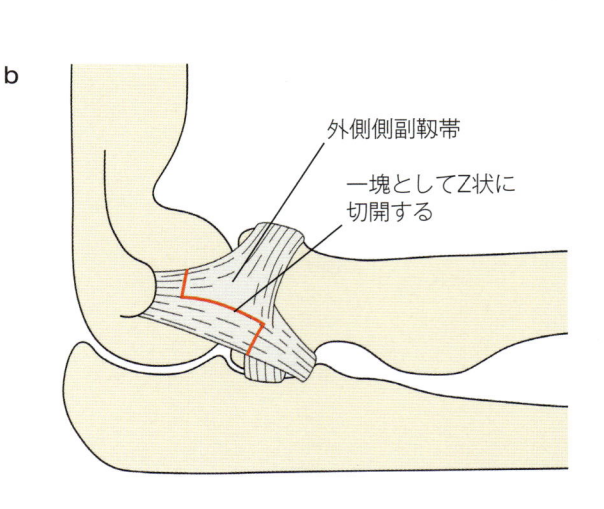

図3 筋間の切開[2)]
肘筋を上腕三頭筋と連続させた進入を示す。

尺側手根伸筋筋間切開
肘筋
尺骨神経
上腕三頭筋
腕橈骨筋

図4 外側の展開と上腕三頭筋筋膜の肘頭付着部からの剥離[2)]

a
外側側副靱帯をZ状に切開
尺骨神経
尺骨骨膜と上腕三頭筋筋膜を剥離

b
外側側副靱帯
一塊としてZ状に切開する

肘関節後方の展開

肘筋に続いて三頭筋筋膜を肘頭から剥離し，尺側へ翻転する。三頭筋筋膜の肘頭付着部は菲薄であるため，骨膜下にメスまたは骨膜剥離子を用いて筋膜の連続性を損なわないよう丁寧に行う。また肘頭尺側の骨膜を剥離する際，尺骨神経を損傷しないように十分に注意を払う。剥離は肘頭先端より3～4cm遠位までできれば十分である。この際，三頭筋を肘頭から完全に切離すると術後に伸展力が低下するため，尺側の三頭筋肘頭付着部はできるだけ温存する。

ここで肘頭が露出してくるので，先端だけでなく内・外側に張り出した骨棘や瘢痕をノミ，Luerにて切除する。続いて肘頭窩がみえてくるので，この周囲の瘢痕切除を行う（図5）。

肘関節内側の展開

内側側副靱帯の後線維束部（posterior oblique ligament；POL）を切除する。これにより内側の視野が開け，関節内側にある組織の切除が可能となる。POL部は尺骨神経を挙上し三頭筋腱を橈側によけ，内側後方から切離してもよい。肘前線維束（anterior oblique ligament；AOL）は術後不安定性をきたさないよう必ず温存する（図6）。

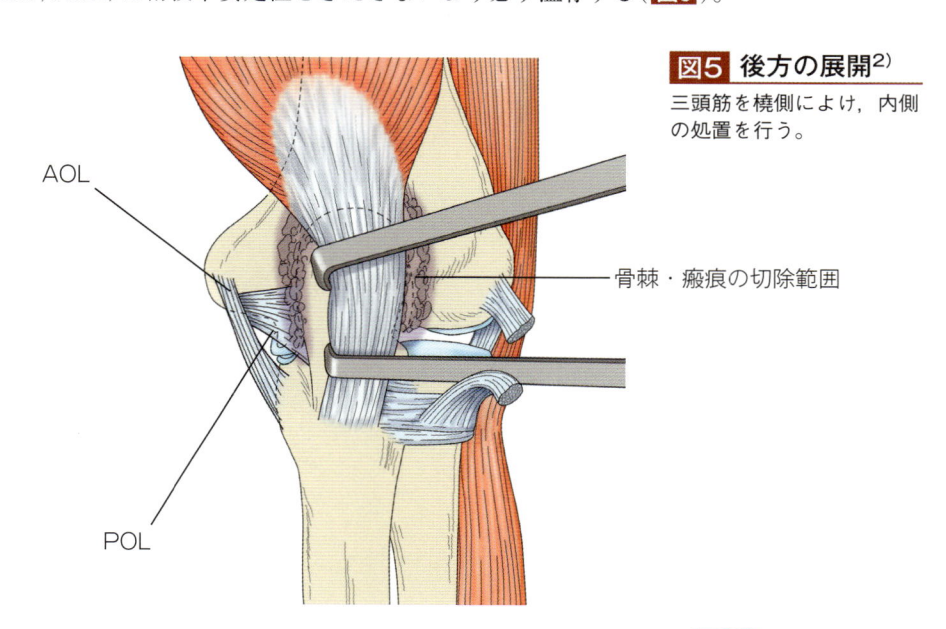

図5 後方の展開[2)]
三頭筋を橈側によけ，内側の処置を行う。

図6 内側の展開

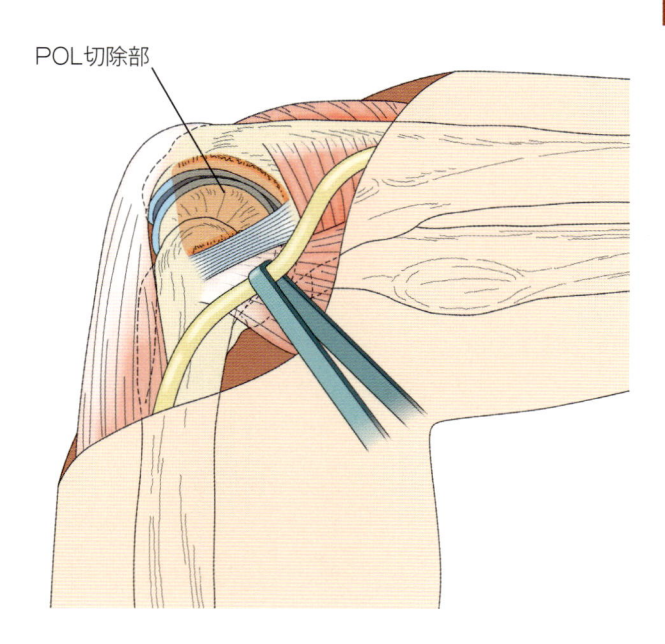

前方の展開

肘頭に単鋭鉤をかけ牽引すると腕尺関節が開き，前方から尺側関節包の視野が確保できる．前方関節包を上腕骨下端および鉤状突起より剥離し，前方関節包の瘢痕，前方の異所性骨化や骨隆起の切除を行う（図7）．

最後に十分な可動域が得られたことを確認して手術を終了する．可動域制限が残存している場合には原因となる組織を追加切除する．

創閉鎖

閉創に先立ち，三頭筋を肘頭から完全に剥離した症例では肘頭に縫合糸を通す骨孔を1.5mm径Kirschner鋼線にて作製する．十分な洗浄の後，駆血を解除し止血を行う．出血は血管性のものは凝固止血を要するが，組織からの出血は5分程度のガーゼ圧迫で十分に止血可能である．外側側副靱帯を縫合後，上腕三頭筋膜を先ほど作製した骨孔へ非吸収性の縫合糸を2本通し，強めの緊張をかけて縫着する（図8）．持続吸引ドレーンを関節前方へ挿入し，外側の筋群を可及的に縫合する．

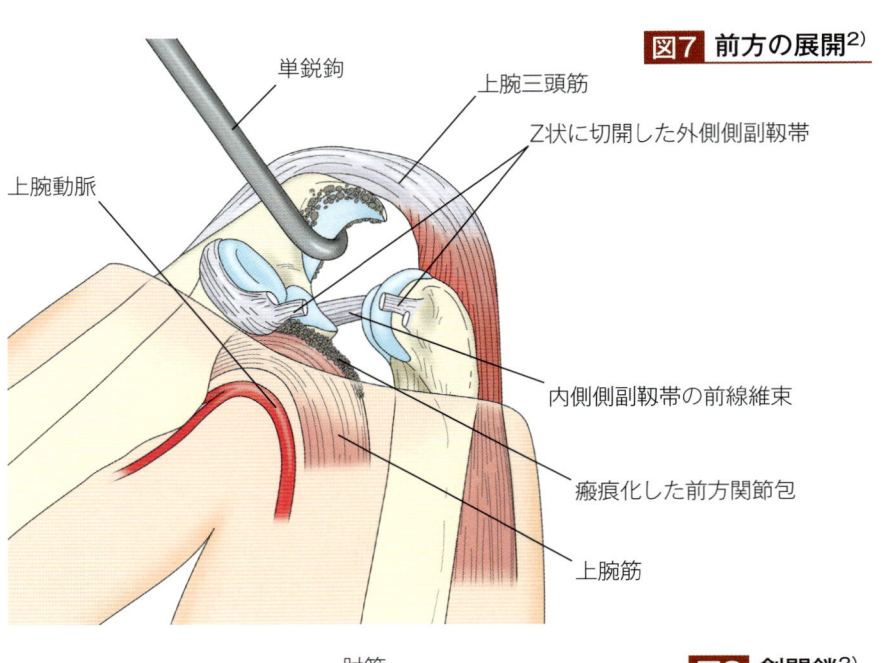

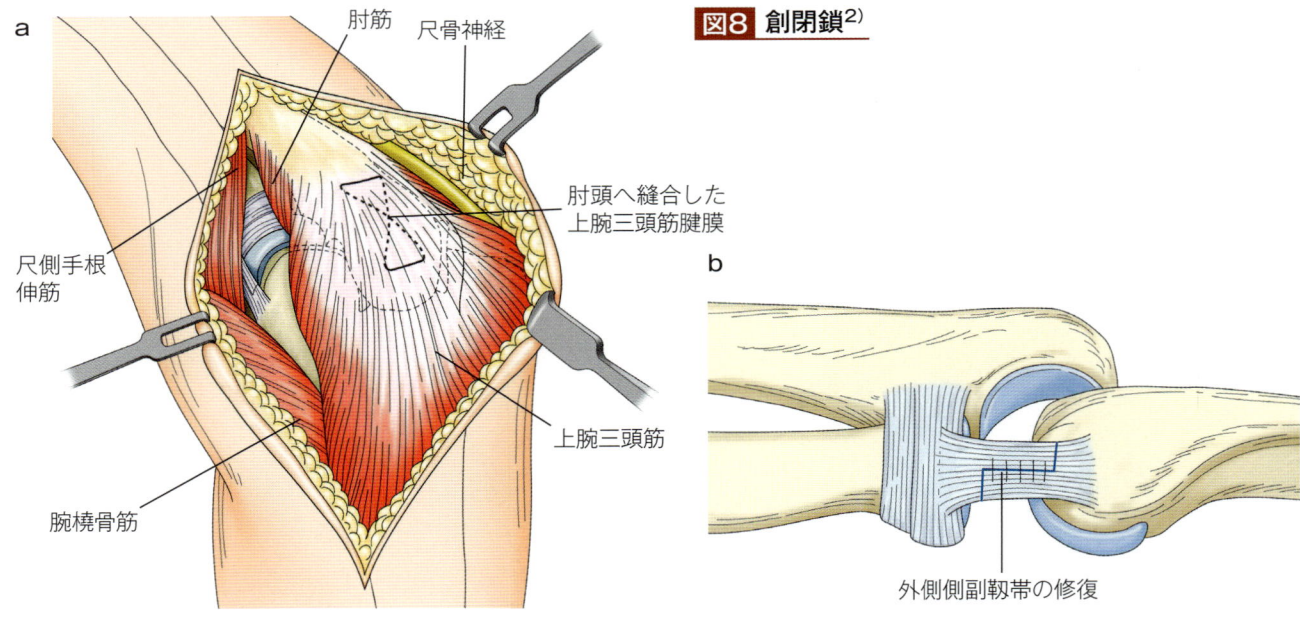

図7 前方の展開[2]

単鋭鉤／上腕三頭筋／Z状に切開した外側側副靱帯／上腕動脈／内側側副靱帯の前線維束／瘢痕化した前方関節包／上腕筋

図8 創閉鎖[2]

a：肘筋／尺骨神経／肘頭へ縫合した上腕三頭筋腱膜／尺側手根伸筋／上腕三頭筋／腕橈骨筋

b：外側側副靱帯の修復

後療法

授動術により得られた可動域を維持し再拘縮を防ぐことが拘縮肘の治療を行ううえで重要な位置を占める．著者らは原則CPMを使用している．術後腋窩ブロックの効いているうちにCPMを開始する．CPMの可動域の設定は初日に－45°から75°を目標とし，その後1日ごとに屈曲10°伸展5°増加させることを目安とするが，痛みの閾値，術前の可動域，術中所見が患者個々で異なるため，この角度にこだわらず症例によって変えている．昼間12時間連続使用しこれを1週間継続，夜間は副子固定とする[7]．CPMを用いない場合，屈曲位拘縮なら伸展気味に，伸展位拘縮なら屈曲を強めて副子固定とし，術後2～3日より可動域訓練を行う．

可動域訓練は自動運動を中心に行うが，術後3週で可動域の回復が思わしくない場合には軽度の他動運動を加える．暴力的徒手訓練は異所性骨化を招くおそれがあり禁忌である．術後6週間を過ぎても可動域の改善が思わしくない場合には患者自ら角度を調節できるターンバックル装具を用いる．

コツとピットフォール

術中に得られる可動域以上のものを術後に得られることはないため，十分な可動域が得られたことを確認して手術を終わる．

全例で展開の全過程を行う必要はなく，症例により可動域が得られるのであれば展開を少なくとどめて手術を終了してもよい．

上腕三頭筋内側頭起始部や付着部の肘頭を剥離する本法では肘伸展力の低下が生じることは否定できない[8]．これに対して閉創の際上腕三頭筋付着部を肘頭へ緊張をかけて縫合する，肘筋を切離せず三頭筋と一緒に起こす，展開が可能であれば症例によっては三頭筋を肘頭の尺側からは剥離しないなどの工夫を行い術後伸展力の低下を極力防止するよう努める．

文献

1) Tsuge K, et al. Arthroplasty of the elbow. Twenty years' experience of a new approach. J Bone Joint Surg Br 1987; 69: 116-20.
2) 津下健哉．骨関節の手術・肘関節．手の外科の実際 改訂第7版．東京; 南江堂: 2011. 187-95.
3) Tsuge K, Mizuseki T. Debridement arthroplasty for advanced primary osteoarthritis of the elbow. J Bone Joint Surg Br 1994; 76: 641-6.
4) Burkhalter WE: Restoration of power grip in ulnar nerve paralysis. Orthop Clin North Am 1974; 5: 289-303.
5) Goldner JL. Replacement of the function of the paralyzed adductor pollicis with the flexor digitorum sublimus — a ten-year review. Proceedings of the American Society for Surgery of the Hand. J Bone Joint Surg Am 1967; 49: 583-4.
6) Brand PW: Tendon transfers for median and ulnar nerve paralysis. Orthop Clin North Am 1970; 1: 447-54.
7) 水関隆也，津下健哉．後側方侵入による肘関節症の関節形成術-適応からCPMを用いた後療法まで-．関節外科 1994; 13 (2): 231-8.
8) 水関隆也，ほか．後側方進入による肘関節形成術後の肘屈伸力の回復調査．日本肘関節研究会雑誌 1996; 3 (1): 55-6.

II 肘関節疾患の治療

肘関節拘縮
鏡視下法

菅谷 啓之
船橋整形外科病院肩関節・肘関節センターセンター長

　肘関節拘縮は，大別して外傷性肘関節拘縮と変形性肘関節症によるものがある。前者は肘関節内骨折などの外傷後に肘関節の拘縮をきたすもので，骨変化よりも関節包などの軟部組織の拘縮が強いため，手術では関節包リリースが中心となるが術後の関節可動域の改善は良好である。一方，後者は，病態としては骨性変化が中心で関節包の拘縮は少ない。
　手術では，余剰骨棘の切除と遊離体摘出が中心となるが，後斜走靱帯（posterior oblique ligament；POL）の切離や尺骨神経に対する処置など，症状や病態に応じて必要な処置も異なるが，関節適合性の悪化している進行例では，屈曲伸展最終域での痛みは取れるものの，術後の可動域回復は大きく期待できない[1), 2)]。

術前情報

問診および理学所見

　まず病歴と症状を詳細に聴取する。関節可動域制限自体で困っているのか？　屈曲あるいは伸展可動域終末の疼痛で困っているのか？　尺骨神経領域のしびれはないか？　患者が何に不自由を感じて来院しているのかを把握する。理学所見としては，肘関節可動域（屈曲，伸展，回内，回外），圧痛部位，尺骨神経溝でのTinel徴候を確認する。

画像検査

　画像検査は，初診時の単純X線に加え，CT，MRIを施行する。特にCTでは，疼痛や可動域制限の原因となっている遊離体や骨棘の部位や大きさの把握に非常に有用である（図1）。尺骨神経症状が認められる場合には，筋電図を施行し障害部位と程度を明確にしておく。

プランニング

　手術のプランニングとして，切除すべき遊離体と骨棘をCTで把握しておくと同時に，尺骨神経障害がみられる場合，また，軽度のしびれのみでも，術後の屈曲可動域の増加により尺骨神経症状が増悪あるいは惹起されることがあるので[3)]，Osborne靱帯の切離による尺骨神経除圧を考慮する[4)]。

図1　変形性肘関節症の画像検査

a：矢状断像で肘頭，肘頭窩，鉤状突起，鉤状突起窩の余剰骨の程度や遊離体の有無を確認する。
b，c：3D-CTでは，骨棘の全体像を把握でき術中のオリエンテーションに役立つ。

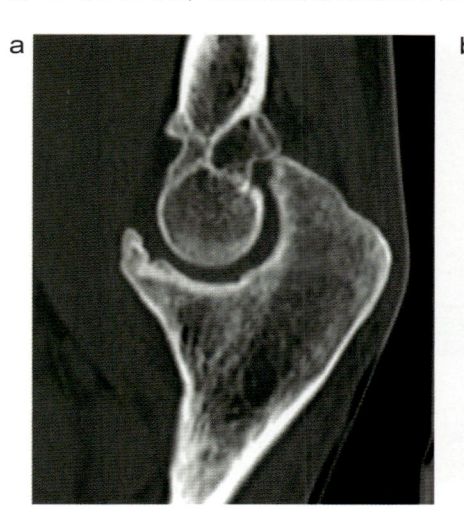

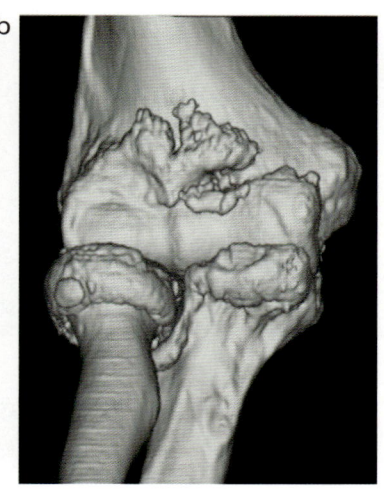

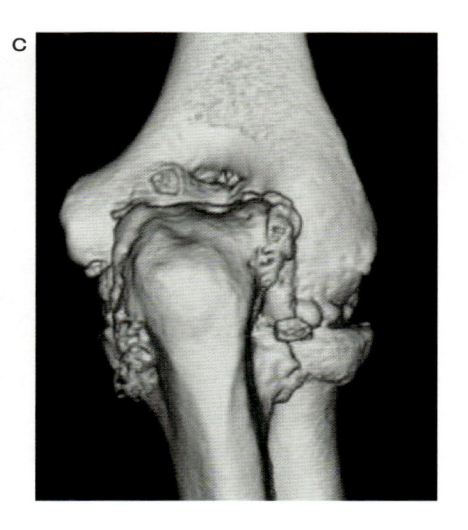

手術手技

体位

　肘関節鏡視下手術は仰臥位，側臥位，腹臥位での報告があるが[5]，著者らは腹臥位で手術を行っている（図2）[6〜10]。側臥位および腹臥位では，神経血管束が重力により下垂するため前方関節腔の処置が安全に行えることと，後方関節腔への操作が容易となることが利点である。全身麻酔下に気管挿管の後に体位変換を行う。やや健側に頚部を回旋させU字枕の上に頭部を固定する。患肢を手台に肘関節鏡用のボルスターを固定した上に乗せ，肘関節が90°以上屈曲できるように設置する（図3）。

　灌流液は300mLにボスミン1Aを加えたものを使用し，床に流れ落ちないようにパウチの付いたU字ドレープを上腕に巻き付けて使用している（図2）。駆血帯は使用しない。関節鏡は原則4mm径の30°斜視鏡を使用しており，70°斜視鏡を使用することはほとんどない。

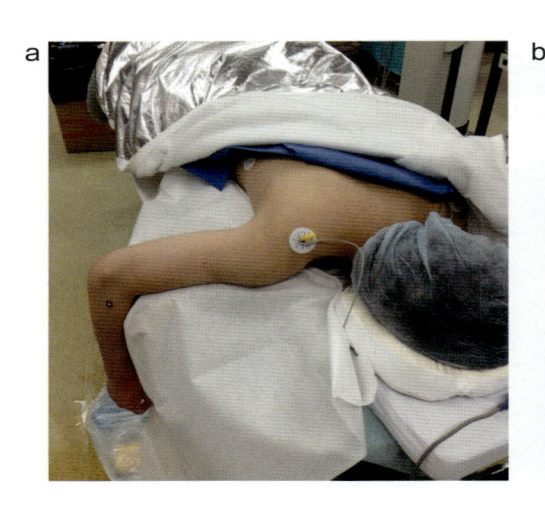

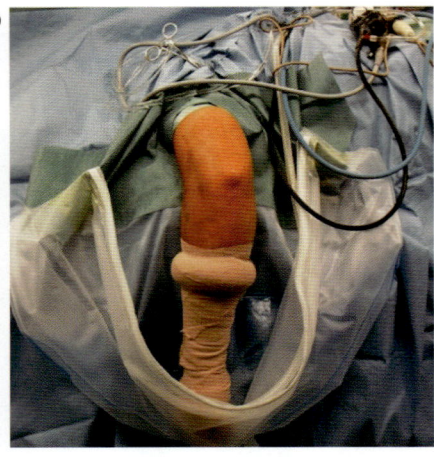

図2 鏡視下手術の体位（腹臥位）
a：ドレーピング前
b：ドレーピング後

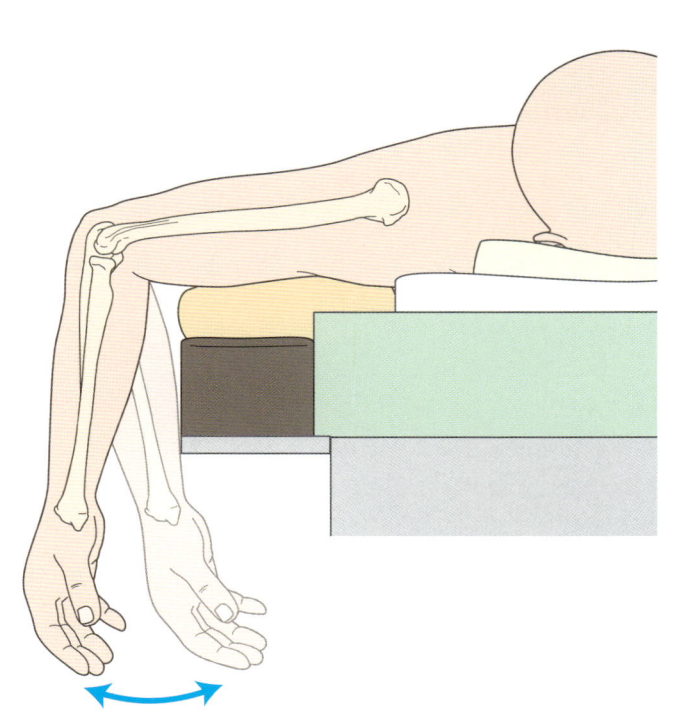

図3 肘関節鏡用ボルスターを用いたセッティング
ボルスターに患肢を乗せた状態で肘関節をしっかり90°以上屈曲できる（矢印）ことを確認する。

ポータル

　肘関節は前方関節腔，後外側腔，後方関節腔の3つのコンパートメントよりなるため，各コンパートメントに2個以上のポータルを作製する[6]。

前方関節腔のポータル

・**前内側ポータル**
　上腕骨内側上顆より2cm近位で筋間中隔の1cm前方を目安に皮切をし，筋間中隔の前方で上腕骨前面を上腕骨小頭に向かってスイッチングロッドを滑らせる（図4）。

・**前外側ポータル**
　前内側ポータル鏡視で確認しながら上腕骨小頭の前方を指で押しoutside-in法で作製する。皮切の目安は大体上腕骨外側上顆の0.5cm近位，2cm前方である（図5）。

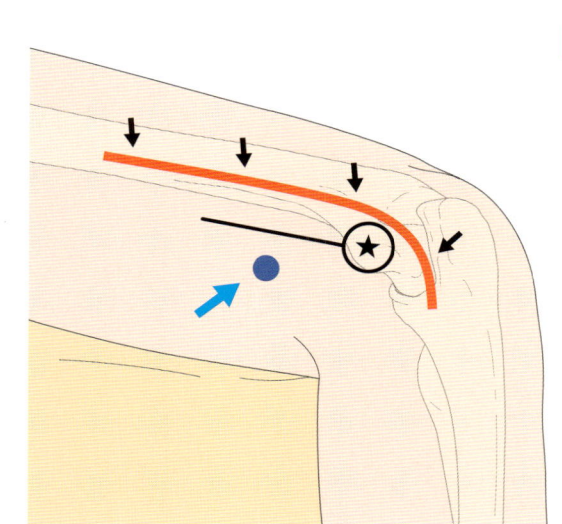

図4 前内側ポータル（右肘）

前内側ポータル（青矢印）を作製する。黒星は内側上顆，黒矢印は尺骨神経の走行を示す。

図5 前外側ポータルの作製[12)]

a：皮切の目安は上腕骨外側上顆の約0.5cm近位，約2cm前方とする（矢印）。
b：18Gの注射針で刺入方向を確認する。
c：刺入方向が中央向きにならないよう注意しoutside-inに切開する（上：上腕骨小頭，下：橈骨頭）。
d：2本のスイッチングロッドを用いて鏡視とワーキングポータルをスイッチする。

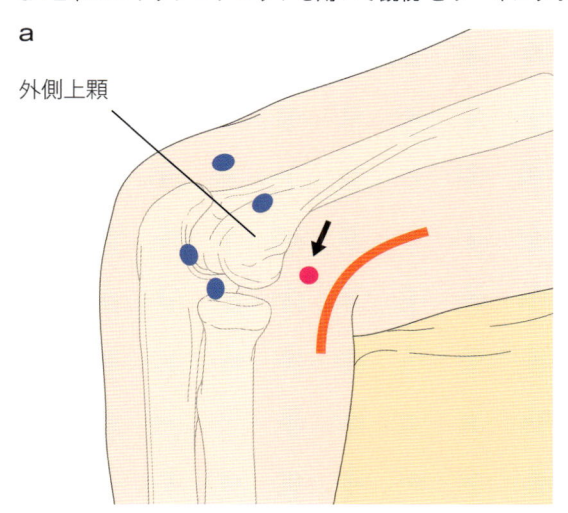

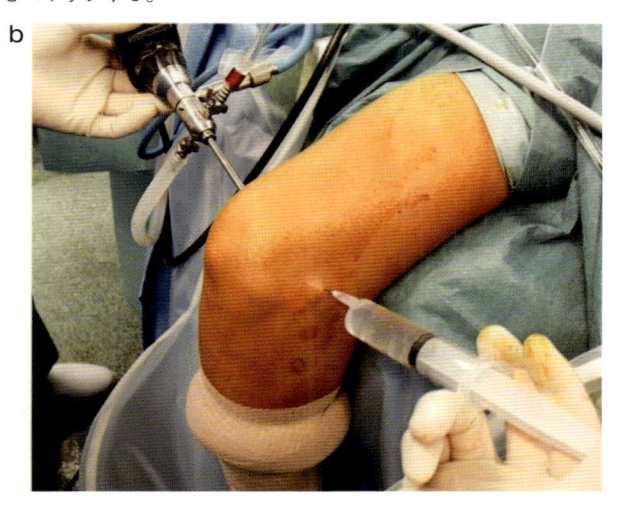

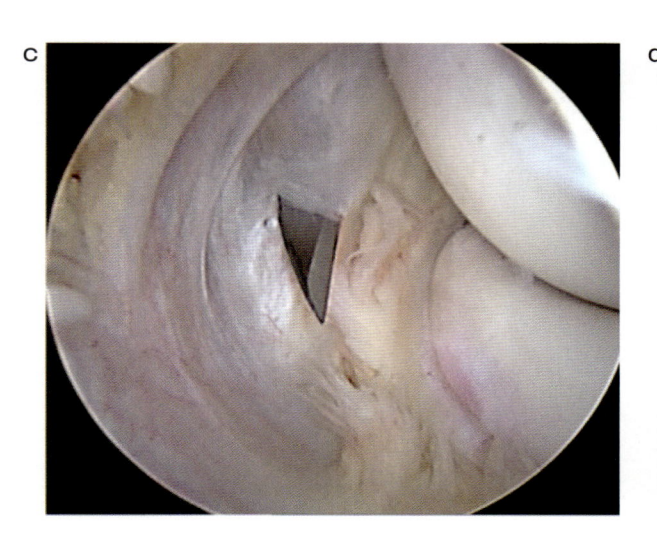

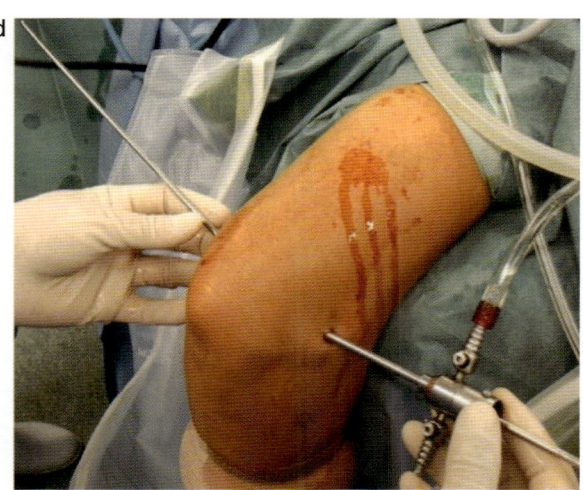

外側上顆

後外側腔のポータル

・ソフトスポットポータル

　橈骨頭，肘頭外側縁，外側上顆に囲まれたソフトスポットの外側で末梢寄りの部分と最も内側で中枢寄りの部分の2つポータルを設置している（図6）。

後方関節腔のポータル

・後方外側ポータル

　肘頭より約3cm中枢で，上腕三頭筋の外側縁に作製する（図7）。

・後方ポータル

　肘頭より約3cm中枢で，上腕三頭筋のmidline上に作製する（図7）

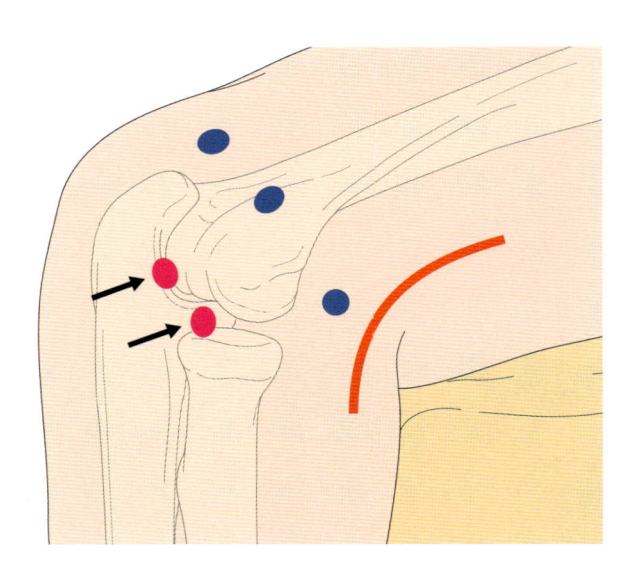

図6 ソフトスポットポータル
2つのポータルを作製する（矢印）。

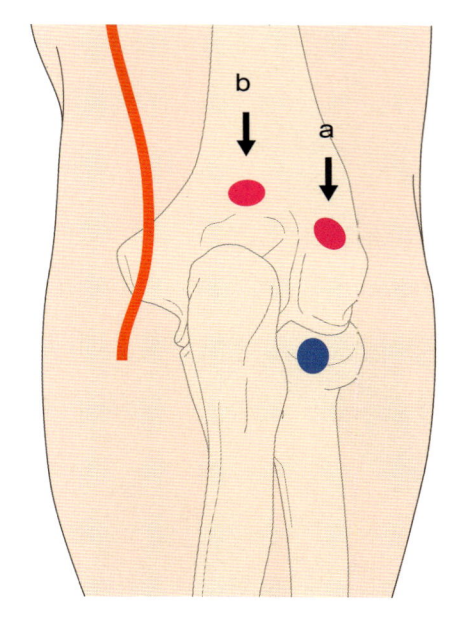

図7 後方ポータル
2つないし3つのポータルを作製するが，通常は2つである。
a：後方外側ポータル
b：後方ポータル

手術手順

外傷性肘関節拘縮でも変形性肘関節症による肘関節拘縮でも，手順は，①前方関節腔，②後外側腔，③後方関節腔の順に手術操作を行っていく。以下は，主として変形性関節症について述べてあるが，外傷性肘関節拘縮では，関節腔が狭小化し瘢痕組織で満たされているので，瘢痕組織を骨組織から丁寧に切離していく操作が基本となる。

前方関節腔

手術は前内側ポータルからの鏡視より開始する。上腕骨小頭と橈骨頭を確認したら直ちにoutside-in法にて前外側ポータルを作製する。前方関節腔での処置は主に遊離体の摘出と鉤状突起および鉤状窩の余剰骨棘切除である。遊離体は術中灌流液によって移動するのでなるべく発見した時点で摘出しておく。

前内側ポータルからの鏡視で鉤状窩の骨棘を十分量切除したら，スイッチングロッドを用いて関節鏡を前外側ポータルに挿入する。前外側ポータルからの鏡視でも鉤状突起や鉤状窩の骨棘を確認し，アブレーダーバーや平ノミにて余剰部分の骨棘を切除する。十分量の骨棘の切除をした時点で，鏡視下に肘関節を屈曲し骨性の阻害因子がないことを確認したら後外側腔の処置に移行する（図8）。

図8 前方関節腔の鏡視像（左肘）[12]
a：前外側ポータルからの鏡視にて鉤状窩の骨棘を確認する。
b：鉤状窩の骨棘切除後。
c：鉤状突起の骨棘を平ノミにて切除する。

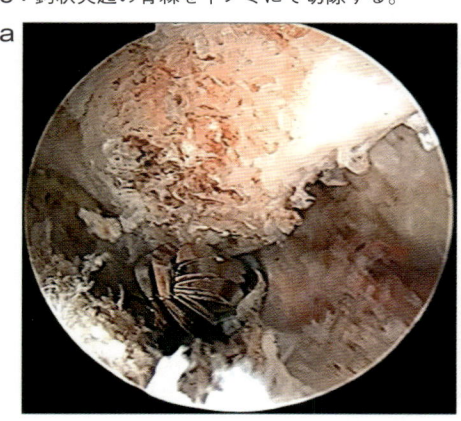

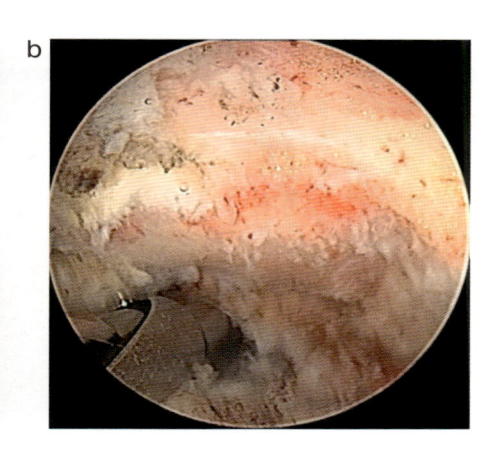

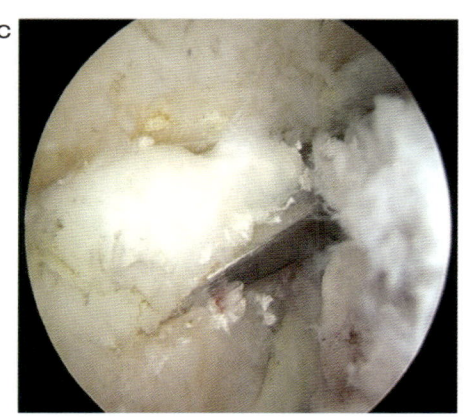

後外側腔

後外側腔の処置にはソフトスポットに作製した2つのポータルを利用する。まず外側のポータルから鏡視を行い，内側のポータルからシェーバーなどを使用し軟部組織を除去しながら鏡視スペースを拡げていく。腕橈関節の後面から外側面，さらに腕尺関節の外側面から関節裂隙までを観察する。後外側腔では，腕橈関節の後面や腕尺関節の関節裂隙に小さな遊離体が潜んでいることもあるので必ず確認を行う。

後方関節腔

ソフトスポットの外側ポータルから関節鏡を腕尺関節の外側溝に沿わせながら肘関節を伸展していくと後方関節腔に到達する。後方関節腔に到達したら後方外側ポータルを作製し，後方関節腔の軟部組織をRF装置などで除去することにより肘頭，肘頭窩の位置を同定する。続いて後方外側ポータルからの鏡視に切り替えて後方ポータルを作製し，CTなどの画像と鏡視下で動的に確認した肘頭および肘頭窩のイメージを照らし合わせて，余剰骨棘を外側から内側に向かって4mm平ノミで3～5mm程度その骨棘の大きさに応じて切除し，断端をアブレーダーで滑らかにする。遊離体は腕尺関節の内側溝にも存在することが多いため，この部位は注意深く鏡視を行う（図9）。

図9 後方関節腔の鏡視像（左肘）[12]
＊は肘頭，＊＊は肘頭窩を示す。
a：肘頭窩に遊離体が確認できる。
b：肘頭周囲の軟部組織をRF装置で除去していくと肘頭部の骨棘が露出される。
c：骨棘切除後に肘関節を伸展し，インピンジメントしないことを確認する。

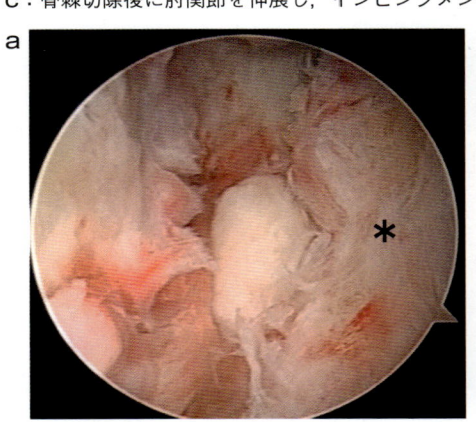

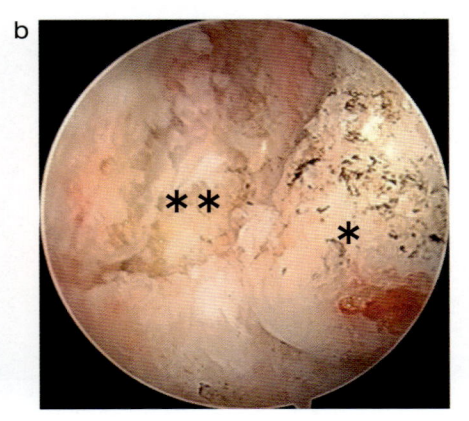

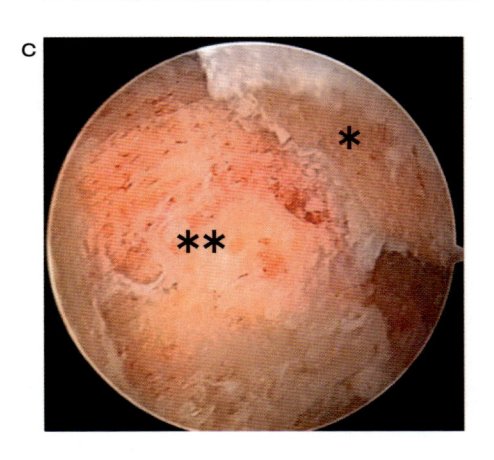

尺骨神経に対する処置

変形性肘関節症で，尺骨神経症状が軽微な場合と尺骨神経症状がなくても屈曲制限が強い場合(120°未満)の場合は，予防的に鏡視下肘部管開放術を行っている。後方外側ポータルから鏡視を行いながら内側関節包を近位側から開放し尺骨神経を同定し，尺骨神経をスイッチングロッドでよけながら神経直上に自殺ポータル(図10)を作製し，ここからRF装置を用いてOsborne靱帯を尺側手根屈筋の筋性部がみえるまで切離する(図11)[4]。

マニピュレーション

外傷性肘関節拘縮では，すべてのコンパートメントで瘢痕組織を骨組織からの剥離を終えた時点で，変形性関節症では可動域制限の原因となる遊離体や余剰骨棘を取り除いたことを確認したら，徒手的にマニピュレーションを行う。最後に，関節鏡用ポンプの圧力を上げ洗浄を行い，骨切除で出た小さな骨片や軟部組織を洗い流す。

図10 自殺ポータルの作製(右肘)[12]

作製位置(注射針刺入部)と鏡視像(右)。スイッチングロッドで尺骨神経を後方によけながらoutside-inで作製する。

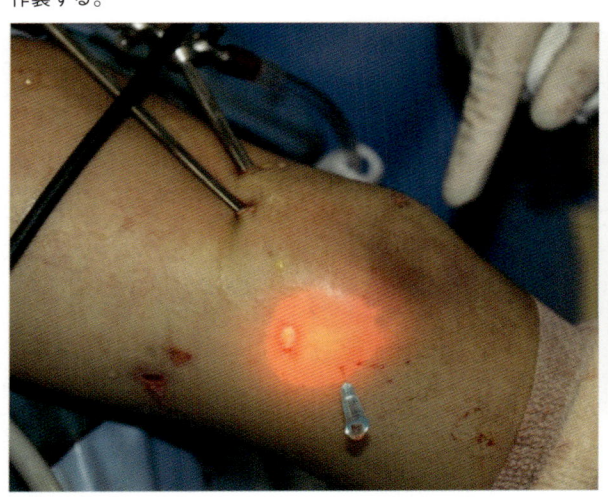

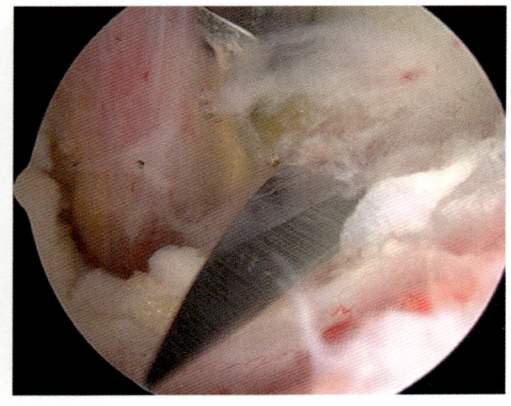

図11 後外側ポータルよりみた尺骨神経(右肘)[12]

＊は尺骨神経，＊＊はOsborne靱帯を示す。
a：除圧前の尺骨神経
b：除圧後の尺骨神経
赤色に変色し血流が戻ったことを示している。

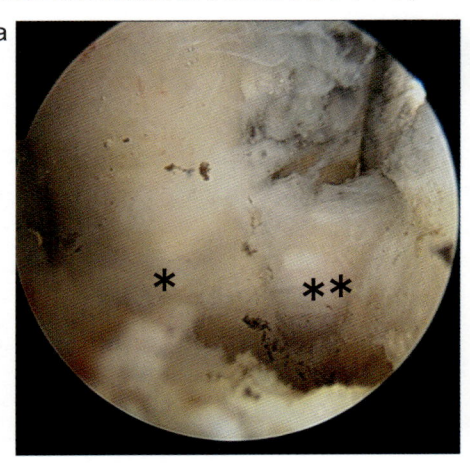

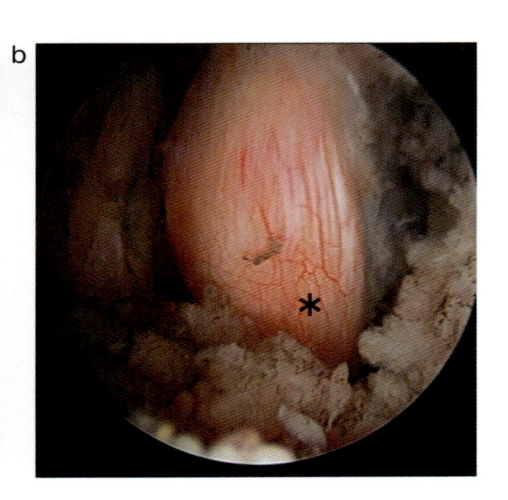

Anatomical KeyShot

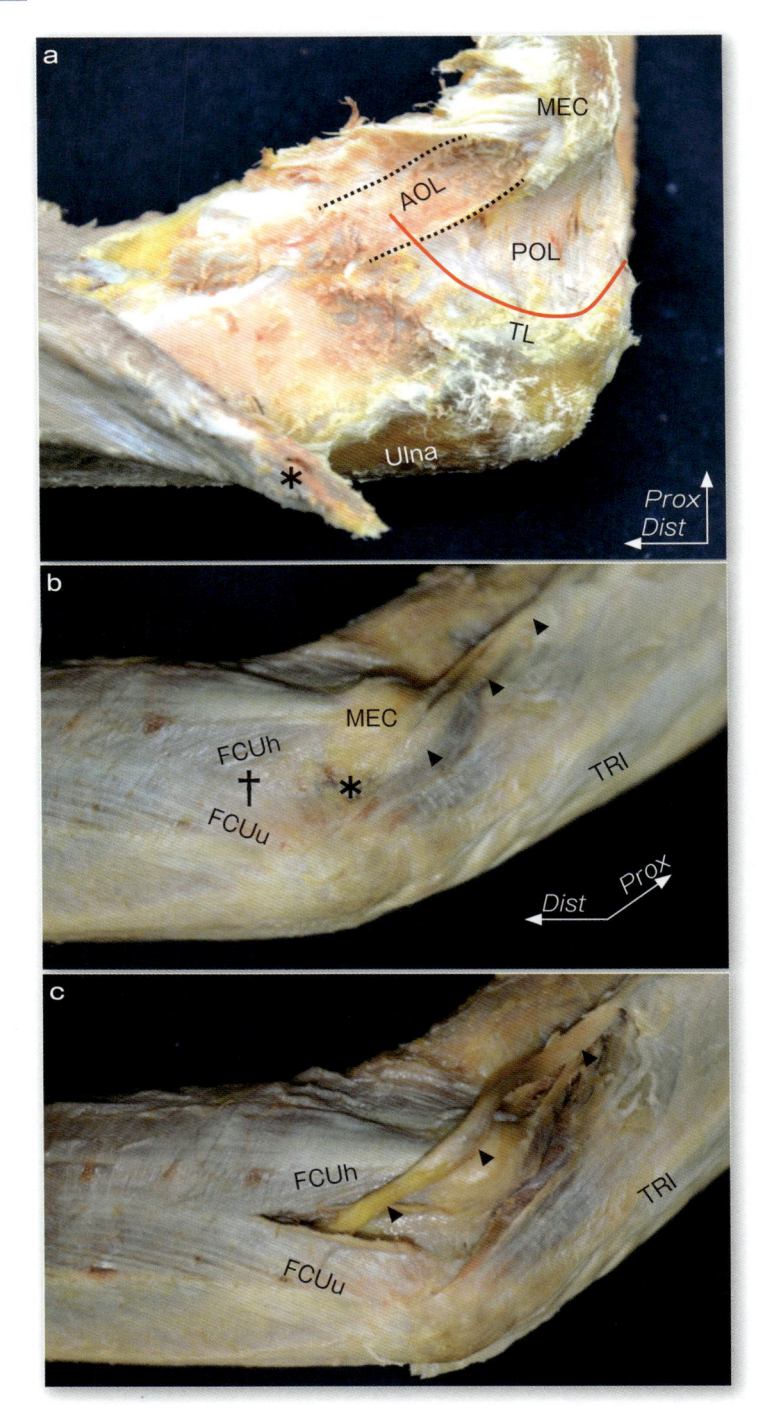

肘関節鏡視下手術に必要な解剖

右肘を内側から観察。

a：内側靱帯の解剖。浅層屈筋群（＊）を内側上顆（MEC）より一部切離し，遠位へ翻転している。赤線は腕尺関節を示す。

b，c：尺骨神経の走行。

b では尺骨神経（矢頭），Osborne 靱帯（＊），そして尺側手根屈筋の上腕頭（FCUh）と尺骨頭（FCUu）の間に張る尺側手根筋膜（Flexor pronator aponeurosis；†）を示す。c では Osborne 靱帯と尺側手根筋膜を切離して，尺骨神経を前方に移動している。

AOL；前斜走靱帯，POL；後斜走靱帯，TL；横走靱帯

後療法

術後外固定は行わずに，翌日から日常生活動作を許可する．理学療法としては，上腕三頭筋，上腕二頭筋などの筋スパズムを徒手的に除去しつつ肘関節のアライメントを整えながら，肘関節可動域を獲得していく．術後2～3ヵ月でADLに支障のない程度に回復するが，スポーツ活動へ復帰するためには肩甲胸郭関節の機能を向上が必須となる[10), 11)]．

コツとピットフォール

肘関節鏡は膝関節鏡などに比べて鏡視時に天地左右が頻繁に変わるため難しい．手術に習熟するためには，肩関節鏡の前方鏡視など，天地左右が変わる関節鏡に慣れておくことが重要である．空間の天地左右を意識せずに，自分の手の動きとモニター上に映る画像を連動させることができれば手術は容易となる．さらに，肘関節拘縮では関節腔が狭くなっているため，正確な解剖学的知識に基づく正確な手術手技が要求される．関節内遊離体摘出などで肘関節鏡に熟練してから行うべき手術といえる．

文献

1) Soojian MG, Kwon YW. Elbow arthritis. Bulletin of the NYU Hospital for Joint Diseases. 2007; 65: 61-71.
2) Cheung EV, Adams R, Morrey BF. Primary osteoarthritis of the elbow: current treatment options. J AAOS 2009; 16: 116-26.
3) 宮島良博．肘部管での尺骨神経圧迫因子の検討．広大医誌2000; 48: 317-29.
4) 高橋憲正，菅谷啓之，ほか．関節鏡視下肘部管開放術の短期成績．日肘会誌 2013; 20: 132-4.
5) Poehling GG, Whipple TL, et al. Elbow arthroscopy: A new technique. Arthroscopy 1989; 5: 222-4.
6) 前田和彦，菅谷啓之．肘関節鏡視下手術の基本．MB Orthop 2006; 19: 73-81.
7) 高橋憲正，菅谷啓之．Ⅳ 手術の基本，2. 関節鏡手術のセッティング．金谷文則編．肘関節外科の要点と盲点．東京; 文光堂: 2010. 102-5.
8) 菅谷啓之．Ⅶ 変形性関節症［応用編］，1. d鏡視下手術．金谷文則編，Knack&Pitfalls肘関節外科の要点と盲点．第1版．東京; 文光堂: 2011. 259-61.
9) 高橋憲正，菅谷啓之，ほか．変形性肘関節症の病因と鏡視下手術成績．日肘会誌 2012; 19(2): 263-6.
10) 菅谷啓之．アスリートの変形性肘関節症に対する鏡視下手術．臨床スポーツ医学 2013; 30 臨時増刊号: 61-7.
11) 菅谷啓之，高橋憲正ほか．スポーツ整形外科術後リハビリテーションプログラム第18回 上肢のスポーツ損傷 変形性肘関節症．臨床スポーツ医学 2012; 29: 327-36.
12) 河合伸昭，菅谷啓之．変形性肘関節症に対する鏡視下手術．MB Orthop 2014; 27 5月増刊: 69-76.

II 肘関節疾患の治療

内反肘・外反肘

村瀬 剛
大阪大学大学院医学系研究科器官制御外科学（整形外科）准教授

術前準備

　内反肘変形は小児上腕骨顆上骨折後の比較的頻度の高い合併症である。従来，内反肘は外見上の問題だけが治療の対象となると考えられていたが，神経麻痺や靱帯不全などさまざまな晩期合併症を起こすことが知られるようになったのと，内旋・過伸展変形を同時に矯正する3次元骨切りが試みられるようになった。

　外反肘変形は別項の上腕骨外顆偽関節に伴うものがほとんどであり，以下，内反肘変形に関して述べる。

頻度

　徒手整復や牽引療法では25〜47%[1)〜4)]，経皮ピンニングや観血的手術でも5〜35%[4)〜6)]の発生率が報告されており，上腕骨顆上骨折後に頻発する合併症である。病態に対する認識が向上し，治療技術の向上した現在でも5〜10%程度の発生率があると考えられる[6), 7)]。

成因

　受傷時および初期治療時に残存する末梢骨片の内反転位がその主因であり，その後の成長障害による変形の増強はまれである[8)]。一般に上腕骨顆上骨折では，末梢骨片は内反，内旋，過伸展変形を示すが[9)]，特に内反変形が起こりやすい原因としては，上腕の機能軸の内側を通り尺骨肘頭に停止する上腕三頭筋が末梢骨片を内反転位する牽引力として働くためと考えられている[10)]（図1）。また，末梢骨片が外側の骨皮質を支点として内旋すると，内側の骨性支持がなくなるため内反変形が高度となる。

図1 内反肘のメカニズム
上腕骨軸の内側を走る上腕三頭筋により遠位骨片が内反転位をきたす。

上腕二頭筋

上腕三頭筋

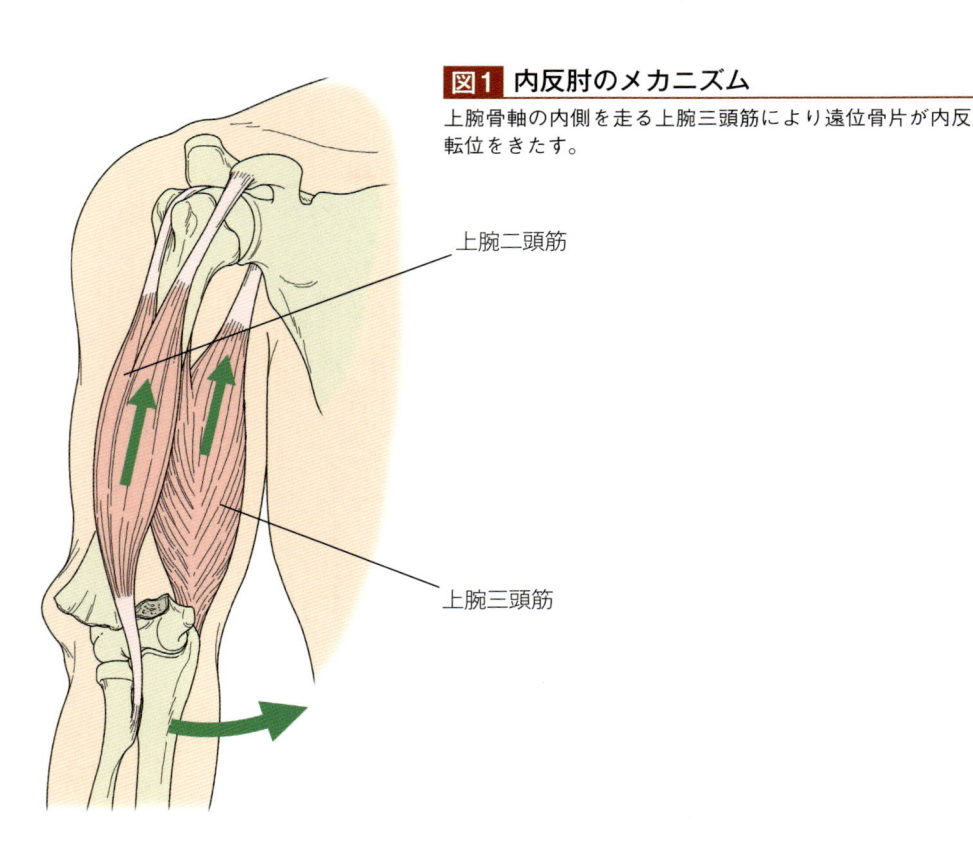

予後

変形の3要素のうち，内反は自然矯正されない。一方，過伸展変形は低年齢の症例であれば10〜30°の自然矯正が期待できる。しかし，10歳を超えると過伸展変形も十分矯正されない[8]。

晩発合併症

従来，内反肘は外観上の変形だけが問題とされ，矯正手術はcosmetic surgeryとして位置づけられてきた。しかし，最近では内反肘変形が原因となるさまざまな晩発合併症が報告されるようになったために，これらの合併症を予防するうえでも矯正手術は重要な意味を持つ。

外側不安定性[11]

長期間，肘に外側にかかる内反ストレスが原因と考えられる。受傷後20〜30年後に発症するとされるが，それ以前でも症状出現することを経験する。20°以上の内反肘に多いとされる。

尺骨神経麻痺[12]

上腕三頭筋内側頭が前方に移動することによる尺骨神経の圧迫や尺側手根屈筋(flexor carpi ulnaris muscle；FCU)両頭間のfibrous bandによる圧迫が報告されている。内旋変形が関与しているとの報告もある。

その他[13],[14]

肩関節後方不安定性，顆上部での再骨折などが報告されている。

適応・手術のタイミング

Carrying Angle（CA）内反15〜20°を手術適応とする文献もあるが，それ以下でも外観上の変形が目立つようであれば適応となる。内反変形については自家矯正による改善も成長障害による増悪もほとんどないとわかっているので，早期に行うことが骨癒合やリモデリングを期待するうえでは有利であると考えられる。

一方，伸展変形に関しては自家矯正を期待できるため，過伸展の程度の強い症例では10歳ごろまで経過をみてもよい。ただし，Kirschner鋼線（K-wire）による内固定が可能なのは12〜14歳頃までで，骨端線閉鎖後はプレート固定が望ましい。プレート固定の侵襲や手術手技の煩雑さを考慮すれば，矯正手術は骨端線閉鎖以前に行われるのが一般的である。

手術手技

2次元矯正骨切り

主に内反のみを矯正する骨切り術である。

外側楔状骨切り術（lateral closing wedge osteotomy）

現在も多くの施設で行われている一般的な骨切り法である。内反の矯正を目的として，外側に底辺を持つ楔状の骨片を切除して閉じることにより矯正する。3次元的な矯正はできないが，①手術手技が容易で骨接触面が大きいため骨癒合に有利である，②3次元骨切りに比べ固定がしやすい，などの利点がある。内旋変形は残存するが，①残存する内旋変形が肩機能に与える影響は少なく，②内旋変形の重症度は内反変形の程度に影響しない，ことなどが外側楔状骨切りを勧める研究者たちの主張である[15]。

その他の内反矯正骨切術

ドーム状骨切り術[16]や創外固定器を用いたmedial open wedge osteotomy[17]，Ilizarov創外固定器[18]による緩徐矯正の報告などがある。前者は外顆が突出しない利点がある。

外側楔状骨切りの術前計画

CAの左右差分の角度を持つ楔状骨切除を顆上部で行う。あらかじめX線肘関節正面像で作図を行う。なるべく遠位部で骨切りするほうが良好な矯正が得られるので，肘頭窩の近位レベルでの骨切りを計画するが，それでも術後の外顆部の突出の程度が大きいようであれば，遠位骨片の内側へのシフトを考慮する。

体位

仰臥位で肩以下を清潔野とし，上腕近位に滅菌ターニケットを装着して駆血下に手術を行う。

皮切・展開

上腕骨外顆直上から近位へ延びる約5cmの外側皮切を入れる。筋膜を切開し，後方は上腕三頭筋，前方は腕橈骨筋を骨膜下に剥離して，上腕骨顆上部の前後面を十分展開する。

矯正骨切り

作図で得られた近位，遠位の骨切面を想定したK-wire2本を刺入する。X線コントロールで予定通りの部位にワイヤーが入っていることを確認して，ワイヤーに沿って骨切りを行い，骨切部を閉じて矯正を行う。内側へのシフトを行う場合には，必要に応じて内側皮切を追加して，尺骨神経を遊離化・保護する。

固定は内外側からの2〜4本の1.5〜2.0mm径K-wireを刺入する。年長児ではtension band wiring法を用いるのもよい（図2）。尺骨神経は必要に応じて皮下前方移行する。

図2 内反肘症例

12歳，男児。右内反肘。単純X線正面像。
a：術前
b：術中コントロール撮影
中央の2本のK-wireが骨切り面を想定している
c：矯正終了後
外顆の突出を防ぐため遠位骨片を内方に5mm移動させた。

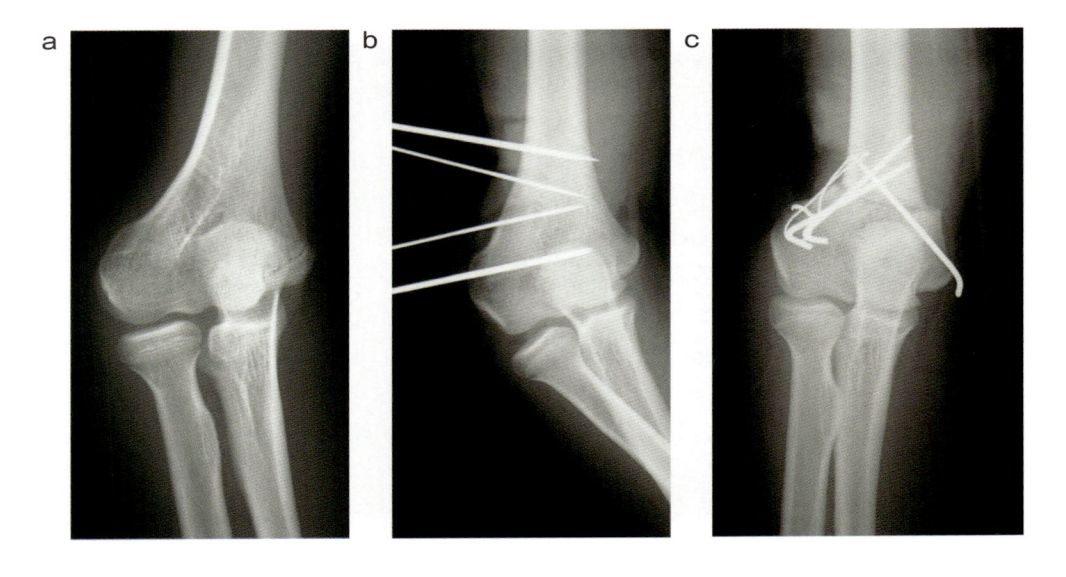

3次元矯正骨切り

内反だけでなく内旋，過伸展変形を同時に矯正する試みが報告されている。3次元的な矯正の必要性として，①内旋が尺骨神経麻痺や肩関節後方不安定性の原因になっていること[19]，②電気生理学・および動作解析で肘周囲の非生理的な筋活動や動作パターンがみられること[20]，③内旋を残して内反のみを矯正すると上腕遠位が内旋位をとり外見上の変形が残存すること[21]，④CT計測上純粋に内反のみの変形は20%のみで日常生活動作に影響のある30°以上の内旋変形が16%に認められたこと[22]，などが挙げられる。

3次元矯正骨切りの術前計画

内反の計測はCAの左右差から行うが，内旋は主にYamamotoらの方法に代表される肩関節回旋可動域の左右差から計測する方法がとられている[9]。過伸展変形は両肘の屈伸可動域やX線側面像のtilting angleから計算する。

3次元矯正骨切りの実際

外側楔状骨切りの場合と同様にアプローチし，外側楔状骨切りで内反を矯正したのち，前方に底辺をもつ楔状骨を切除して過伸展変形を矯正する。最後に回旋の目安として骨切部の上下に刺入したSteinmannピンを術前計測した内旋変形の分だけ回旋矯正する。

コンピュータシミュレーションを用いた3次元骨切り

内反肘の矯正骨切の理想的には正確な3次元骨切りを行って正常の形状に戻すことである。前項で述べた3次元骨切りの方法は内反・内旋・過伸展という変形の3要素を臨床評価やX線評価で求める方法であるが，必ずしも正確な方法とはいえない。一方，最新の3次元画像解析技術を応用すれば，正確でシンプルな3次元矯正骨切りの計画を立てることが可能となる。本法ではCTデータから作製した上腕骨・前腕骨の3次元コンピューター骨モデルを健側鏡像のそれと比較して矯正をシミュレーションする（図3，図4）。

シミュレーションを実際の手術で再現するためにPatient Matched Instrument（PMI）を患者ごとに作製して使用する。PMIは医療樹脂（ポリアミド12）製で三次元積層造形法を用いて作製される（図5）。PMIは2013年に薬事承認され，近く実用化される予定である（帝人ナカシマメディカル＜株＞）[23], [24]。

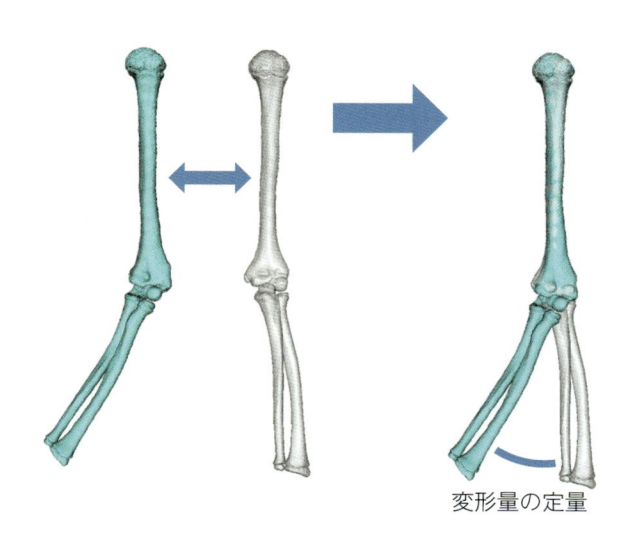

図3 コンピュータ上で患側上肢（青）と健側鏡像（白）の骨モデルを比較

上腕骨近位で位置合わせして遠位の変形量を定量する。

変形量の定量

図4 骨切り面を設定した矯正をシミュレーション

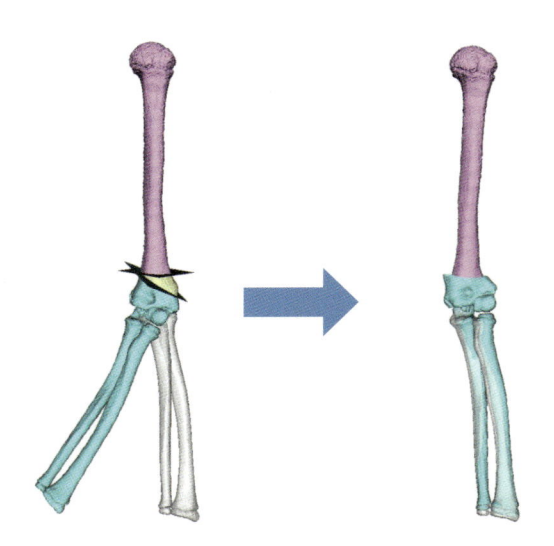

図5 PMI
a：表面
b：裏面

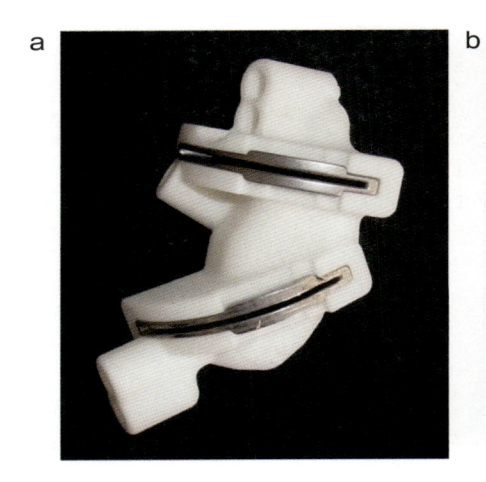

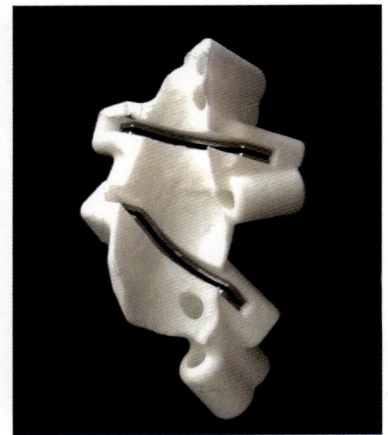

コンピューターシミュレーションとPMIを用いた3次元骨切の実際

CT撮影法

撮影体位は，腹臥位で両上肢挙位とする．撮影時に頚椎を後屈させ，肘関節伸展，前腕最大回外位とする．撮影範囲は上肢全長（近位は上腕骨頭，遠位は手根骨まで）とし，撮影条件は管電圧120kV，管電流20〜150mA，スライ1.25m，スライピッチ13.75：1，スライススピード1.375，カーネル設定Convolution Kernel軟部・腹部標準関数設定を著者らは用いている．実際の運用では，CTデータ（DICOM）を帝人ナカシマメディカルの専用サーバーを通してアップロードするか，CDRを送付する方式がとられる見込みである．

術前シミュレーション

CTコンピュータ骨モデルを用いて健側と比較した変形評価が送られてくるので，専用ビューワーで確認する．シミュレーションは診断行為なので，経験を持った医師が矯正や延長の程度，掌側プレートの位置のシミュレーションを最終決定する（図6）．シミュレーションをサーバーにアップロードする．

図6 PMIを用いた内反肘矯正骨切り術のシミュレーション（左肘を後外側より観察）

a：PMIを上腕骨遠位後外側に設置して位置確認用K-wire（赤）を刺入して先端が内上顆に向かっていることを目視あるいはX線イメージ下に確認する．
b：4本のK-wire（青）をガイドを通して刺入後にスリットに沿って骨切りする．
c，d：4本のK-wireを残してガイドを抜去．K-wireを平行にすることで矯正する．
e：矯正用ガイドでK-wireを平行位に保持して矯正位を保つ．
f：ガイドを通して（オプショナル）外側からK-wire（黄色）で固定する．

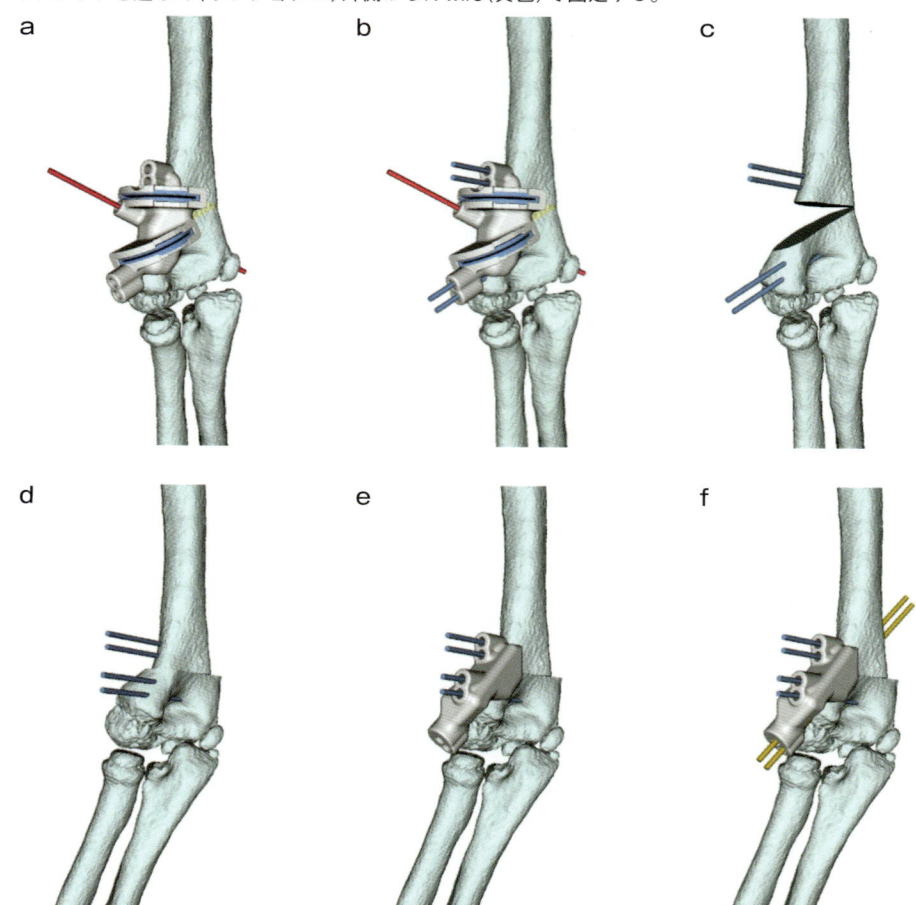

PMIデザインの決定

シミュレーション結果に基づいてPMIデザイン案が送られてくるので，必要に応じて修正を要請し承諾ののち，最終デザインを決定する（図7）。最終デザイン決定後，2週間程度でPMIが作製され，病院に納品される（図5）。

図7 PMIの3次元デザイン

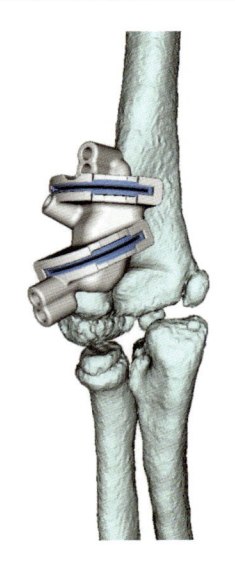

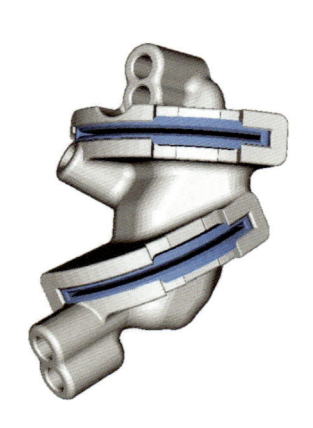

PMIを用いた矯正骨切り術（小児例）

体位・皮切・展開 図8, 9

前述の外側楔状骨切りと同様であるが，軟部組織を骨皮質上に残すとPMIの設置が不正確になるので丁寧に骨膜下に軟部組織剥離を行うことが重要である．内側にも2～4cm程度の皮切をおいて尺骨神経を同定，剥離しておく．

図8 体位

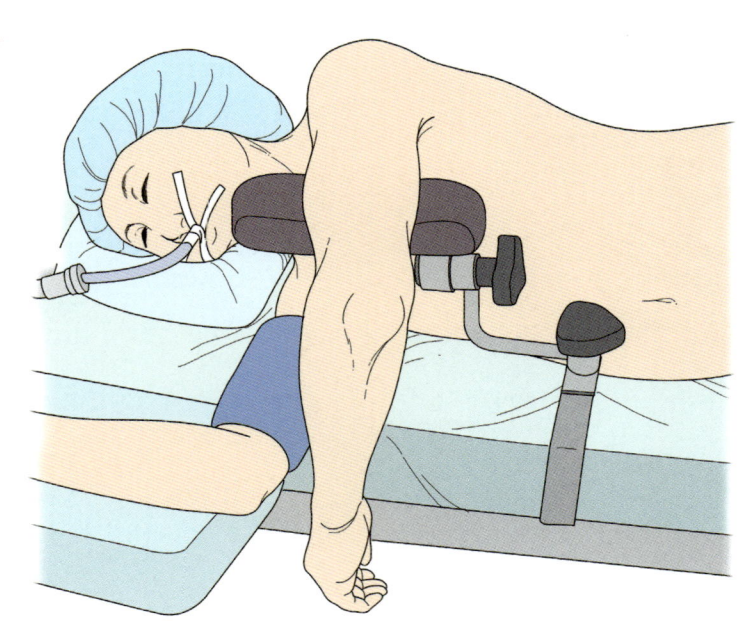

図9 内側の展開
尺骨神経を同定・剥離する．

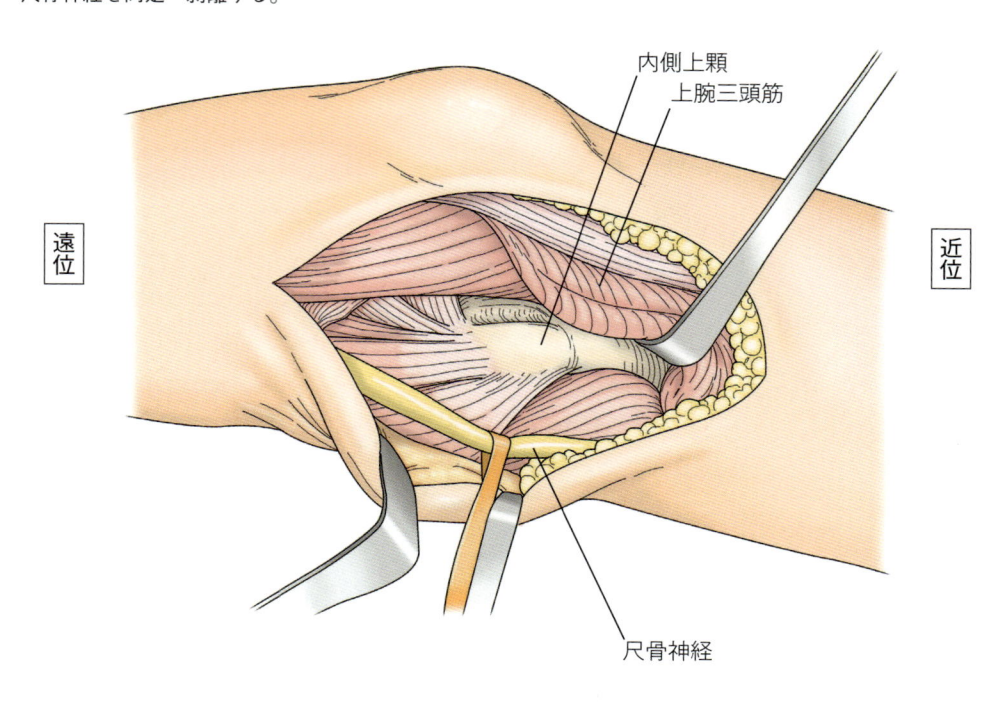

内側上顆
上腕三頭筋
遠位
近位
尺骨神経

内反肘・外反肘

◗ PMIの設置 図10

　PMIを上腕骨外顆から肘頭窩を含む上腕骨遠位後外側部に当て，フィッティングを確認する．PMIの辺縁が骨表面に適合していること目視で確認したのち，位置確認用のK-wireをPMIのガイドに従って挿入する．このワイヤーが上腕骨内上顆先端に向かって刺入されていればPMIの設置位置が良好であることを示している．次にPMIに設置したスリーブを通して4本のK-wireを刺入してPMIを骨に固定し，位置確認用のワイヤーは抜去する．

図10 PMI設置
a：外側の展開
肘頭窩から外顆に至る上腕骨遠位後外側を前後に十分展開する．
b：PMIの設置
PMIを設置して辺縁が骨表面に適合していることを目視で確認し位置確認用のK-wire（＊）を刺入する．
c：イメージによる確認
X線イメージでK-wireが内上顆の先端に向かっていることを確認する．
d：PMIの固定
4本のK-wireをガイドを通して刺入しPMIを固定する．

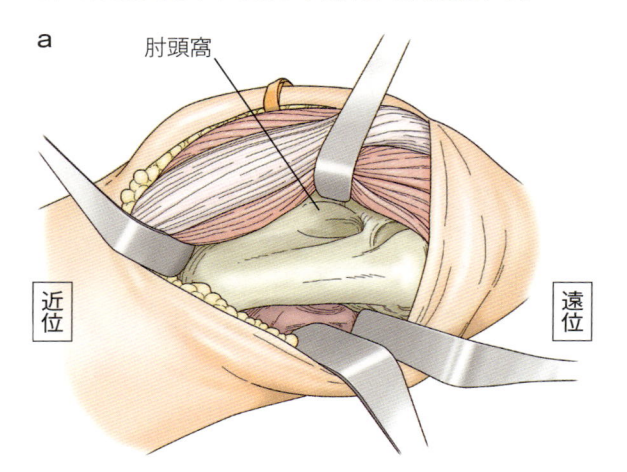

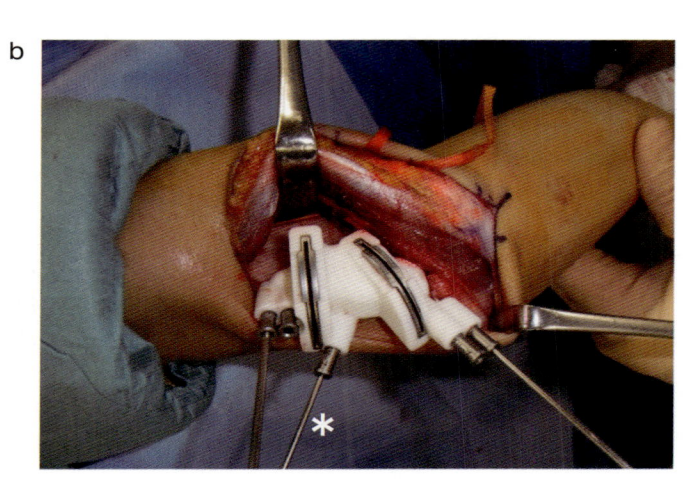

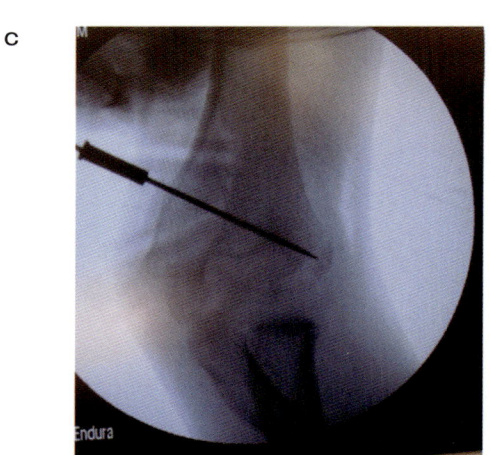

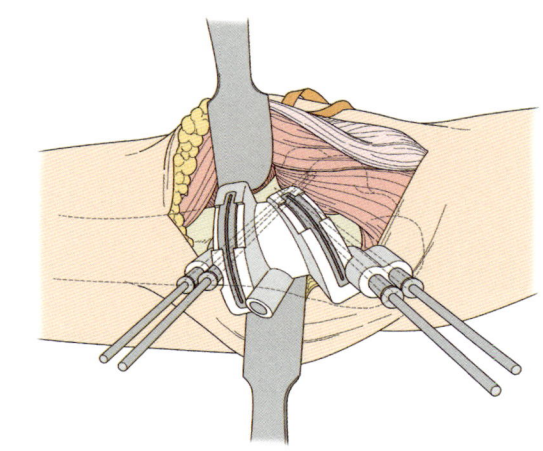

骨切り 図11

PMIに設置した金属スリットに従ってボーンソーで骨切りを行う。骨切りを内側まで行うには特別に用意された長いブレードが必要になる。骨切り部を全周性に剥離しレトラクターの先端を内側縁にかけて前・後方の筋組織と尺骨神経を損傷しないように骨切りを行う。骨切りの振動で金属スリットがPMIから外れることがあるので，ブレードをしならせたり傾けたりしないように注意する。

図11 PMIを用いた内反肘矯正骨切り術の実際
a：PMIに設置した金属スリットに沿って骨切りする。
b，c：4本のK-wireを残してPMIを除去して楔状骨を切除。
d，e：K-wireを平行にすることで矯正し矯正用ガイド（※）で保持する。
f：ガイドを通して（オプショナル）外側からK-wireで固定する。

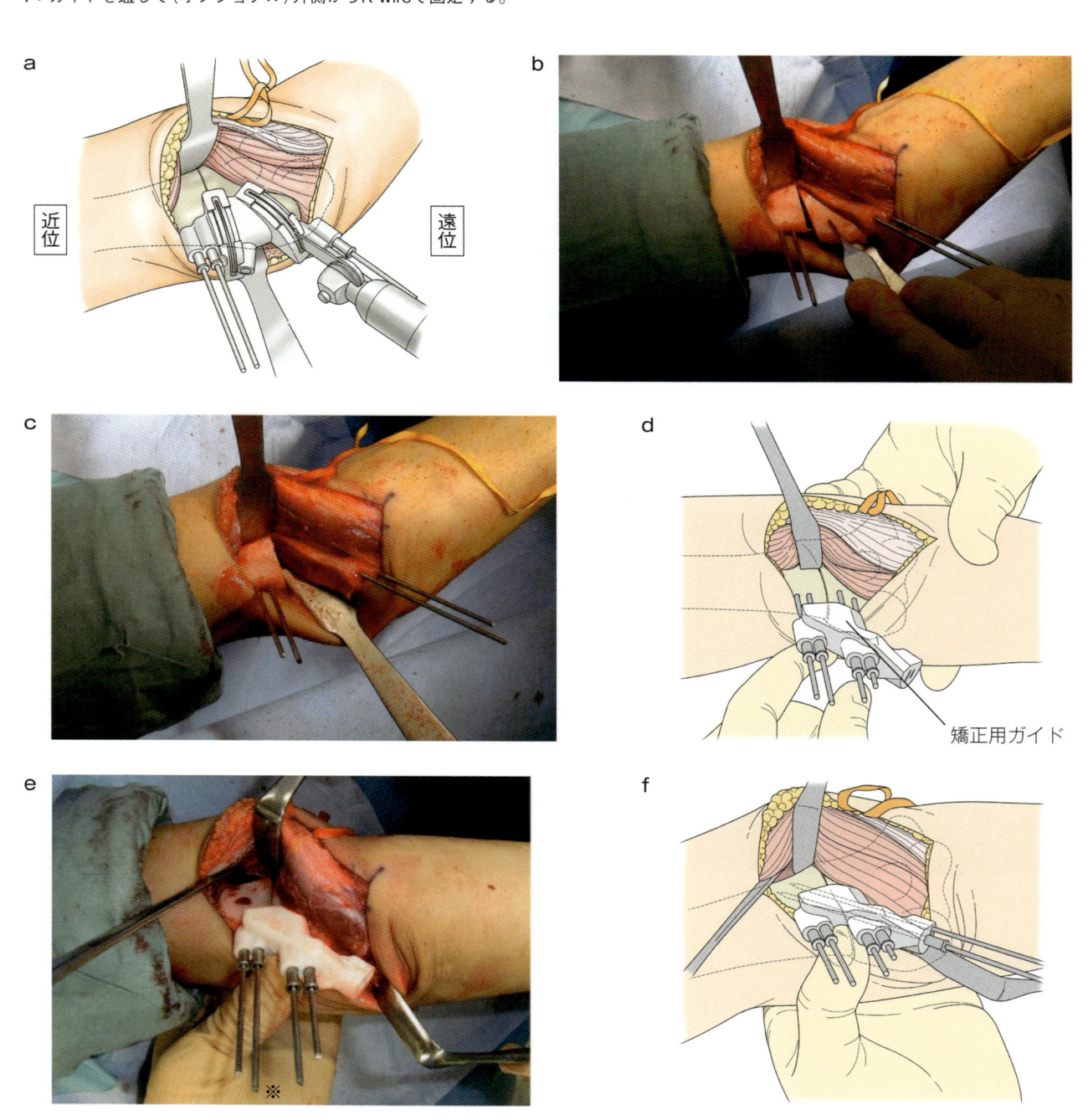

骨切りがある程度完成すればK-wireを残したままPMIを除去する。金属スリーブを外せばK-wireがしなるのでPMIを壊さずに除去することが可能である。

PMI除去後，切り残した内側部分の骨切りを完成させ，楔状骨を切除する。内側にスパイク状の骨皮質を残すことがあるのでエレバトリウムで骨切り面が平らであることを確認，必要に応じてLuerで骨切り面を平坦にする。

矯正・内固定 図11

骨切り面から逆行性に後で内固定に用いるための1.5～2.0mm径のK-wire2本を遠位外顆に向かって刺入し，皮膚上に出ておく。PMIの固定に用いた4本のK-wireを平行にすることで予定通りの矯正が完成する。矯正用ガイドでK-wireを平行に保ちながら，予め遠位骨片に逆行性に刺入したK-wireを近位骨片に向けて刺入して内固定を行う。この際，K-wire同士が干渉することがある。X線透視下にこのK-wire刺入を行い干渉しているようであれば方向を変えて刺入し直す。外側から2本のK-wire固定が完成すれば矯正用のK-wireとガイドを抜去する。内側からもう1本あるいは2本のK-wireを刺入する。年長児では外側に引き寄せ締結法を追加する。

固定性の確認と閉創 図12, 13

X線イメージで矯正位が良好であること，骨切り面にギャップが存在しないこと，K-wireの長さが適切であること，肘関節を他動的に屈伸して固定性がよいこと，を確認する。次に尺骨神経が内側のワイヤーに接触していないことを確認して必要であれば皮下前方移行を行う。K-wireを骨皮質上でベンディングして適当な長さで切断する。ターニケットを開放後，止血を行い，骨切り部にドレーンを留置して閉創し，手術終了する。

図12 内反肘に対する骨切り術①
10歳，男児。左内反肘。単純X線正面像。
a：術前
b：PMIを用いた矯正骨切り術後

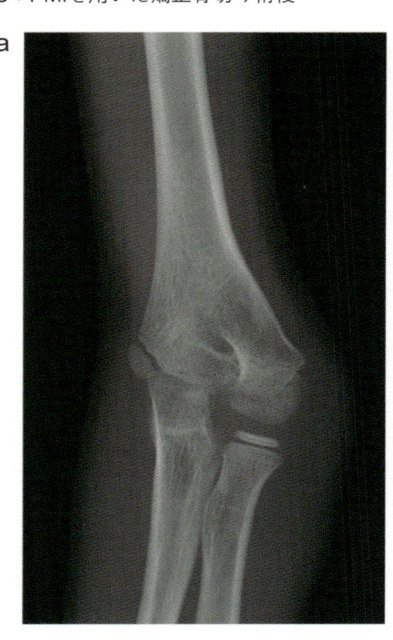

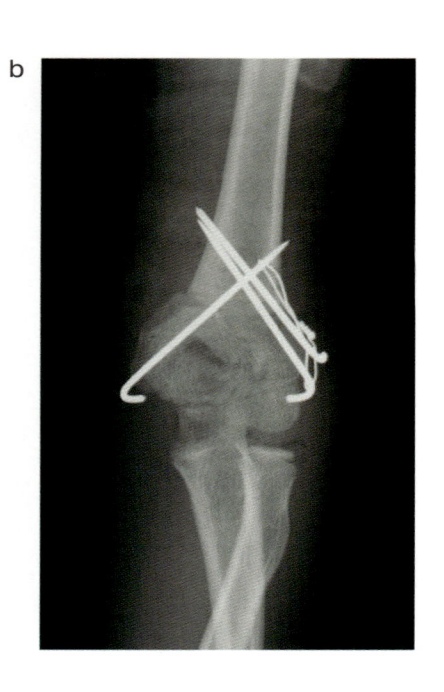

後療法

　術後肘関節90°屈曲位，前腕回旋中間位で上腕近位から手関節までをギプスあるいはギプスシャーレ固定とする。ドレーンは48時間後に抜去する。術後1週間毎にX線撮影を行い，転位のないことを確認する。術後3週後，日中は外固定を除去して愛護的に自動運動し，夜間はシャーレ固定するように指導する。X線上の仮骨の形成状況をみながら通常6週までに完全に固定を除去，運動も自由に行わせる。

抜釘

　矯正骨切術後3カ月で抜釘を行う。

図13 内反肘に対する骨切り術②
10歳，男児。右内反肘。
a：術前
b：PMIを用いた矯正骨切り術後2年

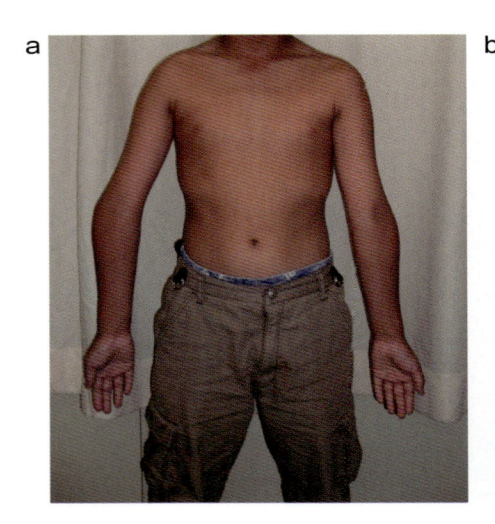

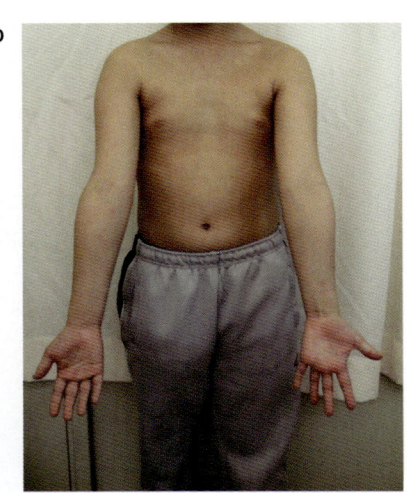

合併症と対策

尺骨神経麻痺
　術中操作により術後環小指のしびれを訴えることがあるが，通常は経過観察のみで軽快する．術中，神経を愛護的に操作するよう心がける．

矯正損失
　矯正損失は術後早期に起こることが多いので術後1週間毎のX線撮影で確認する．X線上，K-wireのバックアウトを認めれば，ギプスの緩みの確認やギプスの巻き直しを行う．転位が大きければ再手術・再固定を考慮する．術中，内固定のK-wireが対側骨皮質を貫通していることが大切である．

血腫・腫脹
　上腕骨遠位の骨切りでは術中の感触以上に術後の出血が多いものである．比較的太めのドレーンを骨切り部に挿入して48時間留置するようにしている．

表層感染
　留置した内固定用K-wireが長すぎるときに皮膚を穿孔して感染を起こすことがある．長すぎないように注意する．感染が起こった際には頻回の局所洗浄や抗生剤投与を行うが，やむを得ず早期抜去することもある．

正中・橈骨神経麻痺
　多くはターニケット麻痺である．駆血時間をできるだけ60分以内に収めるようにする．それを大幅に超えるようであればいったん解除して，10分後に再開するようにする．ターニケット麻痺であるかどうかはTinel徴候の部位でおおよそ判断できる．

PMIを用いた矯正骨切り術のコツとピットフォール

骨切り部の展開
　本手術が予定通り行われるためにはPMIが正確に骨に設置されていることが最も重要である．PMI設置部を丁寧に展開・剥離して位置確認用K-wireで設置を確認する．

骨切り
　PMIが正確に設置されていれば，PMIに従って骨切りを行うのみである．骨切り中に振動でPMIがずれないか，軟部組織を損傷していないか，確認しながらスリット通りに骨切りを行うことに専念する．

内固定
　内固定用のK-wireと矯正位保持用のそれとが干渉して，単純な交差鋼線固定が意外と難しい．X線イメージ下に確認しながら干渉しているようであれば少し方向を変えながら刺入するのがコツである．
　内旋変形の矯正を予定している症例で，外側で引き寄せ締結法を行う場合，強く締めすぎると回旋矯正が損なわれる．骨切り面が安定する程度に締結を行うのがよい．

文献

1) Bakalim G, et al. Supracondylar humeral fractures in children. Acta Orthop Scandinavica 1972; 43: 366-74.
2) DeLee JC, et al. Fracture-separation of the distal humeral epiphysis. J Bone Joint Surg Am 1978; 62: 46-51.
3) Devnani AS. Gradual reduction of supracondylar fracture of the humerus in children reporting late with swollen elbow. Singapore Med J 2000; 41: 436-40.
4) Prietto A. Supracondylar fracture of the humerus. J Bone Joint Surg Am 1979; 61: 425-8.
5) Lal GM et al. Delayed open reduction for supracondylar fractures of the humerus. Int Orthop 1991; 15: 189-91.
6) 信田進吾, ほか. 小児上腕骨顆上骨折後のピンニング. 整・災外 2001; 44: 395-401.
7) 阿部宗昭. 小児上腕骨顆上骨折—後遺変形の治療. 骨・関節・靱帯 2003; 16: 1167-75.
8) 水野耕作, ほか. 小児上腕骨顆上骨折ならびに外顆骨折の変形とその自己矯正能について. 整・災外 1990; 33: 41-50.
9) Yamamoto I, et al. Cubitus varus deformity following supracondylar fracture of the humerus. Clin Orthop 1985; 201: 179-85.
10) Wilkins KE, et al. Fractures and dislocations of the elbow region. Fractures in children. 4th ed. Philadelphia; Lippincott-Raven publishers: 1996. 675.
11) O'Driscoll SW, et al. Tardy Posterolateral rotatory instability of the elbow due to cubitus varus. J Bone Joint Surg Am 2001; 83: 1358-69.
12) Mitsunari A, et al. Internal rotation deformity and tardy ulnar nerve palsy after supracondylar humeral fracture. J Shoulder Elbow Surg 1995; 4: 23-9.
13) Gurkan I, et al. Posterior instability of the shoulder after supracondylar fractures recovered with cubitus varus deformity. J Pediatr Orthop 2002; 22: 198-202.
14) Takahara M, et al: Second fracture of the distal humerus after varus malunion of a supracondylar fracture in children. J Bone Joint Surg Br 1998; 80: 791-7.
15) Oppenheim WL et al: Supracondylar humeral osteotomy for traumatic childhood cubitus varus deformity. Clin Orthop 1984; 188; 34-9.
16) Kanaujia RR, et al. Dome osteotomy for cubitus varus in children. Acta Orthop Scand 1988; 59: 314-8.
17) Koch PP, et al. Supracondylar medial open wedge osteotomy with external fixation for cubitus varus deformity. J Pediatr Orthop B 2003; 12: 116-22.
18) Karatosun V, et al. Treatment of cubitus varus using the Ilizarov technique of distraction osteogenesis. J Bone Joint Surg Br; 82: 1030-3.
19) Jain AK, et al. Cubitus varus: problem and solution. Arch Orthop Trauma Surg 2000; 120; 420-5.
20) Usui M, et al. Three dimensional corrective osteotomy for treatment of cubitus varus after supracondylar fracture of the humerus in children. J Shoulder Elbow Surg 1995; 4: 17-422.
21) 加藤貞利, 三浪三千男. 内反肘に対する矯正骨切術-三次元矯正骨切術の意義と成績-. MB Orthop 2001; 14: 77-82.
22) Takeyasu Y, Murase T, Miyake J, et al. Three-dimensional analysis of cubitus varus deformity after supracondylar fractures of the humerus. J Shoulder Elbow Surg 2011; 20: 440-8.
23) Murase T, Oka K, Moritomo H et al. Three-dimensional corrective osteotomy of malunited fractures of the upper extremity with use of a computer simulation system. J Bone Joint Surg Am 2008; 90: 2375-89.
24) Takeyasu Y, Oka K, Miyake J, et al. Preoperative, computer simulation-based, three-dimensional corrective osteotomy for cubitus varus deformity with use of a custom-designed surgical device. J Bone Joint Surg Am 2013; 95: e1731-9.

II 肘関節疾患の治療

滑膜切除術

橋詰 謙三
岡山労災病院整形外科
西田 圭一郎
岡山大学大学院医歯薬学総合研究科人体構成学准教授

術前準備

　関節リウマチ(RA)は近年，MTX(メトトレキサート)の積極的使用や生物学的製剤の登場により，患者の疾患活動性コントロールは飛躍的に改善してきた。従来は多くの患者において複数の関節に関節破壊を生じていたが，有効な薬物療法によって適切な治療がなされれば，構造的変化を生じる関節は少なくなることが明らかとなってきた。
　しかしながら，全体的な疾患活動性が制御されても少数の関節に滑膜炎が残存することは，決してまれではない。また合併症のため有効な薬剤が使用できない症例，経済的理由のため強力な薬物療法を行うことができない症例も少なからず認められる。このような症例において，薬物療法の強化(変更や追加など)やステロイド薬の関節腔内注射，装具療法などの保存療法に抵抗性の場合，肘関節に対して滑膜切除術が適応されることがある。

滑膜切除術

　滑膜切除術は術後早期においては関節破壊の程度にかかわらず疼痛，機能の改善が見込まれるが，中長期的には，特に末期の症例において治療効果が減弱すると考えられる[1)~3)]ため，関節破壊が軽微で滑膜増生の強い症例が最もよい適応となる。
　肘関節滑膜切除術には直視下法と鏡視下法があり，症例に応じて適応される。肘関節直視下滑膜切除術は，手術侵襲がやや大きく，リハビリテーションに時間を要するが，骨棘形成の強い症例で関節可動域制限を伴うような症例(2次性の変形性肘関節症)に対しては，直視下に十分量の骨棘切除を併用することが容易であり，また関節内の滑膜をすべて切除することが可能である。一方，肘関節でも近年行われるようになった鏡視下滑膜切除術は，関節の炎症を沈静させ，手術侵襲が小さく，術後の疼痛が少なく，特別なリハビリテーションを要さず，在院期間が短縮できるといった利点を有しており[4)]，当院では近年の肘関節滑膜切除術症例の大部分が鏡視下法で行われている。

適応

- 6カ月以上にわたって薬物療法，装具，ステロイド関節内投与などの保存療法に抵抗して関節の疼痛，腫脹，滑膜の肥厚，関節水腫を繰り返す症例
- X線学的にLarsen grade Ⅱ以下の骨破壊の進んでいない症例(例外として，Larsen grade Ⅲの症例や，若年者で骨関節破壊の進行した晩期症例では，time saving procedureの目的で行うことは可能)
- 関節拘縮の少ない症例
- 全身コントロール良好な症例

術前診断，準備

　RA患者の手術においては，関節の腫脹や圧痛といった肘関節局所の所見のみでなく，肘関節以外の関節（特に隣接関節）の評価，RA疾患活動性の評価，生物学的製剤を含めた使用中の抗リウマチ薬，合併症とその治療薬，など全身状態の把握を行い，術前に極力コントロールをつけておく．生物学的製剤を含めた薬物療法によっても滑膜炎が持続する症例，経済的理由や合併症により生物学的製剤が使用できない症例は，滑膜切除術のよい適応である．

　肘関節局所の画像評価として単純X線検査は必須であり，滑膜切除術の適応，手術方法の選択に有用である．その他の画像検査としてはMRI，関節超音波があり，特にMRIは滑膜増殖の強い部位などを網羅的にとらえることができるため，術前に確認しておくことが望ましい（図1）．

図1　MRIによる滑膜炎評価

32歳，女性．関節リウマチ（罹病期間2年）．
MTX 12 mg/week，IFX（インフリキシマブ）300 mg/8 week，DAS 28-CRP 4.30，CRP 1.48，MMP-3 222.3．
a：単純X線像
b：MRI像
関節内にT1 low，T2 highを呈する滑膜増殖と関節水腫を認め（黄矢印），最大値投影法（MIP）画像において滑膜増殖の強い部位に高信号を認める（赤矢印）．

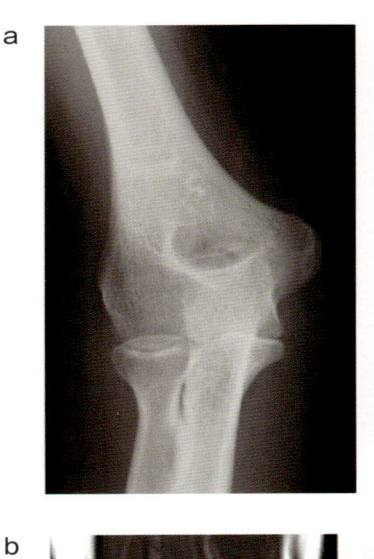

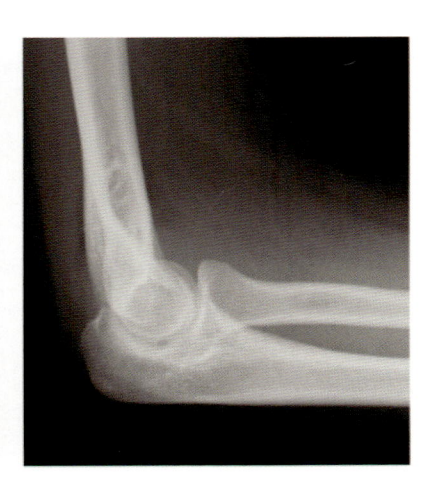

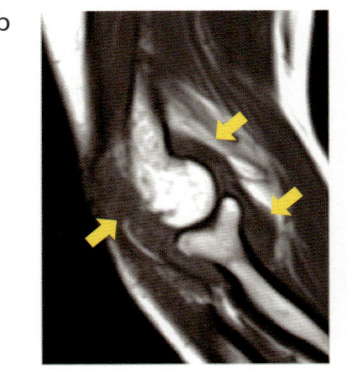

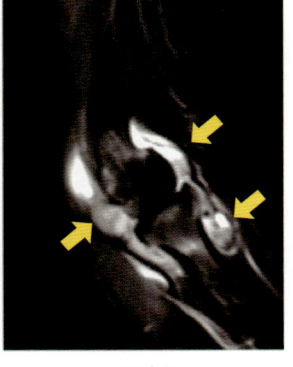

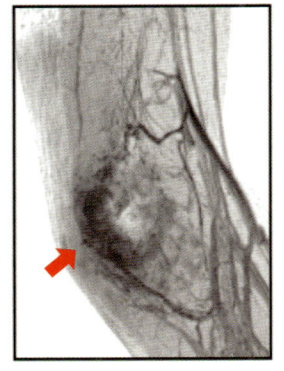

手術手技

鏡視下滑膜切除術

　鏡視下滑膜切除術においては，関節可動域はほとんど改善しないため，関節拘縮の強い症例は避けるべきである。一方，術後に特別なリハビリテーションを必要とせず拘縮のリスクも少ないため，高齢者においてはよい適応である。また，鏡視下滑膜切除術は手術侵襲が少なく，関節破壊が進行してなければ滑膜切除術後の再発例にも手術可能である。
　ただし，肘関節の解剖は複雑であり，関節近傍に重要な神経・血管が走行するため，潜在的に合併症を引き起こしやすい関節であることに注意が必要である。

🌙 手術器具，体位など

　手術は全身麻酔もしくは伝達麻酔下に行う。患肢を下垂させることによって重力の影響で重要神経血管が関節から離れるという利点があるため，体位は患側上の側臥位もしくは腹臥位で行う。側臥位の場合には肘台を用いて，肩関節を90°屈曲し，前腕より遠位を下垂する（図2）。
　手術器具は，関節鏡システム（モニタやビデオを含む），シェーバー，パンチ類，蒸散システムを使用する。関節鏡は主に2.7mm径関節鏡を使用し，0°の直視鏡と30°，70°の斜視鏡を適宜使用する。

図2 体位
患側上の側臥位で，肘台に上腕遠位部をのせ，肘関節を90°以上屈曲できるようにする。

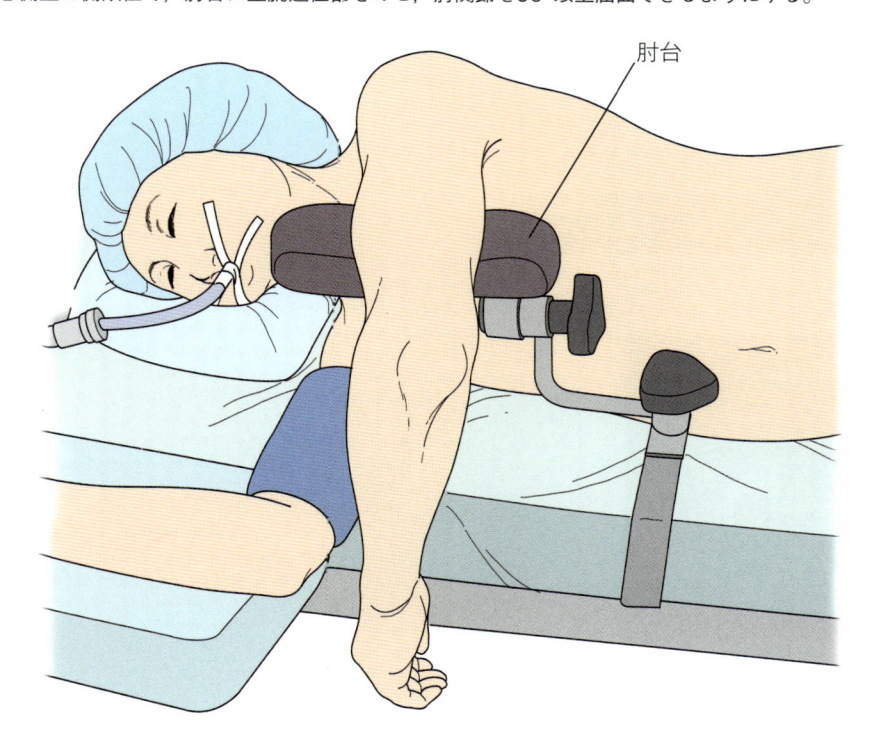

ポータル作製

上腕近位で駆血帯を装着し，加圧する。

肘関節外側より22G針付き注射器で約10mLの生理的食塩水を注入し，関節腔を拡大する。ポータルは主にdirect lateral portalとlow postero-lateral portalの2つを最初に作製し，必要に応じてhigh postero-lateral portalやstraight posterior portalを追加している（図3）。

ポータルからの滑膜切除の実際

前述のdirect lateral portal上に小皮切を加え，鈍棒を関節内に挿入する。鈍棒をカメラに入れ替え，関節内を確認するが，カメラを挿入した当初は滑膜の増生が著しいため，十分にオリエンテーションがつかないことも多い。続いてlow lateral portalを作製し，シェーバーを挿入する。カメラでシェーバー先端の位置を確認しながら，少しずつ関節内の滑膜を切除していくうちに，橈骨頭，近位橈尺関節，尺骨，上腕骨小頭が確認できるようになる。この際，シェーバー先端をカメラのほうに向けて操作することを心がけ，盲目的な操作とならないように注意する必要がある。

後外側の滑膜切除によって視野が確保されたのち，シェーバーやパンチ類を用いて橈骨頭から近位橈尺関節，橈骨頚部の滑膜を切除する。特に橈骨頚部には強い滑膜増殖を認めることが多く，橈骨頭を回旋しながら増殖した滑膜を確認し，すべて切除する。

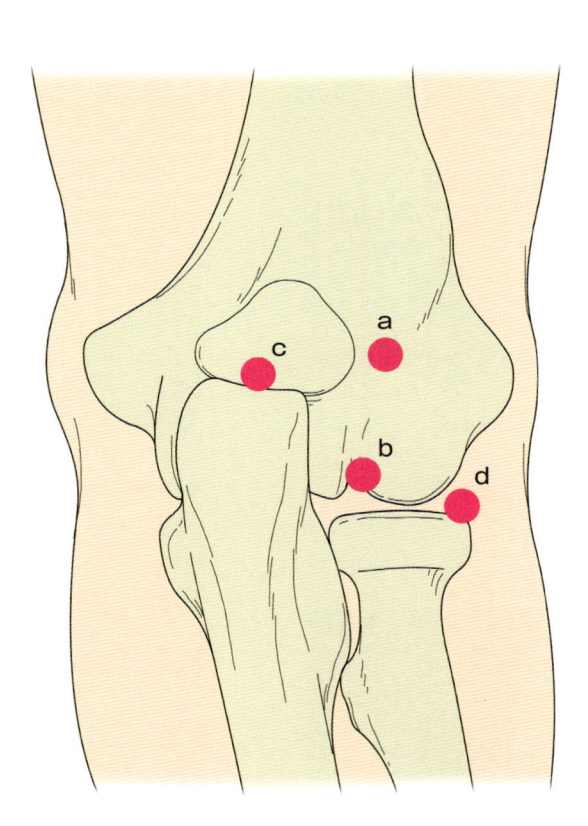

図3 肘関節後方ポータル
a：high postero-lateral portal
b：low postero-lateral portal
c：straight posterior portal
d：direct lateral portal

追加ポータルからの滑膜切除の実際

次いで，high postero-lateral portal，straight posterior portalのいずれかを作製し，後外側より腕尺関節を鏡視しながら近位よりシェーバーを挿入して滑膜を切除する。しばしば肘頭窩にも多量の滑膜増殖を認めるが，尺側の関節包周囲を切除する際にはシェーバーの開口部を関節包に密着させないようにする（尺骨神経損傷の予防）。

後方，近位橈尺関節，橈骨頭から頚部，腕尺関節，肘頭窩の滑膜切除を終えたのち，後方より前方の鏡視を行う。後方からの操作によって十分量の滑膜が切除されているため，助手による軽い牽引力で肘関節は開大し，カメラおよびシェーバーを前方に進入させることが可能である。適宜ポータルを入れ替えながら，確認できる滑膜をすべて切除する。

後内側（尺骨神経），前内側（正中神経および上腕動脈），前外側（後骨幹神経）の関節包周辺をシェーバーで滑膜切除する際には，シェーバーの開口部を関節包に密着させないようにする。

滑膜嚢腫

症例によっては関節と連続する滑膜嚢腫を形成していることがあるが，このような場合には滑膜嚢腫の解剖学的位置関係に十分注意する必要がある。RAにおいて滑膜切除術を施行する関節の関節包は通常菲薄化していることを念頭に置く必要がある。

肘関節鏡視下手術において，RAは神経障害の危険因子であるといわれており[5]，関節内からの操作により，from within-out injuryによる神経血管損傷を生じる危険性があると判断される場合には，ためらうことなく小切開を加えて，滑膜嚢腫を直視下に切除するべきである（図4）。

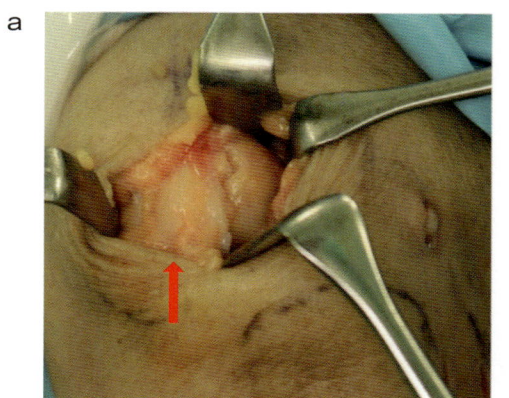

図4 小切開による滑膜嚢腫の切除（右肘）
a：肘頭尺側に生じた滑膜嚢腫の上に尺骨神経（矢印）が騎乗している。
b：尺骨神経を滑膜嚢腫より剥離，保護したところ。
c：滑膜嚢腫切除後。矢印は尺骨神経。

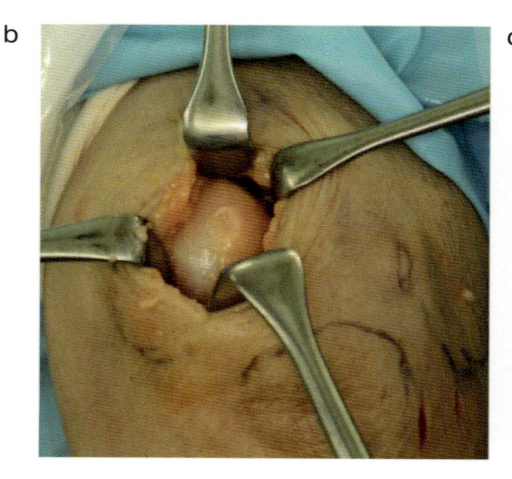

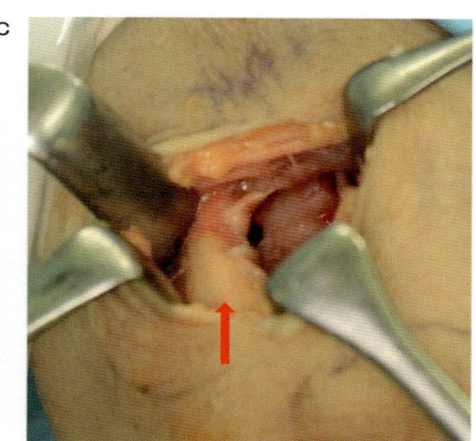

滑膜切除術

直視下滑膜切除術

麻酔および体位

全身麻酔，もしくは，腕神経叢ブロック麻酔下で手術を行う。
空気止血帯を使用し，体位は仰臥位で，胸の前面に肘関節を置いて手術を行う。

皮切および展開

皮切は後方縦切開を使用する。皮下を尺側に剥離して尺骨神経を剥離し，尺骨神経にテープをかける（図5）。上腕三頭筋を尺側に引きながら三頭筋の肘頭付着部を出して，橈側より肘頭骨膜の剥離を行う。

図5 後方縦切開と後外側進入
皮切は後方縦切開を使用する。皮下を尺側に剥離して尺骨神経を剥離し，尺骨神経にテープをかけておく。腕橈骨筋と上腕三頭筋の間より進入し，末梢では肘筋を線維方向に分けて尺骨背側に達する。

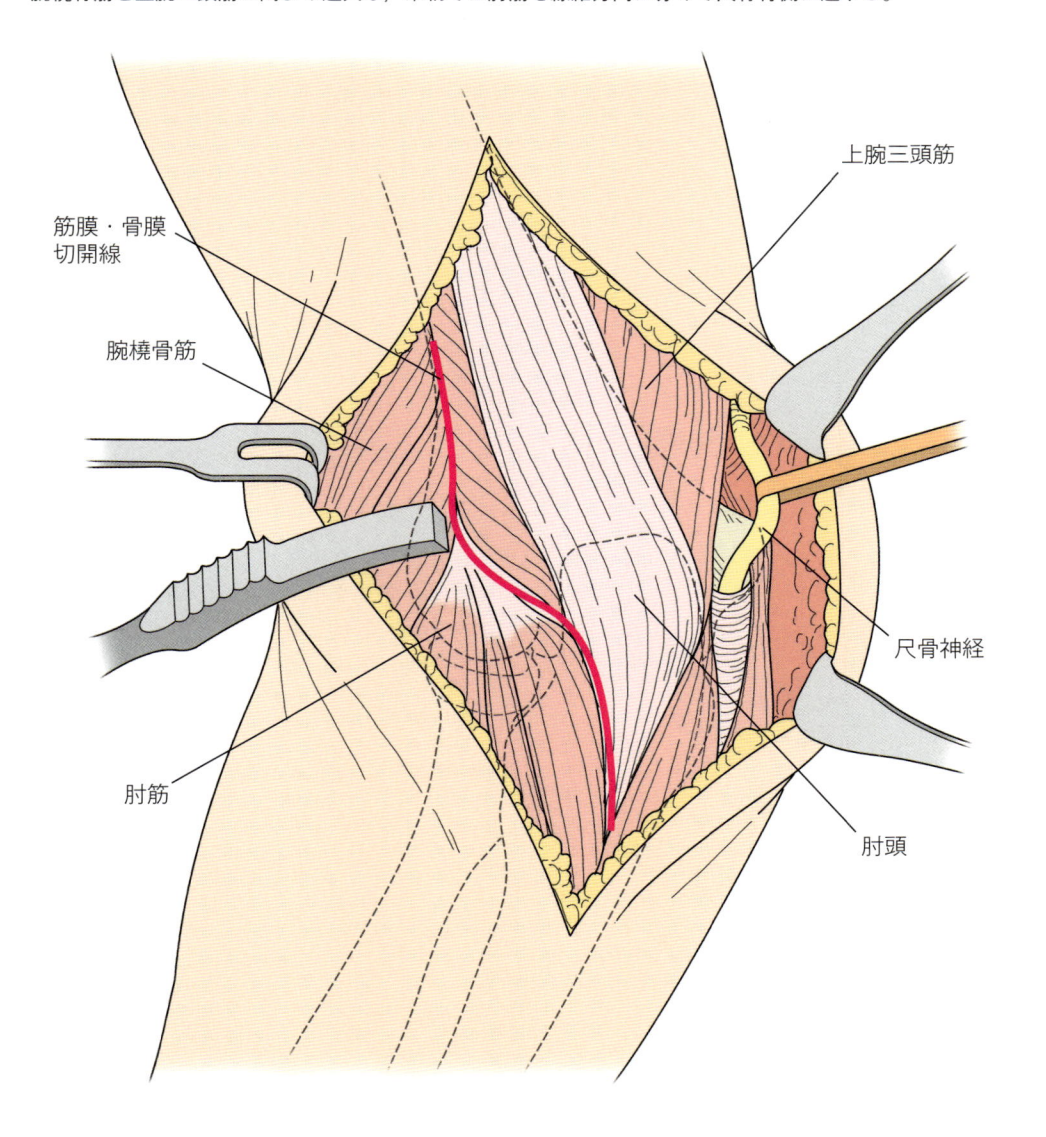

滑膜切除の実際

　肘筋を尺骨から骨膜下に剥離して橈側へよけ，背側より腕橈関節から肘頭窩の滑膜切除を行う．次いで，腕橈関節と橈側側副靱帯を確認，橈側側副靱帯はZ状に切開して関節を開放する．橈骨頭に関節破壊がある場合は橈骨頭を頸部で切除する（図6）．

　靱帯を切離したのち，肘関節を最大屈曲，回外させながら肘頭を脱転させ，前方および尺側の滑膜を切除する．肘頭や鉤状突起に骨棘がある場合，これを切除する．また骨内に浸食した滑膜があれば，鋭匙やLuer鉗子などで切除するとともに，バイポーラーを用いて焼却する（図7）．

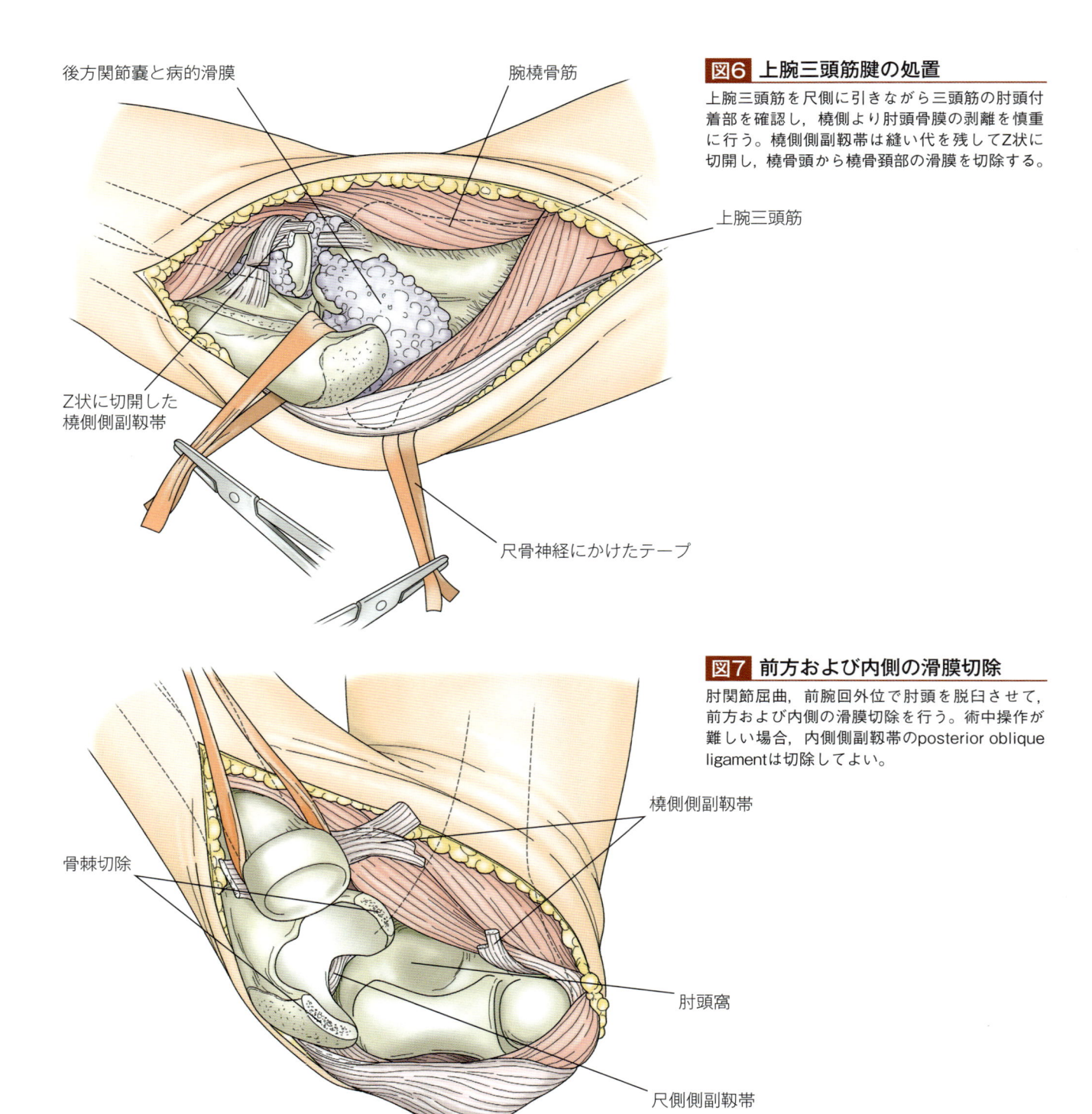

図6 上腕三頭筋腱の処置

上腕三頭筋を尺側に引きながら三頭筋の肘頭付着部を確認し，橈側より肘頭骨膜の剥離を慎重に行う．橈側側副靱帯は縫い代を残してZ状に切開し，橈骨頭から橈骨頸部の滑膜を切除する．

（ラベル：後方関節囊と病的滑膜／腕橈骨筋／上腕三頭筋／Z状に切開した橈側側副靱帯／尺骨神経にかけたテープ）

図7 前方および内側の滑膜切除

肘関節屈曲，前腕回外位で肘頭を脱臼させて，前方および内側の滑膜切除を行う．術中操作が難しい場合，内側側副靱帯のposterior oblique ligamentは切除してよい．

（ラベル：骨棘切除／橈側側副靱帯／肘頭窩／尺側側副靱帯）

創閉鎖

屈曲，伸展が十分に回復したことを確認したのち，空気止血帯を緩めて止血操作を行うとともに，創を十分に洗浄する。

創閉鎖は，橈側側副靱帯の修復，上腕三頭筋腱を肘頭の骨孔に固定，筋膜や骨膜の縫合ののち，皮膚を縫合する（図8）。

図8 橈側側副靱帯および上腕三頭筋腱の修復，創閉鎖

まず，外側側副靱帯を修復したのち，上腕三頭筋を肘頭の骨孔に通じた縫合糸を用いて確実に固定する。

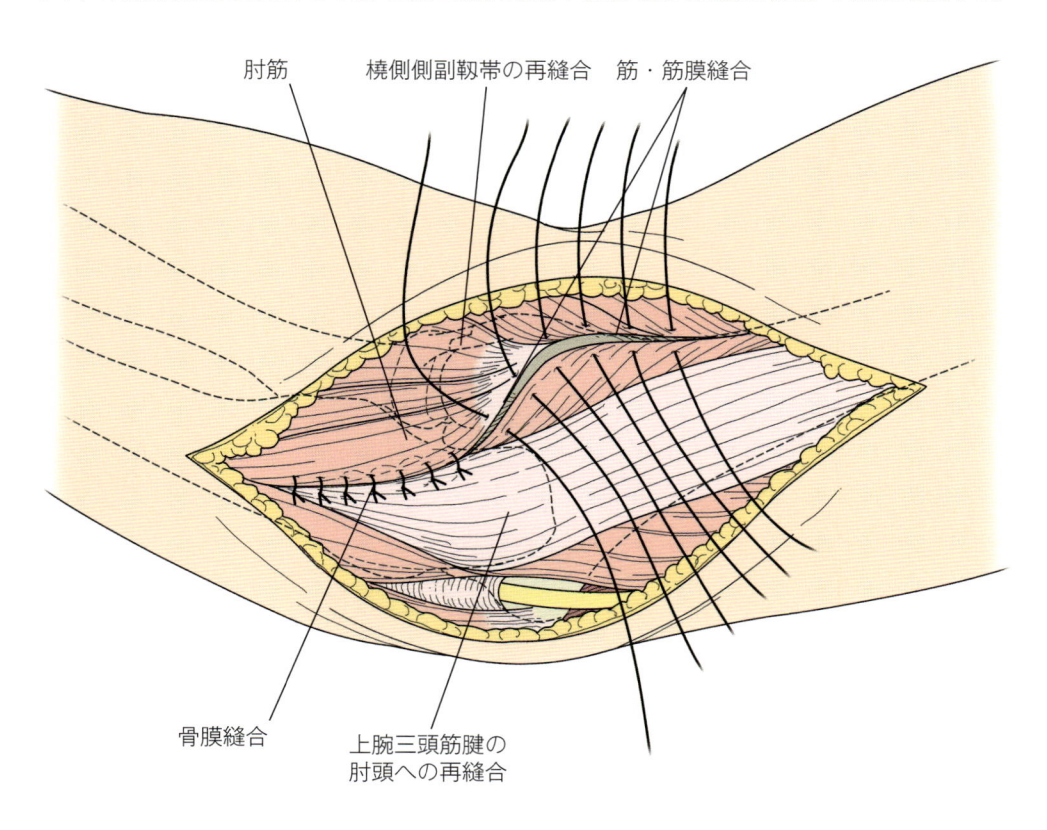

肘筋　橈側側副靱帯の再縫合　筋・筋膜縫合

骨膜縫合　上腕三頭筋腱の肘頭への再縫合

文献

1) Lee BP, Morrey BF. Arthroscopic synovectomy of the elbow for rheumatoid arthritis. J Bone Joint Surg Br 1997; 79: 770-2
2) Horiuchi K, Momohara S, Tomatsu T, et al. Arthroscopic synovectomy of the elbow in rheumatoid arthritis. J Bone Joint Surg Am 2002; 84: 342-7
3) Nemoto K, Arino H, Yoshihara Y, et al. Arthroscopic synovectomy for the rheumatoid elbow: A short-term outcome. J Shoulder Elbow Surg 2004; 13: 652-5.
4) 貴島 稔. 手術適応疾患ならびに鏡視下手術の実際. 整形外科関節鏡マニュアル. 手関節鏡・肘関節鏡. 東京; メジカルビュー社: 1999. 95-105.
5) Kelly EW, Morrey BF, O'Driscoll. Complications of elbow arthroscopy. J Bone Joint Surg Am 2001; 83: 25-34.
6) 津下健哉. 肘関節へのアプローチ － 後側方切開の利用 －. 東京; 南江堂: 1991. 137-60.

Ⅲ章

小児の肘外傷，障害・疾患

III 小児の肘外傷，障害・疾患

小児上腕骨顆上骨折

佐竹 美彦
日本医科大学整形外科学
澤泉 卓哉
日本医科大学武蔵小杉病院教授

術前準備

　小児上腕骨顆上骨折は，小児の肘関節周辺骨折のなかで最も頻度が高い。また神経血管損傷や内反肘の遺残変形などの合併症を生じる比率も高いことで知られており，治療にあたっては正確な整復とその保持が重要であるといえる。内反肘変形は骨折の整復不良に由来するものがほとんどであり，自然矯正はほとんど期待できないという報告が多い[1),2)]。
　小児上腕骨顆上骨折に対する一般的な治療法と，著者らが主として行っている経皮的鋼線刺入法[3)]を中心に述べる。

診断に必要な各種検査と臨床診断

受傷原因の聴取
　小児が転倒や転落のあと，肘関節痛を訴えて来院した場合の多くは，本骨折が疑われる。可能な限り受傷原因を聴取することが重要である。疼痛で泣きじゃくっていることが多いので，親や付き添ってきた人に状況を確認する。診断はむしろ顆上骨折以外の損傷との鑑別と，合併症の有無をみることが主体となる。幼児では受傷機転がはっきりとせず，肘内障と誤診されることも多い。
　肘関節の変形や腫脹が認められるが，診断の確定には正確な2方向のX線撮影が不可欠である。診断はX線撮影で容易であるが，表1に記載した鑑別すべき疾患は常に念頭におく。粉砕骨折の疑いがある場合には，CT検査を追加し骨折部の詳細な評価を行う。

循環・神経障害の評価

小児の骨折の場合，循環・神経障害の評価が難しいことが多いが，必ず評価しなければならない。循環障害に関しては，患児の協力がなくとも判断可能なことも多いが，神経障害に関しては，患児の協力が必須であるため，術前に神経障害の有無を把握しておく必要がある。転位の方向により，損傷されやすい神経血管があり（表2），特に注意して観察することが重要である。

・循環障害のチェック

皮膚の色調・動脈拍動・capillary refillingで調べる。末梢動脈の拍動の確認にはドップラーエコーの使用が有用であるが，近年皮膚の色調が重視[4]されてきており，皮膚が蒼白なときは緊急手術の対象になる。また，橈骨動脈の拍動を触れない状態では82％の症例に血管損傷を認めた[5]との報告もある。

・神経麻痺のチェック

橈骨神経麻痺は遠位骨片が後内側に，正中神経麻痺は後外側に転位したときに多く，また尺骨神経麻痺は屈曲型の骨折に多い。

グー・チョキ・パーと知覚障害・しびれの部位で診断できる。グー（親指を中に入れる）ができれば正中神経麻痺が、手関節を背屈し示指と中指を伸ばすチョキができれば橈骨神経麻痺が、手指を外転するパーができれば尺骨神経麻痺がそれぞれ否定できる。

表1 鑑別疾患

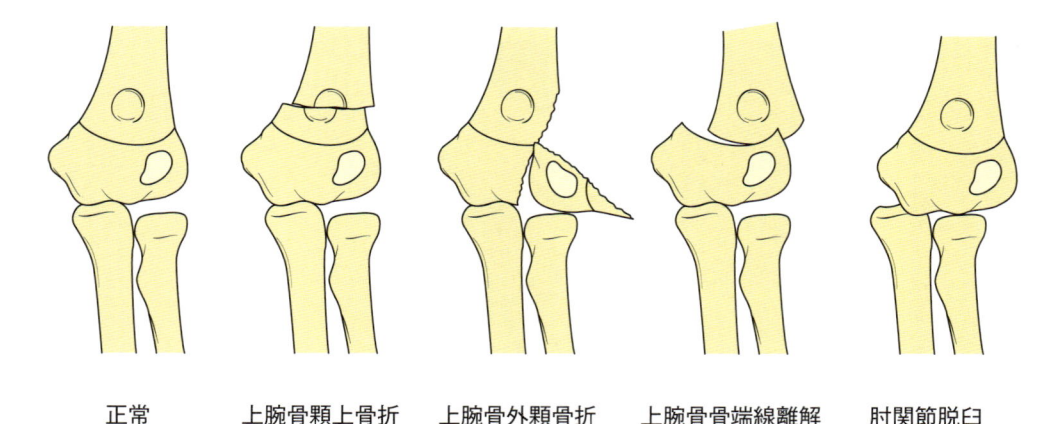

| 正常 | 上腕骨顆上骨折 | 上腕骨外顆骨折 | 上腕骨骨端線離解 | 肘関節脱臼 |

疾患	
上腕骨外顆骨折	外顆の反転状態を理解することで鑑別できる。上腕骨顆上骨折では骨折線が上腕骨を横断するので，上腕骨が肘関節上方で転位し上腕骨と全腕骨の長軸のアライメントが崩れるが，外顆骨折では上腕骨と前腕骨のアライメントは正常に保たれる。
上腕骨骨端線離解	X線上は骨化した部分しか現れないので，X線像から判定するのは難しい。骨化部位の転位状態を理解し，非骨化部位を想像しながら読影することが重要である。
肘関節脱臼	関節の適合状態がないことから鑑別は難しくない。しかし，6～7歳まで滑車骨端核が出現しないので注意を要する。

表2 転位の方向と損傷されやすい神経血管

神経麻痺の確認法
　正中神経麻痺；母指IP関節・示指DIP関節の屈曲を入念に確認する。
　橈骨神経麻痺；母指IP関節の伸展を入念に確認する。

転位の方向	損傷されやすい神経血管
遠位骨片が後内側（近位骨片が前外側へ転位）	橈骨神経
遠位骨片が後外側（近位骨片が前内側へ転位）	正中神経・上腕動脈
屈曲型の転位	尺骨神経

画像診断

診断の確定には正確な2方向（できれば4方向）のX線撮影が不可欠である。診断は容易であるが，転位の大きさと内側および後方骨皮質の粉砕に注意する。これらがあるときは徒手整復，外固定のみでは骨折部の安定が得られず変形治癒となることが多いからである。

転位がなくてもfat pad signやわずかな骨皮質の乱れを見逃さないようにする。また必ず健側も撮影し，Baumann角とtilting angle（図1）を計測しておく。

・Baumann角

X線正面像で上腕骨長軸と基準線（上腕骨遠位骨端核外側部の接線）とのなす角である。上腕骨小頭骨端線ではないことに注意する。

・Tilting angle

X線側面像で上腕骨長軸と上腕骨遠位骨端線とのなす角である。

受傷機転によって骨片の転位方向が異なるが，X線側面像で末梢骨片が後方で前方凸となる伸展型骨折，末梢骨片が後方で後方凸変形があれば屈曲型骨折に分けられる。（図2）

伸展型と屈曲型では，整復法や固定肢位がまったく異なるため鑑別が必要である。過去の報告によると屈曲型は1.6～2.1％ときわめて少ない。

骨折分類

阿部[3]は，骨折片の転位の程度によって便宜上4型に分類している（図3）が，治療方針の決定に有用と思われる。

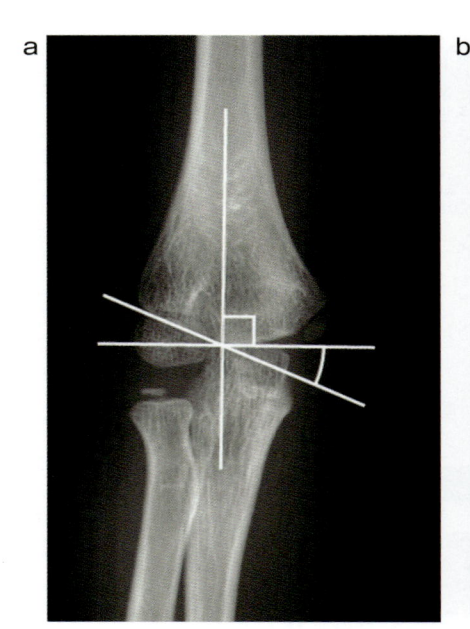

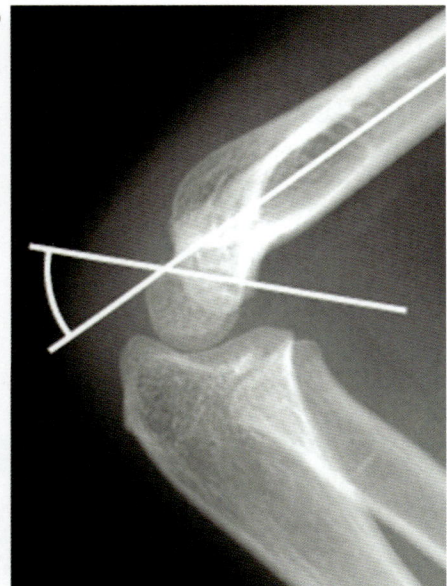

図1 Baumann角とtilting angle
正確な正面・側面の撮影を行う。
a：正面像
b：側面像

Baumann角　　　tilting angle

図2 伸展型と屈曲型

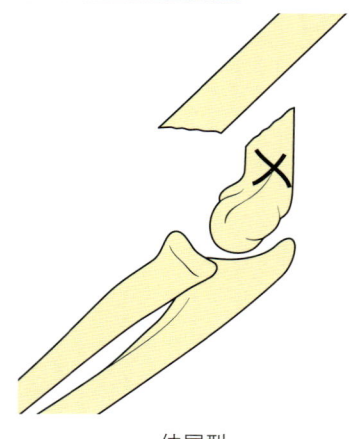

伸展型
末梢骨片が後方で前方凸

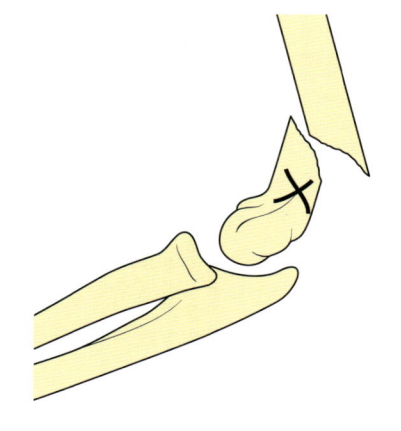

屈曲型
末梢骨片が前方で後方凸

図3 阿部の分類

Ⅱ型は後方骨膜の連続性があると考えられる。Ⅲ型，Ⅳ型の多くは内転・内旋転位が加わっている。
Ⅰ型：転位がみられないもの
Ⅱ型：矢状面における屈曲転位が主体のもの
Ⅲ型：中等度の転位で，骨折片間に接触があるもの
Ⅳ型：転位が著明で，骨折片間に接触のみられないもの

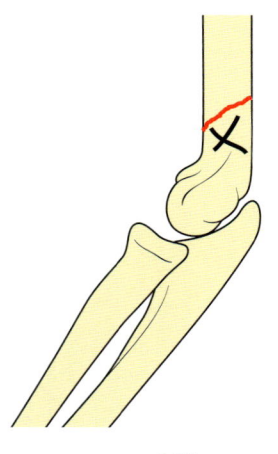

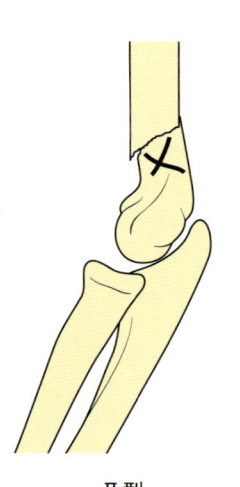

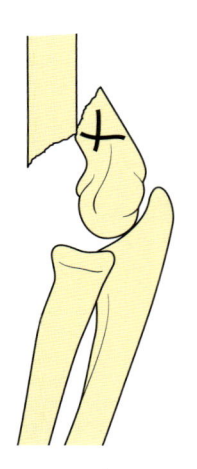

Ⅰ型　　Ⅱ型　　Ⅲ型　　Ⅳ型

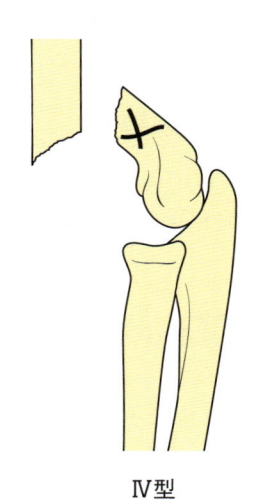

適応と禁忌

絶対的適応
開放骨折，循環障害。

相対的適応
　徒手整復や牽引で整復されないか，整復位の保持が不完全な例。阿部の分類におけるⅡ型で，矢状面で15°以上の転位とⅢ型，Ⅳ型がこれに当てはまる。
　神経麻痺の存在のみでは観血的整復術の適応と考えていないが，循環障害を認める場合は緊急で骨折部を展開する必要があると考えている。

治療法の決定

骨折型により治療法を決定する（図4）。

治療はあくまでも保存的に行うのが原則である。転位が高度か，腫脹が強い場合には垂直牽引を考慮してもよいが，正しい整復位が獲得されないのに続けるべきではない。一般的に介達牽引を行うが，皮膚障害や圧迫による神経血管障害の出現には注意を要する。在院日数が長くなるため，近年この治療法は減少してきている。

整復の適応は健側との比較が重要となるが，Baumann角で5°以上，tilting angleで15°以上の転位があれば，整復を行うほうがよい[6]。10歳前後の年齢ではすでにリモデリングが期待しにくいため，許容範囲の程度はより厳しいものと考えている。以下，阿部の分類に基づいて説明する。

Ⅰ型はギプス固定による保存療法を行う。前腕の肢位については回内位から回外位まで報告はさまざまであるが，著者は後述の理由から軽度回外位がよいと考えている。

Ⅱ型は整復を試み，肘関節90°の屈曲位で整復されればギプス固定を行う。整復が必要な骨折は90°では再転位が起こり内反肘をきたすことがあるため，後方骨膜と三角筋によるリガメントタキシスを得るために90°以上でギプス固定を行うが，120°以上の強い屈曲位は避けるべきである。整復されなければ経皮的ピンニングを行う。

Ⅲ型，Ⅳ型は原則として経皮的ピンニングを第1選択とする。経皮的ピンニングで整復位が獲得できなければ躊躇せず観血的整復に移行する。

観血的整復術の展開の方法として前方進入法，後方進入法，側方進入法（内外側進入法）がある。骨片間の整復阻害因子を除去し整復後にクロスピンニング法を用いてKirschner鋼線（K-wire）2本で固定を行う。

麻酔

原則として全身麻酔が必要である。10歳以上の年長児に対しては上腕ブロックでの手術も可能であるが，十分な筋弛緩と麻酔効果を得るために，全身麻酔が望ましい。

図4 治療のアルゴリズム

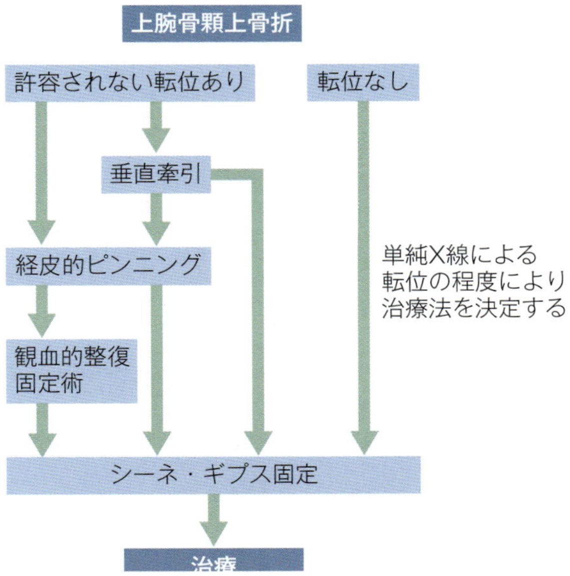

上腕骨顆上骨折
├ 許容されない転位あり → 垂直牽引 → 経皮的ピンニング → 観血的整復固定術 → シーネ・ギプス固定 → 治療
└ 転位なし → シーネ・ギプス固定

単純X線による転位の程度により治療法を決定する

体位

患肢を下垂することが重要なので，体位は側臥位でも腹臥位でもかまわないが，腹臥位のほうが操作はしやすい。患肢を整復台（図5 黒矢印）に乗せ，前腕を重力で下垂させる。イメージ操作を考慮し，身体をできるだけ手術台の患側縁に寄せておく。

Cアームを手術台に平行に設置し，自由に回転できるようにしておく（図5 赤矢印）。操作はすべて後方からになるので，肘関節後方部分を露出しておく（図6）。

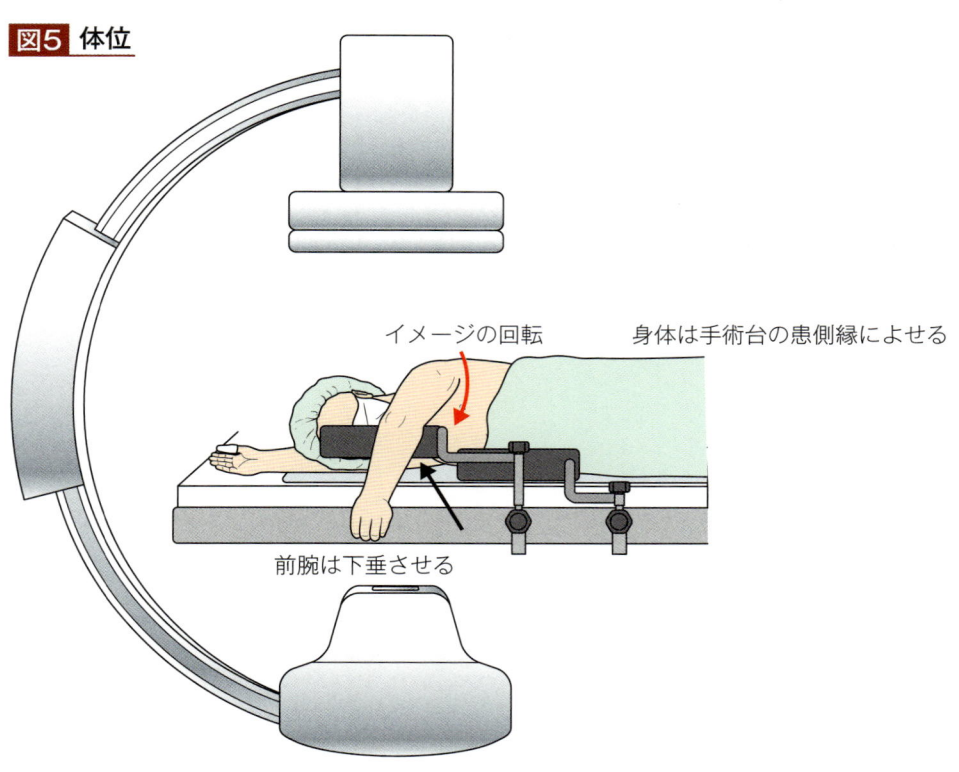

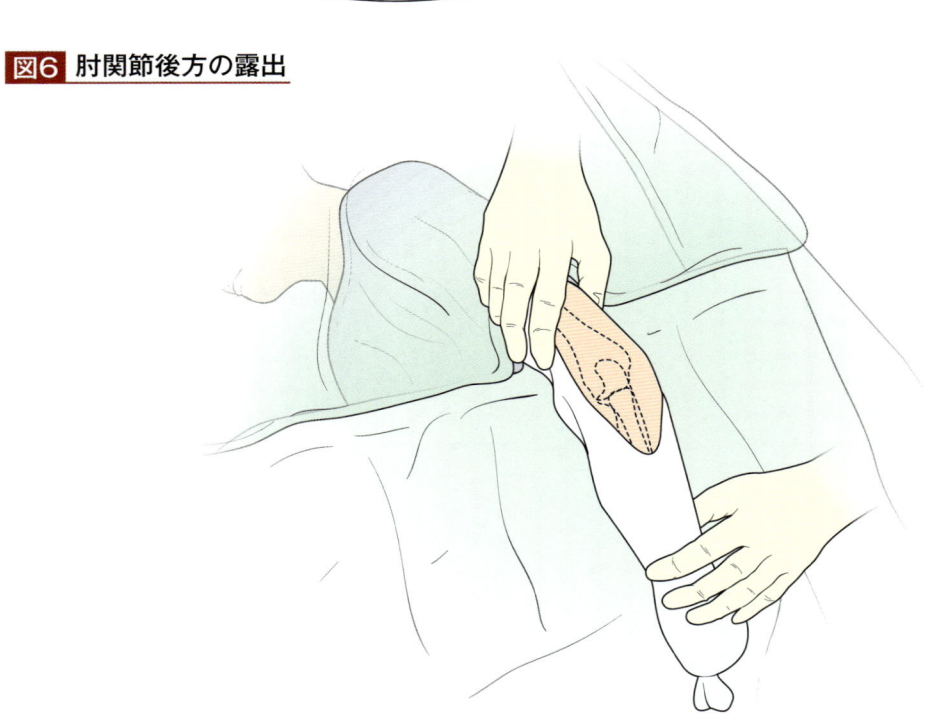

図5 体位

イメージの回転　　身体は手術台の患側縁によせる

前腕は下垂させる

図6 肘関節後方の露出

手術手技

整復は側方転位，後方転位，短縮転位，前額面での回転，回旋転位に対して順次行っていく。

側方転位の仮整復

まず正面透視像で徒手的に側方転位をおおむね整復し，軽く把持しておく。この際，母指を尺側転位では内側上顆に，橈側転位では外顆に当て示指を用いて遠位骨片の両顆部を把持し，近位骨片をもう片方の手掌部と手指全体で把持するとやりやすい（図7）。側方転位が大きい場合にはその後の操作が困難になる。

図7 徒手整復
末梢骨片を把持して整復する。

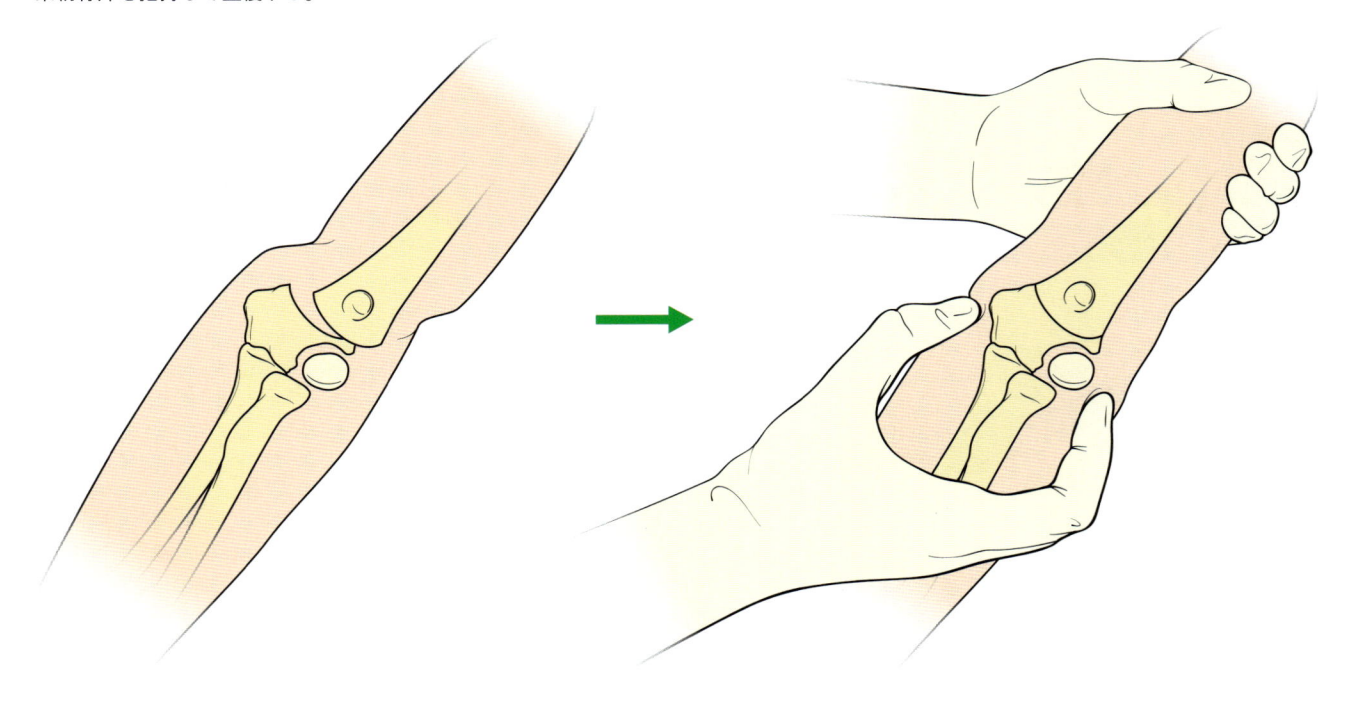

Anatomical KeyShot

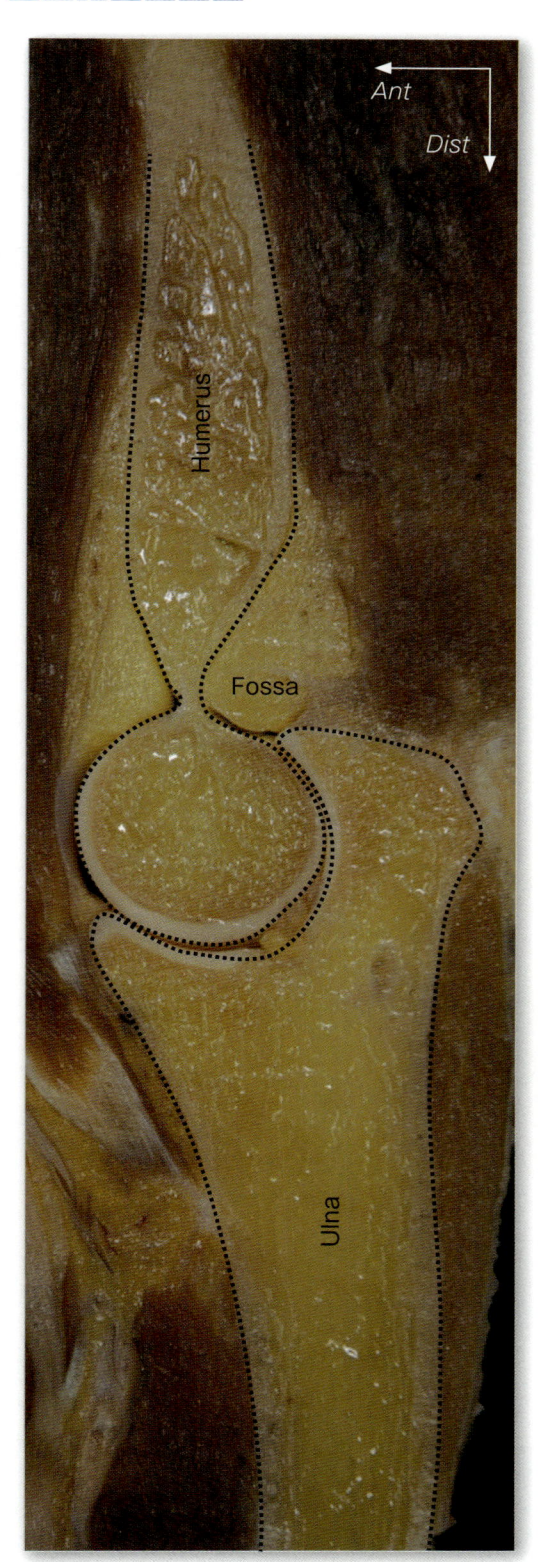

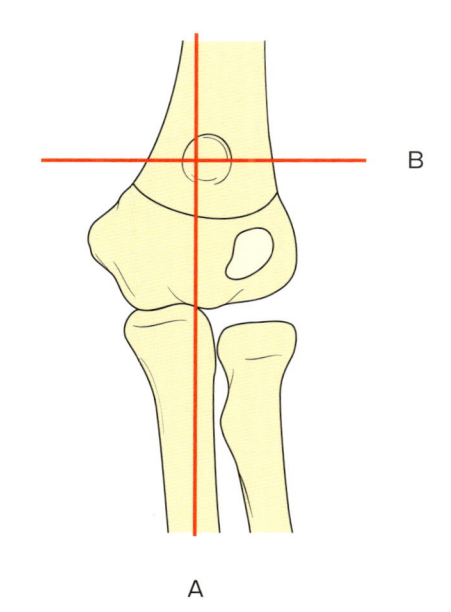

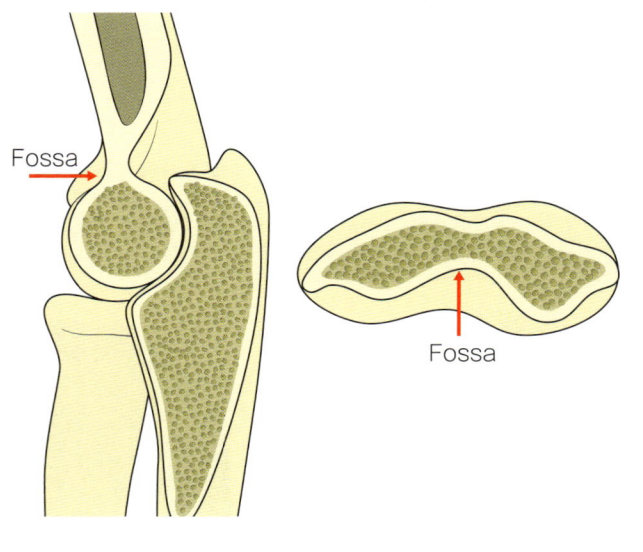

上腕骨遠位端の側面像

　外顆部と内顆部を結ぶ部分は薄くなっているため，外力に対し，解剖学的に弱い部分である。

　Fossa（矢印）の部分では特に細くなっているため，ピンの刺入の際には上腕骨の前方傾斜を考慮して外顆後方から刺入すれば，前方に抜けることなく中枢骨片を貫通できる。

Aの断面　　　Bの断面

後方転移・短縮転位・前額面での回転の整復　図8

側面透視像で骨折部の背側中央より2.0mm径のK-wire（整復ピン）を刺入する。

近位骨片の後方骨皮質を通過したら髄内で整復ピンを遠位に回転させ，てこの原理を利用し，後方転位と前方凸変形を整復する。Tilting angleが健側差5°以内になることを目標とするが，十分な整復位が得られていない場合には整復ピンを抜去し，再度同様の操作をやり直す。整復位を確認したら，その整復ピンを近位骨片の前方骨皮質に打ち込み固定する。以上の操作により遠位骨片は後方に再転位することはなくなる。

整復のコツ

K-wireが細すぎると，整復・刺入の際にたわみを生じ正確な挿入ができないため，通常1.8〜2.0mm径のものを使用する。整復ピンは常に長軸方向に回転させるように心がけ，可及的にanterior spikeが生じないように回旋を加えながら整復することが重要である。整復ピンは整復中に多少なりとも弯曲してしまうことが多いため，電動ドリルは用いないほうよい。

ピットフォール

骨折端間にK-wireを挿入しすぎると神経・血管の損傷のリスクがあるため，常にワイヤー先端が骨に当たっている感じと，イメージによるセンター位置の確認が重要である。

図8　整復ピンによる操作

術中透視像を示す。
a：正・側面の透視像で骨折型を把握し，最初に側方転位を可及的に整復し，把持しておく。
b：骨折部後方から骨折部に2.0mm径のK-wire（整復ピン）を刺入する。
c：整復ピンが後方骨皮質を越えたら，透視下に遠位に回転させる。
d：整復位を確認したら，整復ピンを前方骨皮質に打ち込む。

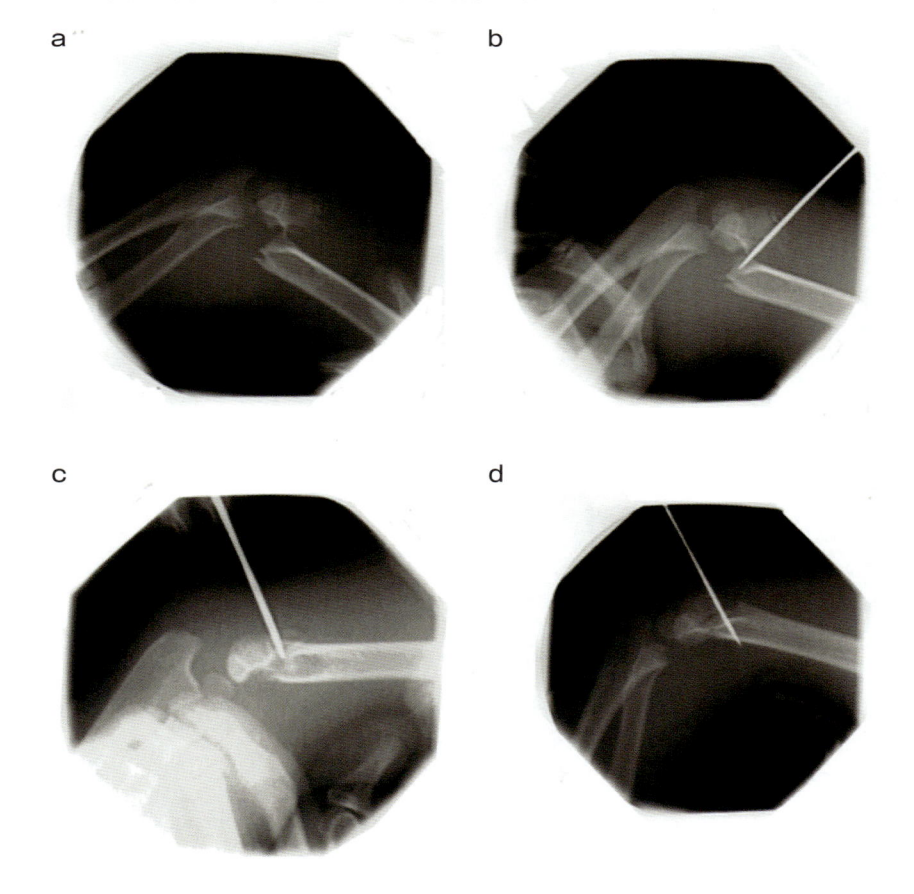

側方・内外転転位の整復

正面透視像で整復ピンを支点として，Baumann角が健側差5°以内となるように遠位骨片の側方・内外転転位を整復する。

回旋転位の整復

末梢骨片の回旋転位の有無は，中枢・末梢骨片の横径の差に注意する（図9）。

側面透視像ではanterior spike（図10）が消失するように遠位骨片を回旋させる。末梢骨片の内旋転位が多く，末梢骨片の外旋により整復される。この際にanterior spikeが2mm以内になるように整復することが重要である。

内旋の整復は最初の整復操作の際に行ってしまうことが望ましいが，整復ピン刺入後に残存している場合には次の操作（図11）で整復する。

以上の操作中，徒手的な牽引はほとんど必要ないので，術者一人でも整復操作が可能である。

ピットフォール

頻回の整復操作により血行障害のリスクが高まるため，患肢末梢部の循環状態には十分に注意する必要がある。

図9 回旋転位のチェック
a：中枢・末梢稜骨片の骨片端の幅が等しいときには回旋転位はない。
b：骨片端の幅に差があるときは回旋転位がある。多くの場合，末梢骨片は内旋している。

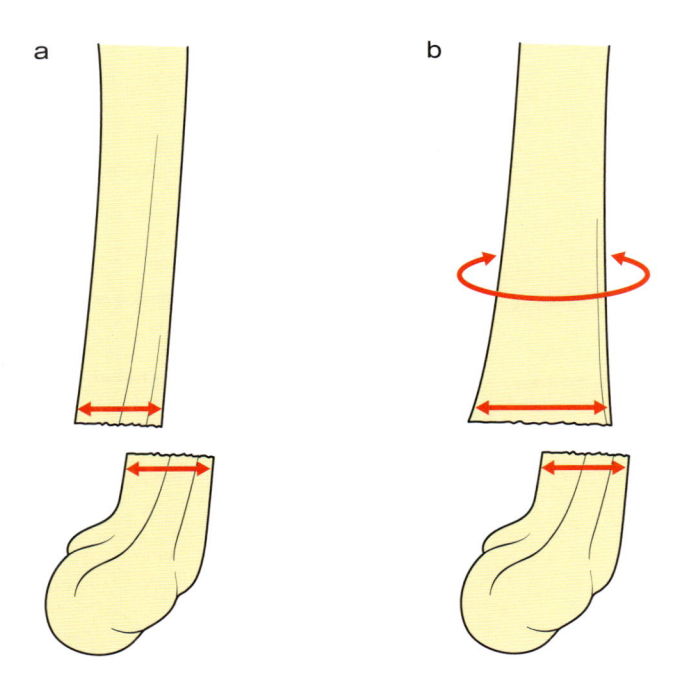

図10 X線側面像におけるanterior spike

2つの骨片縁から描いた投影図を示す。矢印はanterior spike。赤実線は近位骨片，赤点線は遠位骨片を示す。

2つの骨辺縁から描いた投影図

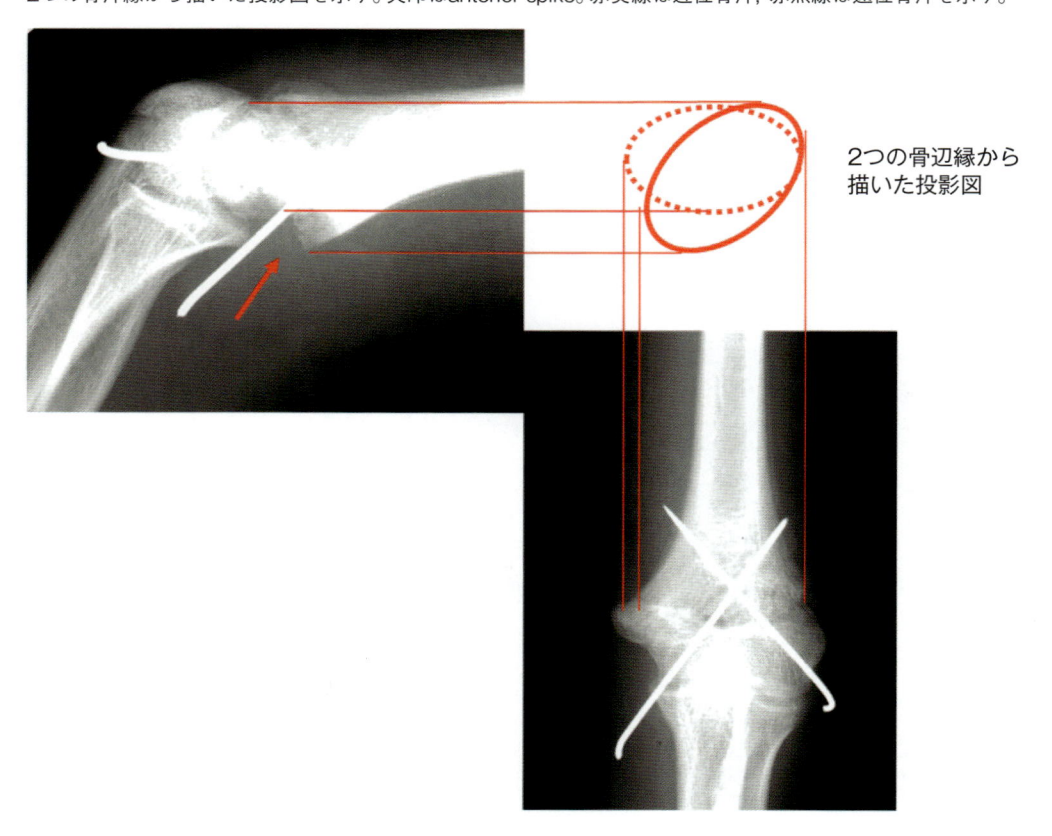

図11 anterior spike（内旋）の矯正法

a，b：整復ピン刺入後に側面像でanterior spikeが残存している。
c：肘関節を伸展させ，前方骨皮質の連続性を断つ。整復ピンを支点として遠位を回転させる。anterior spikeが消失したところで前腕を下垂すると肘関節は屈曲位となり安定する。

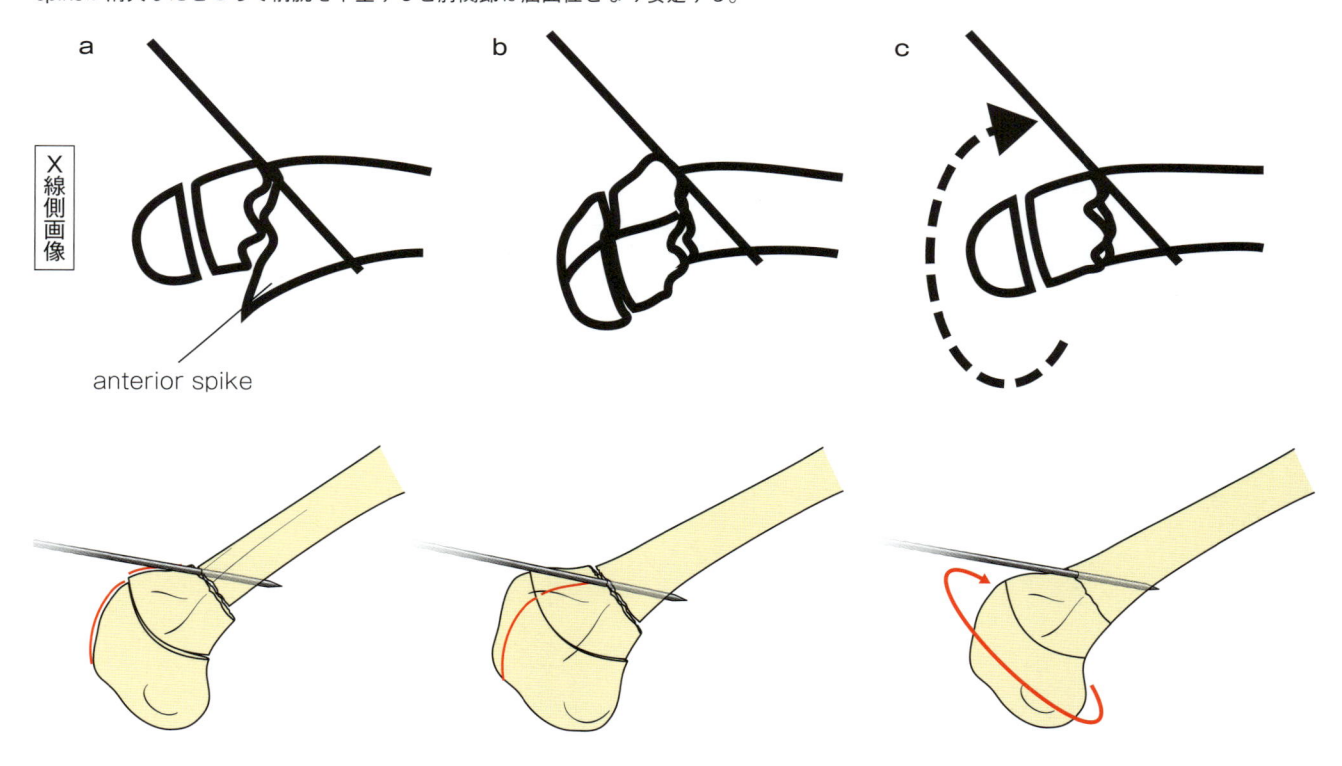

X線側画像

a b c

anterior spike

348

K-wire（固定ピン）の刺入

整復ピンで十分な前後方向の安定性が得られているので，回旋防止のために外側から1.8mm径のK-wire（固定ピン）を1本刺入する。（図12）

固定ピン挿入のコツ

この際に上腕骨の前方傾斜を考慮して外顆後方から刺入すれば，前方に抜けることなく中枢骨片を貫通できる。

原則的に内側からはK-wireを刺入しないが，軟部損傷が激しく，なお前後方向の不安定性が残存する場合には内側からの刺入を追加するほうが望ましい。

固定性の確認

イメージにて骨折部の整復位とワイヤーによる固定性を確認する。その後，肘関節伸展位で内反肘の有無（carrying angle）を確認する（図13）。

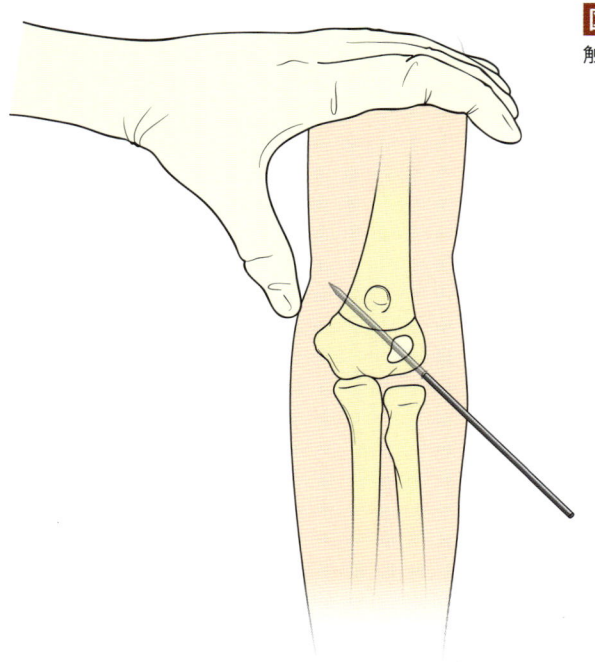

図12 橈側からのK-wire（固定ピン）の刺入
触知した外顆上皮膚から鋼線を刺入し，まずイメージで刺入点を確認する。

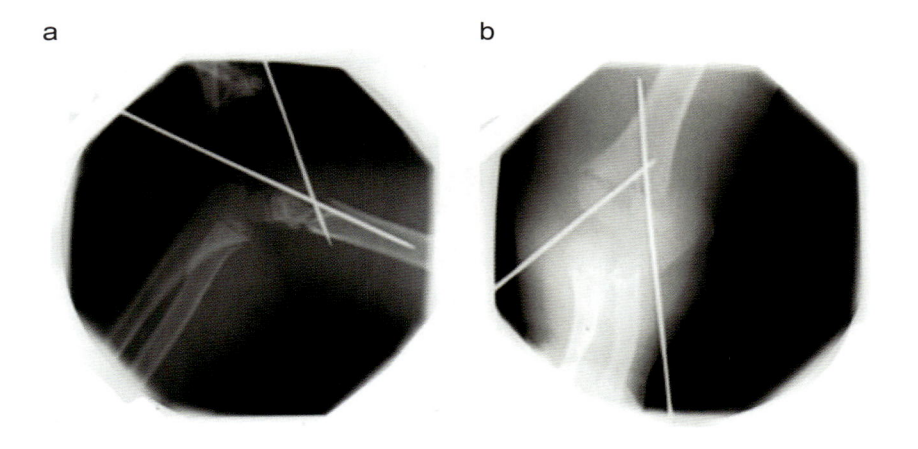

図13 K-wire刺入終了
a：正面像
b：側面像

ギプス固定

術後前腕を整復台から自然下垂させると軽度外旋位となるが，その肢位で上腕近位から手指MP関節近位までのギプス固定を行う．肘関節90°屈曲位での固定を原則とする．

オプション

内側骨皮質に粉砕のある場合

内側骨皮質の十分なbone to bone contactが得られず，内転・内旋変形の再発生が予想される場合には，外側の固定ピンを2本とし，整復ピンは内側よりから刺入することが望ましい（図14）．尺側転位を過矯正して，やや橈側転位とした状態で固定する．

本法の利点

1) あくまでも整復ピンを支点としたてこの作用と前腕の下垂による重力を利用する方法なので，暴力的な牽引・整復操作は必要ない．
2) 後方転位，側方転位，回旋転位のうち，後方転位を整復ピンで完全にコントロールしてしまうので他の転位の整復操作が容易となる．
3) 整復ピンのみで安定化してしまうので助手を必要としない．
4) K-wire刺入は後方と外側からだけなので本骨折のピンニング時に最も危惧される尺骨神経への損傷を未然に防ぐことができる．

コツとピットフォール

1) 解剖学的整復を追求する．
2) 内反肘の発生機序とその特徴を理解する．
3) 固定終了時に健側と比較する．
4) 固定不良の原因となるのでK-wire刺入を繰り返さない．

図14 固定ピン2本刺入時
a：正面像
b：側面像

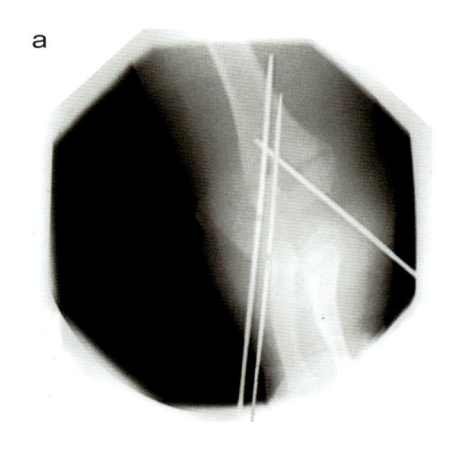

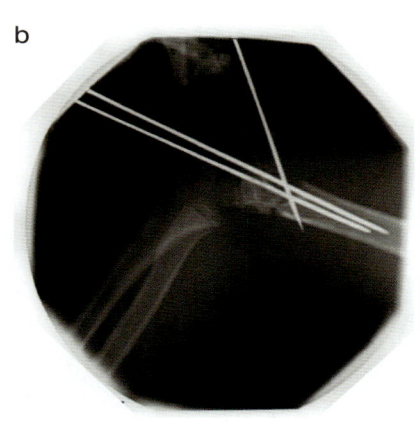

後療法

K-wireは抜釘を容易にするため皮膚の外に出すことが多く、その場合には週2〜3回感染がないことを確認しながら包交を行う。3〜4週間のギプス固定で骨癒合するので，ギプスを除去しK-wireを抜去する。

肘関節自動可動域訓練を自宅で自由に行わせる。速やかに改善していくので多くはリハビリテーションに通わせる必要はない。他動矯正は骨化性筋炎や異所性骨化が生じやすくなるため，極力避ける。

合併症とその対策

神経麻痺

報告により差があるが平均17％に生じるといわれる。橈骨神経麻痺あるいは尺側神経麻痺の報告が多く，正中神経麻痺は少ない。

本法ではK-wire刺入は後方と外側からだけなので，本骨折のピンニング時に最も危惧される尺骨神経の損傷を未然に防ぐことができる。

通常神経麻痺は通常3〜6カ月で自然に回復するので親に説明し，待機する。それ以上、神経麻痺が持続する場合には観血的に神経損傷の有無をチェックする。この時期に手術を行っても回復は良好である。

循環障害

手指の循環障害が著明な場合には，ギプスシーネの除去や包帯の解除で観察する。

特に術後数日はVolkmann拘縮の予防が大切である。早期発見は4P(pain, pulselessness, pale, paralysis)よりも手指を他動屈伸させてみるほうが有効である。異常な疼痛を訴えたらVolkmann拘縮を疑う。主要血管の血流は比較的保たれるため，橈骨動脈の拍動はあまりあてにならない。

内反肘

内反肘は内旋と内転を伴う複合変形である。Flynnの評価法[7]でExcellent，すなわち内旋角を5°以内(図15)までに納めようとするとanterior spikeは2mm以内ということになる(図16)[7,8]。

図15 Flynnの評価法

Cosmetic factorとfunctional factorに分けて評価するもので各々，carrying angleとmotion rangeが5°悪くなる毎に評価が下がっていく。

Result	Rating	Cosmetic factor： Carrying-Angle Loss (Degrees)	Functional Factor： Motion Loss (Degrees)
Satisfactory	Excellent Good Fair	0 - 5 5 - 10 10 - 15	0-5 5-10 10-15
Unsatisfactory	Poor	Over 15	Over 15

図16 内旋角とanterior spike

内旋の健側差は0°から22°，anterior spikeは0〜8mmであったが，散布図を作製すると両者は相関係数0.89で正の相関を示した。

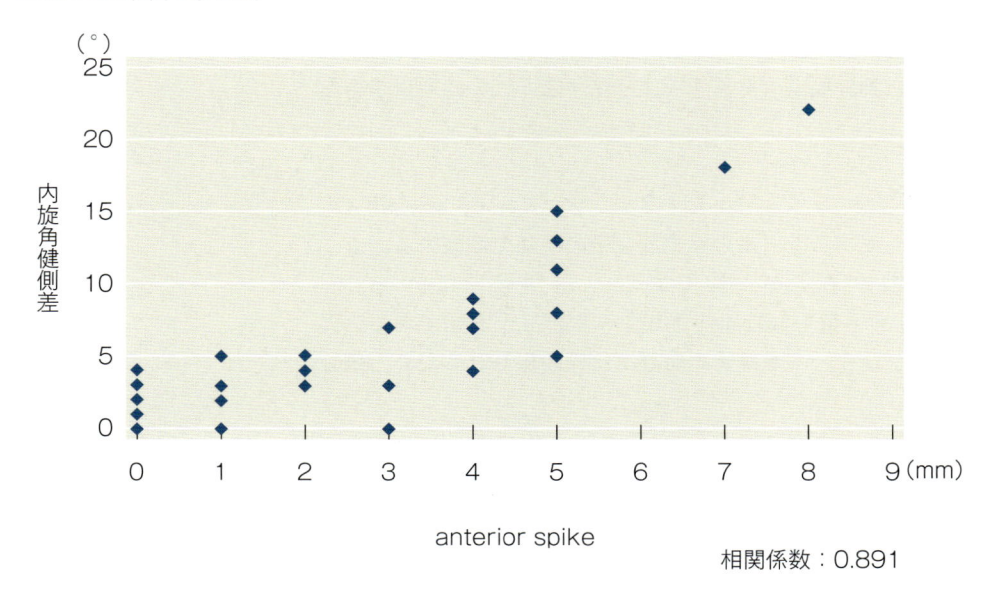

相関係数：0.891

　この骨折の機能的予後はきわめて良好であり，合併症を伴わない限り，肘の機能障害をきたす可能性は少ない。この骨折に対する治療の要点は解剖学的整復を行い，内反肘変形の発生をいかに予防するかにつきる。Anterior spikeの残存が内旋転位および内反変形を引き起こすものであり，整復操作時にはanterior spikeを2mm以内に整復することが望ましいと考えている（図17）。

図17 上腕骨顆上骨折整復時のパラメーター

治療成績をexcellentにするためには以下を意識する。

Baumann's angle	患健差5°以内
carrying angle	患健差5°以内
tilting angle	患健差5°以内

＋

anterior spike	2mm以内

＋

強固な固定

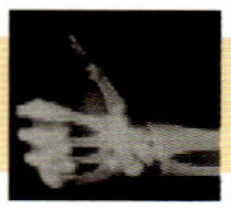

文献

1) 水野耕作, ほか. 小児上腕骨顆上骨折ならびに外顆骨折の変形とその自己共生能力について. 整・災外科 1990; 33: 44-50.
2) Worlock P. Supracondylar fractures of the humerus: assessment of cubitus varus by the Baumann angle. J Bone joint Surg Br 1986; 68: 755-7.
3) 澤泉卓哉, ほか. 小児上腕骨顆上骨折の治療法-我々の行っている経皮的整復法を中心に-. MB Orthop 2001; 14: 1-8.
4) Choi PD. et al. Risk factors for vascular repair and compartment syndrome in the pulseless supuracondylar humerus fracture in children. J Pediatr Orthop 2010; 30: 50-6.
5) White, L. et al. A Systematic Review of Vascular Injury in Pediatric Supracondylar Humerus Fracture and Results of a POSNA Questionnaire. J Pediatr Orthop 2010; 30: 328-35.
6) 北城文男, ほか. 肘屈曲持続牽引両方を中心とした上腕骨顆上骨折の治療成績. 整・災外 1982; 30: 791-6.
7) Flynn JP, et al. Blind pinning of displaced supracondylar fractures of the humerus; sixteen year's experienced with long term fokllow up. J Bone Joint Surg Am 1974; 56: 263-72.
8) 澤泉卓哉, ほか. 小児上腕骨顆上骨折後のanterior spikeの残存と内旋・内転変形. 日肘会誌 2004; 11: 57-8.

小児上腕骨内側上顆骨折

宍戸 孝明
東京医科大学整形外科学分野准教授

術前準備

　上腕骨内側上顆には総屈筋起始部，円回内筋が付着し，内側上顆基部の骨幹端部末梢には内側側副靱帯（medial collateral ligament；MCL）が付着しており機能的に重要な構造を担っている。上腕骨内側上顆骨折は関節外の骨折であり，骨端線が出現する5歳以降に発生し，11～12歳がピークといわれている[1]。外傷を受けやすい男児に発症しやすく，年少児では骨端線での剥離骨折（Salter-Harris分類Ⅰ型）のことが多い。

　以前は骨片が関節内に陥入している症例や尺骨神経麻痺を認める症例以外は手術の必要はないとする意見が多かったが，最近では将来における外反動揺性や偽関節による遅発神経麻痺，さらには変形性関節症の発症などを危惧し，転位が軽度であっても手術が選択されることが多い。

　手術では骨端線の成長障害を考慮しKirschner鋼線（K-wire）および軟鋼線によるtension band wiringにて固定するのが一般的である。

骨折型の分類

　骨折型に対しては古くから転位の程度による分類であるWatson-Jonesの分類（図1）[2]が用いられてきた。手術適応を決定するのに有用な分類である。また，Chamber, Winkinsら[3]はacute injuryとchronic injuryに分類している。

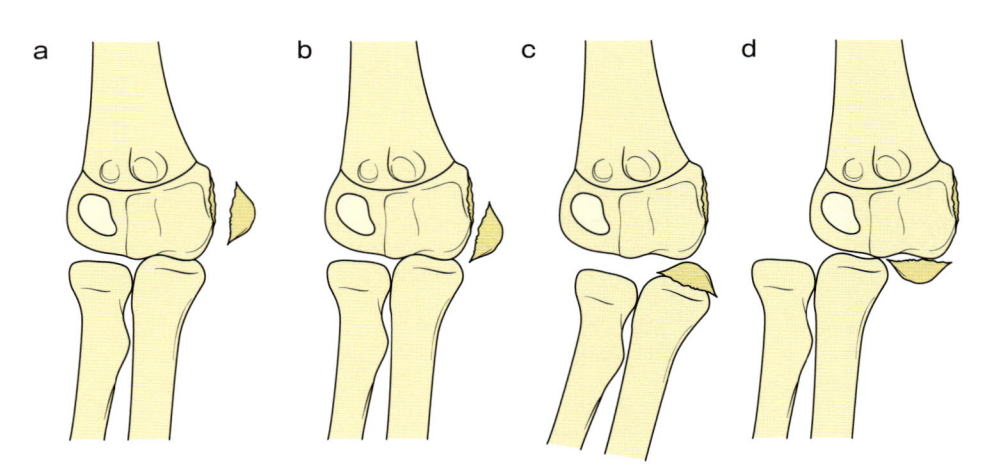

図1 Watson-Jonesの分類[2]
a：Ⅰ型
b：Ⅱ型
c：Ⅲ型
d：Ⅳ型

適応

Watoson-Jones分類Ⅰ型で転位が軽度なものには保存療法が行われるが，Ⅰ型であっても経過中に転位が増大する症例では手術適応も考慮される。Ⅱ型においても以前は保存的な治療が推奨されていたが，著者らは将来外反動揺性が遺残する可能性を危惧し現在では積極的に手術療法を選択している[4]。骨片が腕尺関節裂隙に陥頓するⅢ型や脱臼を合併するⅣ型，骨折型にかかわらず明らかな外反不安定性を有する症例は手術療法が推奨される。さらに尺骨神経障害を認める症例では手術の絶対適応と考えられる。

術前診断・準備

受傷機転

受傷機転や詳細な局所の所見などを把握しておく。典型的な受傷機転は肘伸展，手関節背屈位で手掌を地面について転倒した場合で，内側上顆に屈筋群による強い牽引力が作用して骨折を生じる。まれには投球や腕相撲などで屈筋群に牽引力が生じ受傷することもある。また，繰り返す投球動作による微小外力による骨端線離解で受傷することもあり little leaguer's elbow と呼ばれている。全体の10～16％に尺骨神経麻痺が合併する[11]といわれ，また正中神経が関節内に陥入する症例も報告されているため，詳細な尺骨神経，正中神経の機能評価を行うべきである。

画像診断・動揺性評価

画像診断ではX線やCT像などを用いて転位の大きさなどを確認することが重要である。さらにgravity stressや徒手的ストレスX線撮影で動揺性を評価する。ストレスX線撮影では肘頭の制動性を排除するため，肩関節外転90°，外旋90°とし，肘関節屈曲15°で外反を加える。骨片がMCL付着部を含む場合[5]，または受傷時の外反によりMCL前方線維が断裂した場合に外反動揺性を認める。外反動揺性が認められる場合，転位が軽度であっても手術の適応となる。

内固定材料の選択

骨端線の成長障害を考慮しK-wireおよび軟鋼線によるtension band wiringにて内固定するのが一般的である[6]。特に小児の骨折では成長軟骨に対する障害を回避する意味でtension band wiringによる固定が望ましい。成人の場合には強固な固定を優先しスクリューを用いた固定も適応となる。

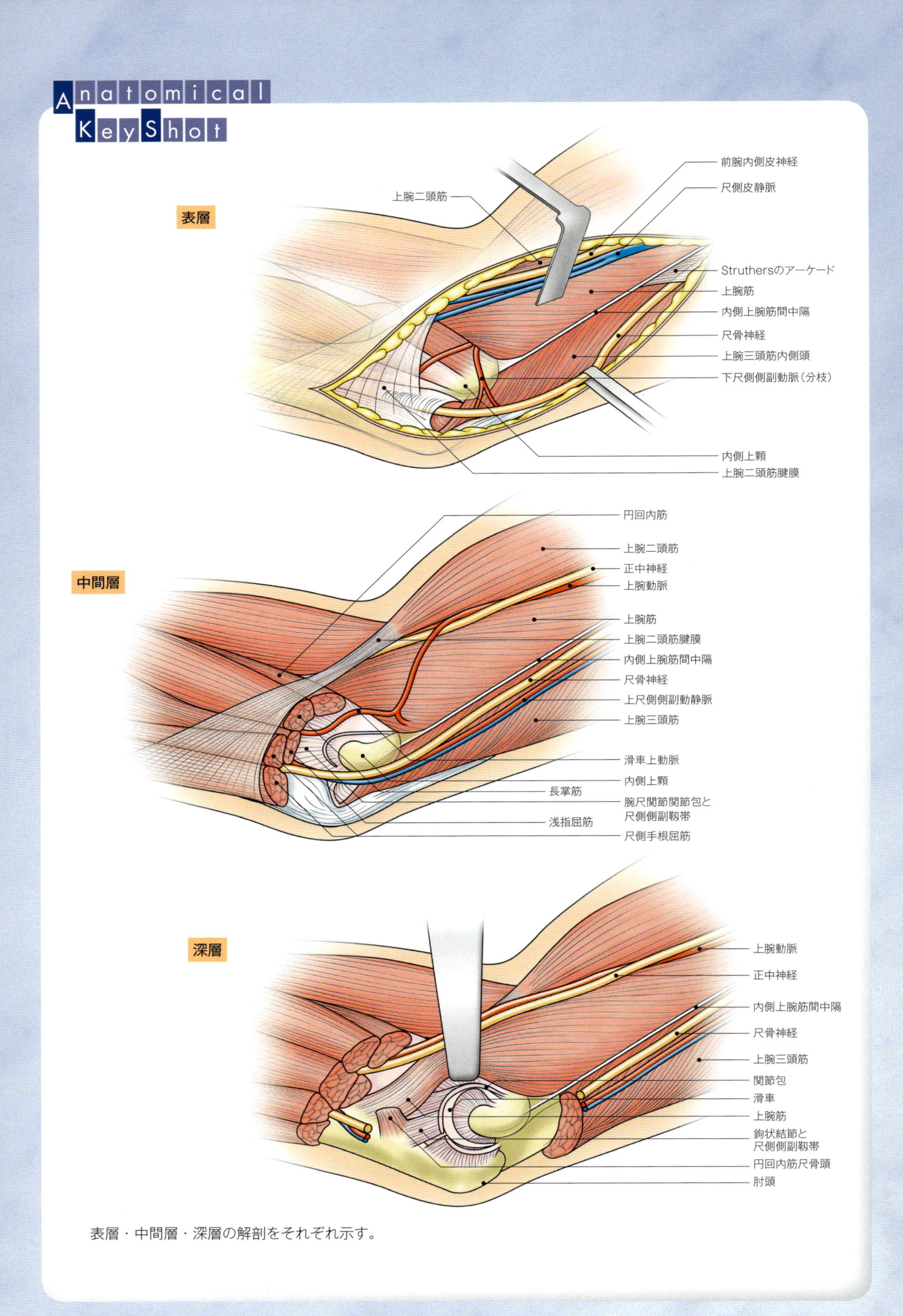

Anatomical KeyShot

表層

- 上腕二頭筋
- 前腕内側皮神経
- 尺側皮静脈
- Struthersのアーケード
- 上腕筋
- 内側上腕筋間中隔
- 尺骨神経
- 上腕三頭筋内側頭
- 下尺側側副動脈（分枝）
- 内側上顆
- 上腕二頭筋腱膜

中間層

- 円回内筋
- 上腕二頭筋
- 正中神経
- 上腕動脈
- 上腕筋
- 上腕二頭筋腱膜
- 内側上腕筋間中隔
- 尺骨神経
- 上尺側側副動脈
- 上腕三頭筋
- 滑車上動脈
- 内側上顆
- 長掌筋
- 腕尺関節関節包と尺側側副靱帯
- 浅指屈筋
- 尺側手根屈筋

深層

- 上腕動脈
- 正中神経
- 内側上腕筋間中隔
- 尺骨神経
- 上腕三頭筋
- 関節包
- 滑車
- 上腕筋
- 鈎状結節と尺側側副靱帯
- 円回内筋尺骨頭
- 肘頭

表層・中間層・深層の解剖をそれぞれ示す。

手術手技

皮切の作製およびアプローチ

内側上顆を中心に7〜8cmの縦切開を加え，骨折部を展開する（図2）。尺骨神経を確認し保護しておくことが重要であるが完全な剥離は必要ない。また，神経自体が圧迫などの障害を受けていなければ前方移行などの処置は必要ない。

図2 皮切

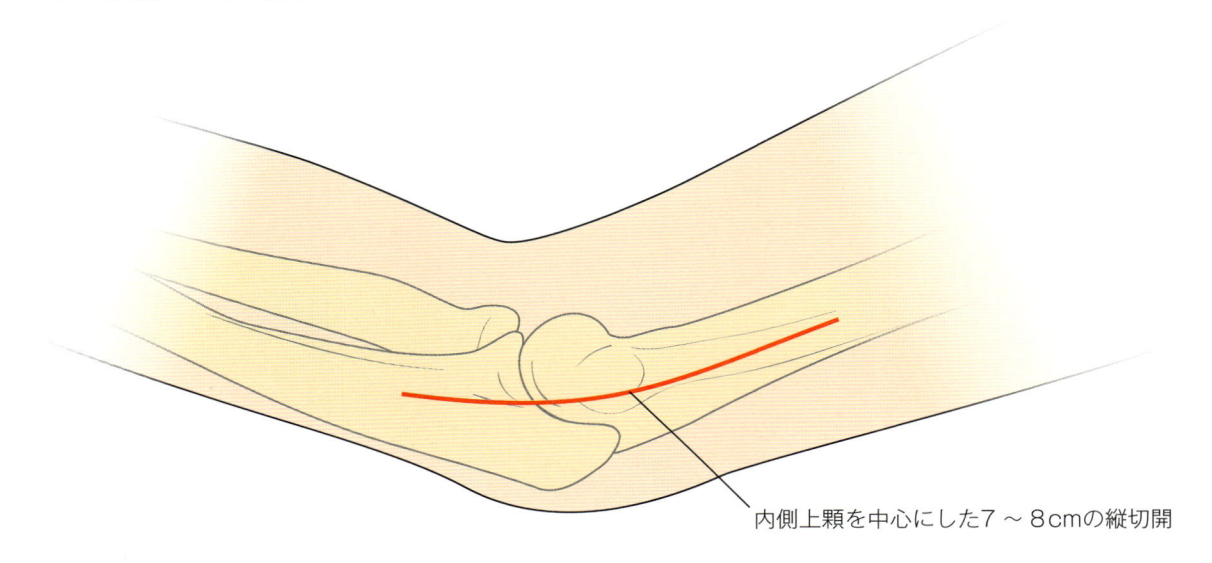

内側上顆を中心にした7〜8cmの縦切開

骨折部の整復，仮固定

骨片は屈筋群，MCLなどに牽引され末梢側前方に転位している（図3）。肘屈曲位で前腕を回内位とすると屈筋群が弛緩し，骨片が整復しやすくなる[4]。転位が軽度であれば整復は比較的容易であるが，回転を伴う症例では骨折部周囲の骨膜を一部剥離すると解剖学的な位置関係が把握でき整復位が確認しやすくなる。1.5〜1.8mm径のK-wire2本を骨片下端から上腕骨の中枢側方向に向け刺入し仮固定する（図4）。K-wireの先端は対側の骨皮質をわずかに貫いた位置まで刺入しておくと固定性が増す。

内固定

K-wireにて仮固定後コントロールX線にて整復位を確認する。骨片の整復位，鋼線の刺入位置に問題がなければ，上腕骨の骨折部より中枢側に軟鋼線を通すための小骨孔を作製し（0.8mm径）軟鋼線をK-wireに8の字に掛けtension band wiring（図5）にて固定する。

図3 骨折部の展開

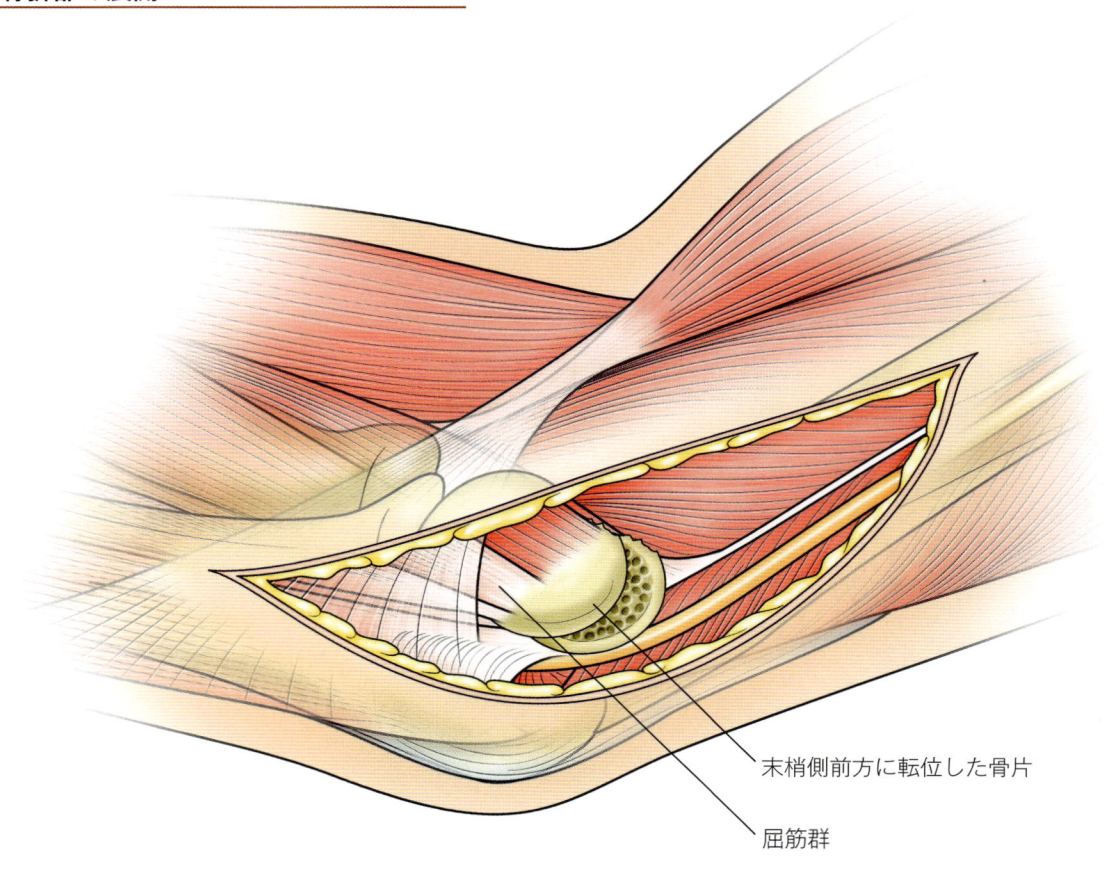

末梢側前方に転位した骨片

屈筋群

図4 骨片の仮固定
K-wireの先端は対側骨皮質をわずかに貫く。

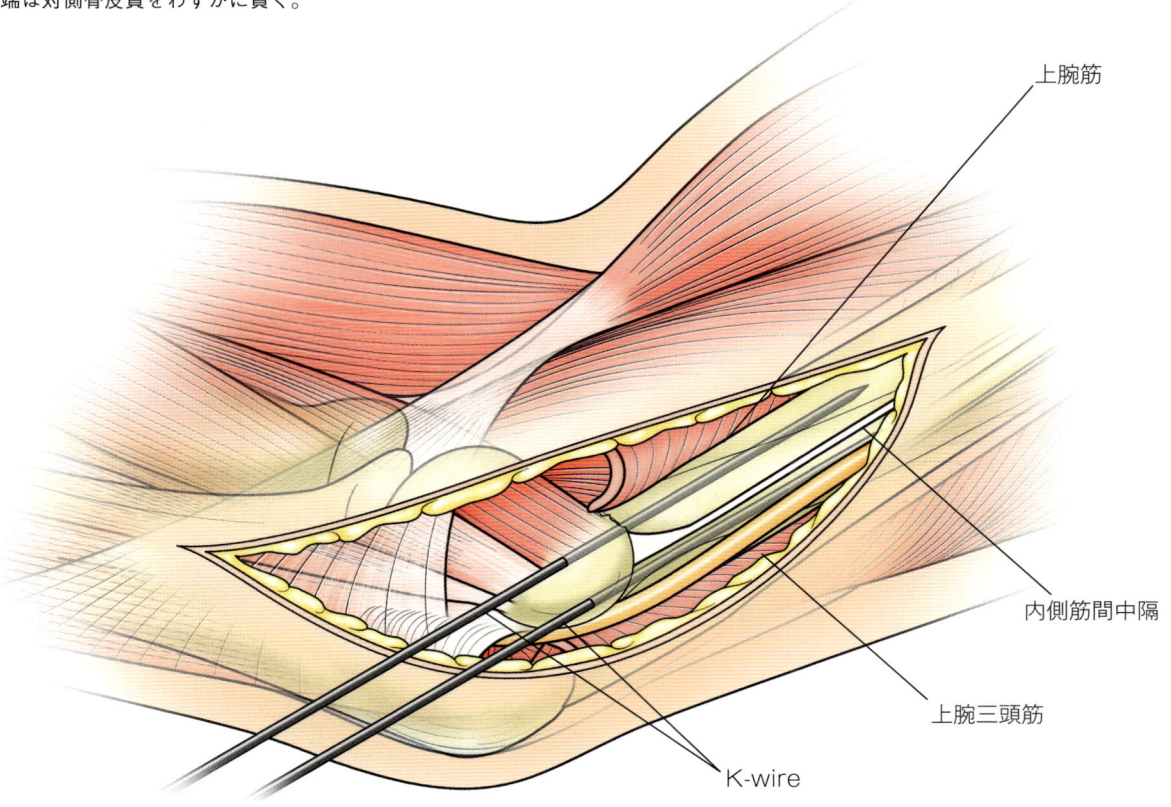

- 上腕筋
- 内側筋間中隔
- 上腕三頭筋
- K-wire

図5 骨片の固定（tension band wiring）

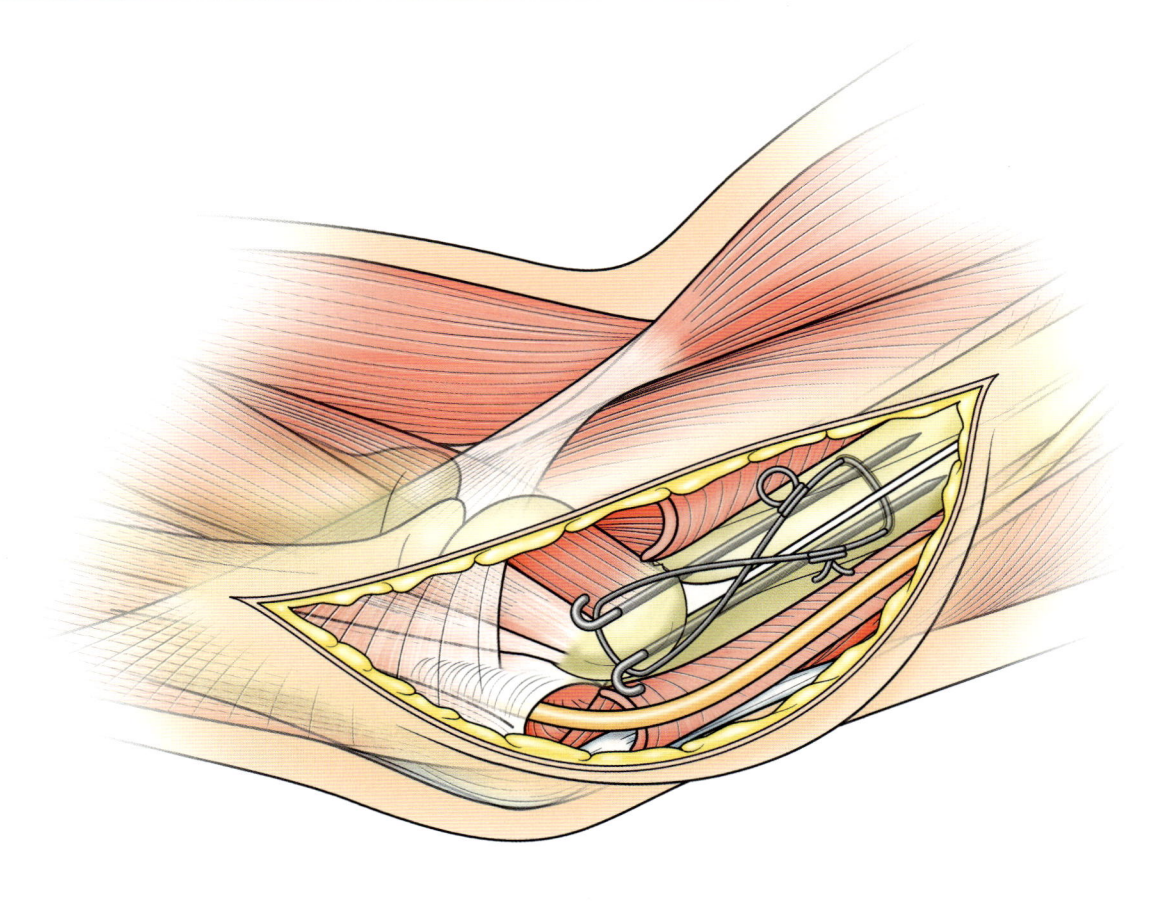

創閉鎖

前腕筋さらには関節包や前斜走靱帯の断裂があれば縫合修復する。さらに外反に対する安定性や十分な可動域を確認し創を閉鎖する。

外固定および後療法

肘屈曲位90°，回内外中間位で術後2週間のギブス固定ののち，肘関節の自動運動を開始する。術後5～6週間までは三角巾を用い，内固定は術後6週以降に抜釘する。その後，通常の活動に徐々に復帰する。

コツとピットフォール

骨片は肘屈曲，回内位で総屈筋群の緊張を緩和しつつ整復を行う。若年者では骨幹端由来の未骨化の薄い軟骨部分を伴っていることもあり，骨片自体を粉砕しないように特に愛護的な操作が肝要である。内側上顆の関節内への陥入を認めた症例では，骨片に付着しているMCL，筋群を剥離せずに整復操作を行い付着部が損傷しないように注意する。

文献

1) James HB, et al. The elbow: Apophyseal injuries of the distal humerus. Rockwood and Wilke's fractures in children, 6th ed. Philadelphia. Lippincott Williams & Wilkins; 2006: 628-48.
2) Wilson JN, et al. Watson-Jones fracture and joint injuries. 5th ed. Churchill Livingstone; 1976: 644-6.
3) Chamber HG, et al. Fractures involving the medical epicondyle apophysis. Fractures in Children, Rockwood CA Jr, et al, ed. Lippincott; 1996: 801-19.
4) 山本謙吾，ほか．肘周辺骨折の診断と治療．－上腕骨内側上顆骨折－．関節外科 2009; 28: 56-60.
5) Woods GW, et al. Elbow instability and medial epicondyle fractures. Am J Sports Med 1977; 5: 23-30.
6) Tsang WL. Medial humeral epocondylar fracture in children and adlescents. J Orthop. Surg 2007; 15(2): 170-3.

III 小児の肘外傷，障害・疾患

小児上腕骨外顆骨折

森谷 史朗
岡山済生会総合病院整形外科医長

今谷 潤也
岡山済生会総合病院整形外科診療部長

術前情報

　小児上腕骨外顆骨折は1847年にMalgaigne[1]により報告され，1956年にMilch[2]が本骨折について詳述している。本骨折は小児肘関節周辺部骨折のなかで12〜20%を占め，上腕骨顆上骨折に次いで多い。好発年齢は6歳前後とされる。本骨折は骨端の関節面から骨端線を通過し外顆骨幹端に達するSalter-Harris（S-H）分類Ⅳ型の骨端線損傷とされてきた。しかし，多くの症例で滑車の骨化中心と遠位骨片に含まれる外顆骨幹端部にはコンタクトがなく，本骨折の大部分がS-H分類Ⅱ型とⅣ型の両者の特徴を併せ持つ骨折型である[3]。
　また，本骨折は関節内骨折であり，転位のある骨折は解剖学的整復を要するため手術的治療が選択されることが多い。ここでは小児上腕骨外顆骨折（新鮮例）に対する適応，手術手技およびそのコツやピットフォールなどについて詳述する。

発生機序

以下の2つtypeが報告されているが，発生頻度からはpull off typeが圧倒的に多い。

pull off type

　主に肘関節伸展位での内反強制により，尺骨近位端が支点となり外顆に起始する回外伸展筋群および外側側副靱帯の牽引外力が加わり裂離骨折を生じるもの。Milch TypeⅡの骨折型となることが多い（**図1**）。

push off type

　主に肘関節屈曲位での外反強制により，橈骨頭や尺骨滑車外側縁による上腕骨小頭や小頭滑車間溝への突き上げ外力が加わり剪断骨折を生じるもの。Milch TypeⅠの骨折型となることが多い（**図1**）。

術前診断

臨床所見

　肘関節外側部の腫脹，圧痛，運動時痛などが主な症状である。非転位型の場合にはこれらの症状は限局した軽微なものとなるため，外側に所見を認める際には本骨折を疑って診察および検査を進める必要がある。肘関節内側部や肘頭部，肩関節，前腕，手関節の所見がないのを確認しておくことは，上腕骨遠位端骨端線離開などとの鑑別や肘頭骨折をはじめとする他の合併損傷[4]を否定するうえで重要である。

単純X線

通常は患側の正確な正面像，側面像に加え両斜位像を撮影する。本骨折は外顆骨幹端の後外側に骨折が及ぶことが多いため，特に内旋位像は転位のほとんどないものや，転位のある場合にはその程度まで確認することができる。Songら[5]も内旋位像は前後像よりも骨片の転位の程度をより正確に反映すると報告している。

また，術前診断および術後の整復位の確認のために健側肘関節も同時に撮影しておく。特に上腕骨外側上顆骨端核が出現する9歳前後以降の小児では健側との比較は重要である。術前診断には骨端核の出現時期や閉鎖時期を理解し，小児肘関節のX線所見の特徴をよく知ることが必須である。転位のほとんどないものでは関節包や骨幹端の骨膜が温存され，関節内血腫が漏出することなく関節包周囲の脂肪体（fat pad）を押し上げるため，側面像においてdisplaced fat pad signが陽性となる。

関節造影，超音波検査，CT，MRI

症例によっては骨折型の把握，関節面の転位の有無，骨折部の安定性の評価などに，また，上腕骨遠位骨端線離開などの鑑別診断に有用である。

骨折型の分類

骨折線の走行に基づいた分類

- **Milch分類**[6] 図1
    - TypeⅠ：骨折線が関節面から上腕骨小頭の骨化核を通り，外顆骨幹端に至るもの（push off typeに多い）。
    - TypeⅡ：骨折線が滑車関節面から上腕骨小頭の骨化核を通らず，外顆骨幹端に至るもの（pull off typeに多い）。

骨片の転位の程度に基づいた分類

- **Wadsworth分類**[7] 図2
    - TypeⅠ：転位のないもの
    - TypeⅡ：側方転位のみのもの
    - TypeⅢ：回転転位を示すもの
- **Jakob分類**[8] 図3：関節面軟骨損傷の有無を考慮し，pull off typeの骨折を3型に分類
    - StageⅠ：転位のほとんどないもの（いわゆるcartilage hingeを残し安定したもの）
    - StageⅡ：側方転位を示すもの（cartilage hingeを残さず不安定で，遅発性の転位が起こりうるもの）
    - StageⅢ：回転転位を示すもの

図1 Milch分類
骨折線の走行に基づいた分類。

TypeⅠ　　　TypeⅡ

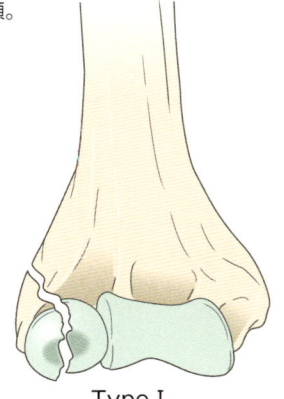

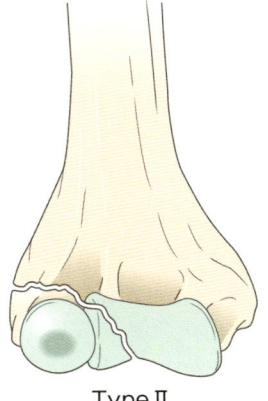

図2 Wadsworth分類
骨片の転位の程度に基づいた分類。

Type I　　　　　Type II　　　　　Type III

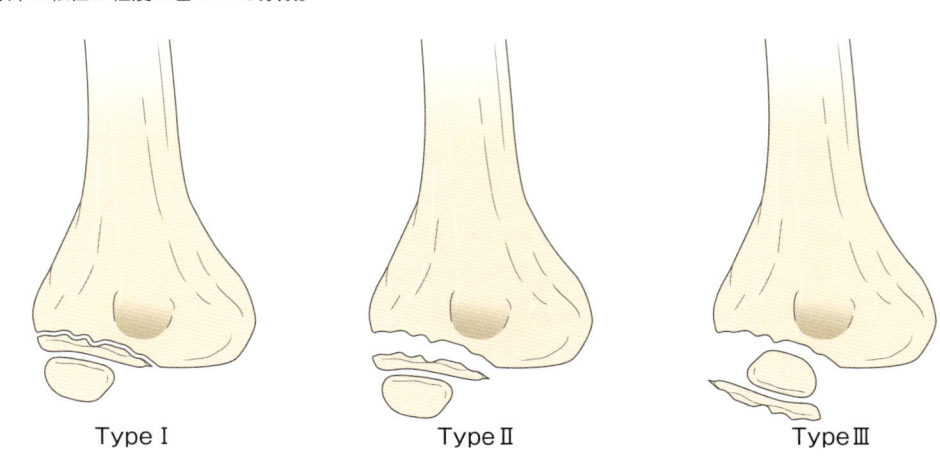

図3 Jakob分類
関節面軟骨損傷の有無を考慮し，pull off typeの骨折を3型に分類。

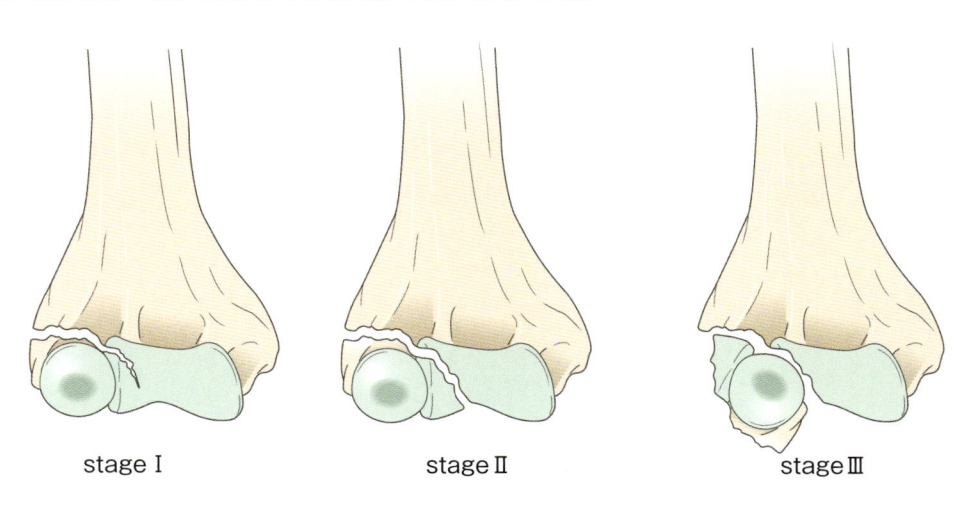

stage I　　　　　stage II　　　　　stage III

適応

　本骨折に対する治療としては保存療法，非観血的整復や関節鏡視下整復と経皮的ピンニング，観血的整復内固定術などが報告されているが，その適応が最も問題となる。特に初期の段階で骨折部の転位や不安定性が軽度と考えられたもののなかで転位が悪化し(late displacement)，偽関節へ移行していく症例(impending nonunion)の発生をいかに防ぐかが本骨折の治療上の最重要課題である。

　過去の報告では2mm以上の転位をきたしたものについてはなんらかの手術療法を勧めるものが多い。しかし，2mm未満の転位と判断された症例では保存療法と手術療法について意見の一致をみていない。

　当科では原則として，転位がないか，いずれの方向のX線像でも転位が2mm未満で，側方転位や回旋などの不安定性徴候がないものについては保存療法を，いずれかのX線像で2mm以上の転位を呈するものおよび不安定性徴候があるものについては関節内骨折の原則に従って観血的整復内固定術を行っている。また，保存療法中に転位が進行するようであれば，躊躇することなく観血的整復内固定術を行う。

手術法

非観血的整復および経皮ピンニング

観血的整復の際の軟部組織の広範な剥離は，骨癒合不全，変形癒合，骨壊死などの誘因となるため，転位があっても安定した骨折に対しては非観血的整復および経皮ピンニングによる治療を推奨する意見もある。Mintzer[9]は，2mm以上の転位であっても関節造影検査にて関節軟骨の連続性があるものに対する経皮的ピンニングの良好な治療成績を報告している。

関節鏡視下整復および経皮ピンニング

Hausmanら[10]は関節鏡下に骨折部を徒手または骨片に刺入したKirschner鋼線（K-wire）をjoystickとして整復し，ピンニング固定を行い良好な治療成績を報告している。Perez Carroら[11]も関節鏡視により関節面の良好な視野が得られたとしたが，本手技はコンパートメント症候群に至る可能性があり，灌流液が関節外へ漏出しないよう十分に注意しなければならないことを強調している。

ピンニングの骨端線への影響

ワイヤーの刺入は外顆骨片の骨幹端部に位置することが理想的である。しかし，骨片が小さいときはK-wireのようにスムースなワイヤーであれば骨端線を通過してもいかなる成長障害をきたさないとされている[12]。また，3カ月程度で抜去すれば問題が起こることはないとする意見が多い。それは上腕骨遠位部の骨端部は上腕骨の成長の20％に関与しているにすぎないことが一因として挙げられる。

ピンニングの固定性（力学的解析試験による）

Bloomら[13]はMilch typeⅡの上腕骨外顆骨折を再現した小児の骨モデルにおいて，1.5mm径のK-wireを5種類の配置で内固定し，強度試験による力学的解析を行った（2本のK-wireによる収束固定，平行固定，30°分散固定，60°分散固定，3本による分散固定の5種類，図4）。その結果として，2本のワイヤー配置で最大の安定性を示したのは60°分散固定であったとし，実際の臨床の場においては，2本のワイヤー固定後に骨折部の安定性に不安があれば，さらに安定性を増すことができる3本目のピンを追加すべきと結論づけている。

図4 ピンニングのワイヤー配置[14]
C: convergent, P: parallel, D: divergent

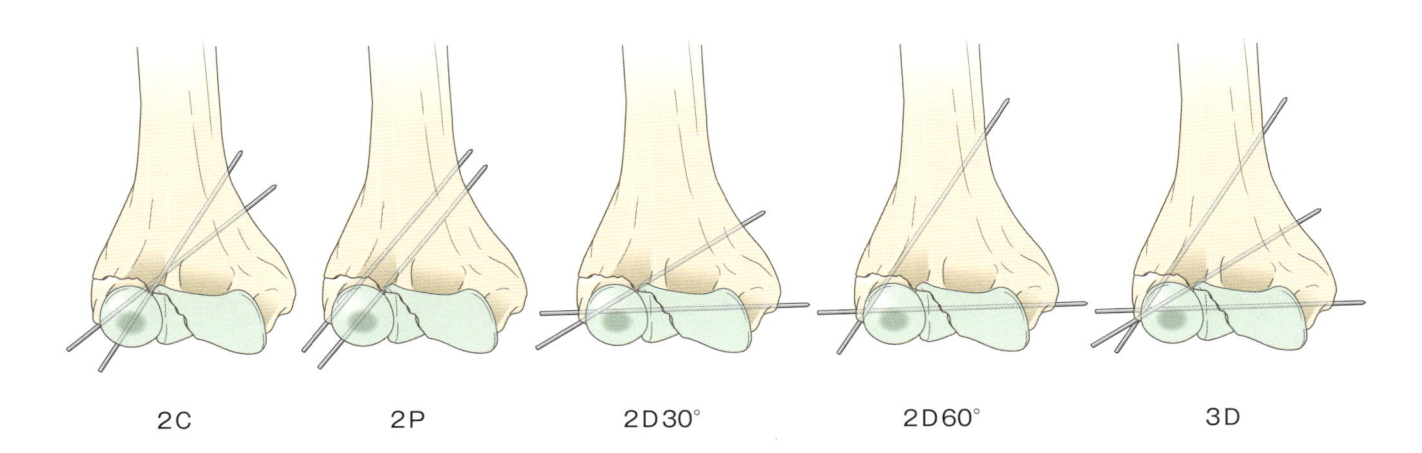

2C　　2P　　2D 30°　　2D 60°　　3D

他の内固定材料の選択

　伊藤は[14]手術療法において，骨片が再転位して偽関節となるのはK-wire2本のみで内固定された例が多いとし，新鮮例でもtension band wiring（TBW）法を行うべきとしている。また，変形癒合の1つであるfish tail deformity（魚尾変形）は外顆骨端骨化中心と滑車内側骨化間のギャップの遺残が原因[3]とされ，lateral prominence（外側膨隆）は固定性不良による旺盛な外仮骨形成が原因とされており，本骨折においては骨折部の正確な整復と骨折部への適度な圧迫が必要と考えられる。

　Haslerら[15]はK-wireでの不安定な固定とは異なり，骨幹端部のラグスクリュー固定は成長障害を惹起させない安定した固定性が得られると報告している。しかし，骨幹端部に十分なスペースがない場合はかえって骨端線を損傷する懸念もあり，慎重な適応が求められる。

麻酔，体位

　全身麻酔を要する。仰臥位で肘関節軽度屈曲位とし，前腕は胸部上に，肘部は敷布の上に置く。空気駆血帯は幅の狭いものあるいは滅菌したものを使用する。

手術手技

ここではTBW法による観血的整復固定術について詳細を述べる。

症例は5歳，女児。Wadsworth分類TypeⅡ，Jakob分類StageⅡ（図5）である。

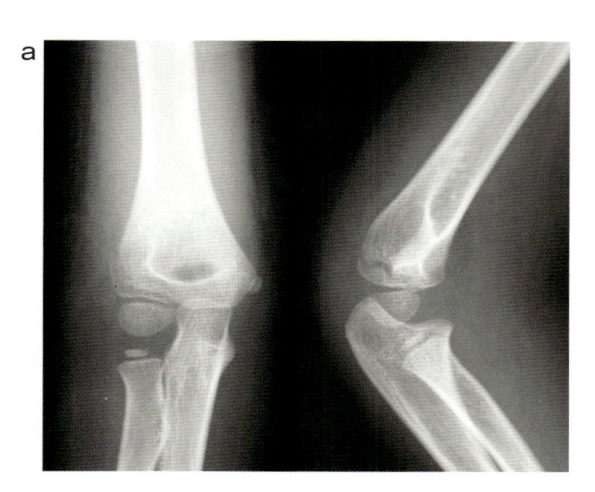

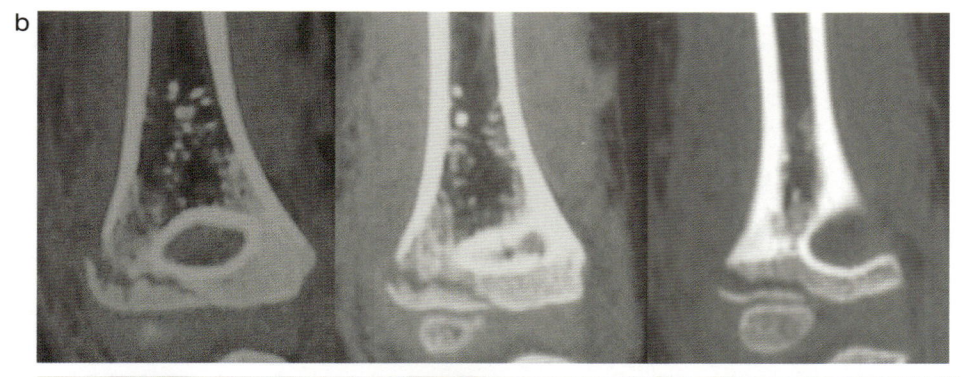

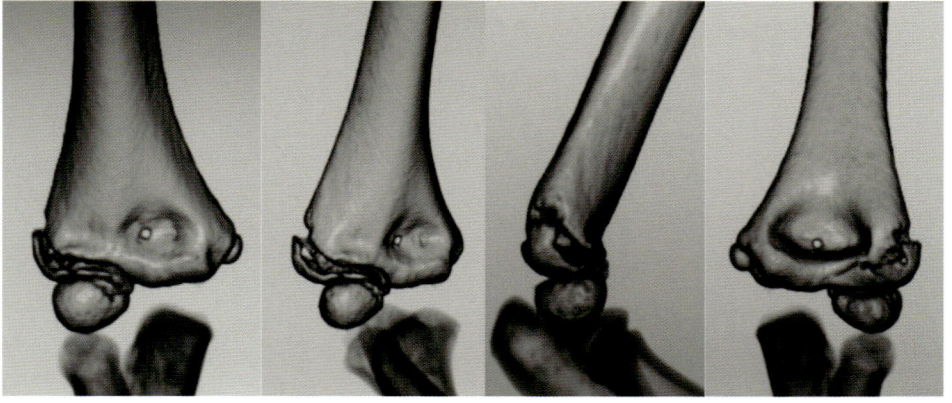

図5 症例
5歳，女児。Wadsworth分類TypeⅡ，Jakob分類StageⅡ。
a：初診時単純X線像
b：初診時CT像

皮切・展開

外側上顆を中心に近位約4cm，遠位約2cmの皮切を加える（図6赤線）。長短橈側手根伸筋と総指伸筋の間より進入する（図6青線）。側方転位の大きい症例や回転転位をきたした症例では，外側の筋・筋膜構造および骨膜や関節包は破綻しており，容易に骨折部を直視できる（pull off typeに多い）。転位が軽度で骨膜や関節包が比較的保たれている症例では，外顆骨幹端部の骨折部を確認し，同部の骨膜を鋭的に切離した後，遠位方向へ骨折線に沿って関節包を切離していく（push off typeに多い）。

図6 皮切および進入路

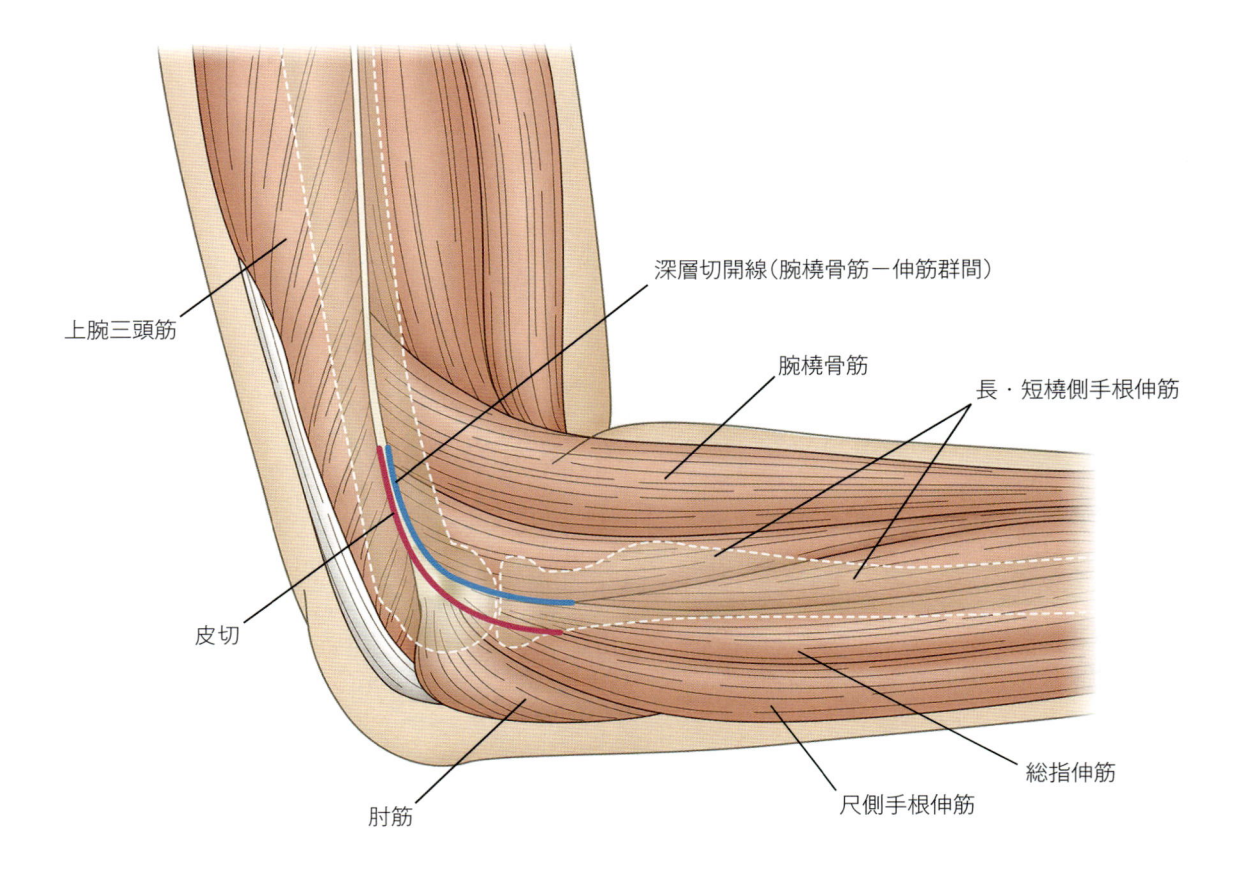

骨折部の展開

前方関節面の骨折部，特に多くの症例で骨折が及ぶ滑車部分における関節面転位の程度を直視下に十分確認する．骨折部には破綻した厚い骨膜や関節包が介在しており，関節面の正確な整復を阻害するこれらの軟部組織は確実に切離・除去する（図7）．骨折部の凝血塊は関節軟骨を損傷しないように注意しながら鋭匙などを用いて取り除き，洗浄を行う．

ここまでの操作で，外顆骨幹端部から滑車関節面に至る骨折部の全貌を確認・把握することが可能となれば，骨折部の整復に移る．しかし，伸筋群の付着する外顆骨片の外側部分の視野がしばしば得られにくいことがあり，その場合は遠位方向へ展開を拡大し，同部の軟部組織を愛護的に骨折線よりわずかに鋭的に剥離する．また，必要に応じて外顆骨幹端の骨折部後方の確認も行う．

ただし，上腕骨外顆後方からの血液供給の障害および無腐性壊死のリスクを回避するために，同部の軟部組織の剥離は必要最小限にとどめるべきであり，特に慎重で愛護的な操作が要求される．

図7 骨折部の展開：中枢骨片の処置

上腕骨前方の骨膜や鉤突窩上縁に付着する関節包が中枢骨片骨折部に介在し，髄腔面を覆っている．関節面の正確な整復を阻害する骨膜や関節包などの軟部組織は確実に切離・除去する．

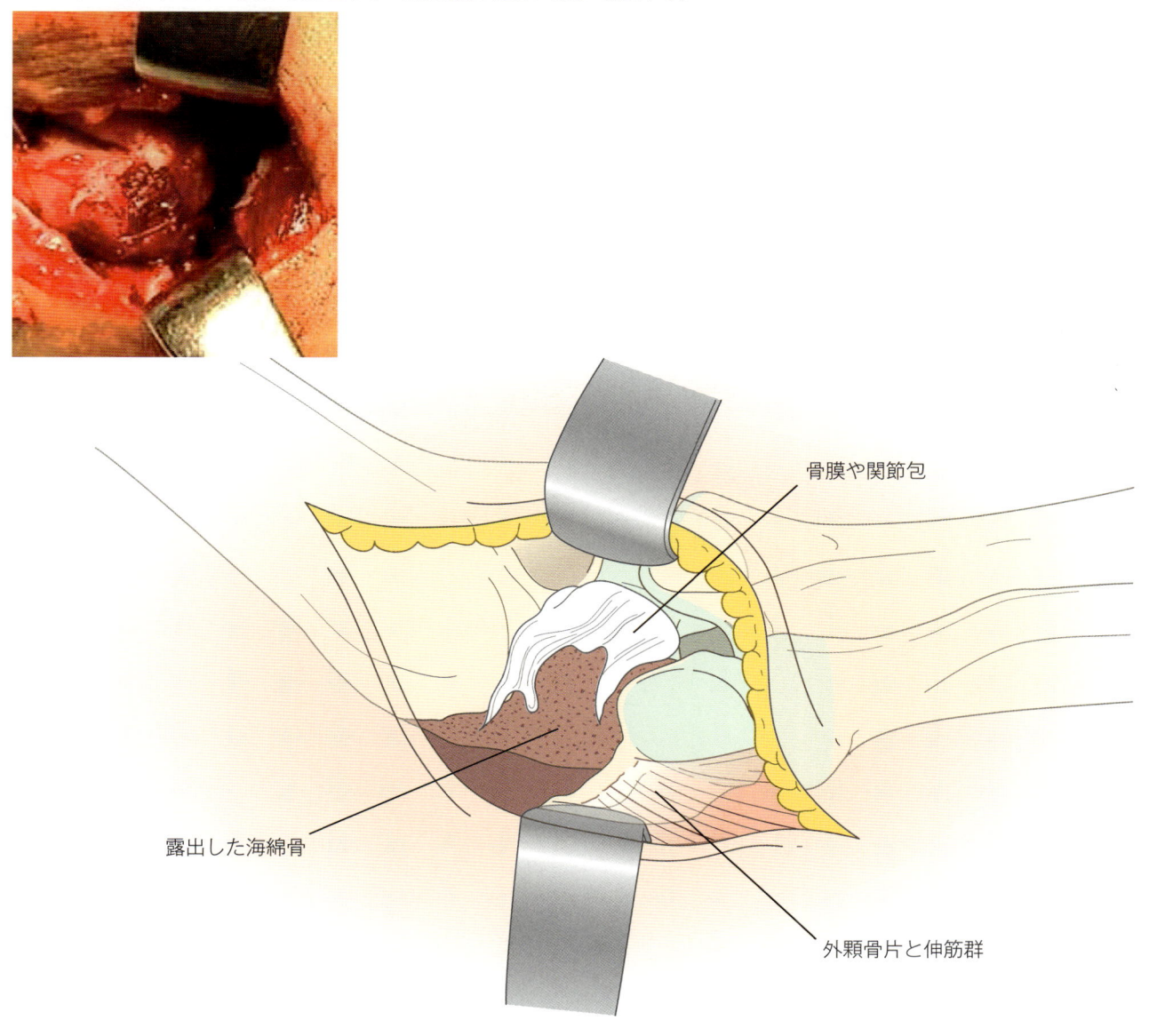

Anatomical KeyShot

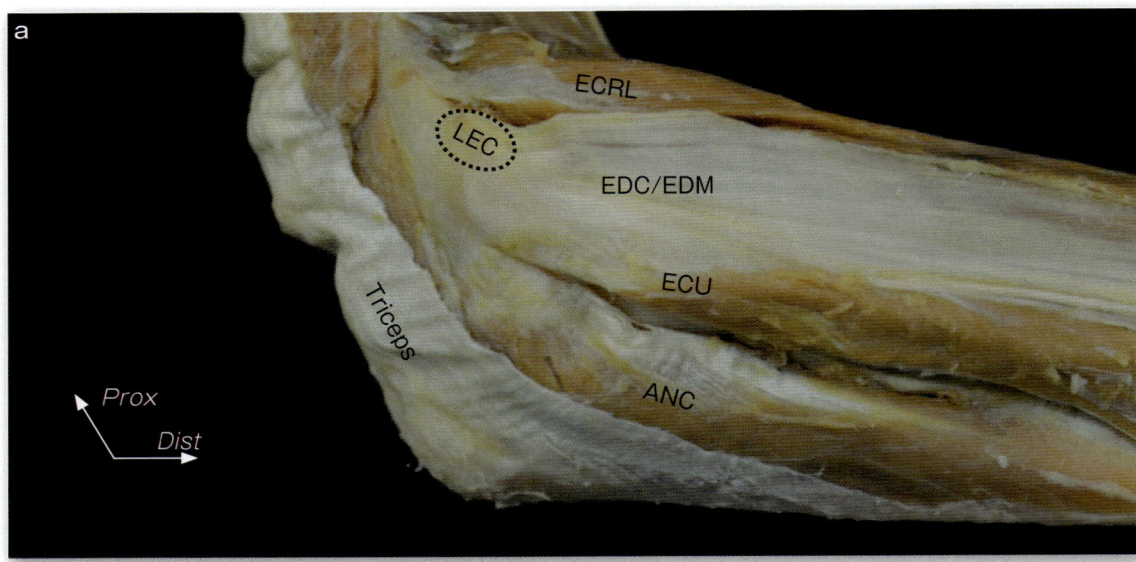

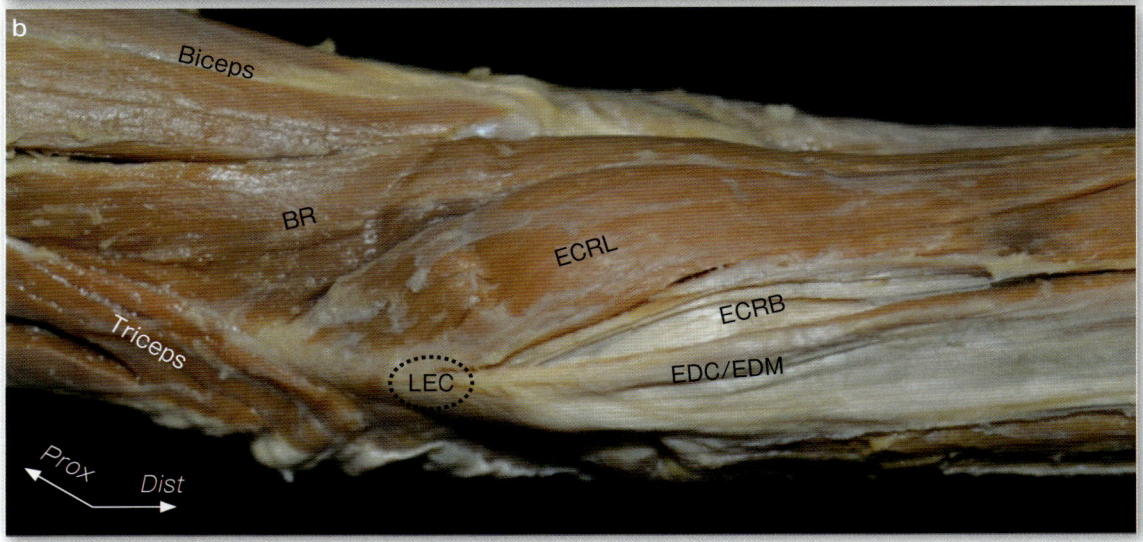

上腕骨外顆から起始する浅層伸筋群の解剖

a, b：右肘を外側（a），前外側（b）より観察
短橈側手根伸筋（ECRB）は外側上顆（LEC）において，長橈側手根伸筋（ECRL）と総指伸筋・小指伸筋（EDC/EDM）の深層より起始している。

ANC；肘筋，BR；腕橈骨筋，ECU；尺側手根伸筋

骨折部の整復・内固定

まず，滑車関節面の骨折部を必ず直視下に解剖学的に整復することが最も重要である。整復時の肢位は前腕最大回内位，肘関節屈曲位で行うと整復しやすい。滑車関節面の骨折部を解剖学的に整復した後，外顆骨幹端部の骨折部を前述したように必要に応じて最小限展開し（図8），外側骨皮質の整復位も確認する。解剖学的に整復した外顆骨片を指でしっかりと支持し，K-wireの固定に移る。

年齢や骨片の大きさに合わせて1.5～1.8mm径程度のK-wireを選択する。できるだけ骨端線を損傷させず，鉤突窩や肘頭窩に抜けないように外顆骨片の骨幹端部より中枢骨片に向けて2～3本刺入する。刺入中は指先の感触で関節面がずれてこないかを常に感じ取る。対側の内側骨皮質を必ず貫通させることが重要である（図9）。骨質がよいため，内側骨皮質を貫通する手ごたえを感じながら，貫通した瞬間に刺入をやめる。前方には正中神経および上腕動脈，内側後方には尺骨神経が走行しており，骨を貫通した後の不用意な刺入を慎む。

当科では骨片の再転位を防止するためにtension band wiringを行うことが多い。軟鋼線は0.6～0.8mm径を用いている（図10）。外顆骨幹端部がわずかに粉砕しているような症例では，軟鋼線を過度に締め込みすぎると圧潰する可能性があり注意を要する。

受傷時に破綻した外顆骨幹端部の骨膜や骨折部の展開に際に剥離した骨膜は，過剰な骨形成を生み出し，外顆骨棘形成の原因となる。そのため，内固定後は可能な限り骨折部周囲の骨膜を愛護的に整復・縫合すべきである。

図8 骨折部の展開：外顆骨片の処置

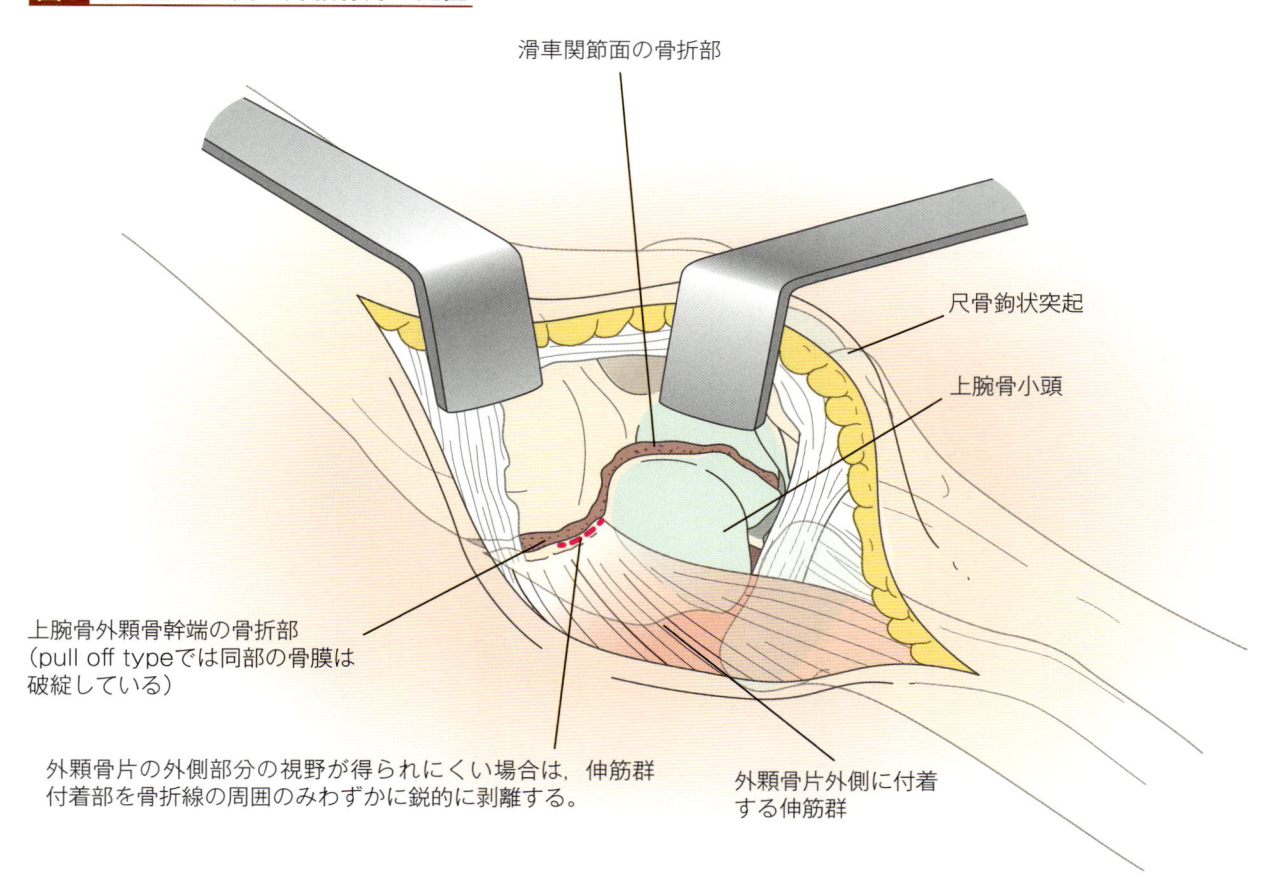

- 滑車関節面の骨折部
- 尺骨鉤状突起
- 上腕骨小頭
- 上腕骨外顆骨幹端の骨折部（pull off typeでは同部の骨膜は破綻している）
- 外顆骨片外側に付着する伸筋群
- 外顆骨片の外側部分の視野が得られにくい場合は，伸筋群付着部を骨折線の周囲のみわずかに鋭的に剥離する。

図9 骨折部の整復および内固定
できるだけ骨端線を損傷させずに骨幹端部より刺入鈎突窩や肘頭窩に穿孔しないように注意する。

K-wireを対側の内側骨皮質へ貫通させる

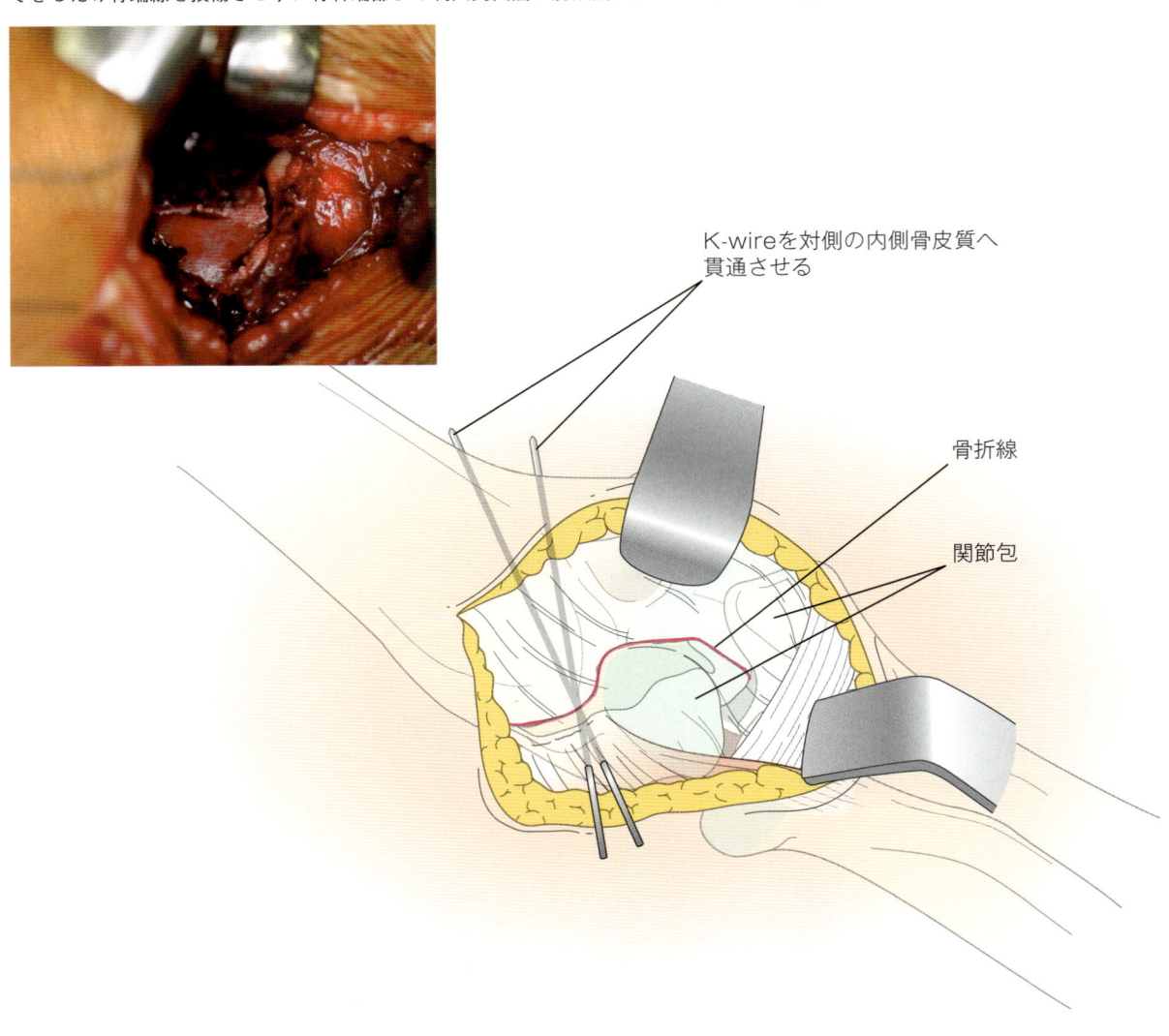

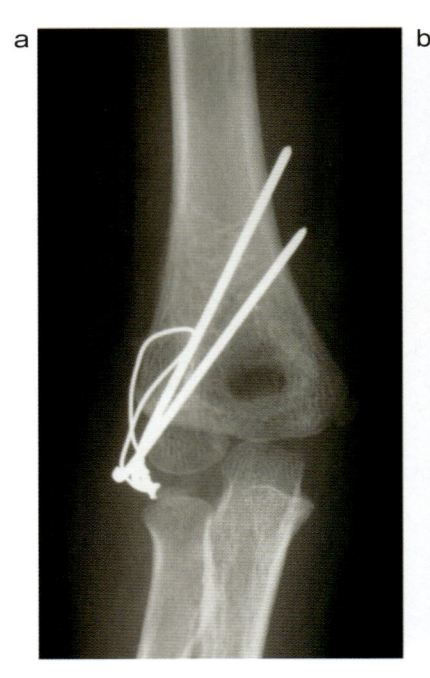

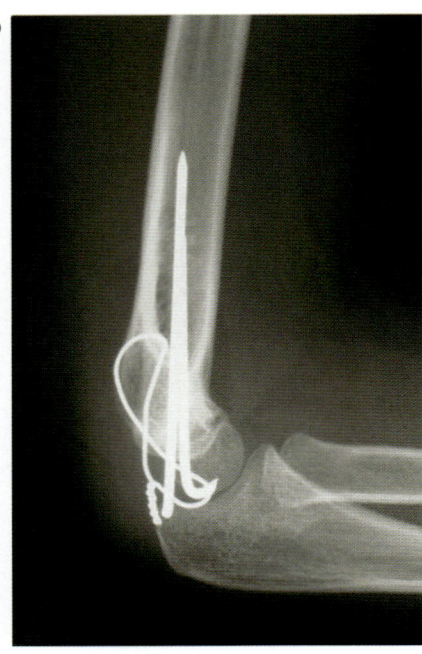

骨折線

関節包

図10 術後単純X線像
a：正面像
b：側面像

外固定・後療法

肘関節屈曲90°，回内・外中間位で上腕からMP関節部までの背側ギプスシーネ固定を行う．術後1～2週間で自動運動を開始し，2カ月前後で骨癒合確認後，抜釘を行う．

合併症

適切な時期に適切な診断・治療がなされた場合，本骨折の予後は機能的にも良好である．しかし内・外反変形，早期骨端線閉鎖，部分的な骨端線早期閉鎖によるfish tail deformity(魚尾変形)，impending nonuninをはじめとする遷延癒合や偽関節，遅発性尺骨神経麻などの発生の可能性はあるため，治療経過における医師と家族との十分な信頼関係の構築は必須である．

文献

1) Malgaigne JF. Traite des Fractures et des Luxations. Paris, France, Chez J.-B.Bailliere, 1847.
2) Milch H. Fractures of the external humeral condyle. J Am Med Assoc 1956; 160: 641-646.
3) Beaty JH, et al. The elbow: Physeal fractures, apophyseal injuries of the distal humerus, osteonecrosis of the trochlea, and T-condylar fractures. Rockwood and Wilkins' Fractures in Children, 7th ed, Lippincott Williams & Willkins, Philadelphia, p532-93, 2010.
4) 今谷潤也，ほか．肘頭骨折に合併した小児上腕骨外顆骨折．日肘会誌1998; 5: 117-8.
5) Song KS, et al. Internal oblique radiographs for diagnosis of nondisplaced or minimally displaced lateral condylar fractures of the humerus in children. J Bone Joint Surg Am 2007; 89: 58-63
6) Milch H. Fractures and fractures-dislocations of the humeral condyles. J Trauma 1964; 4: 592-607.
7) Wadsworth TG. Injuries of the capitular (lateral humeral condyle) epiphysis. Clin Orthop Relat Res 1972; 85: 127-42.
8) Jakob R, et al: Observations concerning fractures of the lateral humeral condyle in children. J Bone Joint Surg Br 1975; 57: 430-6.
9) Mintzer CM et al. Percutaneous pinning in the treatment of displaced lateral condylar fractures. J Pediatr Orthop 1994; 14: 462-5.
10) Hausman MR et al. Arthroscopically-assisted treatment of Pediatric lateral humeral condyle fractures. J Pediatr Orthop 2007; 27: 739-42.
11) Perez Carro L et al. Arthroscopic-assisted reduction and percutaneous external fixation of lateral condyle fractures of the humerus. Arthroscopy 2007; 23: 1131-4.
12) Ma YZ et al. Percutaneous probe reduction of frontal fractures of the humeral capitellum. Clin Orthop Relat Res 1984; 183: 17-21.
13) Bloom T et al. Biomechanical analysis of lateral humeral condyle fracture pinning. J Pediatr Orthop 2011; 31: 130-7.
14) 伊藤恵康．上腕骨外側顆骨折．肘関節外科の実際，南江堂，東京，p99-111, 2011.
15) Hasler CC et al. Prevention of growth disturbances after fractures of the lateral humeral condyle in children. J Pediatr Orthop B 2001; 10: 123-30.

III 小児の肘外傷，障害・疾患

上腕骨外顆偽関節の手術療法

島田 幸造　地域医療機能推進機構大阪病院スポーツ医学科部長
政田 和洋　政田整形外科・リウマチ科院長
三宅 潤一　GOOD LIFE 病院整形外科

術前準備

病態の把握

　上腕骨外顆骨折は小児期に最もありふれた肘周辺骨折の1つであるが，骨折片は付着する手関節伸筋群など軟部組織の牽引により転位し，結果として偽関節になりやすい。急性期を過ぎると偽関節になっても疼痛が少ないために見逃され，あるいは放置されて成人に至る例も少なくない。上腕骨外顆偽関節に対しては，症例の病態，年齢，本人の主訴，合併する外反肘や遅発性尺骨神経麻痺の有無によって治療方針が変わってくる。治療に際してはそれらの評価をまず行う必要がある。

骨折のタイプ

　上腕骨外顆骨折がMilch type 1(骨折線が外顆内で関節面に至る)の場合は骨片が小さく不安定で，偽関節となった場合に関節面の適合が悪くそれに伴う関節症性変化が強いが，Milch type 2(骨折線が滑車関節面に至り，骨片は外顆全体と滑車の一部を含む)の場合は腕橈関節の適合が保たれるため，たとえ偽関節になっても関節症の程度は軽いとされている(図1)[1), 2)]。長期にわたって偽関節となっていた部分を骨接合すると肘関節全体としての可動域が減少することが危惧され，特にMilch type 1後に関節症をきたしているようなケースで顕著にみられる。これを避けるためには，どの位置で骨接合すると可動域が維持されるかを術前にシミュレーションしておくことが望ましい(図2)[3)]。

図1 Milch type 1の偽関節（a）とMilch type 2の偽関節（b）

Milch type 1の偽関節では関節面の不適合が顕著であるのに対し，Milch type 2では腕橈関節の適合は比較的保たれる。（写真の一部，文献6より）

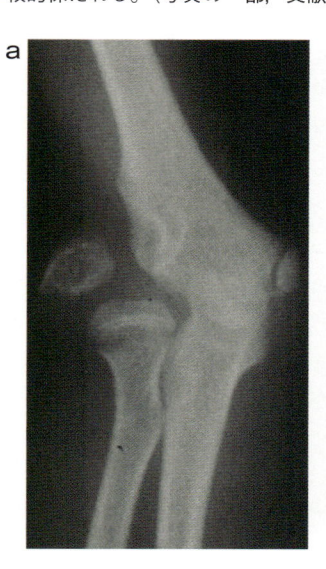

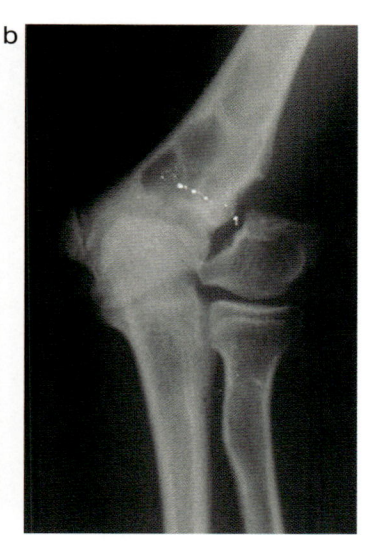

図2 外顆偽関節と術前シミュレーション

骨片を伸展位に固定した場合，骨片がインピンジして屈曲できない（a）。一方，屈曲位で固定すると，可動域が比較的よく保たれる（b）。手術ではその位置を確認して骨移植を加えてスクリューとtension band固定を行った（c）

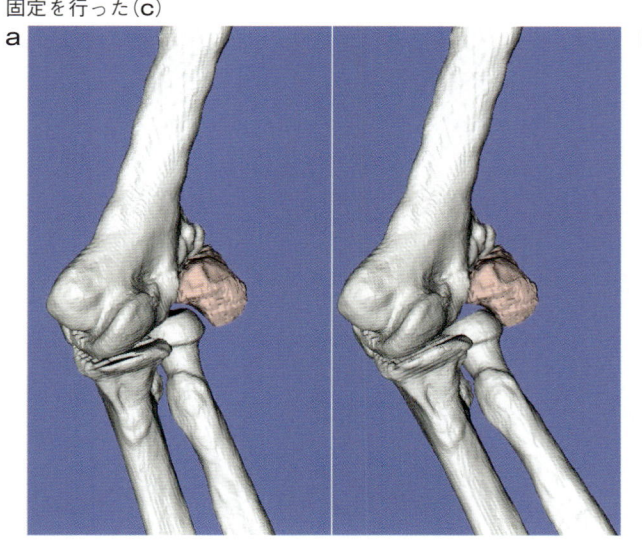

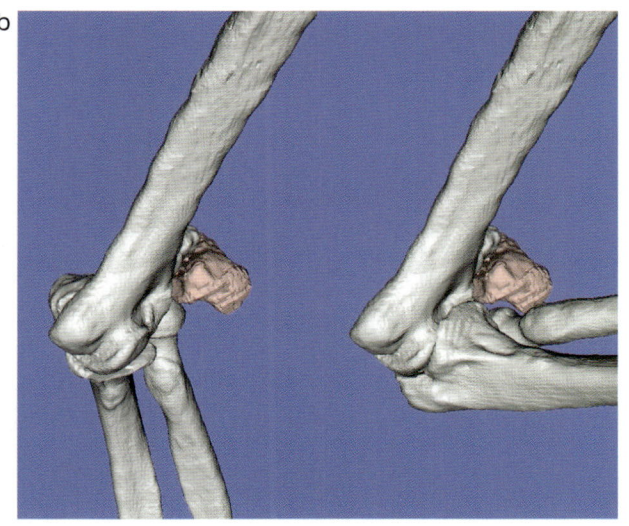

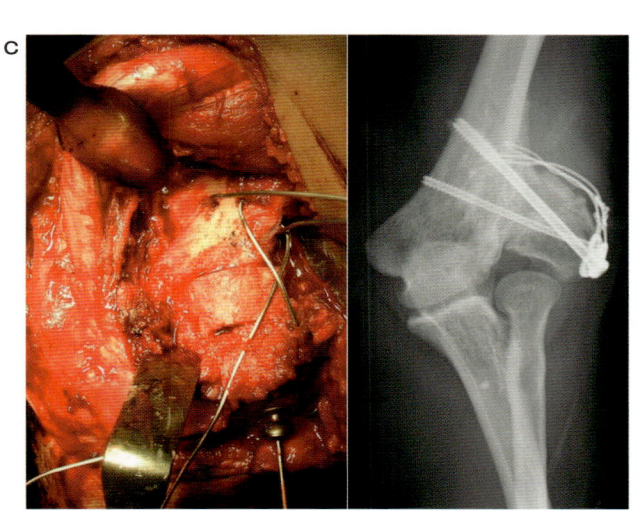

手術時期

骨折治癒が遷延した場合，受傷後3カ月頃では仮骨やその周囲に瘢痕ができて骨折部のオリエンテーションを付けるのが難しいために，手術の際に軟部組織に大きなダメージを与えてしまい結果的に骨片の壊死などから大きな機能障害をきたす可能性が高い。外顆骨折が治癒遷延した場合には，むしろ受傷後6カ月以上経過して偽関節が確立してから骨接合の要否を検討するのがよい[4]。

骨移植の必要性

偽関節の手術の原則は骨接合術であるが，偽関節部分を新鮮化してそのまま骨接合すると関節面が術前と変化してしまう。これは術後の可動域制限の主因となり，骨癒合の失敗や関節症の伸展へとつながる[5]。関節面の適合を維持した状態で骨接合すべきであり，そのためには新鮮化した後の間隙への骨移植は必須である（図2）。これは成人例だけでなく小児例にも当てはまり，偽関節手術の骨癒合率は骨移植を併用することで有意に改善する（図3，表1）[6]。

図3 幼小児期受傷の外顆偽関節例（女児）[8]

4歳で外反肘と遅発性尺骨神経麻痺を呈し受診。偽関節骨片は明らかな不安定性を有し，自家腸骨骨移植を加えて骨接合を施行した。

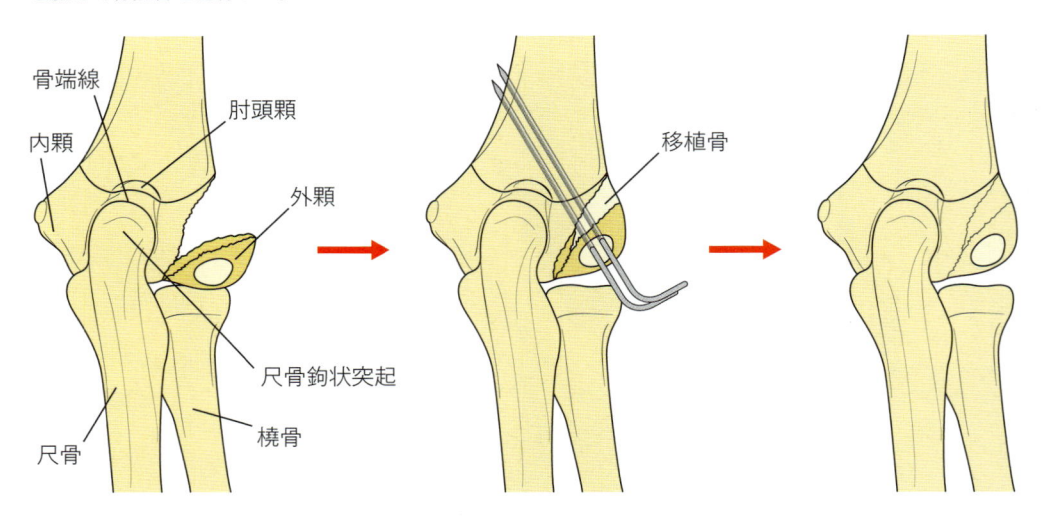

表1 小児上腕骨外顆偽関節に対する骨接合術16例18回（再手術2回を含む）の骨移植の有無による骨癒合率の違い[6]

	骨移植（−）	骨移植（＋）
骨癒合（−）	2/5	1/13
骨癒合（＋）	3/5	12/13

患者の年齢(骨端線開存の有無)

　骨接合術による偽関節部の不動や関節面適合性の変化などはいずれも肘関節の可動域を減少させるが，骨端線閉鎖以前の小児例では成長に伴う関節面のリモデリングによって徐々に適合が改善し，最終的には可動域制限が問題になる例は少ない(図4)。小児例では骨癒合も得られやすく術後のリモデリングも期待できることから，骨接合が積極的に勧められる[6]。

　これに対し成人例では，骨接合することによる可動域制限は必発と考えてよい。すでに関節症を有する症例での術後の無理な可動域訓練は，関節症を増悪させる可能性もある。従来から上腕骨外顆偽関節例は，偽関節部を放置して外反肘や尺骨神経障害などの合併症のみを治療するべきだといわれていた所以である[4), 7)]。成人例への手術適応は疼痛を訴える例を原則とするなど慎重でなければならない[5]。

図4 小児期の上腕骨外顆偽関節術後の可動域の変化[8]
約半数は関節面の適合がよく術直後から可動域が良好である。他の半数は術直後は可動域制限を認めたが1～2年を経て徐々に改善した。外顆骨片の壊死をきたした1例のみ可動域の改善が不良であった。

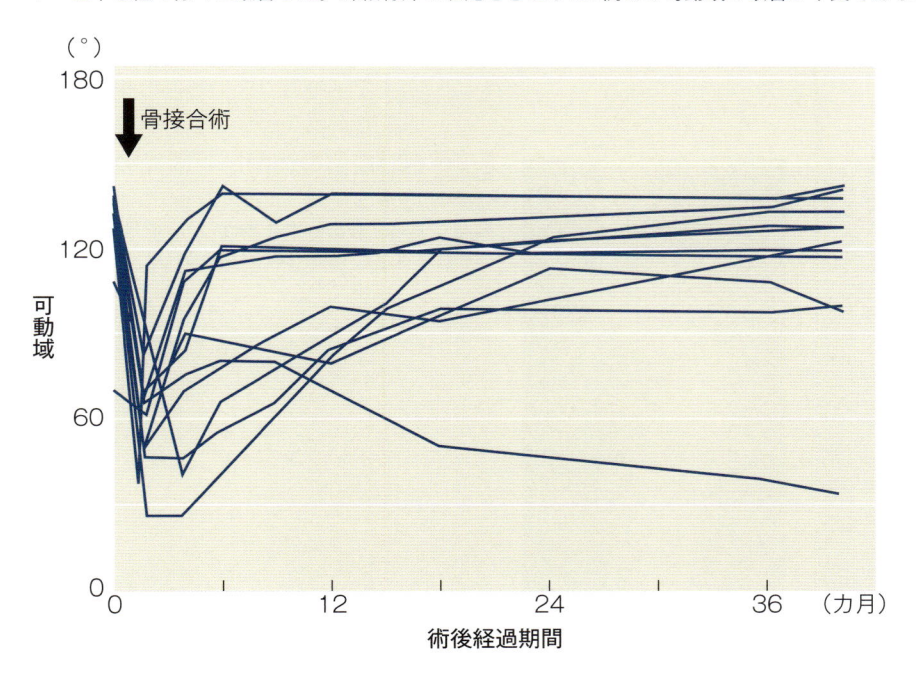

外反肘変形

　小児期に受傷した上腕骨外顆骨折の偽関節骨片が不安定な場合，成長とともに肘関節面の外反が進行する。また，上腕骨外顆骨折は骨端線損傷でもあるため骨片の成長障害をきたす可能性もある。結果として外反肘変形やそれに伴なう遅発性尺骨神経麻痺を主訴としている場合があり，成人例で患者の愁訴が疼痛や不安定感など偽関節に起因する症状でなければ，矯正骨切りによる外反変形の矯正や尺骨神経に対する処置のみという選択もある[7]。

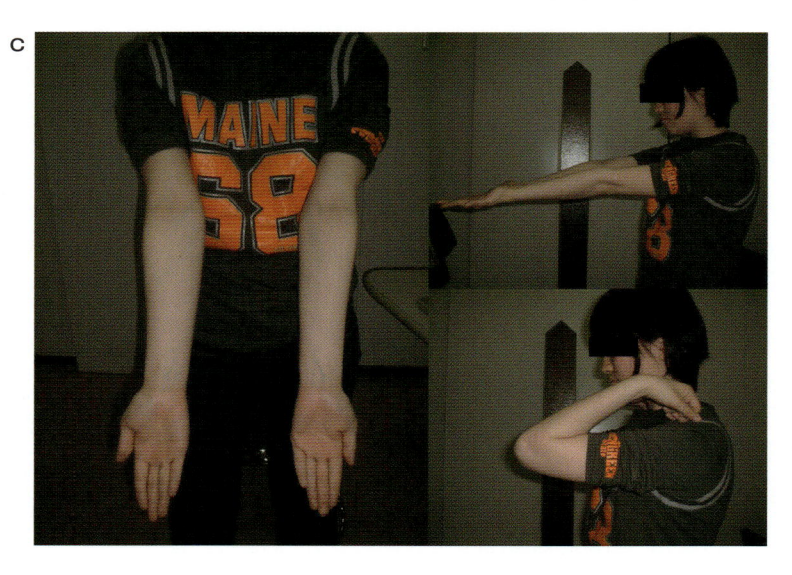

　偽関節接合術と矯正骨切り術の両方を行う場合，若年患者（おおむね10歳以下）に対しては術後も成長に伴う角度変化が起きる可能性を考慮してまず骨接合のみを行い，2年程度経過を見てから外反肘の矯正を行う（図5）。10歳以上で骨接合後に大きな肘外反度の変化が起こらないと予想される症例では，骨接合と骨切りを同時に施行してよい（図6）[8]。

遅発性尺骨神経麻痺

　外反肘が長期間続くと内上顆後方を通る尺骨神経には常に緊張がかかり，受傷後数年を経て尺骨神経麻痺を来すことがある。偽関節自体の疼痛や外観に対する愁訴が少なくても遅発性尺骨神経麻痺が出現した場合には皮下前方移動術など早急な対処が必要となる。骨接合や矯正骨切り手術の際には同時に尺骨神経の前方移動術を行うほうが安全である。

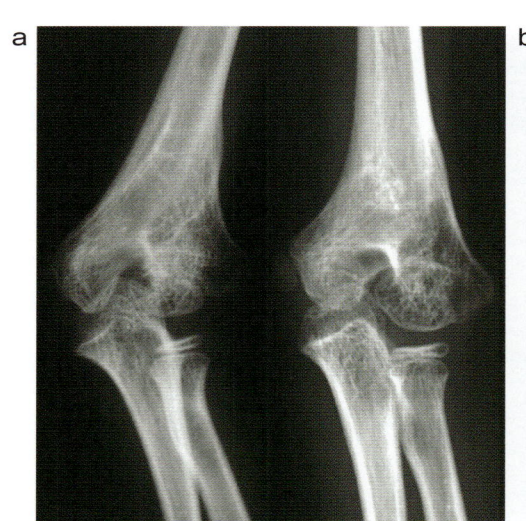

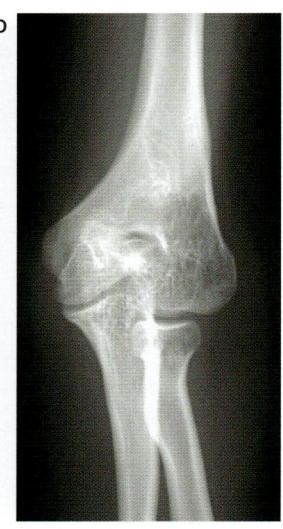

図5　図3症例の偽関節手術後の経過
初回術後2年（6歳）時，外反肘の進行のないことを確認して矯正骨切り術を施行（a）。術後10年で機能障害はまったくなく（b），外観も良好である（c）。

図6 偽関節骨接合術と矯正骨切り術の同時施行例
3歳時に受傷し13歳時に手術施行（a, b），22歳時の経過は良好であった（c）。骨端線閉鎖間近な症例では，骨接合と骨切りを同時に行う。

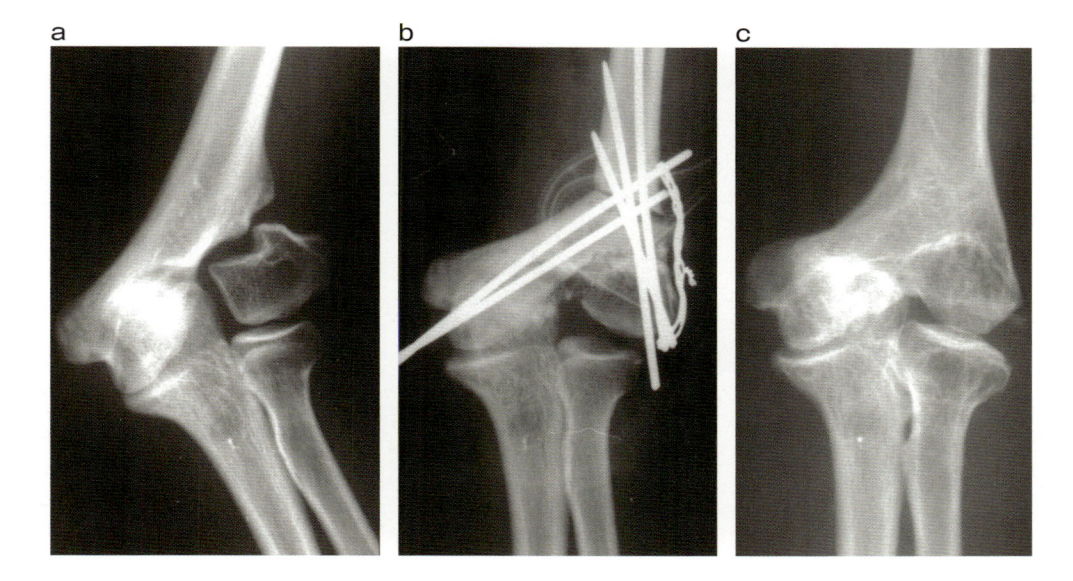

手術手技

上腕骨外顆偽関節の骨接合については，小児も成人も基本的には同じアプローチで行っている[5), 6)]。

皮切，アプローチ

患肢を上にした側臥位または腹臥位で後外側よりアプローチする。上腕三頭筋腱を内側によけ，肘筋は偽関節の位置により外側によけるか，または筋腹を割って後方から外顆骨片および偽関節部に至る。

関節面の観察

皮切を遠位に展開して腕橈関節の関節面を確認する。骨片が前方に転位している場合には適宜皮下を展開して関節伸筋群を同定し，外上顆前縁で筋腹を割って前方より関節面の適合を確認する（図7）。この際，骨片から軟部組織を広範に剥離すると血流障害のために骨壊死を招来し，機能障害をきたす。関節面の適合性の確認は大変重要であるが，軟部組織の剥離は必要最小限にとどめておく。関節面の確認には関節鏡を用いるのも有用で，低侵襲に関節面の適合や異常可動性を評価できる。特に前方の適合を確認するのに有用なツールとなる（図8）。

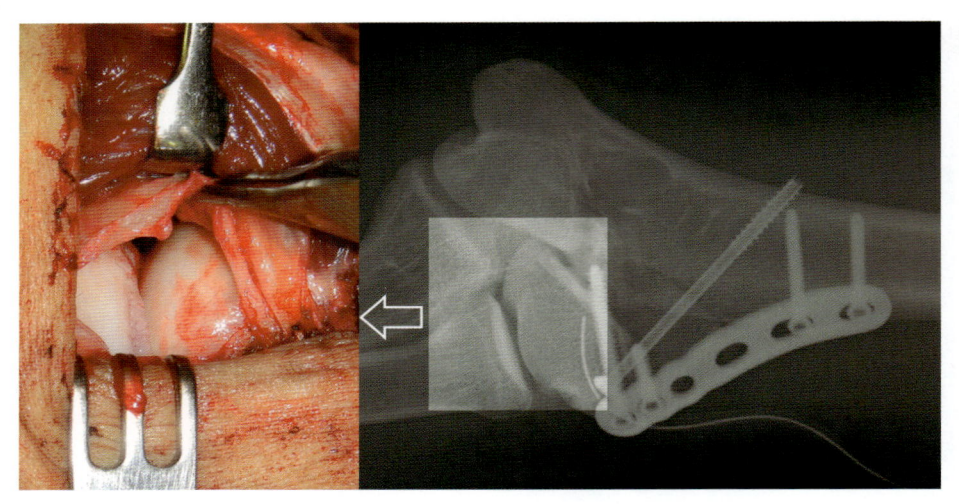

図7 術中直視による関節面適合性の確認
伸筋腱起始を温存して後方によけ，関節面の適合を確認して後方から骨移植をし，プレートとスクリューで骨接合を行った。

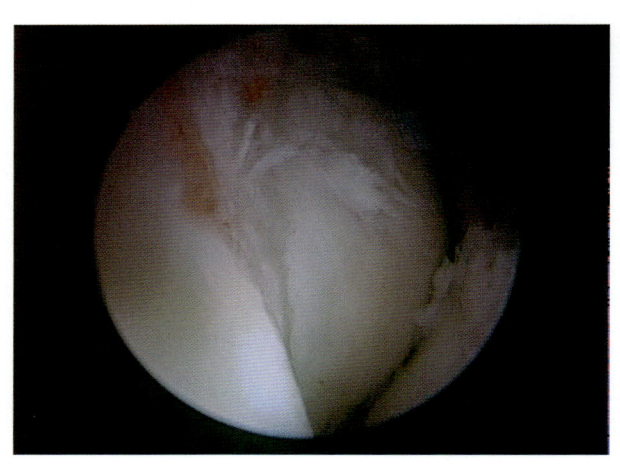

図8 骨接合術後の外顆関節面の鏡視による確認
偽関節部の関節面側は線維組織で埋まり，腕橈関節の適合は良好である。

骨片の仮固定による可動域の確認

　肘の運動に際して偽関節骨片も動くため，不用意に固定すると肘の可動域は大きく損なわれる。関節面の適合をみながら偽関節骨片をKirschner鋼線(K-wire)で仮固定し，その状態での肘の可動域をチェックする(図9)。偽関節骨片を伸展位で固定すると屈曲障害をきたし，手が顔に届かないなど患者の愁訴が強くなる。一方，屈曲位で固定すると伸展制限が残って外観上の愁訴につながる。仮固定した状態で無理なく屈曲120°，伸展−30°程度できるようなポジションを探すが，この際に術前のシミュレーションが役立つ[3]。

　この段階で骨棘によるインピンジメントや関節包など軟部組織の固縮があれば，切除，切離しておく。屈曲制限には内側側副靱帯の後斜走線維(posterior oblique ligament；POL)や後方関節包の切離が，伸展制限には肘頭窩や肘頭先端の骨切除が有用である[5]。

偽関節部の新鮮化と骨移植，骨接合

　固定位置が決まれば仮固定したまま偽関節部の瘢痕組織を切除し，骨折面を新鮮化する。海綿骨が十分露出したら，間隙に挿入する移植骨のデザインを決定する。腸骨を全層で採取し，tricortical boneとして間隙に挿入して小児ではK-wire，年長児や成人例ではスクリューやtension band wiring，ときにプレートなどで強固に固定する(図2, 3, 6, 7, 9)[5), 6), 9)]。

図9 術中K-wireで仮固定したうえでの屈伸の実施と内固定

伸展位での仮固定（a）と屈曲位での仮固定（b）。伸展位固定の場合，屈曲が強く障害されていたため，屈曲位でのアライメントで骨移植と骨接合を行った（c）。

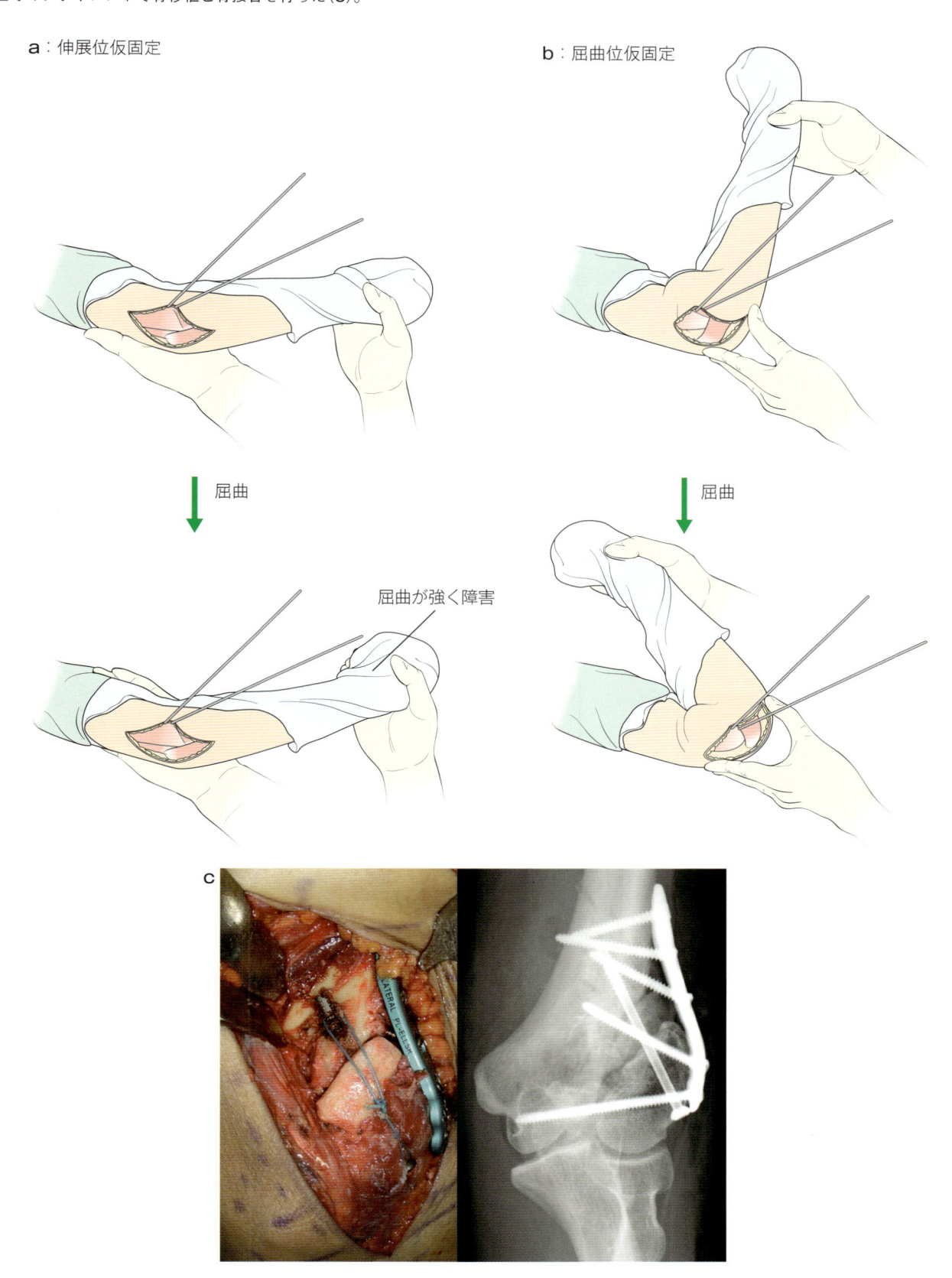

a：伸展位仮固定

b：屈曲位仮固定

↓屈曲

↓屈曲

屈曲が強く障害

c

合併症に対する処置

外反肘の矯正は偽関節部の直上の顆上部で骨切りを行う。骨接合術と同時に楔状骨切りで矯正する場合にはこの骨片を偽関節部への移植に用いることもある。固定はこの場合も若年小児ではK-wire，年長児や成人例ではスクリューやtension band wiring，プレートなどで強固に固定する。

遅発性尺骨神経麻痺を合併している場合，神経剥離と適宜前方移動を行う。外反肘を矯正した場合には尺骨神経の緊張はさらに緩和される。

外固定と後療法

閉創後は前腕中間位，肘関節90°屈曲位で4～6週間ギプスシャーレ固定とし，その後自動抵抗運動を中心に可動域訓練を行う。骨癒合完成後にまだ可動域制限が強い場合には，抜釘と関節包，POL，上腕三頭筋などの解離，骨棘の切除などを追加する。

コツとピットフォール

機能的には肘関節屈曲位での関節面の適合が重要で，骨片を仮固定したときに無理なく屈曲できるか，その可動性を確認する。伸展制限は骨接合後の肘頭窩や外顆後方の骨棘の切除で多少改善する。

前後の関節面の確認では，偽関節骨片に付着する前腕伸筋群の付着部を傷めないようにする（関節鏡の利用も有用である）。手術後に骨壊死をきたすと，可動域など機能予後は非常に悪くなる。

成人では骨癒合完成時に得られた可動域は，以後，ほぼ変化がない。一方，小児では骨癒合後も成長に伴って関節面のリモデリングが起こり，可動域もある程度改善が期待できる。

文献

1) Milch H. Fractures and fracture dislocations of the humeral condyles. J Trauma 1964; 4: 592-607.
2) Toh S, Tsubo K, Nishikawa S, et al. Long-standing nonunion of fracture of the lateral humeral condyle. J Bone Joint Surg Am 2002; 84: 593-8.
3) 後藤 晃，森友寿夫，村瀬 剛，ほか．健常ボランティアおよび上腕骨外顆偽関節症例における生体肘関節3次元キネマティクス研究．肘関節学会誌 2004; 11: 51-2.
4) Jakob R, Fowles JV, Rang M et al. Observations concerning fracture of the lateral humeral condyle in children. J Bone Joint Surg Br 1975; 57: 430-6.
5) Masada K, Kawai H, Kawabata H, et al. OSteosynthesis for old, established non-union of the lateral condyle of the humerus. J Bone Joint Surg Am 1990; 72: 32-40.
6) Shimada K, Masada K, Tada K, at al. Osteosynthesis for the treatment of non-union of the lateral humeral condyle in children. J Bone Joint Surg Am 1997; 79: 234-40.
7) Smith FM. An eighty-four year follow-up on a patient with ununited fracture of the lateral condyle of the humerus. A case report. J Bone Joint Surg Am 1973; 55: 378-80.
8) 島田幸造，山本利美雄，政田和洋，ほか．小児上腕骨外顆偽関節に対する骨接合術．–肘関節面のリモデリングについて．別冊整形外科 1994; 26: 59-64.
9) Miyake J, Shimada K, Masatomi T. Osteosynthesis for longstanding nonunion of the lateral humeral condyle in adults. J Shoulder Elbow Surg 2010; 19: 958-64.

III 小児の肘外傷，障害・疾患

先天性橈尺骨癒合症

金城 政樹
琉球大学大学院医学研究科整形外科学

術前準備

先天性橈尺骨癒合症は近位橈尺骨間の分離不全により前腕中間位から回内位で，軟骨性もしくは骨性に癒合する先天異常である[1),2)]。両側例や高度回内強直位例では日常生活で著明な障害を生じ，片側例で前腕中間位から軽度回内強直例でもスポーツ参加などへの障害となる。分離授動術のみでは高頻度に再癒合をきたすため，治療は中間位または軽度回内位への骨切り術が行われてきた[3)]。

著者らは癒合部を分離後に，遊離血管柄付き筋膜脂肪弁を充填することで癒合症の分離が可能であることを報告した[5)]。これまで充填する脂肪弁の採取法や中間挿入法の工夫を行い，現在は有茎筋膜脂肪弁移植を用いた授動術を行っている。

いままでの100例を超える手術成績から術前回内位強直が高度な場合は橈骨頭後方脱臼例が多く，術後の獲得可動域が不良で特に回外獲得が困難なことがわかった。先天性橈尺骨癒合症の前腕3D-CT解析により，高度回内強直例では橈骨の屈曲(弯曲)と尺骨の回旋(回内)が高度なことが判明し，術後の可動域と相関した[6)]。このデータを元に，最近では術中の獲得可動域，特に回外が不良な例では，尺骨骨幹部における回外骨切りを追加している。ここでは手術適応や手術法のコツとピットフォールなどについて述べる。

適応と年齢

機能障害が高度となる両側例や60°以上の高度回内強直例を手術適応とする報告がある。著者らは片側例や，60°以下の回内強直例であっても可能な限り前腕回旋可動域を獲得する目的で授動術を行っている。手術適応年齢は遊離血管柄付き筋膜脂肪弁を用いていた時期は6歳以降としていたが，年齢が増すにつれて遠位橈尺関節の拘縮が高度になる可能性が高いことから有茎筋膜脂肪弁の開発に伴い手術年齢を4歳まで引き下げている。さらに13歳以降の可動域が不良な傾向があるため，現在は手術適応を4～13歳としている。手術年齢の引き下げにより，可動域が改善することを期待しているが，幼児はあまり熱心に自動可動域訓練を行わない傾向があり，可動域が改善するかどうかは検証中である。

術前検査

前腕全長2方向X線像により，近位橈尺骨以外に骨癒合がないことを確認し，肘関節を中心とした2方向X線像で橈骨頭脱臼の有無と方向を確認する。橈骨頭後方脱臼例や高度回内位強直例では癒合部が長く，橈・尺骨の重なりが大きいため，癒合部を分離する方向を決定するためにCTは有用である。最近では3次元解析にて尺骨回旋変形の評価も行っている。橈骨の骨切除長は術前にX線像で作図・計測しておく。骨接合には橈骨は2.0mmまたは2.7mmの4穴チタン製プレートを，尺骨は骨幹部がかなり細いため1.5mmまたは

2.0mmの6穴チタン製プレートを準備する。

分類

先天性橈尺骨癒合症に対するX線像に基づく分類法[2]はいくつか報告されているが，著者らは手術成績に基づき橈骨頭脱臼の方向（図1）と術前の回内強直位50°を指標に，Ⅰ群：脱臼無し，Ⅱ群：前方脱臼，Ⅲ群：後方脱臼，A：回内強直50°未満，B：回内強直50°以上，に分類している。なお，尺骨回外骨切りを加える前の結果では，Ⅲ-B群の獲得可動域が有意に悪かった。

図1 X線像に基づく分類

手術成績に基づき橈骨頭脱臼の方向と術前の回内強直位50°を指標に，Ⅰ群：脱臼なし，Ⅱ群：前方脱臼，Ⅲ群：後方脱臼，A：回内強直50°未満，B：回内強直50°以上に分類する。

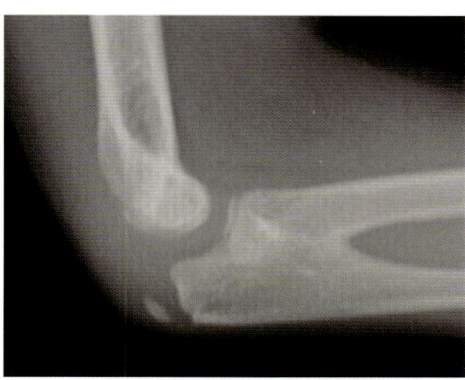

Ⅰ群：脱臼なし

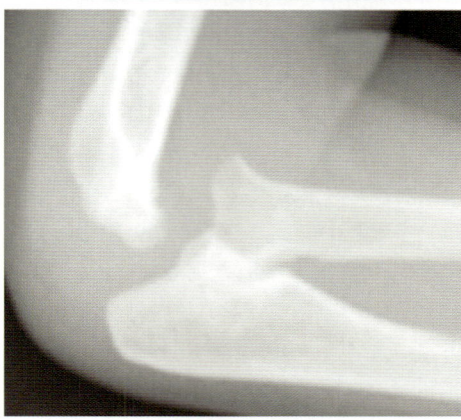

Ⅱ群：前方脱臼

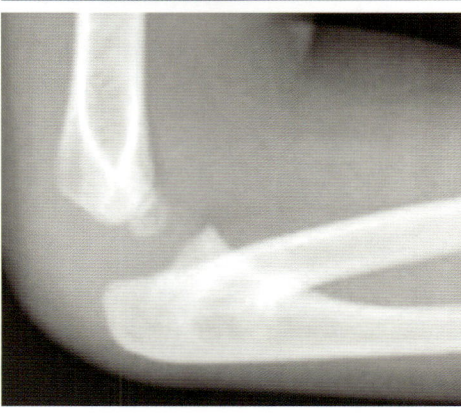

Ⅲ群：後方脱臼

手術手技

授動術の概略

1. 癒合部の分離
2. 橈骨矯正骨切り（尺骨回外骨切り）
3. 肘筋筋弁と上腕二頭筋の再縫着
4. 血管柄付き筋膜脂肪弁の充填

　手術手技は上記の主な4つに分けられる。血管柄付き筋膜脂肪弁の挙上法や部位，充填法について約25例毎に結果を評価し，遊離血管柄付き筋膜脂肪弁移植，有茎筋膜脂肪弁移植Ⅰ，Ⅱ，Ⅲと4回改良を行った。また2014年以降からは術前の3次元解析に基づき，分離・橈骨骨切り後に獲得可動域が不良なⅢ-B群（橈骨頭後方脱臼かつ術前回内強直位＞50°）に対して尺骨回外骨切りを行っている。

癒合部の分離と脂肪弁の挙上

　上腕骨外側上顆近位から肘頭を経て尺骨近位1/3〜1/2に至る後外側皮切を加える（図2）。次に有茎筋膜脂肪弁を挙上する。後骨間動静脈の近位穿通枝が血管茎となるが，他の穿通枝もできるだけ温存する。皮静脈があればそれも皮弁に含める。上腕骨外側上顆を基部として肘筋を尺骨から骨膜上に剥離・翻転し，橈尺骨癒合部背側を展開する（図3）。癒合部の近位・遠位端を注射針にて確認する。

　関節包を切開し，脱臼した橈骨頭を確認する。なお，前方脱臼例では関節包の一部を輪状靱帯として再建するために温存する場合もある。癒合部を背側からエアトームを用いて約10mm幅の間隙ができるように掘削を行い（図4），後方脱臼例ではエアトームの角度を変えながら橈骨を尺骨から掘り出すようにし，尺骨鉤状突起を温存する。橈骨頭後方脱臼例の分離が困難であり，橈骨を削りすぎればプレート固定が困難になり，尺骨近位を切除しすぎると後方脱臼を生じるので注意が必要である。掘削後にノミまたはメスを用いて癒合部近位の関節軟骨を切離する。分離部を椎間開大器で開くと中央部にみえる厚い線維組織が上腕二頭筋腱停止部であり，周囲の軟部組織から剥離して後方に引き出しておく。（図5）この時点で回内は改善するが，後方脱臼例では橈骨頭が尺骨にぶつかり回外は獲得できない。

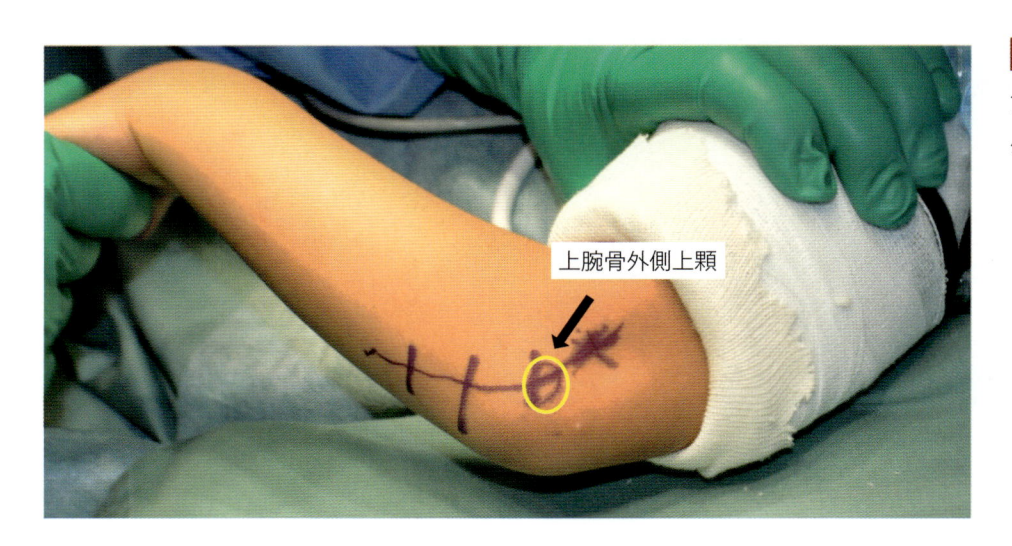

図2　皮切

上腕骨外側上顆近位から肘頭を経て尺骨近位1/3〜1/2に至る後外側皮切を加える。

図3 展開

有茎筋膜脂肪弁を挙上した後に上腕骨外側上顆を基部として肘筋を尺骨から骨膜上に剥離・翻転する。橈尺骨癒合部背側が直視下に確認できる。

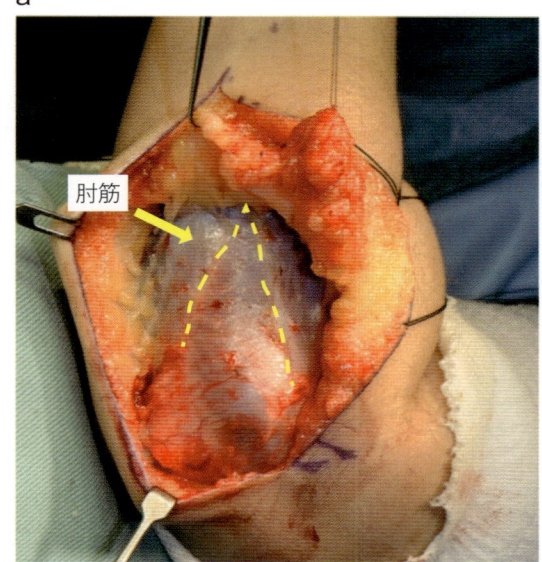

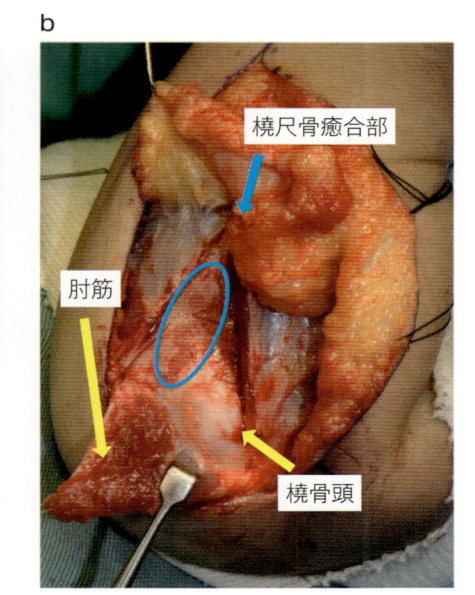

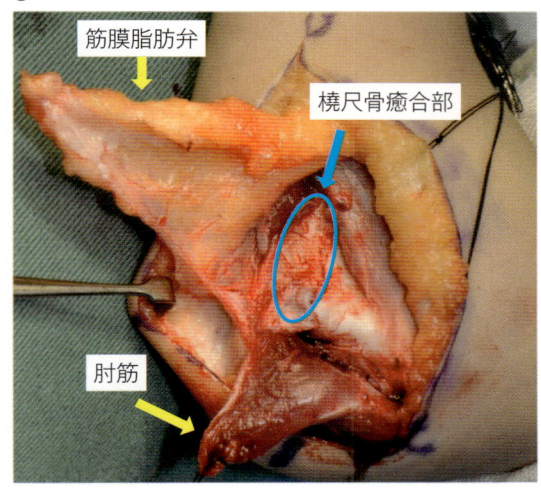

a

肘筋

b

橈尺骨癒合部

肘筋

橈骨頭

c

筋膜脂肪弁

橈尺骨癒合部

肘筋

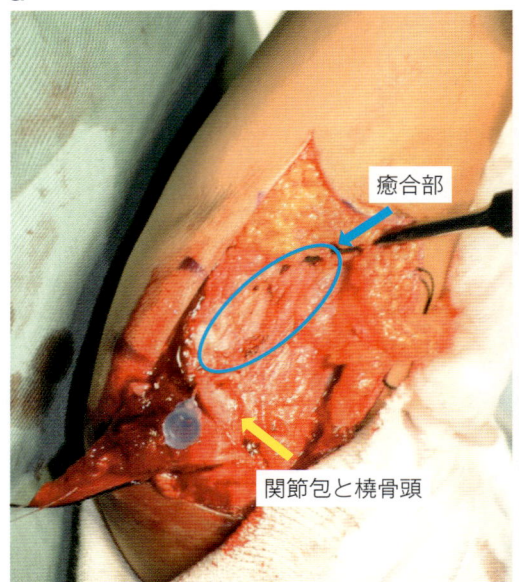

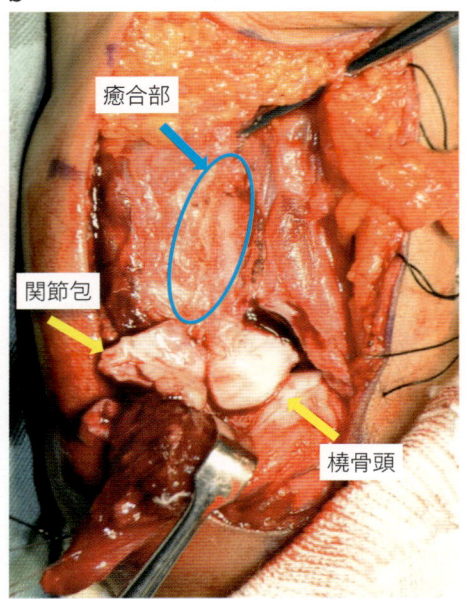

図4 癒合部の掘削

関節包を切開し脱臼した橈骨頭を確認する(a, b)。癒合部を背側からエアトームを用いて約10mm幅の間隙ができるように掘削する(c)。

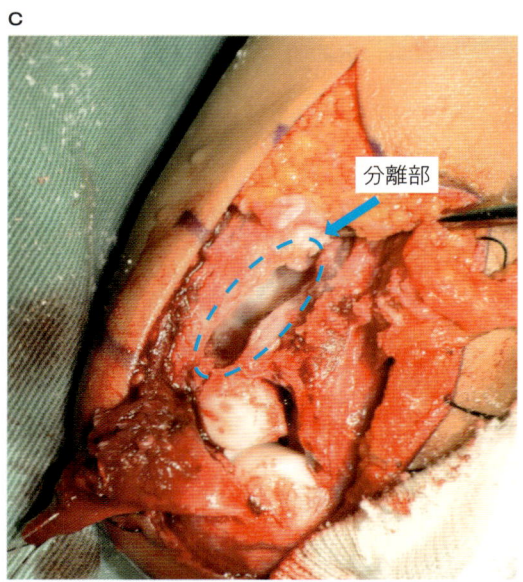

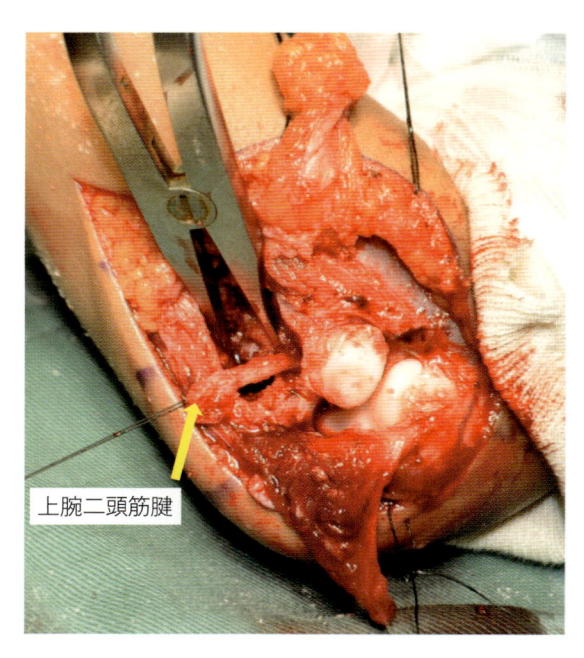

a: 癒合部／関節包と橈骨頭
b: 癒合部／関節包／橈骨頭
c: 分離部

図5 上腕二頭筋腱の確認

分離部を椎間開大器で開くと中央部にみえる厚い線維組織が上腕二頭筋腱停止部であり、周囲の軟部組織から剥離して後方に引き出しておく。

上腕二頭筋腱

橈骨矯正骨切り

橈骨骨切り部は4穴のチタンプレートで固定するため，近位骨片に2穴スクリューが刺入できる位置で骨切りを行う（図6）。近位骨片の関節包を剥離することで前腕回内が可能となるが，橈骨頭の血行障害をきたす可能性があるため注意を要する。前腕を最大回外しその位置で橈骨頭を整復できるように台形骨切りを行う（前方脱臼では後方凸，後方脱臼では前方凸，脱臼のない症例でも前腕回旋運動で脱臼するようなら，橈骨短縮骨切りを加える）。最大回外位でプレート固定を行い，回旋は回外，回内が同程度できるようになることを目標とするが，特に橈骨頭後方脱臼例では中間位より回内位になることも多い。

尺骨回外骨切り 図7

Ⅲ-B群（橈骨頭後方脱臼かつ術前回内強直位＞50°）では，回外位の獲得が困難であり尺骨回外骨切りが追加されることが多い。回旋角度は術前尺骨の回内変形や獲得可動域に応じて決める。分離部とは重ならないように骨幹部で骨切り術を行うことが多い。橈尺骨癒合症では尺骨に負荷がかからないため細く，また術後リハビリテーションでは回旋による負荷がかかるため1.5～2.0mmのプレート固定を行う。骨癒合が遷延する傾向があるため，橈骨骨切りで切除した骨移植を行うことが多い。

図6 台形骨切り
前腕を最大回外しその位置で橈骨頭を整復できるように台形骨切りを行う。

矯正骨切り後の整復された橈骨頭

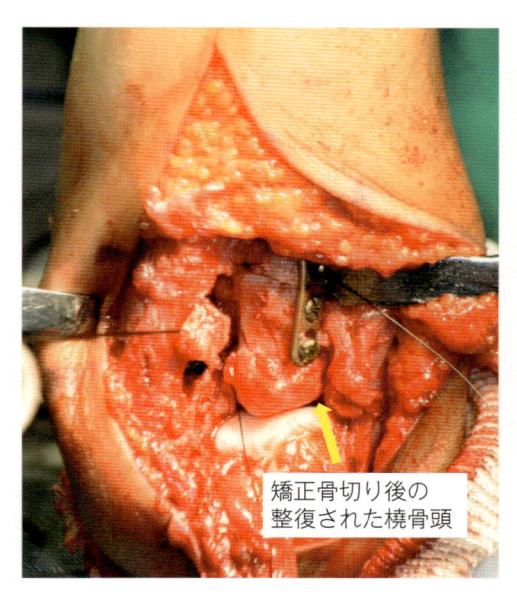

図7 プレート固定
分離部とは重ならないように骨幹部で骨切り術を行い，術後には回旋時の負荷がかかるため1.5～2.0mmのプレートを用いる。

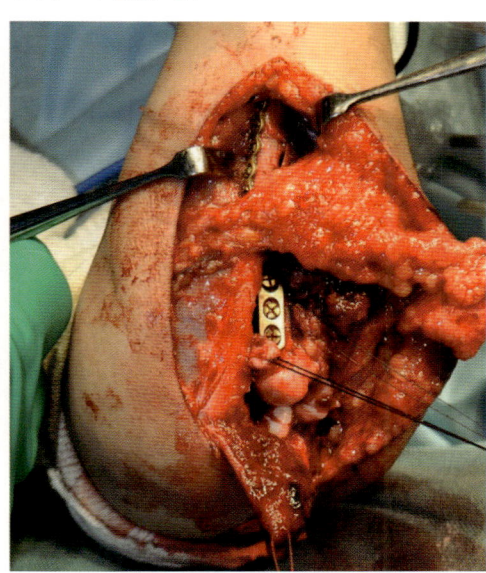

肘筋筋弁と上腕二頭筋腱の再縫着

椎間開大器を用いて橈尺骨間を開き，肘筋を上腕筋に縫着して分離部間隙の近位1/3〜1/4に充填する[7]。次に，橈骨背側骨皮質に1.2mm径Kirschner鋼線（K-wire）で開孔し，肘関節屈曲90°かつ前腕最大回外位で剥離した上腕二頭筋腱を縫着し回外機能を再建する（図8）。これにより橈骨頭を引き上げ，整復位を保持する役割も果たす。

図8 回外機能の再建

肘筋を上腕筋に縫着して分離部間隙の近位1/3〜1/4に充填する（青色点線）。
橈骨背側骨皮質に1.2mm径K-wireで開孔し，肘関節屈曲90°かつ前腕最大回外位で剥離した上腕二頭筋腱を縫着し回外機能を再建する（黄色点線）。橈骨頭を引き上げ，整復位保持が保持される。

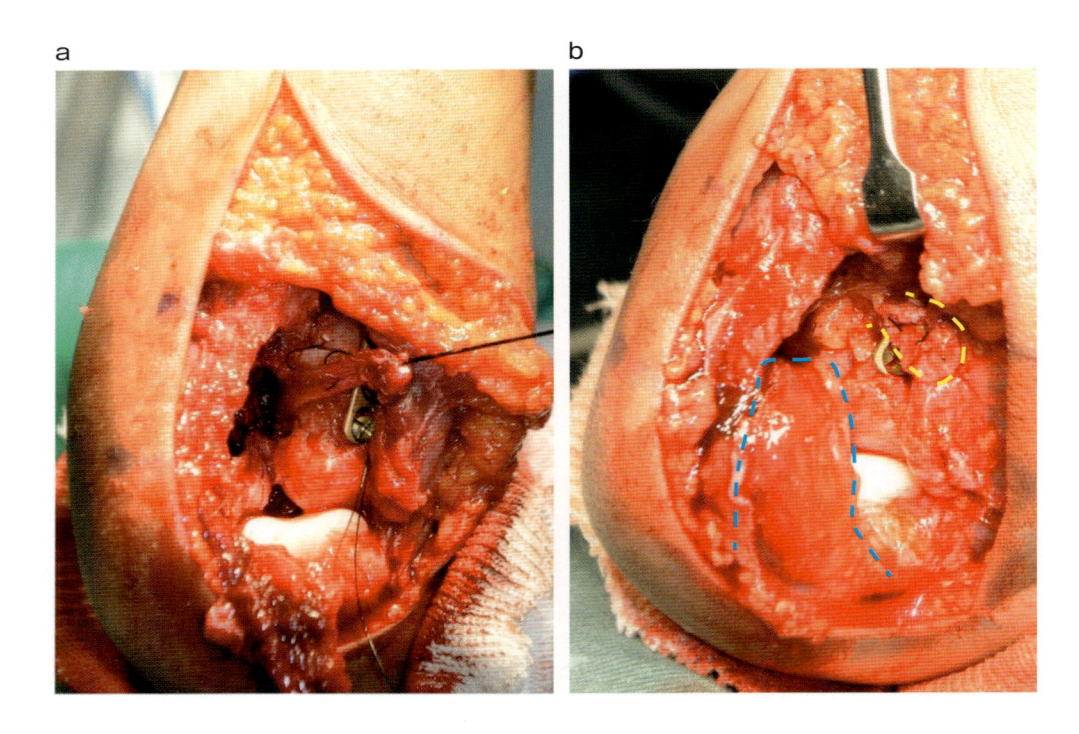

血管柄付き筋膜脂肪弁の充填

分離部の遠位2/3から3/4に血管柄付き筋膜脂肪弁を充填する。

分離部から掌側に挿入したモスキートペアンを指標として，掌側（上腕動脈外側）に約2cmの横皮切を加える。背側の筋膜脂肪弁を，正中神経・上腕動脈を損傷しないように，分離部間隙を通して掌側へ引き込み掌側筋膜に縫着することで分離部を背側から掌側まで十分に覆う（図9）。なお，掌側皮切を加えなかった有茎筋膜脂肪弁移植Ⅰでは3例に再癒合を認めた。骨切りにより橈骨頭は中間位～回内位では整復されるが，回外位で橈骨頭亜脱臼を示す場合は前腕最大回外位で尺骨から橈骨にK-wireを用いて一次固定する（図10）。

図9 筋膜脂肪弁の充填
分離部から掌側に挿入したモスキートを指標として，掌側（上腕動脈外側）に約2cmの横皮切を加え，ペンローズを用いて分離部の遠位2/3から3/4に血管柄付き筋膜脂肪弁（緑色点線）を充填する。充填した肘筋（青色点線）を示す。

a　　　　　　　　　　b

有茎筋膜脂肪弁

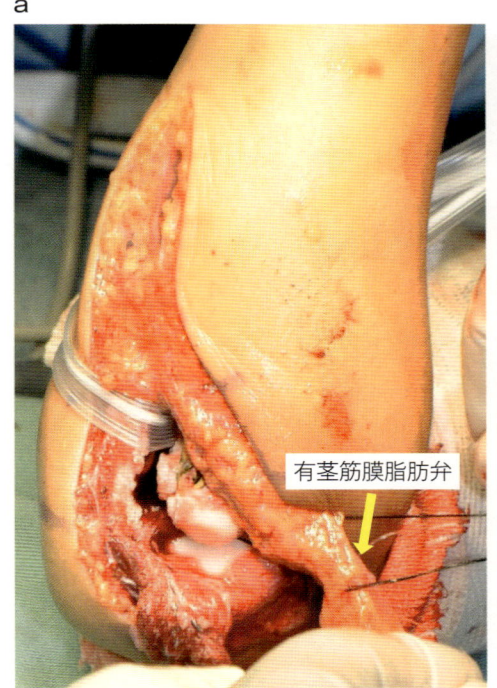

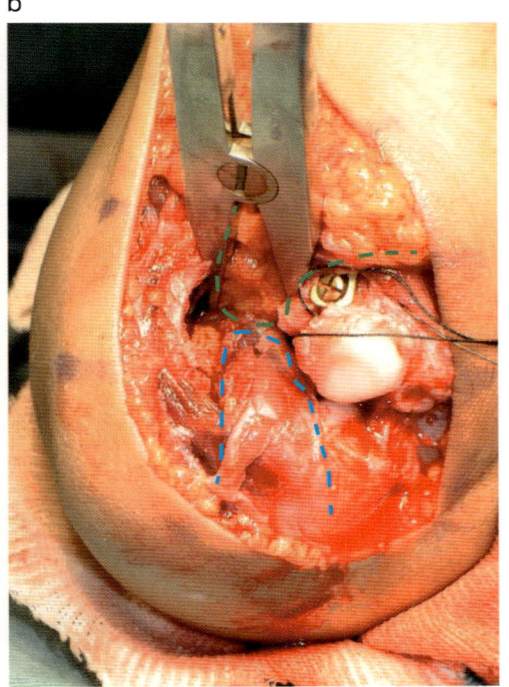

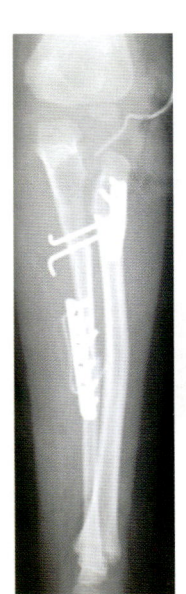

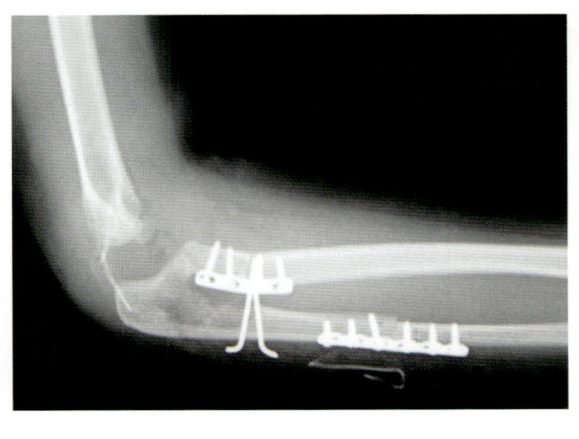

図10 術後X線像
骨切りにより橈骨頭は中間位～回内位では整復されるが，回外位で橈骨頭亜脱臼を示す場合は前腕最大回外位で尺骨から橈骨にK-wireを用いて一次固定する。

閉創

洗浄止血後，ペンローズドレーンを留置し閉創する．肘関節90°屈曲位，前腕回外位で上腕ギプス固定を行う．術後の腫脹が危惧される場合はシーネ固定とし，5～7日後にギプス固定とする．

術後リハビリテーション 表1

術後3週でギプス除去，K-wireを抜去し，肘屈曲と前腕回旋の自動運動と抵抗のない範囲で他動運動を開始する．遠位橈尺関節のマニピュレーションも積極的に行う．術後4週から，徐々に他動運動の負荷を増加する．上腕二頭筋腱を橈骨背側に縫着しているため，肘関節は他動屈曲運動のみを行う．自動運動は制限せず遊具などを利用して患児が積極的にリハビリテーションを行えるように工夫する．術後5週からは前腕回旋矯正装具を装着し回内・外の静的な矯正を行う．伸展制限が20°以上残存する例のみ，肘他動伸展を追加する．運動は水泳や鉄棒（ぶら下がりなど）を許可する．術後3カ月で制限なしに体育活動を許可する．セラバンドを用いた前腕回外筋力の強化を指導し自宅で行わせる．前腕回旋装具の装着時間は徐々に短くするが，獲得した回外を維持するため術後1年間は装着する．

表1 先天性近位橈尺骨癒合症授動術後プログラム

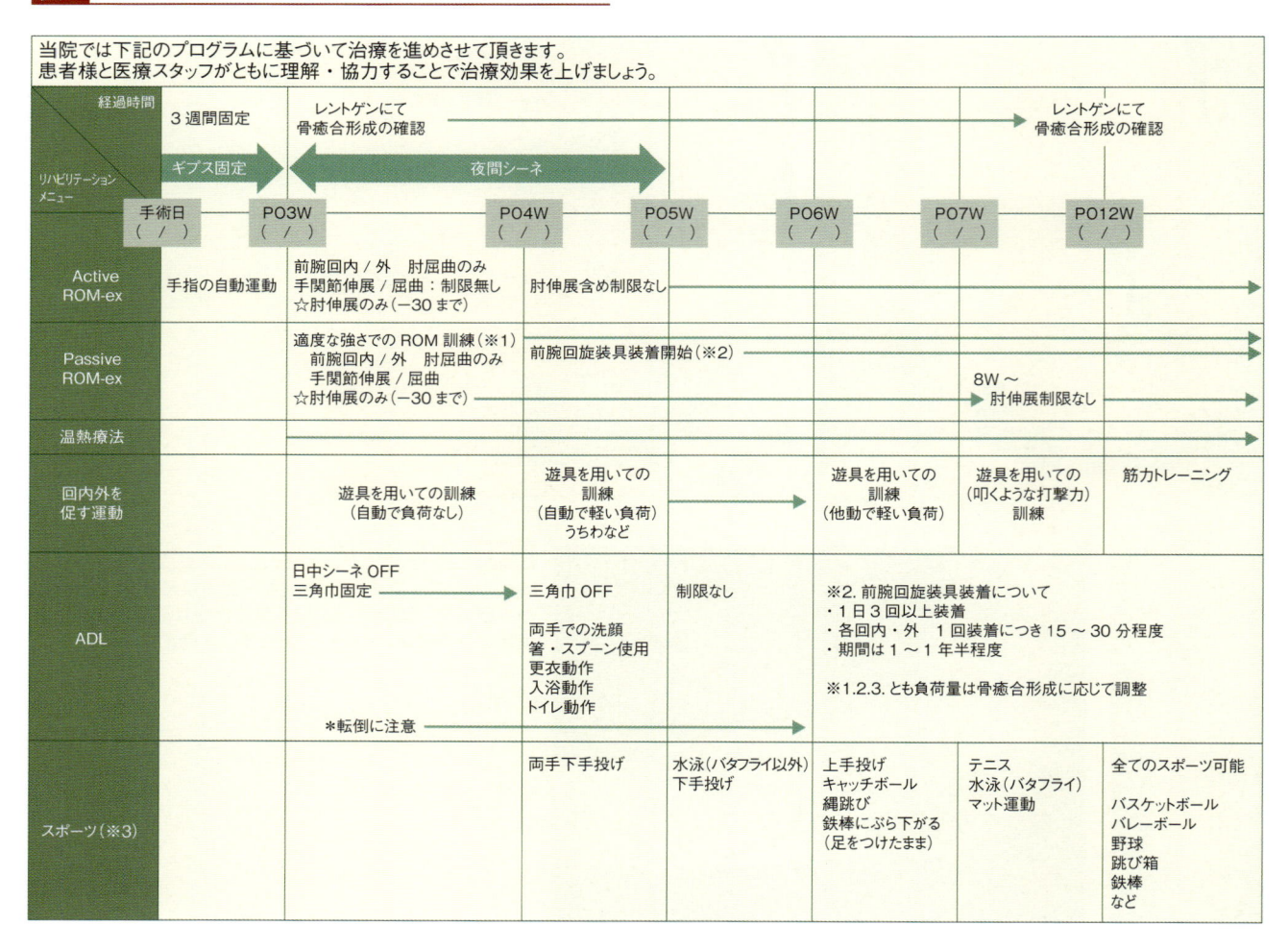

当院では下記のプログラムに基づいて治療を進めさせて頂きます．
患者様と医療スタッフがともに理解・協力することで治療効果を上げましょう．

経過時間 / リハビリテーションメニュー	手術日	PO3W	PO4W	PO5W	PO6W	PO7W	PO12W
		3週間固定 → ギプス固定	レントゲンにて骨癒合形成の確認 → 夜間シーネ →			レントゲンにて骨癒合形成の確認 →	
Active ROM-ex	手指の自動運動	前腕回内/外 肘屈曲のみ 手関節伸展/屈曲：制限無し ☆肘伸展のみ（-30まで）	肘伸展含め制限なし →				
Passive ROM-ex		適度な強さでのROM訓練（※1） 前腕回内/外 肘屈曲のみ 手関節伸展/屈曲 ☆肘伸展のみ（-30まで）		前腕回旋装具装着開始（※2）	8W～ 肘伸展制限なし		
温熱療法							
回内外を促す運動		遊具を用いての訓練（自動で負荷なし）	遊具を用いての訓練（自動で軽い負荷）うちわなど		遊具を用いての訓練（他動で軽い負荷）	遊具を用いての（叩くような打撃力）訓練	筋力トレーニング
ADL		日中シーネOFF 三角巾固定 *転倒に注意	三角巾OFF 両手での洗顔 箸・スプーン使用 更衣動作 入浴動作 トイレ動作	制限なし	※2. 前腕回旋装具装着について ・1日3回以上装着 ・各回内・外　1回装着につき15～30分程度 ・期間は1～1年半程度　※1.2.3. とも負荷量は骨癒合形成に応じて調整		
スポーツ（※3）			両手下手投げ	水泳（バタフライ以外）下手投げ	上手投げ キャッチボール 縄跳び 鉄棒にぶら下がる（足をつけたまま）	テニス 水泳（バタフライ）マット運動	全てのスポーツ可能 バスケットボール バレーボール 野球 跳び箱 鉄棒 など

文献

1) Simmons BP, et al. Congenital radioulnar synostosis. J Hand Surg 1983; 8 :829-38.
2) Cleary JE, et al. Congenital proximal radio-ulnar synostosis. J Bone Joint Surg Am 1985; 67: 539-45.
3) Ogino T, et al. Congenital radio-ulnar synostosis:compensatory rotation around the wrist and rotation osteotomy. J Hand Surg Br 1987; 12: 173-8.
4) Kanaya F, et al. Mobilization of a congenital proximal radioulnar synostosis with use of a free vascularized fascio-fat graft. J. Bone Joint Surg Am 1998; 80: 1186-92.
5) 金谷文則, ほか. 有茎筋膜脂肪弁を用いた先天性近位橈尺骨癒合症分離授動術の短期成績. 日手会誌 2005; 22: 241-5.
6) 金城政樹, ほか. 先天性橈尺骨癒合症. 整・災外 2008; 51: 191-219.
7) 矢部 裕. 先天性橈尺骨癒合症に対する新手術法. 整形外科 1971; 22: 900-3.

IV章

バイオメカニクス

IV バイオメカニクス

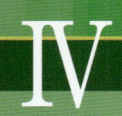

手術に必要な肘関節のバイオメカニクス

森友 寿夫
大阪行岡大学医療学部理学療法学科教授

　ここでは肘関節の手術を行ううえで必要と思われる肘関節のバイオメカニクスについて，生体3次元画像解析システムを用いて得た情報を中心に解説する。特に肘の支持組織として重要な内側および外側側副靱帯，尺骨鉤状突起の再建術の際に参考となるキネマティクス，形態的特徴，さらに上腕骨外顆偽関節の偽関節部固定による影響について述べる。

内側側副靱帯

　肘内側側副靱帯は肘外反ストレスに対するprimary stabilizerとしての役割を果たす重要な靱帯である。肘内側側副靱帯は前斜走線維(anterior oblique ligament；AOL)，後斜走線維(posterior oblique ligament；POL)，横走線維から構成されるが，なかでも前斜走線維は強靱かつ付着部が屈伸運動の回転中心に近いことから最も等尺性を有し，肘の安定性に最も寄与しているといわれている。

　生体において正常肘関節の回転軸とAOLの機能長変化を3次元的に調査した結果，回転軸は内側上顆の前下方部を貫通し，AOLの中に最も等尺性を有する線維が存在することが示唆された[1]。AOLの靱帯機能長変化は最大伸展位から最大屈曲位にかけて平均+0.4mmとほとんど変わらなかったが，POLは屈曲に伴い15.8mm長くなった[2]。

　さらに，詳細な解剖学研究によりAOLは前後径約5mmの立体的構造をなし，起始部は滑車中心のやや後方で内上顆の前下方に位置し，内上顆基部からの高さの13%から70%にかけて約9mmの幅を持って幅広く付着している[3,4]。また，これまでのバイオメカニクス研究によりAOLは完全な等尺性を有するものではなく，走行の層や方向が微妙に異なる2つの線維群に分かれることが示されている[5,6]。すなわち伸展位から約60°屈曲位において緊張する前方成分と，60°以上の屈曲位で緊張する後方成分である。また一方で，前方成分と後方成分の間には，純粋な等尺性を有する中央成分が，第3の成分として存在することも指摘されている[4]。

　著者らは過去の詳細な解剖学研究に基づき内側側副靱帯AOLの起始停止部をコンピュータ骨モデル上で同定し，各線維を3次元的に再現した[1]（図1）。そして肘屈伸運動に伴う各線維の機能長変化を解析した生体内での正常肘関節屈伸運動における回転軸とAOLの各線維の機能長変化の関係を3次元的に調査した。その結果，回転軸は，内上顆の解剖学的特徴のため，内上顆基部から内側にかけて幅広く骨表面に近い部位を貫通していた（図2）。そのため，回転軸周囲に1列に連なるように起始部が存在した線維群は，いずれも等尺性を有する線維であることが分かった。一方，回転軸より近位に起始する線維群は伸展位で緊張する線維であり，遠位から起始する線維群は屈曲位で緊張する線維であることが分かった（図3）。

図1 内側側副靱帯前斜走線維

過去の詳細な解剖学研究に基づき内側側副靱帯前斜走線維の起始停止部をコンピュータ骨モデル上で同定し，各線維を3次元的に再現。肘屈伸運動に伴う各線維の機能長変化を解析した。

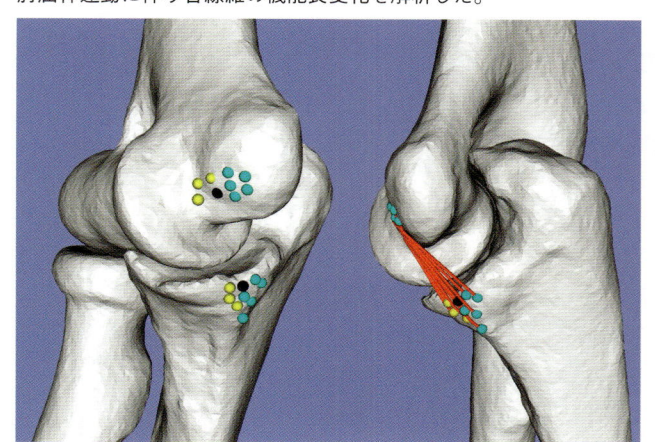

図2 回転軸と等尺性線維起始部の関係

回転軸は，内上顆基部から内側にかけて幅広く骨表面に近い部位を貫通し，等尺性線維起始部が回転軸周囲に1列に連なるように存在する。

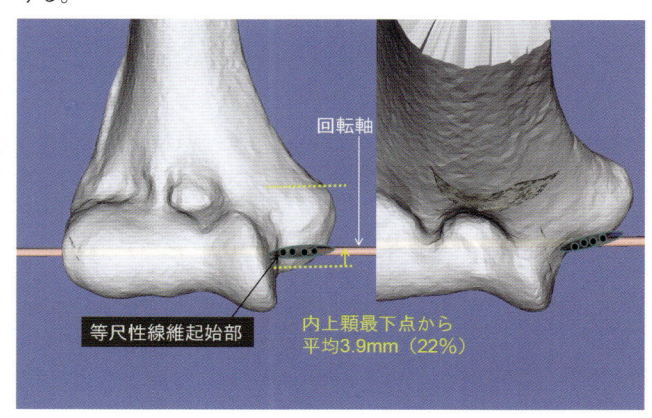

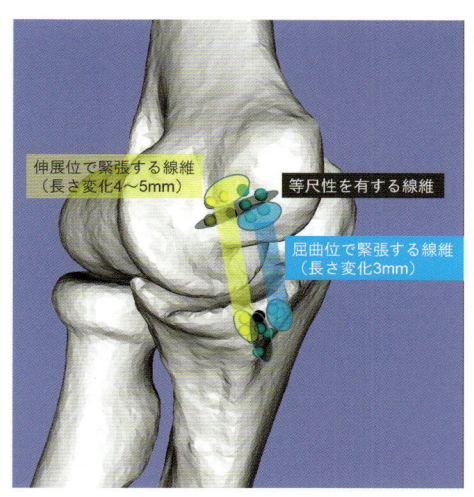

等尺性線維起始部　内上顆最下点から平均3.9mm（22%）

図3 前斜走線維各線維の特徴

回転軸周囲に起始部が存在する線維群は，いずれも等尺性を有する。回転軸より近位に起始する線維群は伸展位で緊張し，遠位から起始する線維群は屈曲位で緊張する。

伸展位で緊張する線維（長さ変化4〜5mm）
等尺性を有する線維
屈曲位で緊張する線維（長さ変化3mm）

手術における有用性

外傷などによりPOLに瘢痕，異所性骨化が生じると屈曲時にPOLが伸長できなくなるため肘関節屈曲障害が生じる。拘縮肘の手術ではPOLを瘢痕，異所性化骨，関節包ともに切除することにより著明な可動域改善が認められる。

肘内側側副靱帯再建術はJobe法をはじめとし，過去にさまざまな方法が報告されている。靱帯再建術に関する大規模な系統的レビューでは，受傷前と同様，もしくはそれ以上のレベルでのスポーツ復帰率は83%と良好な結果が報告されている一方，最も多く報告されている術後合併症は，尺骨神経障害と可動域制限である。骨孔の作製位置についても報告によりさまざまであるが，再建靱帯の等尺性が損なわないためにも，上腕骨側骨孔はisometric pointに作製することが推奨されている。

これまで上腕骨側骨孔作製に際して，内・外側方向に関してはほとんど考慮されていなかったが，今回の知見からは，内・外側方向には余裕があることがわかる。一方，骨孔を回転軸より近位に作製し靱帯再建すると伸展制限が出現し，遠位で作製すると屈曲制限が出現する可能性が高く，上下方向には注意を要すると考えられる。また上腕骨側において，内・外側方向も考慮にいれた再建を考えるとすると，上腕骨側骨孔を内・外側方向に2カ所空けることで，より解剖学的な再建を行える可能性がある。

外側側副靱帯

Sekiらは外側靱帯複合体は輪状靱帯と橈側側副靱帯(radial collateral ligament；RCL)，外側尺側側副靱帯(lateral ulnar collateral ligament；LUCL)とが，橈骨頭外側部を中心とするY型構造を構成し，このYの連続性が保たれる限り不安定性は起こらないとした[7]。1991年O'Driscollらが外側側副靱帯複合体損傷に伴う後外側回旋不安定症(posterolateral rotatory instability；PLRI)は先行する肘関節脱臼などの外傷によりLUCLが破綻して起こると報告して以来，LUCLが外側の主要な靱帯として注目されてきた。しかし，LUCLの存在率は，100％存在するRCLと異なり20％〜100％と意見が分かれている[8),9)]。

肘屈曲運動における外側靱帯の機能長変化を調査した結果，LUCLは屈曲に伴い外顆に押され折れ曲がる様子が確認された(図4)[10]。LUCLは屈曲に伴い靱帯機能長が長くなり，その変化は最大伸展位から最大屈曲位までに平均+18.8mmであった。RCLに関しては外顆で折れ曲がるようなことはなかったが，靱帯機能長は軽度増加し最大伸展位と最大屈曲位の差は平均+3.7mmであった。LUCLは屈曲時に18mm以上も長くなる組織であることから，肘伸展位では弛緩しておりstabilizerとして機能していないことになる。また，新鮮屍体を用いたバイオメカ実験でもLUCLのみ切断しても不安定性は発生せず，RCLと両方切って初めて不安定性が出る，と報告されている[11]ことからRCLが外側のprimary stabilizerでありLUCLは補助的な靱帯として考えるべきであろう。

図4 肘屈曲運動における外側靱帯の機能長変化
骨モデル上に設定された右肘のRCL，LUCLは屈曲に伴い外顆に押され折れ曲がる(矢印)。

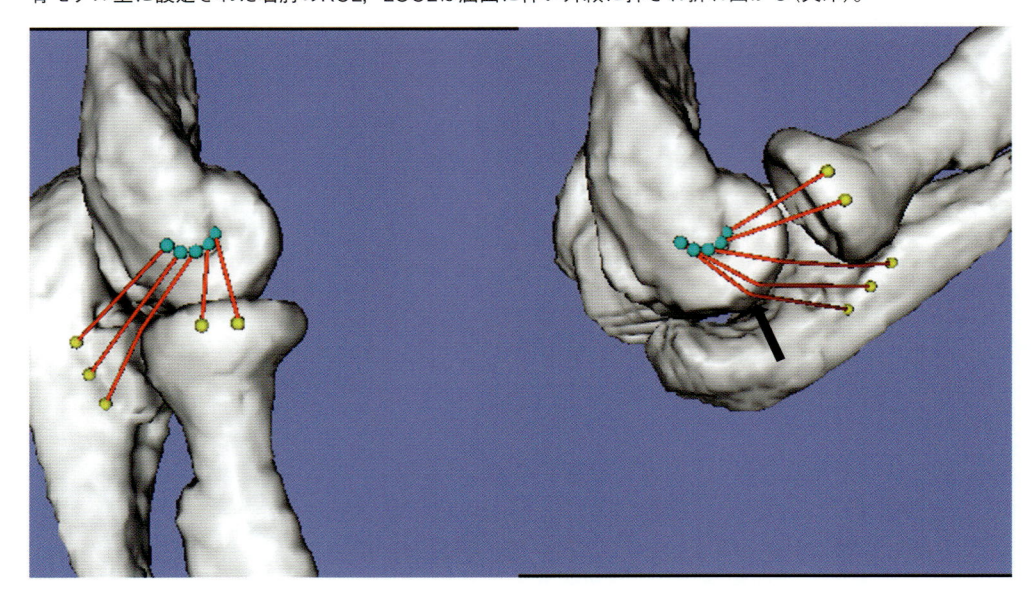

手術における有用性

これまでの解析で屈曲角度20°ごとに計算された瞬間回転軸群は内側ではAOL起始部に収束するが，外側では分散することが分かっている（図5）[2]。内側ではAOLの靱帯機能長変化は+0.4mmと非常に小さく，isometric pointが存在することを示唆したが，外側では比較的変化の少なかったRCLでも靱帯機能長が3.7mm長くなったことから上腕骨小頭の回転中心にisometric pointはないことが示唆された。PLRIに対するLUCL再建術においては，従来，移植腱の近位骨孔部位は上腕骨小頭の回転中心に作製されてきた。しかし再建したLUCLの緊張が伸展位でどうしてもやや緩くなってしまうことが多い。そこで，isometricなLUCL再建術を行うために，コンピュータシミュレーションを用いて，再建LUCLの起始部を変えて，移植腱の機能長変化が最小となる近位骨孔の位置を調査した結果，屈曲0°と135°の間でのLUCL靱帯機能長変化の絶対値は，上腕骨小頭中心を起始としたときの再建LUCLの靱帯機能長は肘屈曲で平均2.6mm増加した[10]。靱帯機能長変化が最小であったのは上腕骨小頭中心から2mm近位の点であった（平均0.9mm）。近位2mmのLUCLの機能長変化をすべての屈曲角度でみるとほぼisometricであった。もし起始部を小頭中心から2mm近位付近の点に設置すれば，より安定した靱帯再建ができるものと推測される。

図5 外側で分散する瞬間回転軸

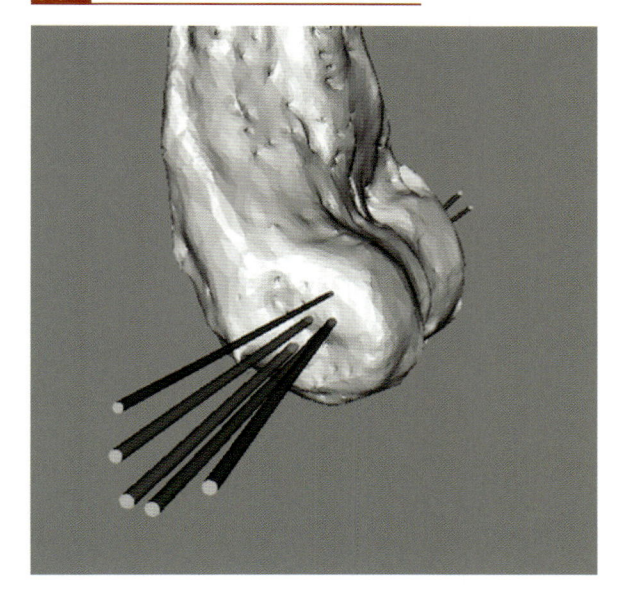

尺骨鉤状突起

肘の安定化機構は，関節面の形状による骨性因子と靱帯性因子の2つに大別できる．骨性因子で最も重要なものとして尺骨鉤状突起が挙げられる．鉤状突起はその50％以上を失うと著明な動揺性をきたすと報告され[12]，後外側回旋方向を含めた後方ストレスに対するprimary stabilizerとされている．また最近では鉤状突起の前内側部（anteromedial rim）は内反ストレスに対するstabilizerとしても注目されている[13]．このため鉤状突起骨折があった際に骨接合が考慮されるが，粉砕し骨接合が不能な際には再建術も考慮される．

鉤状突起欠損に対する再建術には，脛骨，腸骨，上腕骨，肘頭，橈骨頭，肋軟骨から採取したグラフトを用いた方法があり，短期的にはおおむねよい臨床成績が報告されている．腸骨による再建はブロック状の腸骨を用いるもので，手技も比較的容易であることから最もよく報告されているが，移植骨には軟骨がなく，鉤状突起との形状にミスマッチがあり，長期予後が不明であるといった短所を持ち合わせている．これは，脛骨，上腕骨も同様である．一方で，肘頭，橈骨頭，肋軟骨から採取したグラフトは骨軟骨グラフトである（図6）．肘頭グラフトは，同側尺骨肘頭先端を採取し，反転させて鉤状突起欠損部に移植し，鉤状突起を再建する骨軟骨グラフトである．

Moritomoらは，肘頭グラフトにより疼痛なく，機能的可動域を確保でき，安定した肘関節になったと報告している[14]．橈骨頭グラフトは，橈骨頭の橈尺関節面あるいは腕橈関節面を腕尺関節面も相対するようにして鉤状突起を再建する骨軟骨グラフトであり，van RietらやRingらが報告している[15],[16]．Ringらは8例中5例がexcellentあるいはgoodであったと報告しているが，切除した橈骨頭や同種橈骨頭を用いる必要があるという点で使用は限定される．肋軟骨グラフトは，肋軟骨移行部から採取した骨軟骨を鉤状突起欠損部に打ち込み再建する骨軟骨グラフトであり，Silveiraらが報告している[17]．ただし，円柱状の肋軟骨グラフトであるため，滑車関節面と形状が合うようにグラフト軟骨部をメスで形成する必要があり，技術的にやや難しい．

鉤状突起は側面からみると比較的単純な三角形の形状をしているが，正面からみると凹面と凸面が合わさった複雑な形状をしており，tip，anteromedial rim，baseの3部位に分割される（図7）．このため，骨軟骨グラフトが複雑な形状の鉤状突起関節面のどの部分をどこまで再現できるのかは重要である．Kataokaらは3D-CTを用いて鉤状突起の形状を，肘頭グラフトや橈骨頭グラフトの形状と3次元的に比較し，tipを含めた鉤状突起高さ50％欠損では肘頭グラフトが最も近似しており，anteromedial rimには腕橈関節面を腕尺関節面に相対させた橈骨頭グラフトが近似していたと報告している[18]（図8）．

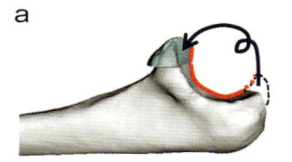

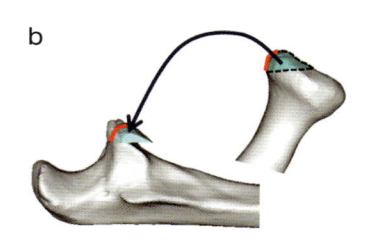

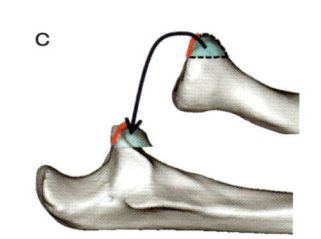

図6 肘頭，橈骨頭グラフト
a：肘頭グラフト
b：橈骨頭（橈尺関節面）グラフト
c：橈骨頭（腕橈関節面）グラフト

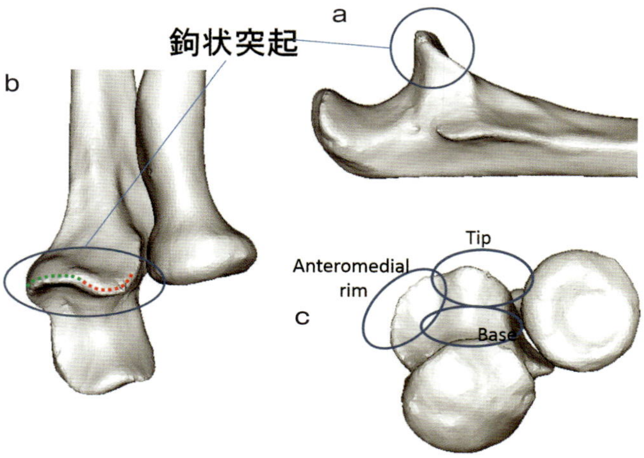

図7 鉤状突起の3次元形状
鉤状突起は側面からみると比較的単純な三角形の形状をしているが（a），正面からみると凹面と凸面が合わさった複雑な形状をしており（b），tip, anteromedial rim, baseの3部位に分割される（c）。

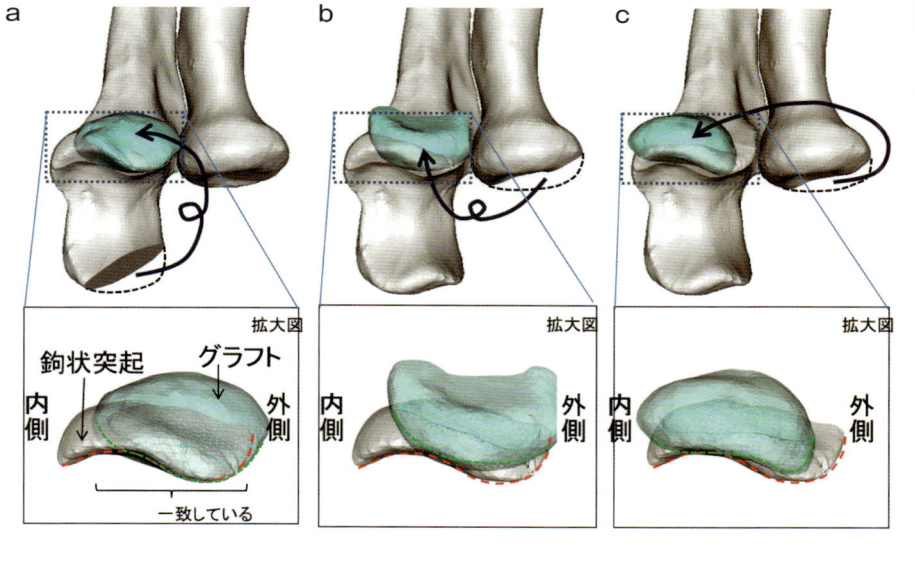

図8 鉤状突起と肘頭グラフトおよび橈骨頭グラフトとの比較
tipを含めた鉤状突起高さ50％では肘頭グラフトが最も近似しており，anteromedial rimには腕橈関節面を腕尺関節面に相対させた橈骨頭グラフトが近似していた。
a：肘頭グラフト
b：橈骨頭（橈尺関節面）グラフト
c：橈骨頭（腕橈関節面）グラフト

手術における有用性

鉤状突起の再建には骨軟骨移植をすべきである。鉤状突起の形状は高さ50%以上の欠損では肘頭グラフトが最も近似しており，anteromedial rimには腕橈関節面を腕尺関節面に相対させた橈骨頭グラフトが近似していた。実際の手術ではこれらの形状の違いを理解して再建を考慮するのがよいと思われる。

上腕骨外顆偽関節

上腕骨外顆偽関節は偽関節部の不安定性やそれに伴う疼痛がしばしば臨床上問題となり，骨接合術の適応となることが見受けられる。しかし，骨接合術の問題点として，術後の可動域の減少がこれまで多く報告されてきている。従来の上腕骨外顆偽関節の術前評価法として，ストレスX線撮影を用いた側方動揺性の評価が行われてきたが，実際の肘関節屈伸運動や偽関節部の動きを3次元的に解析した報告はみられなかった。著者らは3次元MRIの動態撮影を用いた上腕骨外顆偽関節症例の3次元動作解析を行った結果，上腕骨外顆偽関節症例の動きにおいて，腕尺関節，腕橈関節部は屈伸運動時においても適合性は良好でスムーズな動きを認めたが，偽関節部では奇異な動きを認めた[19]。すなわち最大伸展位から屈曲90°にかけての動きは大きく，上腕骨に対して27.6°屈曲方向への動きを認めた（図9）。逆に，90°から最大屈曲位では偽関節部での動きは7.6°とわずかであったが外顆部が伸展方向へ押し出されるような動きを認めた（図10）。屈曲90°までは偽関節部と腕橈関節で1：2の割合で変化して行き，90°を超えると腕橈関節部での動きのみであった（図11）。次に，肘関節運動を回転軸で表記した場合，正常例でも腕尺関節の回転軸は一軸性ではなく，ある程度の分散があるが，偽関節症例の腕尺関節部では軸の分散が，29.4°と正常例より大きい値を示した（図12）。また，回転軸の交点は，正常例では内側上顆にあるが，偽関節症例では円錐状に残存する滑車尺側部の頂点付近に存在し，正常症例とは異なる位置に回転中心を認めた。これは，滑車の形態異常や偽関節部での動揺性によるものではないかと考えられる。

図9 上腕骨外顆偽関節部の動き①
最大伸展位から屈曲90°にかけての動きは大きく，上腕骨に対して屈曲方向への動きを認めた。

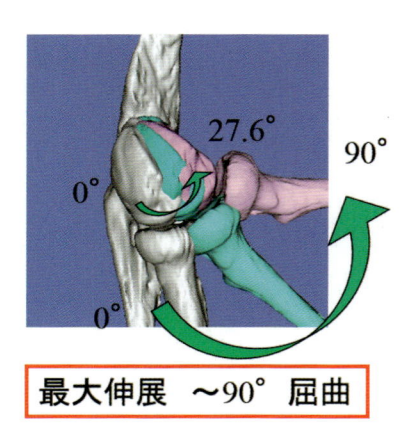

図10 上腕骨外顆偽関節部の動き②
90°から最大屈曲位では偽関節部での動きはわずかで，外顆部は伸展方向へ押し出されるような動きを認めた。

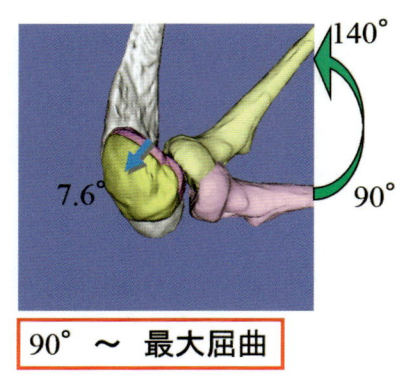

図11 肘屈曲に伴う偽関節部の動きの割合

屈曲90°までは偽関節部と腕橈関節で1：2の割合で変化して行き，90°を超えると腕橈関節部での動きのみであった。

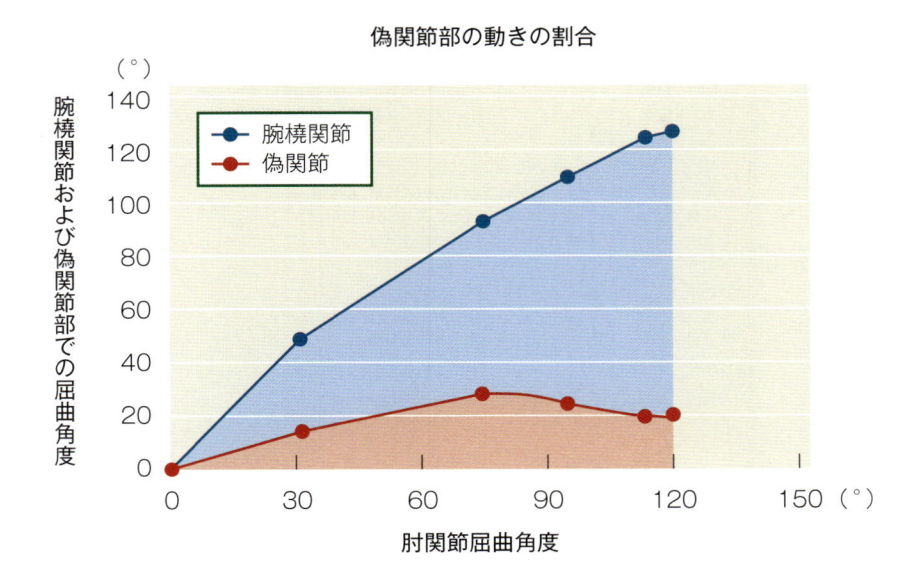

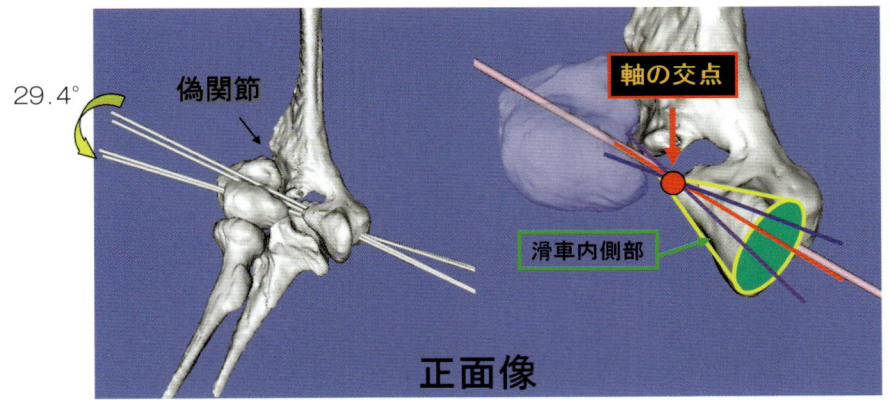

図12 上腕骨外顆偽関節における尺骨腕尺関節部の回転軸

手術における有用性

　上腕骨外顆偽関節症例では肘の運動は偽関節部と腕橈・腕尺関節の合成運動であるため，上腕骨外顆偽関節に対して骨接合術を施行した場合，約27°の可動域の減少が予測される。また，キネマティクスが異常なため固定肢位によっては骨性に衝突が起こることがあるため，屈曲域を十分確保する肢位で固定すべきである。

謝辞

　本稿の執筆にあたり協力していただいた後藤　晃，三宅潤一，片岡利行の三氏に深謝する。

文献

1) Miyake J, Moritomo H, Masatomi T, Kataoka T, Murase T, Yoshikawa H, et al.: In vivo and 3-dimensional functional anatomy of the anterior bundle of the medial collateral ligament of the elbow. J Shoulder Elbow Surg 2012;21:1006-12.

2) 森友寿夫, 村瀬 剛, 後藤 晃, 岡 久仁洋, 有村武浩: 肘関節キネマティクスと靱帯距離変化 日本肘関節学会雑誌 12 (2): 1-2, 2005.

3) O'Driscoll SW, Jaloszynski R, Morrey BF, An KN: Origin of the medial ulnar collateral ligament. J Hand Surg Am 1992;17:164-8.

4) Fuss FK: The ulnar collateral ligament of the human elbow joint. Anatomy, function and biomechanics. J Anat 1991;175:203-12.

5) Morrey BF, An KN. Functional anatomy of the ligaments of the elbow: Clin Orthop Relat Res 1985:84-90.

6) Callaway GH, Field LD, Deng XH, Torzilli PA, O'Brien SJ, Altchek DW, et al. : Biomechanical evaluation of the medial collateral ligament of the elbow. J Bone Joint Surg Am 1997;79:1223-31.

7) Seki, A., et al: Functional anatomy of the lateral collateral ligament complex of the elbow: configuration of Y and its role. J Shoulder Elbow Surg 2002 11:53-9.

8) 高橋啓治ほか: 肘関節外側側副靱帯の解剖学的研究. 日肘会誌 1997 4 : 15-6.

9) 金 豊澤ほか: 肘関節外側支持機構に関する研究. 第1報: 機能解剖. 日肘会誌 2000; 7 : 65-6.

10) Moritomo H, Murase T, Arimitsu S, Oka K, Yoshikawa H, Sugamoto K: The in vivo isometric point of the lateral ligament of the elbow. J Bone Joint Surg Am. 2007 ;89:2011-7.

11) Dunning, C.E., et al: Ligamentous stabilizers against Posterolateral rotatory instability of the elbow. J Bone Joint Surg, 2001; 83-A:1823-8.

12) Closkey RF, Goode JR, Kirschenbaum D, Cody RP: The role of the coronoid process in elbow stability. A biomechanical analysis of axial loading. J Bone Joint Surg Am 2000; 82: 1749-53.

13) Schneeberger AG Sandowski MM, Jacob HA: Coronoid process and radial head as posterolateral rotatory stabilizers of the elbow. J Bone Joint Surg Am 2004; 86: 975-82

14) Moritomo H, Tada K, Yoshida T, Kawatsu N: Reconstruction of the coronoid for chronic dislocation of the elbow. Use of a graft from the olecranon in two cases. J Bone Joint Surg Br 1998; 80: 490-2.

15) van Riet RP, Morrey BF, O'Driscoll SW: Use of osteochondral bone graft in coronoid fractures. J Shoulder Elbow Surg 2005; 14: 519-23.

16) Ring D, Guss D, Jupiter JB: Reconstruction of the coronoid process using a fragment of discarded radial head. J Hand Surg Am 2012; 37: 570-4.

17) Silveira GH, Bain GI, Eng K: Reconstruction of coronoid process using costochondral graft in a case of chronic posteromedial rotatory instability of the elbow. J Shoulder Elbow Surg 2013; 22: e14-e18.

18) Kataoka T, Moritomo H, Miyake J, Murase T, Sugamoto K: Three-dimensional suitability assessment of three types of osteochondral autograft for ulnar coronoid process reconstruction. J Shoulder Elbow Surg 2014; 23: 143-50.

19) Goto A, Murase T, Moritomo H, Oka K, Sugamoto K, Yoshikawa H: Three-dimensional in vivo kinematics during elbow flexion in patients with lateral humeral condyle nonunion by an image-matching technique. J Shoulder Elbow Surg. 2014;23:318-26.

索引

A～D

AL	88,94,105
ANC	162
annular ligament	88
anterior oblique ligament	88
anterior spike	348
anteromedial 骨折	34
AOL	88,94,105,308
AO 分類	10
Bado 分類	71
basal 骨折	30
Baumann 角	340
bicipitolateral approach	14
Colton 分類	22
complex elbow instability	32
Coonrad-Morrey 人工肘関節	229
CubTS	274
DANE TJ technique	124
distal radioulnar joint	78
DRUJ	78

E～I

ECRB	36,162,203,209
ECRL	36,162,203,209,297
ECU	297
EDC	36,162,203,209
Essex-Lopresti 脱臼骨折	70,78
Flynn の評価法	352
fossa	345
Frohse のアーケード	268
ICRS 分類	143,149,178
IUCA	276

J～N

Jakob 分類	363
Jobe 原法	122
Kaplan のアプローチ	36
Kocher J apporach	181
Kocher lateral approach	47
Kudo 型人工肘関節	229
lateral ulnar collateral ligament	88,100
Linked type 人工肘関節	232
LUCL	88,94,100,105,290
Mason 分類	59
medial ulnar collateral ligament	130
Milch 分類	363
mobile wad of three	270
Monteggia 脱臼骨折	70
Morrey 分類	44
MUCL	130
natural split approach	40

O, P

O'Driscoll 分類	33
OCD	142,148,158,170,176
OR + IF	44
Osborne バンド	274
osteochondritis dissecans	142
over the top approach	39
PLRI	100
——テスト	102
PMI を用いた矯正骨切り	320
POL	88,94,105,302,308
posterior approach	41
posterior oblique ligament	88
posterolateral rotatory instability	100
posteromedial rotational instability	34
PURA	276

R, S

radial collateral ligament	88
RCL	88,94,105,290
Regan 分類	32
RTS	264
sAIN 麻痺	248
sPIN 麻痺	248
ST	136
Struthers のアーケード	280
SUCA	114,276
SUP	297

T, U, W

Taylor and Scham approach	40
TEA	228,232,238
tension band wiring	26
terribel triad 損傷	34
tilting angle	341
tip 骨折	34

TL	88,94,105,308
transcondylar screw	20
transverse ligament	88
universal posterior approach	24
Unlinked type人工肘関節	238
URA	114
Wadsworth分類	363
Watson-Jonesの分類	354

あ～お

阿部の分類	341
伊藤法	123
遠位橈尺関節	78
円回内筋	255,292
横骨折	26
横走靱帯	88,94,105,308

か

回外筋	35,264,288,297
外上顆	16,25
外傷性肘関節拘縮	302
外傷性肘関節靱帯損傷	88
回旋転位	347
外側尺側側副靱帯	88,94,105
外側上顆	62,162
外側上腕皮弁	110
外側靱帯修復術	93
外側靱帯複合体損傷	34
外反肘	312,374
滑膜切除術	328
滑膜ひだ	204,210

き～こ

逆行性内側上腕皮弁	114
鏡視下滑膜切除術	330
鏡視下穿孔・掻爬術	148
胸背動脈穿通枝皮弁	110
くびれ	248
血管柄付き筋膜脂肪弁	391
後尺側反回動脈	114
後斜走靱帯	88,94,105,302,310
鉤状突起	136,290
――骨折	32
広背筋皮弁	110
後方関節腔	308
後方進入法	24
骨間膜	72,84
骨軟骨柱	173

し

尺側遠位骨切り	75
尺側手根屈筋	73,292
――尺骨頭	25
――上腕頭	25
――弁	110
尺側手根伸筋	36,73,203,297
尺側前腕皮弁	110
尺骨回外骨切り	386
尺骨神経	16,276,292,296
順行性橈側前腕皮弁	113
小指伸筋	162
上尺側側副動脈	114
小頭外側壁	187
小児上腕骨外顆骨折	362
小児上腕骨顆上骨折	338
小児上腕骨内側上顆骨折	354
上腕三頭筋	62
上腕骨遠位端骨折	10
上腕骨外顆偽関節	374
上腕骨外側上顆炎	202
上腕骨滑車	16
上腕骨小頭	292
上腕骨通顆骨折	10
上腕骨内側上顆炎	202,213
上腕三頭筋	16,25,73,162,297
上腕動脈	276
人工橈骨頭	58,63
人工肘関節	228,232,238
深指屈筋	35
新鮮PLRI	104

せ，そ

正中神経	255,292
セーフゾーン	55
前斜走靱帯	88,94,105,308

先天性橈尺骨癒合症	384	内側筋間中隔	16
前方関節腔	221,307	内側尺側側副靱帯	130
前腕骨間膜再建術	78	内側上腕皮弁	110
総指伸筋	36,162,203,209	内側靱帯修復術	95
		内側前腕皮神経	279
		内側側副靱帯	88
		内反肘	312

た, ち

田中法	124
短斜骨折	26
短橈側手根伸筋	36,162,203,209
遅発性尺骨神経麻痺	374
肘筋	16,25,36,73,162,203,297
肘頭	16,25,73
――骨切り	16
――骨折	22
――骨端離開・疲労骨折	190
――疲労骨折	190
肘部管	280
――症候群	274
長橈側手根伸筋	36,162,203,209
直視下滑膜切除術	333
直視下法	202
陳旧性 PLRI	107

は～ほ

伴走動脈	274
肘関節後外側回旋不安定症	100
肘関節拘縮	286,294,302
肘関節授動術	294
変形性肘関節症	302

ま～も

正富法	125
末梢神経障害	248
三浪分類	177
モザイクプラスティー	170

つ～と

津下法	294
テニス肘	216
橈骨矯正骨切り	386
橈骨伸筋	162
橈骨神経	35,62
――管症候群	264
――深枝	264,288
――浅枝	264,288
橈骨頭・頚部骨折	34,44
橈骨動脈穿通枝皮弁	111
島状橈側前腕皮弁	111
橈側手根屈筋	292
橈側前腕皮弁	110
橈側側副靱帯	88,94,105
特発性後骨間神経麻痺	248
特発性前骨間神経麻痺	248

ゆ, よ

遊離前外側大腿皮弁	110
吉津分類	159
吉津法	158

り, ろ, わ

離断性骨軟骨炎	142,148,158,170,176
輪状靱帯	36,73,88,94,105,290
肋骨肋軟骨移植術	176
肋骨肋軟骨片	184
腕橈関節後方滑膜ひだ	224
腕橈骨筋	36,62,203,288

な

内・外側両側進入法	14
内上顆	16,25,35,292

その他

2次元矯正骨切り	314
3次元矯正骨切り	316

肘関節手術のすべて

2015年9月10日　第1版第1刷発行
2024年10月1日　　　　第3刷発行

- ■編　集　今谷潤也（いまたにじゅんや）

- ■編集協力　秋田恵一・二村昭元（あきたけいいち　にむらあきもと）

- ■発行者　吉田富生

- ■発行所　株式会社メジカルビュー社
  〒162-0845 東京都新宿区市谷本村町2-30
  電話　03(5228)2050(代表)
  ホームページ http://www.medicalview.co.jp/

  営業部　FAX 03(5228)2059
  　　　　E-mail eigyo @ medicalview.co.jp

  編集部　FAX 03(5228)2062
  　　　　E-mail ed @ medicalview.co.jp

- ■印刷所　シナノ印刷株式会社

ISBN 978-4-7583-1365-0　C3047

©MEDICAL VIEW, 2015.　Printed in Japan

- 本書に掲載された著作物の複写・複製・転載・翻訳・データベースへの取り込みおよび送信（送信可能化権を含む）・上映・譲渡に関する許諾権は，（株）メジカルビュー社が保有しています．

- JCOPY〈出版者著作権管理機構 委託出版物〉
  本書の無断複製は著作権法上での例外を除き禁じられています．複製される場合は，そのつど事前に，出版者著作権管理機構（電話 03―5244―5088，FAX 03―5244―5089，e-mail：info@jcopy.or.jp）の許諾を得てください．

- 本書をコピー，スキャン，デジタルデータ化するなどの複製を無許諾で行う行為は，著作権法上での限られた例外（「私的使用のための複製」など）を除き禁じられています．大学，病院，企業などにおいて，研究活動，診察を含み業務上使用する目的で上記の行為を行うことは私的使用には該当せず違法です．また私的使用のためであっても，代行業者等の第三者に依頼して上記の行為を行うことは違法となります．